U0195289

消化系统疾病
诊疗决策及实例解析

主编 李晓冬 等

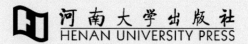

河南大学出版社
HENAN UNIVERSITY PRESS

·郑州·

图书在版编目（CIP）数据

消化系统疾病诊疗决策及实例解析 / 李晓冬等主编
. -- 郑州 : 河南大学出版社 , 2023.7
　ISBN 978-7-5649-5556-4

　Ⅰ . ①消… Ⅱ . ①李… Ⅲ . ①消化系统疾病 – 诊疗 –
病案 Ⅳ . ① R57

中国国家版本馆 CIP 数据核字 (2023) 第 136897 号

责任编辑：孙增科
责任校对：陈　巧
封面设计：河南树青文化

出版发行：河南大学出版社
　　　　　地址：郑州市郑东新区商务外环中华大厦 2401 号
　　　　　邮编：450046
　　　　　电话：0371-86059750（高等教育与职业教育出版分社）
　　　　　　　　0371-86059701（营销部）
　　　　　网址：hupress.henu.edu.cn
印　　刷：广东虎彩云印刷有限公司
版　　次：2023 年 7 月第 1 版
印　　次：2023 年 7 月第 1 次印刷
开　　本：787 mm × 1092 mm　1/16
印　　张：26
字　　数：584 千字
定　　价：128.00 元

编委会

主编简介

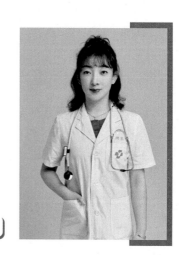

●●●● 李晓冬

　　毕业于牡丹江医学院，现任职于深圳市罗湖区人民医院，副主任医师。从事消化内科疾病诊疗工作10余年，有丰富的消化道疾病临床诊疗、教学和科研工作经验，擅长胃肠镜、小肠镜、放大内镜、超声内镜等内镜诊断及微创治疗（如消化道息肉切除术、食管胃底静脉曲张套扎硬化术、食道支架置入术、食道狭窄扩张术等），尤其擅长消化道早癌ESD、消化道肿瘤ESE及STER术、超声内镜（EUS）及超声内镜引导下消化道疾病的诊疗与穿刺，贲门失弛缓症POEM术、内镜下逆行性阑尾炎治疗术（ERAT），内镜下痔疮治疗术等。任深圳市消化学会超声内镜学组委员、深圳市消化学会胃肠动力学组委员、深圳市消化学会营养学组委员、深圳市女医师协会消化专业委员会委员。

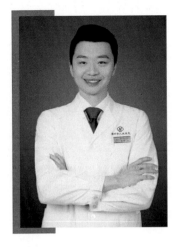

杨　旸 ● ● ●

本科毕业于广东医科大学临床医学专业，广东医科大学消化内科学在读硕士。现任职于梅州市人民医院消化内科。从事消化内科、消化内镜临床诊疗工作，临床经验丰富，2020年于复旦大学附属中山医院内镜中心进修，师从钟芸诗教授，学习国内外最先进的内镜下治疗技术。工作期间，独立完成胃镜检查5000余例，肠镜检查3000余例，熟练掌握消化内镜的常规诊疗技术及放大内镜、色素内镜的使用技术。擅长内镜下肝硬化食管胃底静脉曲张套扎术、消化道早癌ESD术、贲门失弛缓症POEM术、消化道隧道内肿物切除STER术，以及食管癌并狭窄支架植入术，肠梗阻套件植入术、消化道穿孔荷包缝合术、内痔套扎术等内镜下治疗技术。发表论文1篇，获得国家实用新型专利2项。

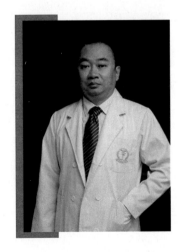

杨玉宇 ● ● ●

毕业于中山医科大学临床医学专业，现任职于中山市人民医院消化内科，副主任医师，科室副主任。擅长急慢性胃炎、消化道出血、消化性溃疡、炎症性肠病、胆石症、脂肪肝、胆胰疾病、肝硬化等疑难病的诊治。能熟练开展消化道内窥镜下各种诊治微创新技术，临床经验丰富。任中山市医学会消化病专业委员会主任委员，广东省医师协会分会胃肠黏膜病变专业组委员、广东省炎症性肠病联盟及中国炎症性肠病联盟协组成员，广东省幽门螺杆菌协组成员。主持市科学技术局课题1项，发表论文10篇，参编著作1部。

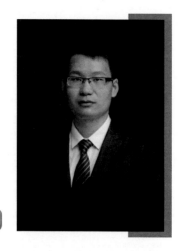

●●● 丁 信

　　硕士毕业于汕头大学医学院（本硕连读七年制），现任职于中山市人民医院消化内科，主治医师。从事消化内科临床工作，独立完成各类胃肠镜检查及治疗 5000 余例，每年接诊住院患者 600 余例，熟悉消化内科常见疾病诊疗，尤其在消化道出血、胰腺炎、肝炎、肝硬化及其并发症等方面有很深造诣。熟悉消化内科常见手术，如胃肠镜检查、EMR 及消化道异物内镜取出术、内镜下止血治疗、食管静脉曲张套扎术、胃底曲张静脉组织胶注射术、内镜下鼻空肠管置入术、胃造瘘术等。任中山市医师协会消化内镜分会常务委员，中山市医师协会消化内科医师分会委员，中山市抗癌协会食管癌专业委员会委员。

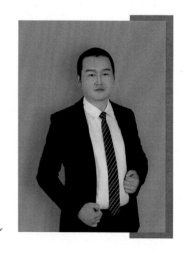

●●● 白 扬

　　本科毕业于南方医科大学，硕士毕业于华中科技大学附属同济医学院，现任职于北京大学深圳医院消化内科，主治医师。曾于华中科技大学附属同济医院消化内科临床进修学习，擅长反流性食管炎、消化性溃疡、肝硬化、慢性乙型病毒性肝炎、急慢性胰腺炎、克罗恩病、溃疡性结肠炎、肠结核、胃肠道息肉等消化内科常见疾病及部分消化内科罕见疾病的诊治；能熟练的掌握普通及麻醉下胃肠镜检查、内镜下息肉电切及冷切术、内镜介导的三腔两囊管置入术、内镜下消化道出血止血术及内镜下黏膜切除术（EMR）等消化内镜下治疗。任深圳市医师协会消化内科分会会员。发表论文 2 篇，参编著作 1 部。

　　消化系统包含食管、胃、肠、肝、胆、胰腺等脏器，是人体八大系统之一，其基本功能是负责食物的消化和吸收，提供机体所需的能量，身体的健康跟自身的消化系统功能是否健全有直接的关系。消化系统涉及疾病种类繁多，且多为常见病、多发病，消化内科工作在整个临床医疗工作中占有重要地位。随着近些年来基础医学和临床医学的发展，人们对消化系统疾病的认识进一步加深，新的诊断方法和治疗手段不断涌现，对消化系统临床医务工作者提出了更高的要求。因此，消化专业医师必须具备扎实的临床基础，着眼于患者整体，进行整体与局部相结合的诊治。

　　本书内容涵盖了食管疾病、胃部疾病、肠道疾病、肝脏疾病、胆道疾病、胰腺疾病及消化系统疾病的内镜治疗，分别对疾病的病因、临床表现、辅助检查、诊断及鉴别诊断、治疗做了全面论述。书中每个章节后都加入临床真实病例，对病例进行了深入分析，力求用具体病例体现诊治过程中的临床思维和治疗原则，提供诊断思路，有助于医师开阔视野，提升消化内科的诊疗水平。

　　寻找快捷、准确的治疗方法，降低病死率，是一项光荣而艰巨的任务。愿将本书推荐给临床医师作为临床实践与学习的参考。由于消化领域的相关知识及诊疗手段更新迅速，书中疏漏之处在所难免，诚请广大读者提出批评，以便提高。

编　者

目　录

XH 第一章 食管疾病

第一节 反流性食管炎

反流性食管炎（RE）是指过多的胃、十二指肠内容物反流入食管引起胃灼热感、反酸、吞咽困难等症状，并导致食管黏膜糜烂、溃疡等病变的疾病。近年来发现，幽门螺杆菌感染与反流性食管炎有一定的关系。反流性食管炎的症状易与消化性溃疡相混淆，中老年人、肥胖、吸烟、饮酒及精神压力大是反流性食管炎的高发人群。

一、病因

主要是由于食管下段括约肌压力低下，导致胃酸反流至食管，使食管暴露于胃酸时间过长而引起食管黏膜损害。以下疾病均可能导致反流性食管炎。

（1）食管裂孔疝。

（2）妊娠、呕吐、呃逆。

（3）外科手术，如迷走神经切断术、食管下段肌层切开术、胃大部切除术等。

（4）其他疾病：各种器质性疾病，如食管下段及贲门部肿瘤、硬皮病和各种造成幽门梗阻的疾病，均可造成反流性食管炎。

二、病理

经食管镜检查及组织学活检，依黏膜及溃疡发生情况，可把食管炎症分为由轻到重的4个等级。

三、临床表现

反流性食管炎早期可能无任何症状，但是随着反流时间和程度的增加，患者会有不同程度的胃灼热感、胸骨后或心前区疼痛等症状，有些患者可出现吞咽困难。

1. 胸骨后烧灼感

胸骨后烧灼感是由于反流的胃酸化学性刺激食管上皮下的感觉神经末梢造成的。典型的烧灼痛症状位于胸骨下方，并向上放射。反流发作时症状明显，弯腰、用力或平卧时亦可引起，直立位减轻。

2. 吞咽困难及疼痛

早期吞咽时可有疼痛或梗阻。吞咽疼痛可能由于食物团刺激发炎的食管或食管痉挛造成。食物下咽时发生部分或全部梗阻，并不一定发生疼痛。

3. 反酸

进食、用力或体位改变后均可能发生反酸。胃内容物可被吐出或咽下，在咽或口腔内残留一种酸味或苦味，造成口臭或味觉损害。

4. 其他症状

反流并发症造成的症状有炎性声带息肉、肺及支气管感染和食管溃疡穿孔及出血等相关症状。长期反流也会对咽部和声带产生损伤，发生慢性咽炎、慢性声带炎和气管炎等。

四、辅助检查

1. 内镜检查

内镜检查是诊断反流性食管炎最准确的方法，并能判断反流性食管炎的严重程度和有无并发症，结合活检可与其他原因引起的食管炎和其他食管疾病做鉴别。国内多采用 LosAngeles 分类法，分为 A ~ D 四级。A 级：黏膜破损局限于食管黏膜皱襞，长径 < 0.5 cm；B 级：黏膜破损局限于食管黏膜皱襞，相互不融合，但长径 > 0.5 cm；C 级：破损病灶在黏膜顶部有融合，但范围小于食管环周的 75%；D 级：破损融合，且范围大于食管环周的 75%。

2. X 线钡餐造影

可观察食管蠕动情况，并可发现食管憩室或肿瘤等病变，轻度食管炎在 X 线检查时无明显征象，严重的食管炎常位于食管的下段，表现为扩张受限，黏膜纹理不规则、紊乱或中断，蠕动能力减弱，并可出现点片状钡剂残留的溃疡龛影。

3. 24 小时食管 pH 测定

可提供食管是否存在过度酸反流的客观证据，并了解酸反流的程度及其与症状发生的关系。注意检查前 3 日应停用抑酸药与促胃动力药等。

4. 食管测压

有病理性反流的患者，食管下段的高压区静息压较正常者低，有严重食管炎者可出现低振幅波或无蠕动波。由于食管下段压力有个体差异，故单从测压不能做出食管反流的诊断，但可作为抗反流手术后自身定量评价的依据。

五、诊断及鉴别诊断

（一）诊断

反流性食管炎的诊断是基于：①有反流症状；②内镜下可能有反流性食管炎的表现；

③食管过度酸反流的客观证据。如患者有典型的胃灼热和反酸症状，可做出胃食管反流病的初步临床诊断，内镜检查如发现有反流性食管炎并能排除其他原因引起的食管病变，本病诊断可成立。对有典型症状而内镜检查阴性者，行 24 小时食管 pH 监测，如证实有食管过度酸反流，诊断成立。

（二）鉴别诊断

应与下列疾病相鉴别，如食管癌、冠心病、胆道疾病、消化性溃疡及真菌、疱疹、药物引起的食管炎等。

六、治疗

（一）非手术治疗

反流性食管炎主要以内科非手术治疗为主，内科治疗的目的是减轻反流及减少胃分泌物对食管的刺激和腐蚀。

1. 一般治疗

肥胖患者应减轻体重，可降低腹内压并减少反流。避免持重、弯腰等动作，勿穿过紧衣裤。睡眠时抬高床头 15 cm，睡前 6 小时勿进食，忌烟酒，避免增加胃酸的食物和液体，如咖啡、浓茶等。避免使用抗胆碱能药等，均可减轻食管反流的发作。

2. 药物治疗

①制酸剂，可用制酸剂中和胃酸，降低胃蛋白酶的活性。②促动力剂，对胃排空延长可用多潘立酮、西沙必利。③抑酸药，如 H_2 受体阻滞剂、质子泵抑制剂。④黏膜保护剂，如硫糖铝、胶体枸橼酸铋盐等。系统的内科治疗对大多数轻度食管炎患者有效。

3. 食管扩张术

因反流性食管炎形成的瘢痕性狭窄，对有吞咽困难症状者可行食管扩张术，可使部分患者的症状缓解，经多次扩张疗效不显著者仍需手术。

（二）手术治疗

1. 外科手术的适应证

（1）充分而系统的药物治疗，历时半年至 1 年以上仍不能解除症状，或虽然缓解症状，但停药后症状复显著。

（2）有并发症，如出血、反复发作性肺炎和哮喘等。

（3）食管消化性狭窄。

（4）Barrett 食管、食管上皮有轻度不典型增生、药物治疗无效者，应行抗反流手术，重度不典型增生则是手术切除病变食管的指征。

（5）食管旁疝和混合型食管裂孔疝所导致的胃食管反流。

（6）抗反流手术后复发。

（7）儿童胃食管反流引起呼吸道并发症，如反复发作性肺炎和哮喘等。

（8）短食管。

2. 术前准备

改善患者营养状态。有慢性呼吸道感染者给予抗生素及胸部理疗。拟行或可能行食管切除术者应进行肠道准备。为减少因麻醉诱导发生反胃或呕吐的危险，术前应注射 H_2 受体阻滞剂或用大口径胃管吸引胃内容物。

3. 手术治疗原则

治疗原发病（如食管裂孔疝等），并实施抗反流手术，有狭窄者应同时纠正。

4. 抗反流手术

目的是阻止胃内容物反流入食管。最有效的办法是恢复食管远端的腹内段及在食管与胃之间构成一单向活瓣组织。常用的手术方法有 Nissen 胃底折叠术（是被认为除食管短缩病例外适合大多数反流性食管炎患者的术式）、Belsey Mark Ⅳ 手术、Hill 手术、腹腔镜下胃底折叠术等。对伴有短食管病例可应用食管延长术（Collis 手术），再加 Belsey 手术或 Nissen 手术。

5. 解除食管狭窄的手术

包括食管狭窄部分切除端端吻合或食管部分切除和食管吻合术、Thal 手术，以及食管切除肠段间植术等。

6. 微创手术

近年随着微创外科的蓬勃发展，腔镜下抗反流手术以其图像放大、光照良好、可在狭小间隙内操作的突出优势而迅速成为胃食管反流病的一种新的手术方式。

七、预后

抗反流手术的疗效与内科治疗相当，疗效满意，手术病死率在 1% 以下。

（杨玉宇）

第二节　食管贲门黏膜撕裂综合征

食管贲门黏膜撕裂综合征，由 Mallory 和 Weiss 于 1929 年首先报道，又称为 Mallory-Weiss 综合征，是指剧烈呕吐和腹内压骤然升高等因素（如剧烈咳嗽、举重、用力排便等）所导致的食管下段和胃贲门部黏膜纵向撕裂出血。出血可轻微，但若撕裂累及小动脉则引起严重出血。1956 年 Hardy 首先应用内镜做出诊断。该病是上消化道出血的重要病因之一，约占上消化道出血的 3%～15%，男性多于女性，发病高峰多在 30～50 岁。

一、病因

食管贲门黏膜撕裂症发病的最根本原因是腹内压力或胃内压力的骤然升高，在呕吐时，胃内压力急剧升高，可达 16.0～21.3 kPa（120～160 mmHg），甚至高达 26.7 kPa

（200 mmHg），而胸内食管内压一般仅有 6.7 kPa（50 mmHg），这种骤然升高的压力差极易使食管黏膜撕裂，食管黏膜下层与胃贲门部有丰富的血管丛。其撕裂的血管多为黏膜下横行动脉，容易造成大出血。

胃内压力升高的主要原因为呕吐和剧烈干呕。60%以上的患者发病前有大量饮酒及暴食史，其他病因如妊娠呕吐、食管炎、急性胃肠炎、消化性溃疡、急性胆囊炎、急性胰腺炎、尿毒症、糖尿病酮症、放置胃管、内镜检查等。

凡能引起胃内压力增高的任何情况均可发生食管贲门黏膜撕裂，如剧烈咳嗽、举重、用力排便、酗酒、分娩、胸外按摩、癫痫发作、哮喘持续状态、食管裂孔疝、麻醉期间的严重呃逆等，其中尤以食管裂孔疝常诱发撕裂，并同时影响撕裂的部位。安静时有食管裂孔疝的患者，撕裂多位于胃的贲门部；而不伴有食管裂孔疝者，撕裂多位于食管的远端。由于呕吐而产生的一过性裂孔疝，撕裂多骑跨于食管和胃交界处。

二、临床表现

（一）症状

典型表现为先有干呕或剧烈呕吐，随后出现呕血或黑便，大多数患者表现为无痛性出血。出血量与黏膜撕裂范围、程度和位置有关，严重者可引起休克和死亡，但多数患者出血量较少。有的甚至仅有黑便或呕吐物带有血丝。

（二）体征

轻者多无明显的体征。出血量大者可出现贫血、循环障碍甚至休克等。

三、辅助检查

1. 胃镜检查

胃镜检查是诊断该病的最有效手段，应列为首选检查方法。胃镜应在出血 24 h 内或在出血即时进行。

胃镜下可见食管与胃交界处或食管远端、贲门黏膜的纵向撕裂，撕裂多为单发，少数为多发，裂伤一般长 3～20 mm，宽 2～3 mm。

2. X 线气钡双重造影

X 线气钡双重造影可见不规则充盈缺损，有时钡剂位于溃疡龛影内，有时可看到出血灶附近的钡剂位于溃疡龛影内，有时可看到出血灶附近的钡剂充盈缺损区。

3. 选择性腹腔动脉造影

选择性腹腔动脉造影可检出速度为每分钟 0.5 mL 的出血，可见造影剂自食管和胃的交界处溢出，沿食管上或下流动，可显示食管黏膜的轮廓，适用于钡餐、内镜检查阴性的患者。

四、诊断及鉴别诊断

（一）诊断

1. 诊断要点

诊断依据有：①有导致腹内压增高的诱因和明显病史；②出现频繁呕吐，继之呕血的临床表现；③X线气钡双重造影、选择性腹腔动脉造影和内镜检查有确诊价值。

2. 鉴别诊断要点

本病需与自发性食管破裂、消化性溃疡、糜烂性出血性胃炎、食管胃底静脉曲张破裂等引起的上消化道出血相鉴别。

（1）自发性食管破裂：多发生在暴饮、暴食及其他原因所致剧烈呕吐后，常有液气胸的发生，吞咽、饮水、进食后胸痛加剧。

（2）消化性溃疡：消化性溃疡有慢性、节律性、周期性中上腹部疼痛；可有反酸、嗳气、恶心、呕吐及其他消化不良的症状，胃镜检查可明确诊断。

（3）糜烂性出血性胃炎：一般为少量、间歇性出血，可自止，也可大出血引起呕血和（或）黑粪；确诊有赖于胃镜，但宜在出血后 24 ~ 48 h 内进行。

（4）食管胃底静脉曲张破裂：病情急、出血量大，常有肝炎或肝硬化等病史，肝功能化验异常，胃镜可明确诊断。

3. 临床亚型

胃镜下可将食管贲门黏膜撕裂综合征的裂伤出血分为五类：①活动性动脉性喷血；②活动性血管渗血；③可见血管显露；④裂伤处黏附有新鲜血痂；⑤单纯性裂伤。

（二）鉴别诊断

需与自发性食管破裂、消化性溃疡、糜烂性出血性胃炎、食管胃底静脉曲张破裂等引起的上消化道出血相鉴别。

五、治疗

（一）治疗原则

治疗包括镇静止吐、减少或避免腹压增加、补充血容量、药物止血和介入治疗等保守疗法，无效时应手术结扎出血血管、缝合撕裂黏膜。

（二）治疗计划

1. 一般治疗

出血时给予禁食，出血停止后 24 h 可以进食流质。必要时可以放置胃管抽出胃内容物，避免饱餐的胃加剧撕裂。

（1）积极补充血容量：保证充足的静脉通道，必要时输血，需保持红细胞比容在 30%

以上，血红蛋白浓度在 70 g/L 以上。但应避免输血及输液量过多引起急性肺水肿或再出血。

（2）药物止血：只有当胃内 pH > 6.0 以上时，才能有效地形成血小板聚集及血液凝固。所以须快速提升胃内 pH。通常静脉给予制酸剂、H_2 受体阻滞剂（如西咪替丁、法莫替丁等）或质子泵抑制剂（如奥美拉唑等）抑制胃酸分泌，目前临床上多采用后者。

（3）止呕：可肌肉注射甲氧氯普胺，必要时静脉推注中枢止呕药。

2. 内镜治疗

随着内镜技术的发展，治疗内镜技术在消化道出血紧急止血中起着非常重要的作用，对出血量大、活动性出血或内镜发现有近期出血的患者都应进行内镜止血治疗。

（1）注射止血术：其机制是通过向撕裂边缘或出血点注射药物，以压迫、收缩血管或通过局部凝血作用达到止血目的。注射止血术操作简便，疗效确切，费用低廉。但要注意并发症的发生，如食管穿孔、食管狭窄、贲门狭窄、高血压、心律失常等，故不宜反复注射，应严格控制注射药物的浓度，同时应注意监测血压、心率等。

（2）金属钛夹止血术：该方法是近年来国内外广泛开展的一种有效的内镜止血术。其基本方法是在内镜直视下，利用金属止血夹，直接将出血血管或撕裂的黏膜夹持住，起到机械压迫止血及缝合作用，能达到立即止血及预防再出血的目的。主要适用于有活动性及再出血迹象的撕裂患者。该方法止血率高，安全，操作简便，组织损伤小，并发症少，仅个别报道有穿孔发生。钛夹通常在 1 ~ 3 周自行脱落，随粪便排出体外。

（3）微波止血术：微波治疗可使组织中的极性离子在瞬间发生局部高速振荡，从而产生高温，使蛋白凝固，达到止血的目的。该方法操作简便，疗效确切，不影响撕裂黏膜愈合。但由于食管没有浆膜层，撕裂的部位较薄，不宜反复操作，以防壁性损伤和穿孔。

（4）其他：电凝止血术利用高频电流通过人体产生热效应，使组织凝固，从而止血。方法与微波止血术相似。电凝止血术疗效可达 80% ~ 90%，其并发症主要有穿孔和出血。其他还有热探头止血术、激光光凝治疗等，其基本原理均为使局部产生高温，达到组织凝固止血的目的。

3. 动脉栓塞治疗

对于经保守治疗和内镜治疗失败的患者，可考虑行动脉栓塞治疗，食管贲门部主要由胃左动脉供血，可栓塞胃左动脉或其食管支。该方法止血迅速可靠，但需要有经验的介入医师进行操作。

4. 手术治疗

对于经保守治疗或内镜治疗失败的患者应行紧急手术治疗，结扎出血的血管。

（三）治疗方案的选择

对有活动性出血或胃镜发现有近期出血血痂的患者建议采用胃镜治疗。撕裂较表浅且有活动性出血者，选择局部注射止血术、微波和电凝治疗；活动性动脉出血或有血管显露者，选择金属夹止血。胃镜治疗安全、简单、组织损伤小，但不宜反复进行，同时应控制药物浓度和剂量。

六、病情观察及处理

（一）病情观察要点

（1）卧床休息，严密监测生命体征及每小时尿量，保持呼吸道通畅，避免呕吐时引起窒息。

（2）定期复查血常规，必要时监测中心静脉压，尤其是老年患者。

（3）注射止血术后要注意并发症的发生，如食管穿孔、食管狭窄、贲门狭窄、高血压、心律失常等，故不宜反复注射，应严格控制注射药物的浓度，同时应注意监测血压、心率等。

（4）复查大便常规及隐血试验。

（5）必要时可复查内镜。

（二）疗效判断及处理

1. 疗效判断

血红蛋白、红细胞计数及红细胞比容测定上述指标可以用于失血程度的估计，但由于这些指标在急性失血后并不能立即反映出来，故不能以此作为早期判断出血量的依据。此外，上述指标亦受出血前有无贫血、脱水和缺氧等因素的影响。因此，动态地观察血红蛋白、红细胞计数及红细胞比容等的变化则更有意义。

2. 处理

对于常规处理后仍有出血或再次出血的患者可采用胃镜治疗；对保守治疗和胃镜治疗失败的患者可考虑动脉栓塞或手术治疗。

七、预后

大多数患者经积极补液、禁食、制酸、保护黏膜及止血等治疗后，出血大多可自行停止，撕裂处大多数在 1 周内愈合。

（杨玉宇）

第三节　食管裂孔疝

食管裂孔疝是指胃和（或）其他组织脏器经过食管裂孔进入胸腔、纵隔。国外较为多见，其中以滑动型食管裂孔疝最多，约占食管裂孔疝的 95% 以上；国内尚无详细统计资料。既往认为滑动型食管裂孔疝常伴有反流性食管炎，现已明确，有食管裂孔疝者不一定都有反流性食管炎，有反流性食管炎者仅有 40% 左右有食管裂孔疝。

一、病因

（1）食管发育不全的先天因素。

（2）食管裂孔部位结构如肌肉有萎缩或肌肉张力减弱。

（3）长期腹腔压力增高的后天因素，如慢性肺部疾病。咳嗽可使胃体疝入膈肌之上而形成食管裂孔疝。

（4）手术后裂孔疝，如胃上部或贲门部手术，破坏了正常的结构亦可引起疝。

（5）创伤性裂孔疝。

二、临床类型

非创伤性膈疝，其中以食管裂孔疝较为常见，且较为复杂，临床可分为 4 型。

（一）滑动型食管裂孔疝

滑动型食管裂孔疝最常见。食管裂孔肌肉张力减弱，食管裂孔口扩大，对贲门起固定作用的膈食管韧带和膈胃韧带松弛，使贲门和胃底部活动范围增大，在腹腔压力增高的情况下，贲门和胃底部经扩大的食管裂孔突入胸内纵隔，在腹腔压力降低时，疝入胸内的胃体可自行回纳至腹腔。文献报道滑动性食管裂孔疝发病率最高，占95%以上，多数无症状，有症状者多伴有反流性食管炎。

（二）食管旁疝

食管、胃及贲门保持原来位置，膈食管韧带薄弱，胃底经裂孔突入纵隔，疝囊多位于左侧，亦有位于右侧者。进入疝囊的脏器一般是胃底或向右翻转的胃体连同大网膜和结肠疝入。食管旁疝是食管裂孔疝中较少见的一个类型，其发病率仅占食管裂孔疝的4%左右。食管旁疝合并反流性食管炎者极少。重症者多有潴留性胃炎、胃溃疡、胃壁受压坏疽、出血及贫血等症状。

（三）混合型食管裂孔疝

混合型食管裂孔疝是指滑动型食管裂孔疝与食管旁疝共同存在，也可视为滑动型食管裂孔疝晚期结果。其特点是除胃食管结合部自腹腔滑入后纵隔外，胃底乃至主要的胃体小弯部伴随裂孔的增大而上移。由于疝囊的扩大及疝入的内容物不断增加，可使肺和心脏受压产生不同程度的肺萎缩和心脏移位，若胃受压嵌顿，则易引起不同程度的消化道功能紊乱。

（四）短食管型食管裂孔疝

较少见，其特点是由于食管发育不全或由于反复炎症病变瘢痕收缩，致贲门上移至纵隔，如滑疝，但手术时贲门不能纳回原来位置，而需用胃管成形或中间连接一段空肠或结肠。

三、临床表现

（一）疼痛

疼痛是常见的症状，部位多位于上腹部、剑突后，有时在胸骨切迹平面或在胸骨的左右侧。疼痛能放射到背部、肩部、颈部等处。疼痛的性质多为烧灼感或针刺样疼痛，有一定的规律性，多在夜间发作。平时在卧位、弯腰时常能引起严重的烧灼痛。

（二）胃灼热、嗳气及反胃

由于贲门关闭不全，致胃食管反流，引起胸骨后胃灼热、嗳气及反胃，这些症状与体位有明显关系，卧位时明显加重，立位时减轻。

（三）裂孔疝并发症引起的症状

吞咽困难多半是由于食管壁长期炎症、纤维化、瘢痕形成后食管狭窄所致。其特点为对流质或固体食物均有阻挡感觉。长期刺激可以形成溃疡，甚至引起出血等。一旦疝囊发生嵌顿、狭窄、胃壁坏死等，则可出现急腹症的临床表现。

四、诊断及鉴别诊断

（一）诊断

食管裂孔疝的诊断有时比较困难，特别是缺乏明显反流性食管炎症状时。有些轻微隐痛的症状常被忽视或误认为慢性胃炎、胆囊炎等迁延多年，得不到及时诊断。致使本病检出率明显低于实际发病率。因为食管裂孔疝的诊断常常是在有反流症状时才被揭示出来。

1. X线检查

X线检查被视为诊断本病的主要手段和主要客观指标，如果具有下列征象则可确定诊断。

（1）膈上左心缘处有大的液气平面"胃泡"，侧位投影位于心后，吞钡后该液气平面中含有钡剂，是确诊食管裂孔疝的可靠依据。此种影像提示裂孔较大，多见于混合型疝或食管旁疝，而较小的滑动型疝则常回归膈下，不易为钡剂显示出来，需要采用一些特殊的体位和特殊的检查技术。

（2）置患者于头低脚高位，左右前斜位，钡餐显示清楚，如有疝多可显示膈上的胃底或上移的贲门前庭，但需与食管壶腹区别；此体位加压腹部有助于发现较小的疝；患者平卧出现钡反流是裂孔疝的一个间接指征；令患者取直立位吞钡后深吸气，闭气，如钡剂停留在食管远端，说明膈肌脚钳夹作用良好，无裂孔疝，如钡剂仍能快速入胃提示有疝的可能；食管变短、食管狭窄既是反流性食道炎的晚期征象，也是诊断食管裂孔疝的一个佐证。

2. 内镜检查

内镜检查有与X线钡餐检查同等重要的价值，多数情况下两者不能互相替代，只能互相结合相互印证，才能提高诊断符合率。通过内镜检查，可以发现食管有无炎症、齿状线是否上移、食管实际长度、胃黏膜是否进入食管腔、食管黏膜是否垂入胃腔、贲门口的大小及反流情况等。而所有这些检查结果对诊断食管裂孔疝和（或）反流性食管炎均十分重要。

3. 食管压力测定

食管压力检查也是诊断本病的一个重要资料，以下情况对本病的诊断有重要参考价值：①食管裂孔疝的患者多在高压区近胃侧出现第二个高压区，是诊断本病的一个较为特异性指标；②单纯性食管裂孔疝时，食管运动紊乱不显著，LES 张力多数正常，而有反流性食管炎时，LES 张力下降，松弛时间延长，运动压减弱，S/G 值 < 1.1。因而对两者的诊断、鉴别诊断有重要参考意义；③食管裂孔疝还常并存其他疾病，其中胃排空障碍、腹内压增高等疾病与裂孔疝关系密切，通过食管测压可以明显地观察到胃内压力增高和 LES 压力相对增高的动态变化。

4. 食管酸反流试验

食管 pH 测定、Berstein 酸清除试验均有助于判断反流性食管炎及食管裂孔疝的存在。由于 X 线及内镜技术的发展与普及，目前食管酸反流试验已少有采用。

（二）鉴别诊断

食管裂孔疝轻型患者通常并无明显症状，较小的裂孔疝患者，也是没有明显症状，或者症状比较轻微。可能出现餐后饱胀感，或者胸闷，以及反流胃灼热，或者疼痛等症状。所以，要与其他一些能引起类似症状的病变相鉴别，比如各种消化道的疾病，慢性胃炎，消化性溃疡，或者胃癌，食管癌，以及支气管炎，肺部感染，胆囊炎，胆石症消化道出血，或者气胸，脓胸，先天性肺囊肿，以及心脏病等的病变相鉴别，往往通过完善检查后不难鉴别。

五、治疗

（一）内科治疗

无症状的小裂孔疝一般不须治疗，症状轻微的裂孔疝先采用对症治疗。治疗对象为大型脱位的裂孔疝，有明显反流症状的裂孔疝和虽然尚无明显症状但可疑为旁疝者。

1. 生活方式的改变

生活方式的改变包括抬高床头约 15 ~ 20 cm，减少食量，以高蛋白、低脂肪饮食为主，避免咖啡、巧克力、吸烟及饮酒等，特别应注意的是避免服用抑制食管及胃肠运动的药物，如抗胆碱能药物、钙通道阻滞剂、β 受体激动剂、硝酸盐类药物及茶碱等。避免餐后平卧和在睡前 2 ~ 3 h 内进食，肥胖者尚需减轻体重。

2. 黏膜保护剂

硫糖铝为硫酸蔗糖的铝盐，以水调成糊状吞服，对保护食管黏膜最好，每次 1 g，每日

3 ~ 4次；盖胃平为一种藻酸盐类保护剂（alginate），质轻，与唾液及黏液共同形成浮游的黏液胶质层，成为阻止反流物作用的一个屏障，使食管黏膜免遭胃酸的侵袭；应用麦滋林、铋剂，也具有黏液保护作用。

3. 抑酸剂

抑酸剂可以缓解症状及愈合食管炎和溃疡。H_2 受体阻断剂如西咪替丁 200 mg，每日 3 ~ 4次或雷尼替丁 150 mg，每日 2 次；质子泵抑制剂因其有效抑酸使 pH 提高接近中性，有利于炎症及溃疡愈合，其治疗效果优于 H_2 受体阻断剂，常用剂量为奥美拉唑 20 mg，每日 1 次，重症病例可增加至每日 40 mg。

4. 改善 LES 功能状态

甲氧氯普胺因其对中枢性多巴胺受体有阻滞作用，已很少应用，多潘立酮（domperidone，商品名吗丁啉）为周围性多巴胺受体拮抗剂，可增加胃排空，但对食管下段运动改变 LES 的张力影响不大，常用 10 mg，每日 3 次；西沙必利（cisapride）因其选择性地作用于胆碱能神经元和肌间神经丛运动神经元上的 5-HT_4 受体，使之释放乙酰胆碱，可增加 LES 张力，加快胃排空，常用 5 ~ 10 mg，每日 3 次。与 H_2 受体阻断剂或质子泵抑制剂合用效果更佳。

（二）外科治疗

内科治疗无效者可考虑外科手术治疗。

1. 手术适应证

①食管裂孔疝合并反流性食管炎，内科治疗效果不佳者；②食管裂孔疝同时存在幽门梗阻、十二指肠淤积者；③食管裂孔旁疝或巨大裂孔疝者；④食管裂孔疝可疑癌变者。

2. 手术原则

①复位疝内容物；②修补松弛薄弱的食管裂孔；③防治胃食管反流；④保持胃流出道通畅；⑤兼治并存的疾病及并发症。

3. 手术方法

手术可经胸或腹进行修复，如疑有腹腔病变则必须经腹途径，而对肥胖或食管缩短病例需要游离食管时，则经胸途径较好。两途径手术操作相同。

滑疝的修复比食管旁疝更复杂，其目的在于牢牢固定胃食管交界及食管下段 5 cm 于腹腔正常位置并加强胃食管括约肌，此外在食管裂孔后方缝合数针并拢膈角以缩小食管裂孔。对无并发症的裂孔滑疝有 3 种常用而有效的方法：①后方胃固定术（Hill 修复法）；②经腹胃底重叠术（Nissen 方法）；③经胸胃底重叠术（Belsey-Mark 方法）。如行 Hill 手术，可将缩小的胃食管交界以数针缝合于胃小弯近端或膈脚止于脊椎的坚强纤维组织以资固定。Nissen 方法是将胃底包绕于食管下端 4 ~ 6 cm，并以缝合固定在此位置，使胃食管括约肌通过一段由胃底形成的短通道。Belsey 手术系经左侧开胸进行，与 Nissen 手术方法大致相仿，仅将胃底包绕食管一周的270°。目前已有不少病例证明 Nissen 方法优于 Belsey 方法。

有时滑疝不能回复，食管不能回到腹腔，我们称之为继发性短食管，此种情况可选择 Collis 手术，其方法是在胃小弯建立一段食管的管状延续。最简单的方法用 GIA 掀钉沿胃小弯平行方向置于 His 角，如此加长的胃底包绕于食管，整个手术称为 Collis-Belsey 或 Collis-Nissen 手术。

降低胃酸的手术不应常在裂孔疝修补手术中进行，仅对有明确消化性溃疡的病例采用，可行迷走神经切断加 Nissen 胃底重叠术。如食管有轻度狭窄可经口腔插入气囊或硬性扩张器进行扩张，辅以食管炎内药物治疗。如此法不能导致症状改善者，应考虑手术治疗。裂孔疝修补加扩张术几乎可解决所有的病例，但在胃吻合或在食管胃之间连接一段 15 cm 顺蠕动的空肠以重建胃食管的连续。

4. 治疗结果与手术方法的选择与评价

食管裂孔疝的手术适应证实际上是反流性食管炎、食管溃疡、食管狭窄以及少数食管旁疝共同的手术适应证，治疗食管裂孔疝的手术在早年虽然各有侧重，但随着长时间的实践和经验已逐渐明确疝复位修补或抗反流等术式均是手术中的一个组成部分，而以 LES 功能性修复为主旨的综合性处理才能收到最好的效果。目前比较常用的几种手术如 Hill、Belsey 及 Nissen 手术都是先从疝修补或抗反流单项治疗技术发展中完善起来的，从而使治疗优良率普遍稳定在 85% 以上，上述 3 种常用术式，各都积累了数千例的治疗经验，手术方式推广到世界各地，手术适应证、技巧及围手术期处理均趋成熟。目前认为，针对裂孔疝的处理，Hill 手术设计更符合解剖学的要求，不仅可使反流症状缓解，而且复发率、死亡率甚低，目前认为 Hill 手术是最好的手术方式。Nissen 手术较易发生抗反流失败，并常发生食管炎、复发裂孔疝、食管狭窄、食管肌层缝线撕脱、胃支气管瘘等并发症，因此，目前有各种改良的 Nissen 术式试图避免上述并发症发生。

六、预后

手术后约 90% 病例感到效果良好，但 10% 仍有或复发反流。如能将下食管括约肌静息压增加 10 mmHg，则症状大多能获缓解。症状的复发比解剖的复发多见。解剖的复发多是因为起初的修补不满意，或因食管过短、贲门食管交界处的固定点张力过大，或因年老、肌肉纤维组织薄弱等所致。

（杨玉宇）

第四节　食管憩室

一、病因

食管憩室，即食管壁的一部分向外膨出，形成一囊袋，较大者其内可储留食物，久后可并发炎症、感染或溃疡出血，偶尔发生恶性变。食管憩室在临床上发病率不高，偶可遇到。食管憩室的分类较为复杂，按憩室所在的部位，可有咽食管憩室、支气管旁憩室和膈上憩室。这些憩室分别位于咽与食管交接处，气管分叉处和膈上数厘米以内。有人根据憩室的结构分为真性憩室和假性憩室，所谓真性憩室是由食管壁的全层构成的憩室，假性憩室是仅由食管黏膜构成憩室壁。Zenker 等人则将憩室分为膨出性憩室和外牵性憩室两类，膨出性憩室是因为食管腔内压力增高向外膨出而形成的憩室，外牵性憩室则因为食管壁外的牵拉作用而形成的憩室。

二、发生率

三种食管憩室发生率不同，据统计超过 2000 例食管憩室报告中，咽食管憩室占62.0%，支气管旁憩室 17.2%，膈上憩室 20.8%。另外，1957 年 Brombart 又根据他自己的病例分类，其中 Zenker 憩室 38 例，胸中段憩室 259 例，膈上憩室 33 例和贲门旁憩室 11例。关于发病年龄和性别，缺乏系统资料，有材料表明 536 例咽食管憩室中最多发生于50 ~ 70 岁，而且男性明显多于女性，性别比为 3.4 : 1。膈上憩室也多见于男性。

三、分类

根据多数学者的意见，食管憩室的分类以下面几种最常用。

（一）颈部憩室

（1）咽食管憩室（Zenker，膨出性，假性，咽下憩室）。

（2）先天性憩室。①壁内；②壁外。

（3）创伤性。

（二）胸上段憩室

（1）支气管旁憩室（Rokitansky 憩室，外牵性，真性，结核性憩室）。

（2）膨出性 – 外牵性憩室。

（3）先天性。

（三）胸下段憩室

（1）膈上。

（2）功能性和继发性憩室。

四、咽食管憩室

（一）病因

这种类型的憩室位于斜形的咽下缩肌与横形的环咽缩肌之间，中线偏后，又有人称为Killian 三角。此区结构先天性薄弱，不能抵御每次吞咽时的压力，肌纤维逐渐伸长变薄，膨出形成囊袋。部分食物可滞留于囊袋内，随着食物重量下坠，使囊袋扩张，体积增大并下垂，将食管推向前方。囊袋的口径也随之扩大，使得咽下的食物直接进入囊袋内，进入食管的食物量减少，除非借助外力压迫，如用手按压局部，才能将囊袋内的食物推入食管。

创伤所致咽部憩室已有报告，有的是因为爆震伤，有的是行器械摘取异物后引起，还有的是弹片伤的后遗症。先天性生理异常产生憩室仍有争论，有人认为食管上括约肌长时间不松弛，食团在咽部产生向四方的压力，于是在食管壁上部的环咽部，此处结构最薄弱又缺乏保护，最容易发生扩张，形成憩室。有人研究咽部和环咽肌的收缩和松弛时间以及与功能的关系，提出咽和环咽肌的不协调是造成憩室的原因。

（二）病理

食管憩室的壁主要由黏膜鳞状上皮、黏膜下层，以及散在的肌纤维，缺乏真正的食管肌层。术中常见到憩室被疏松的结缔组织所包绕，很少有增厚的结缔组织。显微镜下憩室壁内衬的上皮呈现慢性炎症表现，囊壁有急性和慢性炎症细胞浸润，并含有增生的血管。

（三）临床表现

咽食管憩室的症状决定于憩室发展的不同阶段。咽食管憩室的发生发展分三个阶段。初期，仅有黏膜和黏膜下层通过咽食管交接处的薄弱三角区，向外膨出。此时除了食物暂时潴留的症状外，患者没有任何主诉。第二阶段球形囊袋已经形成并向后下方膨出，憩室的开口与食管腔的轴线不在垂直线上，因而食团仍可直接进入食管。此时的症状主要是因囊袋内潴留食物、液体和黏液所致，患者没有任何食管梗阻的表现。有时食管痉挛可造成吞咽疼痛。偶尔夜间可有食物和液体反流。发展到第三阶段，憩室的大小无明显改变，但是咽部向下开口直接通向憩室，真正的食管腔开口移位被推向前侧方。此阶段的发展机制是憩室变狭长，并被环咽肌所固定，随着其内潴留物的重力越来越大，憩室朝着纵隔方向逐渐向下。这种异常的解剖关系，使得食物团直接进入憩室而不是进入食管。在这一期除了上述症状外，出现不同程度食管梗阻，同时充满食物团和液体的憩室对远侧食管的压迫，梗阻的症状越来越明显。

咽部憩室的症状主要因憩室炎症、感染，囊壁溃疡，继之产生狭窄梗阻，并发症包括有憩室穿孔、出血或并发恶性肿瘤。小的憩室虽然开口较小，却可能产生严重的症状，大的憩室其开口也大，食物液体可自由出入，暂时可以无明显症状，但是随着憩室体积增大，潴留液体和食物增多，症状的严重性也在增加。此外，食管上括约肌功能不协调和痉挛对于症状的出现和严重性起了较大的作用。症状持续的时间变异很大，从开始出现症状到需要药物治疗，需要很长的时间，Duke 医院统计的资料，平均症状持续时间为 3.5 年。咽部食管憩室的症状变化很大，有的憩室内存有食物，仅有咽喉处感觉不舒服，有的则出现食管完全梗阻不通。一小部分食物停在憩室很小的开口处，令患者咽喉后部时常有刺激感、异物感，患者不断分泌过多的唾液，有时还伴随吞咽不畅。食物已经有潴留，症状决定于潴留物的多少、憩室排空的程度，以及有无误吸。吞咽不畅或多或少变得越来越严重，但是最烦人的是反流症状，有时进食或饮水后马上就有反流，偶尔弯腰或躺下时发生反流。有时夜间反流和误吸为患者的主要症状，储存于憩室内的食物和液体反流使患者从梦中憋醒。很多患者憩室很小也无食管症状，却出现呼吸道的并发症，长期检查或处理却没有发现食管憩室。肺部并发症包括邻近肺叶受累、肺脓肿、支气管扩张和肺结核。呼吸道的主要症状是咳嗽和支气管炎，其他还有呼吸困难等。吞咽时喉部有声响是另一个常见症状，多出现于憩室已经形成，随着吞咽食物和饮水，空气也被吞下进入憩室，随咽下空气量的多少，发出了各种不同的声响。这样看，咽食管憩室最常见最明显的症状包括吞咽不畅、反流、吞咽时有声响、咳嗽、憋气等，其他的还有唾液多、口臭、不思饮食、恶心和声嘶。声嘶因咽炎所致，发生率据统计为 2% ~ 8%。有时可发现进食时颈部起包块，患者按压局部使食物排空包块消失。有的扭转头部也可使包块消失。憩室出血发生少见。憩室增大而致食管梗阻后，可有体重减轻，完全梗阻则有营养不良。曾有 1 例报告咽下憩室进食后晕厥发作，并曾有一次发生休克和偏瘫，提示颈动脉和迷走神经受压，切除食管憩室后患者进食良好，再无类似发作。

（四）诊断

放射学上食管憩室表现为食管壁向外膨出，外形轮廓清楚，位置恒定，随食管弹性和蠕动而有大小、形态和方向改变。这些特点可帮助与假性憩室和第三蠕动波相鉴别。为确切诊断需要重复显示憩室的形态。一般来讲，放射学检查基本上可以做出食管憩室的诊断。咽食管憩室最初表现为在咽与食管交接处很小的向外膨出，它位于后侧，故侧位片最能清楚显示，随着憩室增大，在正位片上也能显示出伸长的充满钡剂的憩室，其下缘呈圆形。但是仍应摄侧位片，以除去此处的狭窄病变或食管蹼。憩室体积增大其开口本身被推移向前，侧位片上可见到钡剂从超室的颈部在固定的环咽水平排出。憩室较大可见到气管向前移位。咽食管憩室内壁光滑规则，黏膜有炎症也可致内壁呈轻度不规则，当见到内壁明显不规则时，应考虑到憩室内发生恶性病变可能。

内镜检查并非绝对必需的诊断方法，缺乏经验的医师可能因未辨识清楚憩室下端是一盲袋，进行内镜检查可能发生憩室穿孔。当怀疑存在憩室并发症，像食管狭窄、食管蹼或憩室癌时，则必须进行纤维胃镜检查。咽食管憩室患者内镜检查时，从内镜看直接连通下咽的是憩室，内镜很容易进入，狭长的裂隙则是正常食管。较大的咽食管憩室在内镜检查时，辨识食管腔可能有一定的困难。

（五）合并疾病

食管憩室，特别是咽食管憩室最常合并有肺部病变。此外，还可合并食管裂孔疝、贲门失弛缓症。弥漫性食管痉挛病例可合并真性憩室和假性憩室。较为重要的是食管憩室并发食管鳞状上皮细胞癌。有关憩室并发癌的报告已出现多处，Mayo 医院 Wychulis 报告 96 例咽食管憩室中 3 例合并食管癌，其发生率为 0.31%，以后 Mayo 医院又报告 2 例。合并食管癌的患者年龄较高，多于 60 岁以上，临床症状主要为吞咽不畅特点改变，反流出的食物混有血液，同时消瘦体重减轻。

文献报告应用套圈器从憩室内摘除食管息肉。有人报告食管憩室内发生良性食管乳头状瘤。此外还有报告罕见的病例，从憩室内取出金属硬币后，造影发现在原憩室底部又发生另一憩室。咽食管憩室穿孔的报告较多，憩室穿孔破入气管，憩室大出血需要大量输血抢救方行手术切除。此外，尚有多篇报告巨大憩室和多发憩室。

（六）治疗

食管憩室有临床症状者，特别出现食管梗阻或误吸，均应手术治疗。非手术处理尚无效果满意的报告。所有的憩室都会逐渐增大，迟早会出现临床症状，有的还可能发生并发症。除了有并发症者术前需要准备外，一般不需要任何特殊准备。因进食梗阻造成营养不良，可行鼻饲营养，不必行胃造瘘。有肺部并发症时应予治疗。其他并发症则针对不同情况进行相应的处理。

手术切口一般做在颈部，左侧或右侧均可满意显露，临床多用左侧胸锁乳突肌斜形切口。解剖出憩室后，在其颈部切断，仔细缝合黏膜并对合缝合肌层，局部置引流。另外，有人对于小的咽食管憩室采用悬吊固定而不切除方法亦取得良好效果。术中应注意避免损伤喉返神经，尤其是损伤双侧喉返神经时，术后需行永久性气管造口。

术后留置鼻胃管，早期可行吸引，后期行胃饲营养。何时开始经口进食，争论较大，一般术后1周即可进食。术后应常规给予抗生素。

手术并发症主要有食管瘘，多在1周左右发生，自颈部切口漏出唾液即可诊断。憩室切除术后发生的食管瘘，经充分引流，胃肠内或胃肠外维持营养，多能自行闭合。术中若损伤了一侧喉返神经可造成术后患者声音嘶哑，这是最常见的并发症。术中憩室黏膜切除过多，缝合后可致食管狭窄，食管狭窄可行扩张治疗，扩张失败需再次手术。早年有零散报告因手术致心肌梗死、脑血管意外甚至死亡。据统计3000例咽食管憩室手术并发症：食管瘘1.0%，喉返神经损伤1.5%，憩室复发2.9%，死亡1.1%。

五、支气管旁憩室

（一）病因

此种类型的食管憩室的位于气管分叉处或分叉附近。文献上曾有多篇报告描述支气管旁憩室，这些憩室的尖部常有坚硬的瘢痕组织，有时还可见到黑色的淋巴结或钙化，因而认为炎症淋巴结将食管壁向外牵拉是其发病机制。这些淋巴结中最常见的是结核性淋巴结肿大。有人将切除的憩室做连续切片进行研究，发现粘连于食管壁的淋巴结均是结核性，新鲜的或陈旧的。病变病理分为急性和慢性两组，急性病变变化较大，从轻度圆细胞浸润到坏死，淋巴结坏死可穿透食管壁。慢性病变呈愈合过程，表现为食管黏膜上皮细胞向穿透的淋巴结增生。研究结论为支气管旁食管憩室是结核性淋巴结炎不同程度侵犯食管壁的结果。急性期病变严重时，可产生食管穿孔，形成脓腔，随着愈合过程，食管黏膜上皮长入并衬在脓腔壁内，产生了憩室。

除了炎症感染引起食管憩室以外，还有人提出支气管旁食管憩室先天性发生的观点。

此类憩室发生相似于食管气管瘘一样，因为在某些支气管旁憩室周围找不到淋巴结也看不到感染的征象。气管分叉部的憩室，均位于前方从食管向下朝向气管，估计可能系未形成好的气管食管瘘。组织学上憩室含鳞状上皮和胃黏膜上皮以及异位的胰腺组织。

（二）组织学

支气管旁憩室通常向前向右侧，或呈水平或稍微向上，所以容易排空。外牵型憩室的囊壁含有食管的各层结构，憩室顶部和周围炎症反应变异较大，可能很明显也可能很轻微。某些情况下憩室或多或少被埋在成团的淋巴结之中，其他情况下淋巴结完全愈合，体积缩小，成为支气管旁憩室病变的一个部分。

（三）临床表现

无并发症的支气管旁外牵性憩室，一般无明显临床症状，因为憩室排空容易。对此，文献上的意见并不一致。有人说，如果出现症状肯定已经发生了并发症。有人提出症状的出现决定于食物存留于憩室内的时间及感染的程度。如此可以说通常情况下支气管旁憩室没有临床症状，若有症状则为胸骨后疼痛、吞咽不畅，少见的可有出血。

（四）诊断

位于气管分叉或主支气管附近的憩室可能是外牵性憩室也可能是膨出性憩室。放射学上前者开口较宽，憩室呈横形，容易排空。而膨出性憩室形状呈球形，开口较小，并朝向下方，与上述类型相比，不易排空。外牵型憩室向前向右伸展，恰在气管分叉水平，因为这里淋巴结最容易受到结核侵犯，检查时可同时发现有淋巴结钙化或肺内结核表现。左前斜位胸片最容易发现这类憩室。另一个最常见的憩室部位是位于三角区的膨出性憩室，所谓的三角区是主动脉弓、降主动脉和左主支气管围成的空间。中段食管外牵性憩室在食管镜检查时可见到向前向右膨出的囊袋。有人经食管测压发现中段食管憩室均有食管动力学的异常，有的是弥漫性痉挛，有的则是失弛缓。

（五）并发症及相关病变

外牵性憩室最常见的并发症是穿孔，穿孔后可造成食管与支气管、胸膜腔、肺、心包、肺动脉以及主动脉的瘘形成，确切瘘的发生率则难以估计，报告最多的瘘是食管支气管瘘。有人分析 139 例良性食管支气管瘘，其中 32 例因食管中段憩室所致。临床上食管瘘的诊断是主要问题，因为炎症改变，诊断有一定困难，极少见食管瘘极小而没有临床症状，诊断更难。食管支气管瘘形成后，进食后特别是水或液体可经瘘进入气管支气管树，引起剧烈咳嗽，最终出现肺部并发症。当怀疑食管瘘时，吞服碘油或水溶性造影剂可帮助诊断。内镜检查对诊断有一定作用，食管镜下可看到憩室和瘘的开口，但是纤维支气管镜更容易窥及瘘口。临床上一种简单的诊断方法是，吞服亚甲蓝后经口咳出，即可予以诊断。食管支气管瘘的治疗方法有几种，有人建议电灼瘘管，实际工作中人们更常选用外科切除。除了切除瘘管外，当肺组织已发生不可逆改变时，也需将受累的肺叶切除，手术的效果颇佳。

支气管旁食管憩室可并发食管裂孔疝，文献多有报告。Solis-Cohen 等人报告一患者除有两个支气管旁憩室外还有一膈上憩室，同时还合并有食管裂孔疝。Habein 等报告一组 52 例憩室中，15 例合并食管裂孔疝，3 例合并弥漫性食管痉挛，1 例既有裂孔疝又有食管痉挛。支气管旁憩室发生大出血的情况很少见，主要出现于瘘形成过程中。有报告因外牵性憩室发生大出血致死，尸检证实为憩室壁内炎症肉芽组织出血。另有因憩室炎症蚀破上腔静脉致大出血死亡。有报告憩室蚀破支气管动脉可发生大出血，经手术治疗获得成功。

（六）治疗

一般认为，无并发症、无症状的支气管旁憩室，不需要手术切除。Cappeini 却基于自己材料，认为胸部憩室迟早要出现并发症，目前手术技术的改进，提出所有胸中段食管憩室均应一期外科手术闭合。有学者认为外牵性憩室很小且无明显症状，不需要行手术治疗，其主要理由是因以前的淋巴结炎症粘连，纤维组织增生瘢痕，外牵性小的憩室手术时不易发现，手术也可能对食管产生不必要的损伤。外牵性憩室切除手术无特别之处，根据术前造影憩室突向的方向分析，选择左侧或右侧开胸入路。外牵性憩室病变多在气管分叉处，小心解剖粘连和瘢痕，辨清支气管、憩室与周围的关系，将憩室于基底部切除，仔细缝合黏膜，依憩室的形态可横形或纵形缝合黏膜，肌层也需牢固缝合，最后用纵隔胸膜缝合加固。有人提出小的憩室，食管壁粘连不重，可做一荷包缝合将憩室埋入食管内，也不失为一种简单有效的手术方法。术后处理与一般开胸食管切除术相同。进食时间决定于手术范围大小，食管腔未破者，术后次日即可进食，食管黏膜已切破，需行胃肠减压，多在术后 4 ~ 5 d 进食流食和液体。有学者进行手术切除支气管旁食管憩室 8 例手术效果很好。有学者认为术前准备充分，手术计划完善，术中操作认真仔细，均可获得满意的治疗效果。

六、膈上憩室

膈上憩室恰位于横膈之上，通常为膨出性憩室，也可为外牵性，或两种兼之。

（一）病因

膈上憩室的确切发生原因尚不完全清楚，文献上多次提出此处食管壁先天性薄弱是其可能的发病原因。有的提出食管下段憩室含有呼吸道残余，憩室壁上含有异位组织，像有报告中的胰腺上皮等。膈上憩室还可因食管痉挛而致的功能性憩室。许多疾病可合并膈上憩室并成为其发生原因之一。Goodman 等收集 126 例膈上憩室，65 例合并有贲门失弛缓症。此外有报告食管裂孔疝合并膈上憩室，罕见的家族性膈上憩室的报告也见于文献。病理上，膈上憩室与咽下憩室相似，憩室壁仅含有黏膜和黏膜下层，只有散在的肌纤维或根本没有肌纤维组织。

（二）临床表现

膈上憩室，特别是膨出性憩室，因排空不像外牵性憩室那样容易，多有临床症状。症状包括有吞咽困难、剑突下疼痛不适、恶心、呕吐或憩室内容物反流、胸骨后憋闷感、嗳气、体重减轻、咳嗽、胃灼热、呕血和呃逆。上述这些症状多为偶尔发生，持续的症状主要是吞咽不畅和胸骨后疼痛，可放射到背部两肩胛骨之间。有学者描述初期症状是患者感到食物卡在喉咙处和胸骨后痉挛性疼痛。较大的憩室可产生吞咽困难和憩室内容物反流，反流出隔夜食物。更大的憩室潴留更多的食物，可能压迫下端食管造成梗阻。

（三）诊断

胸内食管下部分最常见的憩室是膈上膨出性憩室，其部位就位于膈上几厘米的食管上，它多突向右侧，也可突向左向前。憩室可以膨胀相当大仍可容易排空，但是随着憩室体积越来越大憩室逐渐下垂，类似咽下憩室。膈上憩室常有下部食管异常收缩运动，或是第三蠕动波或是很长一段食管痉挛。放射学食管造影显示憩室存在，但应除外贲门失弛缓症和食管裂孔疝。罕见的是憩室发生在贲门部或腹段食管。食管镜检查的目的是除外合并其他食管病变。

（四）并发症和相关疾病

文献报告多发憩室，膈上憩室同时合并有咽下憩室，或合并有支气管旁憩室，或同时合并两个憩室。此外，膈上憩室最多合并的病变是贲门失弛缓症、食管裂孔疝和食管癌。在切除的膈上憩室壁上还发现有良性肿瘤，如纤维瘤和平滑肌瘤。并发症中，Yeh 等人报告膈上憩室可发生自发性穿孔。

（五）治疗

膈上膨出性憩室出现临床症状或有并发症时，应当手术切除。在大组报告中，这种情况占 12%～25%。较大的膨出性憩室因为不容易排空，多有症状或并发症。在决定手术时很重要的一点是什么时候进行手术。Habein 根据他们的材料发现，24 例膈上憩室经胸切除憩室，随诊显示所有患者术后均有症状，或是憩室复发，或是出现弥漫性食管痉挛，或食管裂孔疝。因此强调除非手术同时处理并发症，或先处理并发症，之后再行膈上憩室切除。早年膈上憩室切除多经腹腔将食管下拉，再切除膈上憩室。有的经后纵隔切口直接处理憩室。有的还在动物实验上将膈上憩室与胃底进行吻合。直到 20 世纪初经胸切除膈上憩室才被施行。经胸膈上憩室切除可从右或左侧开胸，为便于同时处理并发症，如食管裂孔疝、贲门失弛缓症或弥漫性食管痉挛，多数从左侧进胸。辨明憩室确切大小后，于憩室颈部切除，需注意勿切除黏膜过多，以免术后发生食管狭窄。有人在食管肌层缝合后用小片胸膜或椎旁筋膜加固。膈上憩室手术切除的结果良好。

（杨　旸）

第五节　食管穿孔

一、病因

主要因医源性和外伤性因素所致，是指由器械、组织穿刺、活检、异物、外伤、腹压增加、食管本身或其邻近器官病变等引起的食管破裂穿孔。外伤性食管穿孔常伴有附近器官的损伤，且伤势较重。若诊断和处理不及时，食管穿孔病死率可高达20%。

二、临床表现

食管穿孔有典型的三联征表现，即发热、疼痛和呼吸困难；外伤性食管穿孔伴有头颈部或胸内其他脏器的损伤；同样，常规体征有颈部皮下气肿、液气胸等。食管狭窄行气囊或导管扩张治疗时，患者突然出现咽下、胸骨后、肩部或上腹部疼痛，并有呼吸困难，面色苍白，烦躁不安甚至有血压下降、脉搏增加、大汗淋漓等休克表现，有上胸部皮下气肿、捻发感和颈部压痛时，应高度疑及食管穿孔。

三、辅助检查

（1）胸部及颈部 X 线检查：可显示颈部组织和纵隔内有气体影像。如穿破纵隔，可出现一侧液气胸，有脓肿形成时出现液平面。

（2）食管碘造影：能显示碘油从食管穿孔口流入纵隔的图像。

（3）胸部 CT：能明确了解异物的定位以及和相邻脏器的关系，有利于制订最佳治疗方案。

（4）口服亚甲蓝溶液：病情危重者此方法可协助诊断。

四、诊断及鉴别诊断

（一）诊断

根据病史及临床剧烈的颈部、胸部疼痛和吞咽困难等症状，结合影像学检查可协助诊断。

（二）鉴别诊断

（1）颈部食管穿孔应与器械检查损伤或未穿孔的食管异物相鉴别：颈部食管穿孔虽颈部疼痛及胀感，吞咽或颈部活动时可加剧，但检查时胸锁乳突肌前缘往往有压痛，局部可有肿胀及皮下气肿，体温及白细胞计数逐渐增高。X 线摄片发现颈筋膜层有游离气体。

（2）食管下段穿孔需与胃及十二指肠穿孔相鉴别：食管下段穿孔后常出现上腹部肌紧张，因纵隔炎脊椎活动可使疼痛加剧。感染波及膈上胸膜，可引起肩部疼痛。

五、治疗

一旦确诊食管穿孔应尽早施行外科手术治疗，即食管穿孔修补术。颈段者应经颈部引流或修补，胸腹段的手术时间、途径、方法与自发食管破裂类似。值得注意的是外伤性食管穿孔的治疗应重视其他脏器损伤和多处穿孔的修补。内镜治疗（如食管狭窄扩张术、黏膜剥离术等）时发现及时，可以钛夹封闭穿孔，并放置胃管引流，术后使用抗生素防治感染，必要时仍需外科手术治疗。

六、预后

预后差别较大，尤其是胸段食管穿孔的病死率较高，影响预后的因素主要是确诊时间、手术时机、手术方式的选择及胸腔、纵隔感染程度。

（杨　旸）

第六节　食管异物

食管异物是消化内科和耳鼻喉科常见的急诊之一。任何物体在特定情况下都可成为食管异物。

一、相关因素分析

1. 分类

食管异物一般可分为四类。①金属类：包括钱币、纪念章、义齿、缝针、项链、戒指、铁丝、玩具、刀片等。②物理性：包括围棋子、塑料片等。③植物性：包括各类果核、果仁等。④动物性：包括鱼刺、骨片、肉团、海鲜壳等。临床一般以鱼骨和禽畜骨类居多，约占80%以上。

2. 部位

从解剖上看，食管异物大多位于食管的3个生理狭窄处。据多项荟萃分析，食管异物位于上段最多，占44%～98%；中段次之，占13%～20%；下段最少，占3%～10%。

3. 地域

据统计，食管异物中农村患者偏多，约为67%。而24 h内就诊比例大概为35%。

4. 年龄

调查显示，食管异物中，小于12岁的儿童占6%，13～18岁的少年占3%，19～59岁的中青年占62%，60岁以上的老年患者占29%。

由于生理习性及生理功能不同，食管异物发生在多个年龄组的情况也不尽相同。儿童喜欢玩耍，经常把各种物品放入口中，且咽部防御反射不健全，容易把钱币、果核及塑料片等吞入食管；而成人大多因咀嚼不细将混杂于食物中的鱼刺、骨片咽下所致；老人多因黏膜感觉迟钝，食物不易咬碎或义齿脱落引起。

二、临床表现

（一）症状

患者一般有明确的异物误咽史。轻者有咽部或胸骨后不适、隐痛，咽时尤为明显，大多有不同程度的颈部、胸骨后疼痛，伴吞咽困难和梗阻感。严重时可出现恶心、呕吐，儿童可有吵闹、流涕、气急、不能进食等。以后出现的症状取决于有无并发症的发生。尖锐及刺激性异物损伤黏膜可引起食管穿孔、食管周围炎、纵隔炎、纵隔脓肿，造成食管－气瘘，亦可侵及周围组织器官，或移出食管外，引起气胸、脓胸、主动脉破裂、心脏穿透等。

（二）体征

单纯的食管异物无明显的阳性体征。若出现并发症，可出现相应的体征。

三、辅助检查

1. X线检查

X线检查是诊断食管异物及其并发症的重要方法之一，可确定异物的存在、性质、大小、形态、位置及有无并发症，为临床提供有价值的资料。X线检查一般根据异物的物理性质、形状、大小等采用不同的检查方法。

（1）普通X线摄片：多应用于食管金属异物。先摄取颈部侧位片或胸段食管的右前斜位片，必要时加拍正位片，此法简单、安全，所受射线少。常规X线检查对并发症的诊断也有帮助，纵隔炎时可显示纵隔增宽；食管穿孔时，可发现食管周围积气、皮下及纵隔气肿、气胸、胸腔积液、心包积液等。

（2）食管钡餐检查：采用常规或双重钡餐造影检查，可显示非金属性异物。有些较小的食管异物，在气钡双重造影时难以发现，目前有人用气钡双重造影加水洗法诊断食管异物。结果发现，食管异物的阳性发现率明显高于普通气钡造影，并能明确食管异物的大小、位置及刺入方向，为临床治疗提供重要的参考依据，是食管细小异物有效、安全的检查方法。对于老年人食管内肉块异物梗阻，有时钡剂检查可误认为食管癌，须仔细加以鉴别。

（3）食管吞服钡棉检查：对于较小异物，刺入食管壁者可吞服含钡棉絮，通过摄片可见钡棉通过食管异物处部分受阻，出现偏流及分流征象，异物表面可有少量钡剂附着或钡棉悬挂于异物上，并可观察食管黏膜有无中断，破坏征象。但此检查方法也要慎重：①若食管异物已造成食管穿孔，钡剂可通过穿孔处进入纵隔或胸腔，且难以排出，可加重并发症。②若此检查方法未能诊断食管异物的存在或相关情况，需行胸腔CT检查时，钡剂会造成伪影，以至于图像难以观察，故在选择此检查方法时需引起注意。

（4）泛影葡胺造影检查：对疑有食管异物造成穿孔者，可用泛影葡胺吞钡造影，若造影剂流入纵隔或胸腔内，可及时发现食管穿孔，且存留于纵隔和胸腔内的造影剂易于吸收。

2. 胸部 CT 及后处理技术

若上述检查方法都不能明确诊断或临床高度怀疑穿孔者，需行胸部 CT 检查。荟萃分析表明，食管异物容易合并穿孔并穿破食管形成气管或纵隔瘘。CT 检查有利于观察食管壁的完整性，还可以观察邻近组织、气管及纵隔的情况，在食管异物穿孔的定位、定性诊断方面准确性高。此外还可以使用多层螺旋 CT（MSCT）、多平面重建（MPR）、最大宽度投影（MIP）、容积再现（VR）等手段提高诊断水平。

3. 内镜检查

内镜检查既是食管异物的确诊方法，又是主要的治疗手段。

四、诊断

（1）食管异物的诊断主要依靠病史、影像检查及内镜检查。

（2）大多食管异物自觉有异物吞咽史，但对于儿童或特殊患者需仔细询问，防漏诊。

五、并发症

食管深居颈部及纵隔，周围有许多重要的器官和血管。若异物（尤其是尖锐异物）停留在食管，未能及时取出或处理不当，将会发生严重的并发症。

（一）食管周围炎

食管周围炎是最常见的并发症，一般认为尖锐异物在食管停留超过 24 h，感染即可出现。表现为胸骨后疼痛、发热、周围血白细胞升高。X 线下可见食管周围组织水肿，内镜下可见食管黏膜充血、水肿、糜烂。此时应尽快取出异物，否则可加重感染，引起周围脓肿。取出异物后，须行禁食、补液、抗感染治疗，必要时可加用短期激素治疗，以利于消退炎症造成的肿胀。切忌多次反复内镜检查，以免造成严重的损伤及感染扩散。

（二）穿孔

常见于食管颈段，因尖锐异物或异物存留时间过长引起。处理异物前必须判定是否有食管穿孔的存在，出现明显胸骨后疼痛、下咽困难、发热等，此时可选用碘油或泛影葡胺吞服造影，行食管 X 线摄片明确是否有穿孔及穿孔的位置。由于细小穿孔在 X 线上不能明确显示，而临床高度怀疑者，可行胸部 CT 检查，若观察到纵隔积气利于诊断。对于早期及细小穿孔，行禁食、胃肠减压、抗感染、抑酸治疗可好转；伴纵隔气肿者，需纵隔内分离、排气、抗感染治疗；对于脓气胸者，应行脓肿内排气和闭气引流。

（三）食管周围脓肿、颈深脓肿及咽后脓肿

食管穿孔后未及时发现或治疗不当可造成化脓性感染。治疗时应首先去除异物，建立通畅引流，强力抗感染。可行颈 – 纵隔引流、咽或食管内 – 纵隔引流、开胸引流等。值得注意的是处理颈深脓肿时，应避免损伤颈部血管，处理咽后脓肿时需防止窒息。

（四）血管损伤

血管损伤是食管异物最严重的并发症，累及的血管主要为主动脉、无名动脉、左锁骨下动脉、颈总动脉、颈内静脉等。食管异物引起主动脉大出血的机制有两个方面：①尖锐异物刺破食管壁后，直接刺入主动脉造成大出血。②异物引起食管周围炎，主动脉急性炎症或坏死产生假性主动脉瘘，破裂形成主动脉食管瘘。一旦临床诊断此瘘时应绝对卧床休息，并立即处理。

（五）其他

其他少见的并发症还有食管气管瘘，皮下气肿，腹腔脓肿等。

六、治疗

食管异物的治疗原则为尽早取出异物，减少并发症的发生，必要时行手术治疗。

1. 食管镜

食管镜不仅可以明确异物存留部位及食管壁损伤的情况，还是重要的治疗手段，主要适用于位置较高的食管异物。常规情况下行黏膜表面麻醉即可，近年有人主张使用强化表面麻醉，即术前 20 min 肌内注射安定 10 mg，阿托品 1 mg，哌替啶 100 mg，术前 10 min 用 1% 丁卡因喷雾口咽部 3 ~ 5 次，口服 2% 利多卡因 5 mL。此法可使横纹肌及平滑肌松弛，有利于医生的操作，同时可减少患者的反应和痛苦，又无全麻的缺点。麻醉后先检查下咽部，尤其是梨状窝处，有些鱼刺等异物经常位于此处。在直视下小心进镜，若见条状尖锐异物插入食管壁，应先以异物钳将异物上方的食管壁向外推开，让异物游离端从食管壁分离，再将食管镜靠近异物后取出。对于难以套入食管镜的较大异物，则尽量暴露异物边缘，暴露其锐利的一端，再用异物钳钳住，避免尖端与食管壁接触，异物钳与食管镜一起退出。也有报道用带气囊的硬管食管镜取异物，使用气囊扩张食管，有利于食管镜下操作，待异物被钳住后，气囊放气，随食管一起退出，取得了良好的效果。

2. 电子内镜

虽然食管镜在食管异物的治疗中起了重要的作用，但它也有自身的缺陷。由于食管镜属硬质镜，所以操作时患者比较痛苦，且若异物位于食管中下段时，操作时难度较大，因此现在使用电子内镜取食管异物的报道越来越多。虽然电子内镜的形状和口径有限，尚不能完全代替金属食管镜，但它操作方法简便，成功率高，并发症少，正成为食管异物治疗的主要手段。

术前行必要的辅助检查，掌握其适应证和禁忌证。适应证：食管内异物，自然排出困难者，尤其对锐利异物及有毒异物更应积极试取。禁忌证：有内镜检查的禁忌证，可能已全部或部分穿出食管外的异物。取不同的异物，操作方法也不尽相同。

（1）长条形棒状异物：如汤勺等，可用圈套器取出；对外径较细，表面光滑的棒状物，用三爪钳、鳄嘴钳较为方便；异物一端直径较大而锐利，另一端小而光滑，取出时最好将光滑端先朝上取出。

（2）球形异物：如果核等，表面光滑，钳取时较困难，套取又易脱落，选用篮型取石器或网兜型取物器较合适。

（3）薄片状圆形金属异物：如各种硬币等，一般用活检钳或异物钳取出较方便。

（4）食物团块：食管内的食物团块应让患者呕出或设法让食物团块进入胃内，以免引起窒息。对食管异物完全性阻塞或原有食管病变的患者往往采用内镜下咬钳将食物咬碎，然后用圈套器或三爪钳取出。

（5）长形或多边形尖锐异物：如张开的别针等，先用鳄嘴钳夹住别针的绞合圈部，再转动内镜，使别针与食管平行，内镜连同别针一起退出。另一种方法为先将开口向上的别针推入胃腔内，使之转为开口向下再取出。缝针、刀片等异物往往在取出过程中易继发损伤食管黏膜，甚至造成严重裂行损伤、使异物进入纵隔等脏器、引起消化道出血等，此时应在内镜头部固定一个橡皮保护套管。插入内镜后，张开异物钳夹住异物一端，使异物的长轴与食管平行一致，提起抓取钳，使之进入橡皮保护套管内，慢慢退出胃镜，对带有钢钩的义齿、玻璃片等也可用这种改良的内镜试取。

此外，目前我们还有多种辅助方式帮助治疗。临床上经常遇到尖锐异物两端均刺入食管壁，内镜直视下难以判断异物的刺入深度及其与食管壁外大血管的关系。如盲目在内镜下取异物，则可能导致威胁生命的大出血，如不加选择进行开胸手术，则可能造成不必要的损伤。此时可以使用超声内镜以判断食管异物与食管壁和壁外血管的关系，安全、有效地在内镜下取出异物。

在内镜引导下，还可使用穿线钳取法取嵌顿性异物。用丝线绕过异物，尽量将丝线调节至异物近端侧食管壁。在内镜直视下缓缓提拉丝线，致异物近端上翘直至脱出食管壁。此方法适用于长条嵌顿性异物，异物两端尤其是近端能否从食管壁中脱出就成为此类异物取出的关键。此法的安全性与异物形状、嵌顿时间、嵌顿部分大小、嵌入端尖锐程度和嵌入深度、术中操作技术有关。

有报道使用双内镜取食管异物。当异物两端刺入食管，反复夹取未能成功，可插入另一内镜，当两镜前端分别靠近异物与食管相交的前后壁时，以异物长轴方向相向调节旋钮，使内镜前端向相反方向撑宽食管横径，当见异物一端离开食管壁时，伸入异物钳小心夹住异物前端，将其轻轻拔出。操作时动作要轻柔，两镜前端与异物距离应相当以减轻操作难度，退镜时两镜同时退出，以保持两镜互不干扰。

电子内镜下取异物一般情况下不需全麻，但若患者咽反射明显不能耐受内镜检查或食管异物刺入食管壁较深，或靠近大血管处，需于全麻下行内镜取异物术，必要时可在手术室内操作，一旦需急诊手术者，可立即手术治疗，以免延误患者的治疗。

3. 各种导管

若异物与食管壁有一定的空隙，可使用自制的食管气囊或 Foley 导尿管将异物取出。导管可通过异物与食管壁的缝隙，注气后向外拉导管，光滑的异物可随气囊从口中吐出，此法安全、有效、操作方便，可重复使用。有时可拨正异物的长轴，使其可滑入胃腔。异物的形状、阻塞时间和食管疾病史可影响其疗效。也有使用双腔导尿管和三腔二囊管取食管异物的报道。

4. 激光

解放军总医院采用激光治疗食管异物获得了成功。使用钛激光分别照射食管内鸡骨及鱼刺，可使鸡骨炭化或鱼刺汽化脱落。这表明高功率激光照射汽化非金属异物疗效确切、安全，不会损伤食管。

5. 手术

大部分食管异物可经内镜取出或经胃肠道排出，仅少数病例因合并胸食管损伤或感染、出血需开胸手术治疗。以往手术死亡率高达40%，随着手术方式的改进，现死亡率已大大下降。手术的适应证为：①异物固定不能移动而内镜无法取出。②异物停留于食管第2～第3狭窄处并刺伤食管壁，且随主动脉搏动而搏动。③巨大义齿等难以经内镜取出。④食管上段异物导致食管周围脓肿或颈部化脓感染者。⑤异物已穿破食管进入纵隔，或已并发纵隔感染或脓肿者。⑥异物穿破食管造成气胸、皮下气肿者。治疗原则是消除异物等污染源，有效引流，应用抗生素，营养支持。

常见的手术方式如下。

（1）食管切开术：凡食管异物无穿孔，或颈段食管合并穿孔延迟治疗者，均属适应证。术中注意勿损伤喉返神经。若异物在颈段食管，取左颈前斜切口暴露食管；异物在胸段食管，取右胸入路。选择在异物下方的健康食管壁切开，取出异物，连续缝合食管黏膜及肌层。如手术在胸部进行，须将预先做好的带蒂胸膜瓣覆盖缝线，胃肠减压，术后静脉高营养。

（2）胸食管全切除颈部食管胃吻合术：如果食管穿孔早期修补不成功，应选择食管切除疗法。适应证为，食管异物穿孔通连胸腔，食管损伤和炎症水肿严重，而全身中毒症状轻。取左胸入路，探查食管，确定异物部位，游离胃至幽门水平，于贲门处切断，缝合胃，游离全胸食管，胸颈部水平切断，食管连同异物一起移除，胸腔引流，做左颈前斜切口，显露颈段食管，行食管-胃吻合术。

（3）纵隔引流术：适应证为，食管异物在内镜直视下已取出，食管穿孔后患者全身中毒症状严重，造影显示造影剂外溢，纵隔间隙内呈局限性积气、积液征，不通连胸膜腔。在下食管端切开纵隔胸膜约3cm，用手指沿食管左或右侧壁，向上做钝性分离，达积气、积液间隙，将导尿管插入，以0.5%甲硝唑液冲洗，上端达脓腔内，下端与胸腔引流管的胸壁另一开口一同引出。术后抗感染，胃肠减压，静脉高营养。

昌盛通过对84例异物性胸食管损伤患者的病变程度进行分级，制定出相应的治疗方法。把病变共分为四级：其中食管非穿透性损伤为Ⅰ级，食管穿透性损伤伴食管周围炎或纵隔炎为Ⅱ级，食管穿透性损伤并发严重纵隔和胸内感染为Ⅲ级，食管穿孔炎症累及大血管为Ⅳ级。对Ⅰ级患者行经胸食管切开异物取出；对Ⅱ、Ⅲ级患者行食管修补，食管部分切除，纵隔引流，瘘口修补；对Ⅳ级患者行大动脉置换。结果显示：Ⅰ级和Ⅱ级患者57例均治愈，Ⅲ级17例患者中1例死亡，Ⅳ级10例患者中9例死亡。由此可见手术是治疗异物性胸食管穿孔的有效手段，降低病死率的关键是预防食管－主动脉瘘的发生。

（杨　旸）

病例一：食管贲门黏膜撕裂综合征

一、基本信息

姓名：黎××　　性别：男　　年龄：35岁

过敏史：否认食物及药物过敏。

主诉：呕血伴解黑便2天。

现病史：患者2天前无明显诱因出血呕吐暗红色血块，伴胃内容物，随后排黑便，有胸闷、心悸、乏力、大量出汗，无发热，无咳嗽、咳痰。遂至外院就诊，查血常规示：白细胞 7.22×10^9/L，血红蛋白111 g/L，丙氨酸氨基转移酶118.7 U/L，天门冬氨酸氨基转移酶279.9 U/L，白蛋白38.0 g/L，总胆红素 69.92 μmol/L，直接胆红素 24.24 μmol/L，间接胆红素 45.68 μmol/L，胃镜示：贲门开闭可，齿状线欠清，见3～4条血状血凝块。考虑：①贲门黏膜撕裂症？②胃底静脉曲张破裂出血？予护胃、抑酸、止血、补液后未见明显好转，为求进一步诊治，至我院就诊。患者自发病以来，精神、饮食、睡眠欠佳，尿量减少，大便如上所述，体重变化不详。

二、查体

体格检查：患者神志清，轻度贫血貌，双肺呼吸音清，无明显干湿性啰音，心律齐，各瓣膜听诊区未闻及病理性杂音，腹肌稍紧张，无压痛、反跳痛，肝脾肋下未触及，肠鸣音约6次/分，移动性浊音阴性，双下肢无水肿。

专科检查：腹肌稍紧张，无压痛、反跳痛，肝脾肋下未触及，肠鸣音约6次/分，移动性浊音阴性。

辅助检查：2018-11电子胃镜（图1-1）示贲门撕裂综合征？

三、诊断

初步诊断：消化道出血，贲门黏膜撕裂症？食管胃底静脉曲张破裂出血？

最终诊断：①食管贲门黏膜撕裂综合征；②失血性贫血。

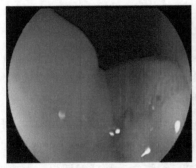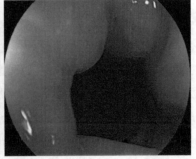

图 1-1 电子胃镜

四、诊疗经过

进院后经查血常规、肝肾功能、凝血四项、腹部 CT 及电子胃镜检查，并予以抑酸、止血及加强输血及支持治疗等处理，症状消失，血色素上升，粪便潜血阴性。

五、出院情况

症状消失，粪便潜血阴性。

六、讨论

患者为年轻男性，本次大量进食后出现呕吐，伴有呕血，经胃镜及 CT 排除消化性溃疡及胃癌等疾病，考虑食管贲门撕裂综合征，经加强抑酸、止血及输血处理后，患者症状消失，粪便潜血阴性出院。

（杨玉宇）

病例二：食管溃疡合并出血

一、基本信息

姓名：韦××　　性别：男　　年龄：57 岁

过敏史：否认食物及药物过敏。

主诉：呕血、黑便半天。

现病史：患者诉近期因痛风发作口服"双氯芬酸钠片"止痛，半天前出现呕血，量约 50 mL，呈红色，伴黑便，有头晕、乏力，无腹胀、腹痛，无胸闷、气促，无发热、畏寒。遂至我院急诊就诊，拟"呕血"收入我科。患者起病以来，精神、胃纳可，睡眠一般，小便正常，近期体重无明显改变。

既往史：既往有胃病史及痛风关节炎病史，有服用止痛药习惯。

二、查体

体格检查：生命体征平稳，神清，全身皮肤及巩膜无黄染，双肺呼吸音清，未闻及干湿性啰音。心律齐，各瓣膜听诊区未闻及病理性杂音。腹软，无压痛、反跳痛，肝脾肋下未及，移动性浊音阴性，肠鸣音稍活跃。双下肢无水肿。

专科检查：神清，结膜稍苍白，腹部无压痛，无反跳痛，全腹未及包块，肝脾肋下可触及，Murphy's 征（−），肝肾区无叩痛，肠鸣音正常，未引出扑翼样震颤。

辅助检查：2020−05−30 我院胸部、腹部 CT，①胸主动脉轻度硬化；主动脉瓣钙化；双下肺少量纤维化灶；胸部 CT 未见明显其他异常。②肝脏小囊肿；前列腺结石；上腹部、盆腔 CT 平扫未见明显其他异常。血常规：血红蛋白 125 g/L。凝血功能：正常，生化：BUN 12.98 mmol/L，Cr 78 μmol/L，UA 487 μmol/L，电解质、心酶、肝功能无特殊，感染八项：乙肝 E 抗体及乙肝核心抗体阳性，余阴性，电子胃镜（图 1−2）示：①十二指肠球部多发溃疡 H1 ～ H2，Forrest Ⅲ级；②食管溃疡 A2，Forrest Ⅲ级。

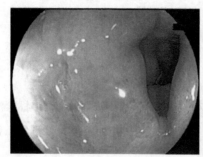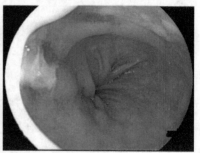

图 1−2　电子胃镜

三、诊断

初步诊断：①呕血、黑便查因，消化性溃疡合并出血？出血性胃炎？②慢性胃炎；③痛风性关节炎。

最终诊断：①食管溃疡合并出血；②十二指肠球部多发溃疡，幽门螺杆菌感染；③慢性糜烂性胃窦炎。

四、诊疗经过

进院后经抑酸、止血、保护消化道黏膜等对症支持治疗后，患者症状消失，粪潜血阴性出院。

五、出院情况

症状消失，粪潜血阴性，治愈出院。

六、讨论

患者为中老年人男性，平素有胃病史及服用止痛药史，无肝炎及肝病史，CT 未见有肝硬化，胃镜检查未见有食管胃底静脉曲张，结合胃镜镜下溃疡分期，考虑食管溃疡出血，与其长期使用止痛药有关，入院后经抑酸、止血及保护消化道黏膜等对症后出血停止，粪潜血阴性后出院，门诊随诊治疗。

（杨玉宇）

病例三：胸主动脉假性动脉瘤破入食管腔合并出血

一、基本信息

姓名：丘 × ×　　性别：男　　年龄：65 岁

过敏史：否认食物及药物过敏。

主诉：呕血 2 天。

现病史：患者 2 天前无明显诱因出现呕吐咖啡色胃内容物，伴血块，共呕吐 2 次，总量约 400 mL，无伴解黑便，伴上腹隐痛不适，有全身乏力、头晕，无畏寒，无发热，无胸闷、胸痛，无潮热，无盗汗，无晕厥、四肢抽搐等不适，遂至外院就诊，予输血、补液等对症治疗。治疗后患者呕血未见明显缓解，半天前患者再次呕血，量约 150 mL，全身乏力、头晕较前明显，无解黑便、血便等不适，现为进一步诊治前来我院，急诊拟"上消化道出血"收入我科。患者自起病以来，一般情况差，胃纳、精神差，发病前未食用动物血、铋剂，无咳嗽、咳痰，无晕厥、抽搐，无胸闷、胸痛，无身目黄染，无鼻衄、牙龈出血，小便正常，大便如前所述，近期体重无明显改变。

二、查体

专科检查：神志清晰，全身皮肤黏膜苍白，中度贫血貌，无黄染，无皮下出血点，无瘀点、瘀斑、皮疹，无肝掌、蜘蛛痣，浅表淋巴结无肿大。腹部膨隆，无胃肠蠕动波，腹式呼吸存在，未见腹壁静脉曲张。腹柔软，无液波震颤，无振水声，腹部包块未触及，腹部无压痛、无反跳痛，脾肝未触及，Murphy 征阴性，麦氏点无压痛、反跳痛，腹部血管搏动未见明显异常。输尿管压痛点无明显压痛。肝浊音界存在，肝上界位于右锁骨中线第 5 肋间，肝区无叩痛，无明显肾区叩击痛，移动性浊音可疑阳性，肠鸣音正常，无亢进或减弱，未闻及腹部血管杂音，双下肢无浮肿。

辅助检查：2019-11-28 血细胞分析，白细胞 8.6×10^9/L，红细胞 2.18×10^{12}/L ↓，血红蛋白 69.0 g/L ↓，红细胞比容 20.9 % ↓，血小板 116×10^9/L ↓；幽门螺杆菌 IgA 抗体测

定、G-6-PD、尿常规检查、甲胎蛋白测定（AFP）、癌胚抗原测定（CEA）、糖类抗原测定 CA125、糖类抗原测定 CA19-9 未见异常，2019-11-28 全胸正侧位：拟双上肺纤维增殖灶，建议做 CT 进一步检查，以排除其他病变。2019-11-28 心电图：①窦性心律；②左心室高电压；③心电轴中度左偏；④ T 波改变。

三、诊断

初步诊断：呕血查因，消化性溃疡合并出血。

最终诊断：①胸主动脉假性动脉瘤破入食管腔合并出血；②中度失血性贫血。

四、诊疗经过

入院后予禁食、抑酸、护胃、补液等治疗。患者今日上午送急诊胃镜过程中再次出现呕血，量约 400 mL，考虑病情危重，转入急诊 ICU 治疗。11-28 急诊胃镜：食管距门齿约 25 cm 左侧壁见一黏膜下隆起，直径约 1.0 cm，表面欠光滑，伴动脉性搏动，肿物下部可见一纵行溃疡灶，大小约 0.5 cm×0.3 cm，覆暗红色血块，并见可疑血管裸露，余黏膜未见异常，管壁蠕动好。11-29 CTA（图 1-3）：胸主动脉近段异常改变，考虑假性动脉瘤形成，并破入食管腔，可疑异物所致。11-30 介入：胸主动脉近端可见一不规则突起，轮廓边缘不规整，充填范围约 4.8 cm×2.6 cm，其内造影剂排空延迟。治疗：于主动脉弓 - 胸主动脉植入 1 枚覆膜支架行夹层腔内隔绝术后，造影复查见主动脉弓至胸主动脉血流通畅，未见内漏征象。诊断：胸主动脉外缘不规则突起，结合 CTA，符合假性动脉瘤改变。胸主动脉行腔内隔绝术后，支架内血流通畅，无内漏。患者存在主动脉瘤破裂出血并食管瘘，有行经皮内镜引导下胃造口手术指征，于 2019-12-04 行床边经皮内镜引导下胃造口术。

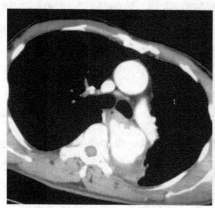
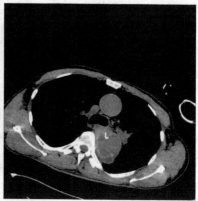

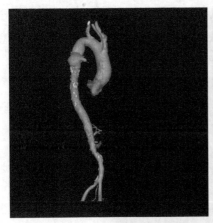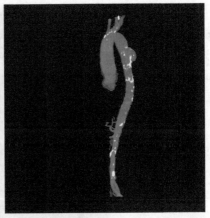

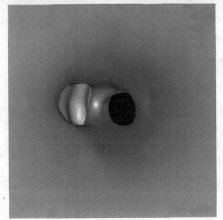

图1-3 CTA

五、出院情况

经治疗后患者病情好转，无再发呕血、解黑便，经胃造口胃管注入流质饮食，一般状况可，复查血红蛋白复升至 100 g/L，予办理出院手续，嘱定期门诊复诊，择期关闭胃造瘘口。

六、讨论

该病例属一较罕见病例，以呕血为主要表现，急诊科首诊拟上消化道出血收入消化科住院治疗。按照上消化道出血发生率及患者病史、症状、体征，首先考虑消化性溃疡并出血可能性大，按常规考虑消化性溃疡并出血，处理后拟送内镜中心完善胃镜检查明确出血部位及性质，转运过程中患者再发呕血，转入 ICU 行床边急诊胃镜检查，根据胃镜、CT、介入造影等检查后明确诊断，经治疗后患者病情好转出院。

本病例提供了一个重要的提示为上消化道出血的患者，除胃镜检查外，CT 也是一个重要的辅助检查手段。因消化道出血的患者一般无法行无痛胃镜检查，在普通胃镜检查过程中，因患者呕吐反应，有进一步加重出血的风险，大量血液将影响内镜下视野，导致下一步操作及治疗困难。因此，急诊胃镜前完善 CT 检查尤其重要，当考虑患者存在食管静脉曲张及类似该病例的情况，内镜操作前可以备好相应的止血措施（如钛夹、套扎器、热止血钳、三腔两囊管等），以便于在发生出血的情况下迅速采取下一步治疗措施。

（杨　旸）

病例四：肺癌侵犯纵隔、胸下段食管、左主支气管

一、基本信息

姓名：曾××　　性别：男　　年龄：60 岁

过敏史：否认食物及药物过敏。

主诉：进食梗阻感伴隐痛不适半月余。

现病史：患者于半月前无明显诱因下出现吞咽梗阻感，进食米饭时明显，进食粥、水顺畅，进食后伴有胸前区持续性闷痛，可以忍受，曾就诊于外院，行胃镜及胸部 CT 检查提示食管恶性肿瘤，但家属诉活检未取到相关病理，为进一步诊治前来我院，门诊拟"胸中段食管癌？"收住我科。起病以来，患者自起病以来，一般情况好，胃纳、精神、睡眠好，无畏寒、发热，无咳嗽、咳痰，无头晕、头痛，无晕厥、抽搐，无心悸、气促，无身目黄染，无鼻衄、牙龈出血，无解血便、黑便，无血尿、泡沫尿，大小便无特殊，体重无明显增减。

既往史：既往有双侧股骨头坏死病史 10 余年，未予特殊处理。

二、查体

专科检查：未见明显阳性体征。

辅助检查：2018-08-17 外院 CT 检查，外院 CT 提示胸中段食管癌？可疑肺、肝转移；胃镜提示食管下段隆起；两次病理未能确诊。

三、诊断

初步诊断：吞咽困难，食管癌？

最终诊断：肺癌侵犯纵隔、胸下段食管、左主支气管。

四、诊疗经过

血细胞分析：HGB 110 g/L。肿瘤标记物 CA125 104.30 U/mL。08-25 胸部增强 CT（初次）（图 1-4）示：考虑食管癌并胸腔瘘；08-26 食管造影示：考虑胸中下段食管癌；

08-27电子胃镜（图1-5）示：胸下段食管癌待排，（深凿活检）病理示：（食管）鳞状上皮乳头状增生，未见癌。与CT科医师沟通后重新阅片更改胸部CT报告示：左肺下叶厚壁空洞病灶及左侧后下纵隔占位，考虑恶性肿瘤，考虑空洞性肺癌侵犯纵隔可能性大，邻近胸下段食管及左主支气管受累可能性大。08-29电子支气管镜（图1-6）示：左主支气管下段、左固有上叶开口、左下叶支气管改变，考虑肿瘤浸润所致。病理示：（左主支气管下段）中分化鳞状细胞癌。

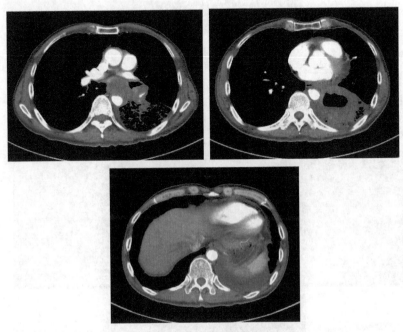

图1-4 胸部增强CT

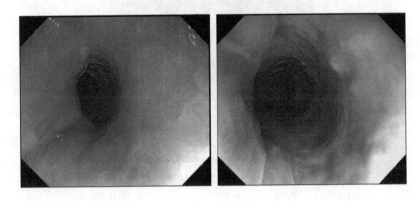

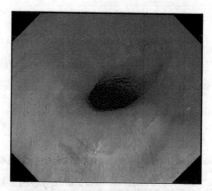

图1-5　电子胃镜

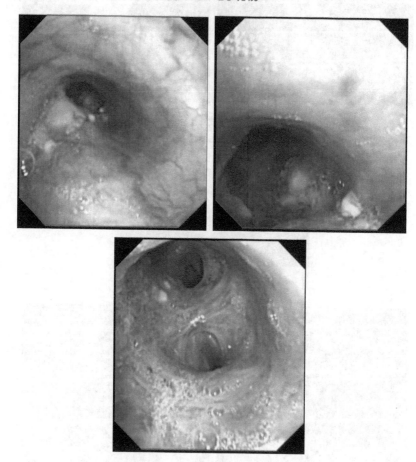

图1-6　电子支气管镜

五、进一步诊治情况

请胸外科、胸腹放疗科、化疗科会诊，如患者家属愿意承担风险可考虑化疗。

六、讨论

该病例患者主诉为吞咽梗阻感，伴隐痛，符合食管癌常见症状，但外院CT及我院胃镜均未见典型食管癌表现，后经我院CT科重新阅片后，考虑左肺下叶厚壁空洞病灶及左侧后下纵隔占位，考虑恶性肿瘤，考虑空洞性肺癌侵犯纵隔可能性大，邻近胸下段食管及左主支气管受累可能性大。经支气管镜确诊（左主支气管下段）中分化鳞状细胞癌，吞咽梗阻感考虑支气管肿瘤外压所致。故临床上患者以吞咽困难为主要表现的患者，应注意排除呼吸系统疾病所致相关症状，入院后进行相关检查非常重要。

（杨　旸）

病例五：食管下段（近贲门）狭窄，结核

一、基本信息

姓名：李××　　性别：女　　年龄：63岁

过敏史：否认食物及药物过敏。

主诉：吞咽困难8天余。

现病史：患者于8天前无明显诱因出现进食米饭、面食后出现吞咽困难伴有胸痛，无恶心、呕吐，伴有进行性加重，无明显胸闷、无咳嗽咳痰，无腹痛、腹胀，无畏寒、发热，无饮水呛咳，无声音嘶哑，无头晕、头痛，无恶心、呕吐，无反酸、嗳气，患者2022-07-06于外院行胃镜检查示：食管下段黏膜隆起，慢性非萎缩性胃炎伴糜烂，现患者为进一步诊治来我院门诊检查，门诊拟"食管肿物"收住我科。患者近发病以来，一般情况好，胃纳欠佳、精神、睡眠尚可，无晕厥、抽搐，无心悸、气促，无身目黄染，无鼻衄、牙龈出血，无咯血，无血尿、泡沫尿，夜间可平卧，大小便未见明显异常，近期体重改变不详。

既往史：既往糖尿病病史，口服降糖二甲双胍缓释片，血糖控制不佳。

二、查体

专科检查：神志清晰，全身皮肤黏膜无苍白、黄染，无皮下出血点，无瘀点、瘀斑、皮疹，无肝掌、蜘蛛痣，浅表淋巴结无肿大。腹部平坦，无胃肠蠕动波，腹式呼吸存在，未见腹壁静脉曲张。腹柔软，无液波震颤，无振水声，腹部包块未触及，无压痛、无反跳痛，脾肝未触及，Murphy征阴性，麦氏点无压痛、反跳痛，腹部血管搏动未见明显异常。输尿管压痛点无明显压痛。肝浊音界存在，肝上界位于右锁骨中线第5肋间，肝区无叩痛，无明显肾区叩击痛，移动性浊音无，肠鸣音正常，无亢进或减弱，未闻及腹部血管杂音，双下肢无水肿。

辅助检查：2022-07-06 外院胃镜检查示，食管下段黏膜隆起，慢性非萎缩性胃炎伴糜烂。

三、诊断

初步诊断：①食管肿物；②慢性胃炎伴糜烂；③2 型糖尿病。

最终诊断：①食管下段（近贲门）狭窄，结核；②食管黏膜下肿物，考虑多发静脉瘤；③2 型糖尿病。

四、诊疗经过

入院查急诊生化检查：肌酐 94.2 μmol/L ↑，葡萄糖 10.35 mmol/L ↑；幽门螺杆菌抗体检测：阳性；甲功七项：甲状腺球蛋白抗体 8.22 IU/mL ↑，甲状腺过氧化酶抗体 91.94 IU/mL ↑；血细胞分析、血浆 D- 二聚体测定 + 凝血四项、肌钙蛋白 I+B 型钠尿肽、糖类抗原测定 CA19-9+ 糖类抗原测定 CA125+ 甲胎蛋白测定（AFP）+ 癌胚抗原测定（CEA）、乙肝两对半 +HIV 抗体检测、G-6-PD 未见异常。心电图示：①窦性心律；②左心室高电压；尿常规检查：葡萄糖 3+ ↑，酮体 +- ↑；血脂测定 + 心酶测定 + 肾功五项 + 葡萄糖测定 + 肝功四项 + 肝功七项 + 电解质四项：总胆红素 48.3 μmol/L ↑，直接胆红素 10.2 μmol/L ↑，肌酐 86.1 μmol/L ↑，葡萄糖 9.01 mmol/L ↑；糖化血红蛋白测定：糖化血红蛋白 9.5% ↑；粪便常规分析 + 隐血、甲苯胺红梅毒血清学试验 -TRUST+ 丙肝抗体（定性）未见异常。心脏彩超示：MI（轻度）；TI（轻度）。左室收缩功能正常，舒张功能减退。入院后予抑酸护胃、维持水电解质平衡、营养支持等对症治疗，2022-07-08 行 [14]碳示：阴性。2022-07-08 肠镜示：①回肠末段、全大肠未见病变；②内痔。2022-07-08 CT 示：胸下段食管壁不规则增厚，考虑食管癌；纵隔 3A、4R/L、7 ~ 8 区多发淋巴结，考虑淋巴结转移；CT 预分期 T3N2Mx，请结合相关检查；双肺多发结节，考虑炎性结节与转移鉴别；右肺下叶后基底段局部支气管囊状扩张；右肺中叶内侧段、左肺上叶下舌段少许炎性条索灶；主动脉及冠状动脉硬化；肝 S4 血管瘤；双肾囊肿；甲状腺多发结节，考虑结节性甲状腺肿。2022-07-08 超声胃镜（图 1-7）：斜视超声内镜进镜至食管近贲门处，腔狭窄，勉强挤过。所探查食管病变处管壁层次结构消失，病灶处见低回声改变，内部回声尚均匀，管壁增厚，最厚处达 17.8 mm，局部突破外膜层，与周围组织分界尚清晰。距门齿约 38 cm 处食管旁探及 3 处低回声结节，大小约 8.1 mm × 9.9 mm 低回声结节，内部回声欠均匀。2022-07-08 行胃镜（图 1-8）：①食管下段（近贲门）狭窄，（结合超声内镜），考虑食管癌；②食管黏膜下肿物，考虑多发静脉瘤；③慢性胃炎。病理结果回报：（食管）送检组织见胞质透亮细胞呈片状分布。免疫组化结果：CK（-），EMA（-），CD68（+），P40（-），CK8（-）；结合 HE 形态及免疫组化结果：（食管）送检组织见大量组织细胞、淋巴细胞，少量中性粒细胞浸润，未见明确癌细胞，鳞状上皮未见异型，考虑为炎症性改变，建议随诊。2022-07-11 细菌 + 真菌培养及鉴定（痰）：正常菌群生长，少真菌生长。正常菌群生长，少真菌生长。2022-07-14行超声内镜下穿刺活检，斜视超声内镜进镜至食管近贲门处，腔狭窄，勉强挤过。所探查食管病变处管壁层次结构消失，病灶处见低回声改变，内部回声尚均匀，管壁增厚，最厚处达 17.8 mm，局部突破外膜层，与周围组织分界尚清晰。距门齿约 38 cm 处食管旁探及 3 处低回声结节，大小约 8.1 mm × 9.9 mm 低回声结节，内部回声欠均匀。超声穿刺镜下见该肿物切面大小约 21.4 mm × 28.2 mm，病灶紧邻主动脉及心脏，在超声引导下避开血管，于距门齿 30 cm 为穿刺点，波士顿 22G 穿刺针，进针约 4 cm，负压 15 cm，反复提拉 80 cm，取组织条送病理，取组织液送液基细胞学检查。穿刺病理结果：（食管）送检食管平滑肌及疏松结缔组织，经深切片，未见上皮成分，未见明确癌组织，建议必要时重取活检。2022-07-15 组织切片结核分枝杆菌 DNA 检测阳性。于 2022-07-16 开始异烟肼 + 利福平 + 吡嗪酰胺 + 乙胺丁醇抗结核治疗；2022-07-19 复查心酶测定 + 肾功五项 + 肝功四项 + 肝功七项 + 电解质四项：总胆红素 42.4 μ mol/L ↑，直接胆红素 11.0 μ mol/L ↑，肌酐 80.4 μ mol/L ↑。

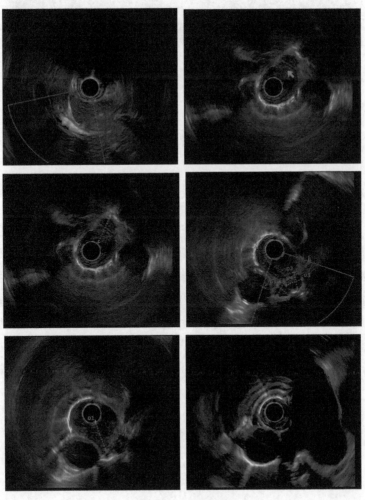

图 1-7　超声胃镜

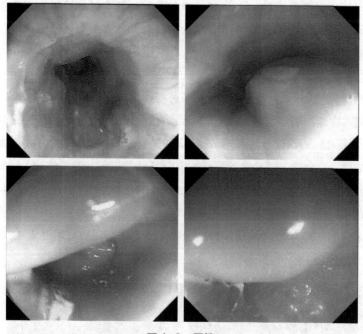

图 1-8　胃镜

五、出院情况

经治疗后患者吞咽困难较前好转，无胸骨后疼痛，无发热，无盗汗，一般状况良好，予办理出院。

六、讨论

本病例为一位以吞咽困难为主要表现的患者，外院胃镜报告食管隆起，拟食管肿瘤收入我院。入院后完善 CT、胃镜、超声胃镜，拟诊食管癌可能，但均未见典型食管癌表现，多次病理活检亦未确诊恶性肿瘤。结合 CT 肺多发结节、纵隔淋巴结肿大，需注意排除结核可能，予完善活组织切片结核分枝杆菌 DNA 检测，确诊为食管结核。食管结核在临床上并不少见，但基层医院或低年资医师容易忽略对该疾病的鉴别诊断，该病例作为一个参考，提供了食管肿瘤与食管结核的鉴别诊疗思路。

（杨　旸）

XH 第二章　胃部疾病

第一节　急性胃炎

急性胃炎是由多种不同的病因引起的急性胃黏膜炎症，包括急性单纯性胃炎、急性糜烂出血性胃炎和吞服腐蚀物引起的急性腐蚀性胃炎与胃壁细菌感染所致的急性化脓性胃炎。其中，临床意义最大和发病率最高的是以胃黏膜糜烂、出血为主要特征的急性糜烂出血性胃炎。

迄今为止，目前国内外尚缺乏有关急性胃炎的流行病学调查。

一、病因

急性胃炎的病因众多，大致有外源和内源两大类，包括急性应激、化学性损伤（如药物、乙醇、胆汁、胰液）和急性细菌感染等。

（一）外源因素

1. 药物

各种非甾体消炎药（NSAID），包括阿司匹林、吲哚美辛、吡罗昔康和多种含有该类成分复方药物。另外常见的有糖皮质激素和某些抗生素及氯化钾等均可导致胃黏膜损伤。

2. 乙醇

主要是大量酗酒可致急性胃黏膜糜烂甚至出血。

3. 生物性因素

沙门菌、嗜盐菌和葡萄球菌等细菌或其毒素可使胃黏膜充血水肿和糜烂。Hp 感染可引起急、慢性胃炎，发病机制类似，将在慢性胃炎节中叙述。

4. 其他

某些机械性损伤（包括胃内异物或胃柿石等）可损伤胃黏膜。放射疗法可致胃黏膜受损。偶可见因吞服腐蚀性化学物质（强酸或强碱或来苏水及氯化汞、砷、磷等）引起的腐蚀性胃炎。

（二）内源因素

1. 应激因素

多种严重疾病如严重创伤、烧伤或大手术及颅脑病变和重要脏器功能衰竭等可导致胃黏膜缺血缺氧而损伤。通常称为应激性胃炎，如果系脑血管病变，头颅部外伤和脑手术后引起的胃、十二指肠急性溃疡谓之 Cushing 溃疡，而大面积烧灼伤所致溃疡称为 Curling 溃疡。

2. 局部血供缺乏

局部血供缺乏主要是腹腔动脉栓塞治疗后或少数因动脉硬化致胃动脉的血栓形成或栓塞引起供血不足。另外，还可见于肝硬化门静脉高压并发上消化道出血者。

3. 急性蜂窝织炎或化脓性胃炎

此二者甚少见。

二、病理生理学和病理组织学

（一）病理生理学

胃黏膜防御机制包括黏膜屏障、黏液屏障、黏膜上皮修复、黏膜和黏膜下层丰富的血流、前列腺素和肽类物质（表皮生长因子等）和自由基清除系统。上述机制被破坏或保护因素减少，使胃腔中的 H 逆弥散至胃壁，肥大细胞释放组胺，则血管充血甚或出血、黏膜水肿及间质液渗出，同时可刺激壁细胞分泌盐酸、主细胞分泌胃蛋白酶原。若致病因子损及腺颈部细胞，则胃黏膜修复延迟、更新受阻而出现糜烂。

严重创伤、大手术、大面积烧伤、脑血管意外和严重脏器功能衰竭及其休克或者败血症等所致的急性应激的发生机制为，急性应激→皮质 – 垂体前叶 – 肾上腺皮质轴活动亢进、交感 – 副交感神经系统失衡→机体的代偿功能不足→不能维持胃黏膜微循环的正常运行→黏膜缺血、缺氧→黏液和碳酸氢盐分泌减少及内源性前列腺素合成不足→黏膜屏障破坏和氢离子反弥散→降低黏膜内 pH →进一步损伤血管与黏膜→糜烂和出血。

NSAID 所引起者则为抑制环氧合酶（COX）致使前列腺素产生减少，黏膜缺血缺氧。氯化钾和某些抗生素或抗肿瘤药等则可直接刺激胃黏膜引起浅表损伤。

乙醇可致上皮细胞损伤和破坏，黏膜水肿、糜烂和出血。另外幽门关闭不全、胃切除（主要是 Billroth Ⅱ 式）术后可引起十二指肠 – 胃反流，则此时由胆汁和胰液等组成的碱性肠液中的胆盐、溶血磷脂酰胆碱、磷脂酶 A 和其他胰酶可破坏胃黏膜屏障，引起急性炎症。

门静脉高压可致胃黏膜毛细血管和小静脉扩张及黏膜水肿，组织学表现为只有轻度或无炎症细胞浸润，可有显性或非显性出血。

（二）病理学改变

急性胃炎主要病理和组织学表现以胃黏膜充血水肿，表面有片状渗出物或黏液覆盖为主。黏膜皱襞上可见局限性或弥漫性陈旧性或新鲜出血与糜烂，糜烂加深可累及胃腺体。

显微镜下则可见黏膜固有层多少不等的中性粒细胞、淋巴细胞、浆细胞和少量嗜酸性粒细胞浸润，可有水肿。表面的单层柱状上皮细胞和固有腺体细胞出现变性与坏死。重者黏膜下层亦有水肿和充血。

对于腐蚀性胃炎若接触了高浓度的腐蚀物质且长时间，则胃黏膜出现凝固性坏死、糜烂和溃疡，重者穿孔或出血甚至腹膜炎。

另外少见的化脓性胃炎可表现为整个胃壁（主要是黏膜下层）炎性增厚，大量中性粒细胞浸润，黏膜坏死。可有胃壁脓性蜂窝织炎或胃壁脓肿。

三、临床表现

（一）症状

部分患者可有上腹痛、腹胀、恶心、呕吐和嗳气及食欲缺乏等。如伴胃黏膜糜烂出血，则有呕血和（或）黑粪，大量出血可引起出血性休克。有时上腹胀气明显。细菌感染致者可出现腹泻等。并有疼痛、吞咽困难和呼吸困难（由于喉头水肿）。腐蚀性胃炎可吐出血性黏液，严重者可发生食管或胃穿孔，引起胸膜炎或弥漫性腹膜炎。化脓性胃炎起病常较急，有上腹剧痛、恶心和呕吐、寒战和高热，血压可下降，出现中毒性休克。

（二）体征

上腹部压痛是常见体征，尤其多见于严重疾病引起的急性胃炎出血者。腐蚀性胃炎因口腔黏膜、食管黏膜和胃黏膜都有损害，口腔、咽喉黏膜充血、水肿和糜烂。化脓性胃炎有时体征酷似急腹症。

四、辅助检查

急性糜烂出血性胃炎的确诊有赖于急诊胃镜检查，一般应在出血后 24 ~ 48 h 内进行，可见到以多发性糜烂、浅表溃疡和出血灶为特征的急性胃黏膜病损。黏液糊或者可有新鲜或陈旧血液。一般急性应激所致的胃黏膜病损以胃体、胃底部为主，而 NSAID 或乙醇所致的则以胃窦部为主。注意 X 线钡剂检查并无诊断价值。出血者做呕吐物或大便隐血试验，红细胞计数和血红蛋白测定。感染因素引起者，白细胞计数和分类检查，大便常规和培养。

五、诊断及鉴别诊断

主要由病史和症状做出拟诊，而经胃镜检查得以确诊。但吞服腐蚀物质者禁忌胃镜检查。有长期服 NSAID、酗酒及临床重危患者，均应想到急性胃炎可能。对于鉴别诊断，腹痛为主者，应通过反复询问病史而与急性胰腺炎、胆囊炎和急性阑尾炎等急腹症甚至急性心肌梗死相鉴别。

六、治疗

（一）基础治疗

基础治疗包括给予镇静、禁食、补液、解痉、止吐等对症支持治疗。此后给予流质或半流质饮食。

（二）针对病因治疗

针对病因治疗包括根除 Hp、去除 NSAID 或乙醇等诱因。

（三）对症处理

表现为反酸、上腹隐痛、烧灼感和嘈杂者，给予 H_2 受体拮抗药或质子泵抑制药。以恶心、呕吐或上腹胀闷为主者可选用甲氧氯普胺、多潘立酮或莫沙必利等促动力药。以痉挛性疼痛为主者，可给予莨菪碱等药物进行对症处理。

有胃黏膜糜烂、出血者，可用抑制胃酸分泌的 H_2 受体拮抗药或质子泵抑制药外，还可同时应用胃黏膜保护药如硫糖铝或铝碳酸镁等。

对于较大量的出血则应采取综合措施进行抢救。当并发大量出血时，可以冰水洗胃或在冰水中加去甲肾上腺素（每 200 mL 冰水中加 8 mL），或同管内滴注碳酸氢钠，浓度为 1000 mmol/L，24 h 滴 1 L，使胃内 pH 保持在 5 以上。凝血酶是有效的局部止血药，并有促进创面愈合作用，大剂量时止血作用显著。常规的止血药，如卡巴克络、抗血栓溶芳酸和酚磺乙胺等可静脉应用，但效果一般。内镜下止血往往可收到较好效果。

七、并发症的诊断、预防和治疗

急性胃炎的并发症包括穿孔、腹膜炎、水电解质紊乱和酸碱失衡等。为预防细菌感染者选用抗生素治疗，因过度呕吐致脱水者及时补充水和电解质，并适时检测血气分析，必要时纠正酸碱平衡紊乱。对于穿孔或腹膜炎者，则必要时外科治疗。

八、预后

病因去除后，急性胃炎多在短期内恢复正常。相反病因长期持续存在，则可转为慢性胃炎。由于绝大多数慢性胃炎的发生与 Hp 感染有关，而 Hp 自发清除少见，故慢性胃炎可持续存在，但多数患者无症状。流行病学研究显示，部分 Hp 相关性胃窦炎（ < 20% ）可发生十二指肠溃疡。

（杨玉宇）

第二节　慢性胃炎

慢性胃炎是由各种病因引起的胃黏膜慢性炎症。根据新悉尼胃炎系统和我国 2006 年颁布的《中国慢性胃炎共识意见》标准，由内镜及病理组织学变化，将慢性胃炎分为非萎缩性（浅表性）胃炎及萎缩性胃炎两大基本类型和一些特殊类型胃炎。

幽门螺杆菌（Hp）感染为慢性非萎缩性胃炎的主要病因。大致上说来，慢性非萎缩性胃炎发病率与 Hp 感染情况相平行，慢性非萎缩性胃炎流行情况因不同国家、不同地区 Hp 感染情况而异。一般 Hp 感染率发展中国家高于发达国家，感染率随年龄增加而升高。我国属 Hp 高感染率国家，估计人群中 Hp 感染率为 40%～70%。慢性萎缩性胃炎是原因不明的慢性胃炎，在我国是一种常见病、多发病，在慢性胃炎中占 10%～20%。

一、病因

（一）慢性非萎缩性胃炎的常见病因

1. Hp 感染

Hp 感染是慢性非萎缩性胃炎最主要的病因，二者的关系符合 Koch 提出的确定病原体为感染性疾病病因的 4 项基本要求，即该病原体存在于该病的患者中；病原体的分布与体内病变分布一致；清除病原体后疾病可好转；在动物模型中该病原体可诱发与人相似的疾病。

研究表明，80%～95% 的慢性活动性胃炎患者胃黏膜中有 Hp 感染，5%～20% 的 Hp 阴性率反映了慢性胃炎病因的多样性；Hp 相关胃炎者，Hp 胃内分布与炎症分布一致；根除 Hp 可使胃黏膜炎症消退，一般中性粒细胞消退较快，但淋巴细胞、浆细胞消退需要较长时间，志愿者和动物模型中已证实 Hp 感染可引起胃炎。

Hp 感染引起的慢性非萎缩性胃炎中胃窦为主全胃炎患者胃酸分泌可增加，十二指肠溃疡发生的危险度较高；而胃体为主全胃炎患者胃溃疡和胃癌发生的危险性增加。

2. 胆汁和其他碱性肠液反流

幽门括约肌功能不全时含胆汁和胰液的十二指肠液反流入胃，可削弱胃黏膜屏障功能，使胃黏膜遭到消化液作用，产生炎症、糜烂、出血和上皮化生等病变。

3. 其他外源因素

酗酒、服用 NSAID 等药物、某些刺激性食物等均可反复损伤胃黏膜。这类因素均可各自或与 Hp 感染协同作用而引起或加重胃黏膜慢性炎症。

（二）慢性萎缩性胃炎的主要病因

1973 年 Strickland 将慢性萎缩性胃炎分为 A、B 两型，A 型是胃体弥漫萎缩，导致胃酸分泌下降，影响维生素 B_{12} 及内因子的吸收，因此常合并恶性贫血，与自身免疫有关；B 型在胃窦部，少数人可发展成胃癌，与幽门螺杆菌、化学损伤（胆汁反流、非皮质激素消炎药、吸烟、酗酒等）有关，我国 80% 以上的属于第二类。

胃内攻击因子与防御修复因子失衡是慢性萎缩性胃炎发生的根本原因。具体病因与慢性非萎缩性胃炎相似。包括 Hp 感染：长期饮浓茶、烈酒、咖啡、过热、过冷、过于粗糙的食物，可导致胃黏膜的反复损伤；长期大量服用非甾体消炎药如阿司匹林、吲哚美辛等可抑制胃黏膜前列腺素的合成，破坏黏膜屏障；烟草中的尼古丁不仅影响胃黏膜的血液循环，还可导致幽门括约肌功能紊乱，造成胆汁反流；各种原因的胆汁反流均可破坏黏膜屏障造成胃黏膜慢性炎症改变。比较特殊的是壁细胞抗原和抗体结合形成免疫复合体在补体参与下，破坏壁细胞；胃黏膜营养因子（如胃泌素、表皮生长因子等）缺乏；心力衰竭、动脉硬化、肝硬化合并门脉高压、糖尿病、甲状腺病、慢性肾上腺皮质功能减退、尿毒症、干燥综合征、胃血流量不足及精神因素等均可导致胃黏膜萎缩。

二、病理生理学和病理学

（一）病理生理学

1. Hp 感染

Hp 感染途径为粪-口或口-口途径，其外壁靠黏附素而紧贴胃上皮细胞。

Hp 感染的持续存在，致使腺体破坏，最终发展成为萎缩性胃炎。而感染 Hp 后胃炎的严重程度则除了与细菌本身有关外，还决定于患者机体情况和外界环境。如带有空泡毒素（VacA）和细胞毒相关基因（CagA）者，胃黏膜损伤明显较重。患者的免疫应答反应强弱、其胃酸的分泌情况、血型、民族和年龄差异等也影响胃黏膜炎症程度。此外患者饮食情况也有一定作用。

2. 自身免疫机制

研究早已证明，以胃体萎缩为主的 A 型萎缩性胃炎患者血清中，存在壁细胞抗体（PCA）和内因子抗体（IFA）。前者的抗原是壁细胞分泌小管微绒毛膜上的质子泵 H^+-K^+-ATP 酶，它破坏壁细胞而使胃酸分泌减少。而 IFA 则对抗内因子（壁细胞分泌的一种糖蛋白），使食物中的维生素 B_{12} 无法与后者结合被末端回肠吸收，最后引起维生素 B 吸收不良，甚至导致恶性贫血。IFA 具有特异性，几乎仅见于胃萎缩伴恶性贫血者。

造成胃酸和内因子分泌减少或丧失，恶性贫血是 A 型萎缩性胃炎的终末阶段，是自身免疫性胃炎最严重的标志。当泌酸腺完全萎缩时称为胃萎缩。

另外，近年发现 Hp 感染者中也存在着自身免疫反应，其血清抗体能与宿主胃黏膜上皮以及黏液起交叉反应，如菌体 LewisX 和 LewisY 抗原。

3. 外源损伤因素破坏胃黏膜屏障

碱性十二指肠液反流等，可减弱胃黏膜屏障功能。致使胃腔内 H 通过损害的屏障，弥散入胃黏膜内，使炎症不易消散。长期慢性炎症，又加重屏障功能的减退，如此恶性循环使慢性胃炎久治不愈。

4. 生理因素和胃黏膜营养因子缺乏

萎缩性变化和肠化生等皆与衰老相关，而炎症细胞浸润程度与年龄关系不大。这主要是老龄者的退行性变——胃黏膜小血管扭曲，小动脉壁玻璃样变性，管腔狭窄导致黏膜营养不良、分泌功能下降。

新近研究证明，某些胃黏膜营养因子（胃泌素、表皮生长因子等）缺乏或胃黏膜感觉神经对这些因子不敏感可引起胃黏膜萎缩。如手术后残胃炎原因之一是 G 细胞数量减少，而引起胃泌素营养作用减弱。

5. 遗传因素

萎缩性胃炎、低酸或无酸、维生素 B_{12} 吸收不良的患病率和 PCA、IFA 的阳性率很高，提示可能有遗传因素的影响。

（二）病理学

慢性胃炎病理变化是由胃黏膜损伤和修复过程所引起。病理组织学的描述包括活动性慢性炎症、萎缩和化生及异型增生等。此外，在慢性炎症过程中，胃黏膜也有反应性增生变化，如胃小凹上皮沟形成、黏膜肌增厚、淋巴滤泡形成、纤维组织和腺管增生等。

近几年对于慢性胃炎尤其是慢性萎缩性胃炎的病理组织学，有不少新的进展。以下结合 2006 年 9 月中华医学会消化病学分会的《全国第二次慢性胃炎共识会议》中制订的慢性胃炎诊治的共识意见，论述以下关键进展问题。

1. 萎缩的定义

1996 年新悉尼系统把萎缩定义为"腺体的丧失"，这是模糊而易产生歧义的定义，反映了当时肠化是否属于萎缩，病理学家间有不同认识。其后国际上一个病理学家的自由组织 – 萎缩联谊会（Atrophy Club 2000）进行了 3 次研讨会，并在 2002 年发表了对萎缩的新分类，12 位作者中有 8 位也曾是悉尼系统的执笔者，故此意见可认为是悉尼系统的补充和发展，有很高权威性。

萎缩联谊会把萎缩新定义为"萎缩是胃固有腺体的丧失"，将萎缩分为三种情况：无萎缩、未确定萎缩和萎缩，进而将萎缩分两个类型：非化生性萎缩和化生性萎缩。前者特点是腺体丧失伴有黏膜固有层中的纤维化或纤维肌增生；后者是胃黏膜腺体被化生的腺体所替换。这两类萎缩的程度分级仍用最初悉尼系统标准和新悉尼系统的模拟评分图，分为 4 级，即无、轻度、中度和重度萎缩。国际的萎缩新定义对我国来说不是新的，我国学者早年就认为"肠化或假幽门腺化生不是胃固有腺体，因此尽管胃腺体数量未减少，但也属萎缩"，并在全国第一届慢性胃炎共识会议做了说明。

对于上述第二个问题，答案显然是肯定的。这是因为多灶性萎缩性胃炎的胃黏膜萎缩呈灶状分布，即使活检块数少，只要病理活检发现有萎缩，就可诊断为萎缩性胃炎。在此次全国慢性胃炎共识意见中强调，需注意取材于糜烂或溃疡边缘的组织易存在萎缩，但不能简单地视为萎缩性胃炎。此外，活检组织太浅、组织包埋方向不当等因素均可影响萎缩的判断。

"未确定萎缩"是国际新提出的观点，认为黏膜层炎症很明显时，单核细胞密集浸润造成腺体被取代、移置或隐匿，以致难以判断这些"看来似乎丧失"的腺体是否真正丧失，此时暂先诊断为"未确定萎缩"，最后诊断延期到炎症明显消退（大部分在 Hp 根除治疗

3~6个月后），再取活检时做出。对萎缩的诊断采取了比较谨慎的态度。

目前，我国共识意见并未采用此概念。因为：①炎症明显时腺体被破坏、数量减少，在这个点上，病理按照萎缩的定义可以诊断为萎缩，非病理不能诊断。②一般临床希望活检后有病理结论，病理如不做诊断，会出现临床难以诊断、对治疗效果无法评价的情况。尤其在临床研究上，设立此诊断项会使治疗前或后失去相当一部分统计资料。慢性胃炎是个动态过程，炎症可以有两个结局：完全修复和不完全修复（纤维化和肠化），炎症明显期病理无责任预言今后趋向哪个结局。可以预料对萎缩采用的诊断标准不一，治疗有效率也不一，采用"未确定萎缩"的研究课题，因为事先去除了一部分可逆的萎缩，萎缩的可逆性就低。

2. 肠化分型的临床意义与价值

用 AB-PAS 和 HID-AB 黏液染色能区分肠化亚型，然而，肠化分型的意义并未明了。传统观念认为，肠化亚型中的小肠型和完全型肠化无明显癌前病变意义，而大肠型肠化的胃癌发生危险性增高，从而引起临床的重视。支持肠化分型有意义的学者认为化生是细胞表型的一种非肿瘤性改变，通常在长期不利环境作用下出现。这种表型改变可以是干细胞内出现体细胞突变的结果，或是表现遗传修饰的变化导致后代细胞向不同方向分化的结果。胃内肠化生部位发现很多遗传改变，这些改变甚至可出现在异型增生前。他们认为肠化生中不完全型结肠型者，具有大多数遗传学改变，有发生胃癌的危险性。但近年越来越多的临床资料显示其预测胃癌价值有限而更强调重视肠化范围，肠化分布范围越广，其发生胃癌的危险性越高。10 多年来罕有从大肠型肠化随访发展成癌的报道。另一方面，从病理检测的实际情况看，肠化以混合型多见，大肠型肠化的检出率与活检块数有密切关系，即活检块数越多，大肠型肠化检出率越高。客观地讲，该型肠化生的遗传学改变和胃不典型增生（上皮内瘤）的改变相似。因此，对肠化分型的临床意义和价值的争论仍未有定论。

3. 关于异型增生

异型增生（上皮内瘤变）是重要的胃癌癌前病变。分为轻度和重度（或低级别和高级别）两级。异型增生和上皮内瘤变是同义词，后者是 WHO 国际癌症研究协会推荐使用的术语。

4. 萎缩和肠化发生过程是否存在不可逆转点

胃黏膜萎缩的产生主要有两种途径：一是干细胞区室和（或）腺体被破坏；二是选择性破坏特定的上皮细胞而保留干细胞。这两种途径在慢性 Hp 感染中均可发生。

萎缩与肠化的逆转报道已经不在少数，但是否所有病患均有逆转可能，是否在萎缩的发生与发展过程中存在某一不可逆转点。这一转折点是否可能为肠化生，已明确 Hp 感染可诱发慢性胃炎，经历慢性炎症→萎缩→肠化→异型增生等多个步骤最终发展至胃癌（Correa 模式）。可否通过根除 Hp 来降低胃癌发生危险性始终是近年来关注的热点。多数研究表明，根除 Hp 可防止胃黏膜萎缩和肠化的进一步发展，但萎缩、肠化是否能得到逆转尚待更多研究证实。

Mera 和 Correa 等最新报道了一项长达 12 年的大型前瞻性随机对照研究，纳入 795 例具有胃癌前病变的成人患者，随机给予他们抗 Hp 治疗和（或）抗氧化治疗。他们观察到萎缩黏膜在 Hp 根除后持续保持阴性 12 年后可以完全消退，而肠化黏膜也有逐渐消退的趋向，但可能需要随访更长时间。他们认为通过抗 Hp 治疗来进行胃癌的化学预防是可行的策略。

但是，部分学者认为在考虑萎缩的可逆性时，需区分缺失腺体的恢复和腺体内特定细胞的再生。在后一种情况下，干细胞区室被保留，去除有害因素可使壁细胞和主细胞再生，并完全恢复腺体功能。当腺体及干细胞被完全破坏后，腺体的恢复只能由周围未被破坏的腺窝单元来完成。

当萎缩伴有肠化生时，逆转机会将进一步减小。如果肠化生是对不利因素的适应性反应，而且不利因素可以被确定和去除，此时肠化生有可能逆转。但是，肠化生还有很多其他原因，如胆汁反流、高盐饮食、乙醇。这意味着即使在 Hp 感染个体，感染以外的其他因素亦可以引发或加速化生的发生。如果肠化生是稳定的干细胞内体细胞突变的结果，则改变黏膜的环境也许不能使肠化生逆转。

1992—2002 年文献 34 篇，根治 Hp 后萎缩可逆和无好转的基本各占一半，主要由于萎缩诊断标准、随访时间和间隔长短、活检取材部位和数量不统一所造成。建议今后制定统一随访方案，联合各医疗单位合作研究，使能得到大宗病例的统计资料。根治 Hp 可以产生某些有益效应，如消除炎症，消除活性氧所致的 DNA 损伤，缩短细胞更新周期，提高低胃酸者的泌酸量，并逐步恢复胃液维生素 C 的分泌。在预防胃癌方面，这些已被证实的结果可能比希望萎缩和肠化生逆转重要得多。

实际上，国际著名学者对有否此不可逆转点也有争论。如美国的 Correa 教授并不认同它的存在，而英国 Aberdeen 大学的 Emad Munir Elomar 教授则强烈认为在异型增生发展至胃癌的过程中有某个节点，越过此则基本处于不可逆转阶段，但至今为止尚未明确此点的确切位置。

三、临床表现

流行病学研究表明，多数慢性非萎缩性胃炎患者无任何症状。少数患者可有上腹痛或不适、上腹胀、早饱、嗳气、恶心等非特异性消化不良症状。某些慢性萎缩性胃炎患者可有上腹部灼痛、胀痛、钝痛或胀闷且以餐后为著，食欲缺乏、恶心、嗳气、便秘或腹泻等症状。内镜检查和胃黏膜组织学检查结果与慢性胃炎患者症状的相关分析表明，患者的症状缺乏特异性，且症状之有无及严重程度与内镜所见及组织学分级并无肯定的相关性。

伴有胃黏膜糜烂者，可有少量或大量上消化道出血，长期少量出血可引起缺铁性贫血。胃体萎缩性胃炎可出现恶性贫血，常有全身衰弱、疲软、神情淡漠、隐性黄疸，消化道症状一般较少。

体征多不明显，有时上腹轻压痛，胃体胃炎严重时可有舌炎和贫血。

慢性萎缩性胃炎的临床表现不仅缺乏特异性，而且与病变程度并不完全一致。

四、辅助检查

（一）胃镜及活组织检查

1. 胃镜检查

随着内镜器械的不断发展，内镜观察更加清晰。内镜下慢性非萎缩性胃炎可见红斑（点状、片状、条状），黏膜粗糙不平，出血点（斑），黏膜水肿及渗出等基本表现，尚可见糜烂及胆汁反流。萎缩性胃炎则主要表现为黏膜色泽白，不同程度的皱襞变平或消失。在不过度充气状态下，可透见血管纹，轻度萎缩时见到模糊的血管，重度时看到明显血管分支。内镜下肠化黏膜呈灰白色颗粒状小隆起，重者贴近观察有绒毛状变化。肠化也可以呈平坦或凹陷外观的。如果喷洒亚甲蓝色素，肠化区可能出现被染上蓝色，非肠化黏膜不着色。

胃黏膜血管脆性增加可致黏膜下出血，谓之壁内出血，表现为水肿或充血胃黏膜上见点状、斑状或线状出血，可多发、新鲜和陈旧性出血相混杂。如观察到黑色附着物常提示糜烂等致出血。

值得注意的是，少数 Hp 感染性胃炎可有胃体部皱襞肥厚，甚至宽度达到 5 mm 以上，且在适当充气后皱襞不能展平，用活检钳将黏膜提起时，可见帐篷征，这是和恶性浸润性病变鉴别点之一。

2. 病理组织学检查

萎缩的确诊依赖于病理组织学检查。萎缩的肉眼与病理之符合率仅为 38% ~ 78%，这与萎缩或肠化甚至 Hp 的分布都是非均匀的，或者说多灶性萎缩性胃炎的胃黏膜萎缩呈灶状分布有关。当然，只要病理活检发现有萎缩，就可诊断为萎缩性胃炎。但如果未能发现萎缩，却不能轻易排除之。如果不取足够多的标本或者内镜医生并未在病变最重部位（这也需要内镜医生的经验）活检，则势必可能遗漏病灶。反之，当在糜烂或溃疡边缘的组织活检时，即使病理发现了萎缩，却不能简单地视为萎缩性胃炎，这是因为活检组织太浅、组织包埋方向不当等因素均可影响萎缩的判断。还有，根除 Hp 可使胃黏膜活动性炎症消退，慢性炎症程度减轻。一些因素可影响结果的判断，如，①活检部位的差异；② Hp 感染时胃黏膜大量炎症细胞浸润，形如萎缩；但根除 Hp 后胃黏膜炎症细胞消退，黏膜萎缩、肠化可望恢复。然而在胃镜活检取材多少问题上，病理学家的要求与内镜医生出现了矛盾。从病理组织学观点来看，5 块或更多则有利于组织学的准确判断；然而，就内镜医生而言，考虑到患者的医疗费用，主张 2 ~ 3 块即可。

（二）Hp 检测

活组织病理学检查时可同时检测 Hp，并可在内镜检查时多取 1 块组织做快速尿素酶检查以增加诊断的可靠性。其他检查 Hp 的方法包括：①胃黏膜直接涂片或组织切片，然后以

Gram 或 Giemsa 或 Warthin–Starry 染色（经典方法），甚至 HE 染色；免疫组化染色则有助于检测球形 Hp。②细菌培养，为金标准，需特殊培养基和微需氧环境，培养时间 3～7 d，阳性率可能不高但特异性高，且可做药物敏感试验。③血清 Hp 抗体测定，多在流行病学调查时用。④尿素呼吸试验，是一种非侵入性诊断法，口服 ^{13}C 或 ^{14}C 标记的尿素后，检测患者呼气中的 $^{13}CO_2$ 或 $^{14}CO_2$ 量，结果准确。⑤多聚酶联反应法（PCR 法），能特异地检出不同来源标本中的 Hp。

根除 Hp 治疗后，可在胃镜复查时重复上述检查，亦可采用非侵入性检查手段，如 ^{13}C 或 ^{14}C 尿素呼气试验、粪便 Hp 抗原检测及血清学检查。应注意，近期使用抗生素、质子泵抑制药、铋剂等药物，因有暂时抑制 Hp 作用，会使上述检查（血清学检查除外）呈假阴性。

（三）X 线钡剂检查

本检查主要是以很好地显示胃黏膜相的气钡双重造影。对于萎缩性胃炎，常常可见胃皱襞相对平坦和减少。但依靠 X 线诊断慢性胃炎价值不如胃镜和病理组织学。

（四）实验室检查

1. 胃酸分泌功能测定

非萎缩性胃炎胃酸分泌常正常，有时可以增高。萎缩性胃炎病变局限于胃窦时，胃酸可正常或低酸，低酸是由于泌酸细胞数量减少和 H^+ 向胃壁反弥散所致。测定基础胃液分泌量（BAO）及注射组胺或五肽胃泌素后测定最大泌酸量（MAO）和高峰泌酸量（PAO）以判断胃泌酸功能，有助于萎缩性胃炎的诊断及指导临床治疗。A 型慢性萎缩性胃炎患者多无酸或低酸，B 型慢性萎缩性胃炎患者可正常或低酸，往往在给予酸分泌刺激药后，亦不见胃液和胃酸分泌。

2. 胃蛋白酶原（PG）测定

胃体黏膜萎缩时血清 PG Ⅰ 水平及 PG Ⅰ/Ⅱ 比例下降，严重时可伴餐后血清 G-17 水平升高；胃窦黏膜萎缩时餐后血清 G-17 水平下降，严重时可伴 PG Ⅰ 水平及 PG Ⅰ/Ⅱ 比例下降。然而，这主要是一种统计学上的差异（图 2-1）。

日本学者发现无症状胃癌患者，本法 85% 阳性，PG Ⅰ 或比值降低者，推荐进一步胃镜检查，以检出伴有萎缩性胃炎的胃癌。该试剂盒用于诊断萎缩性胃炎和判断胃癌倾向在欧洲国家应用要多于我国。

3. 血清胃泌素测定

如果以放射免疫法检测血清胃泌素，则正常值应低于 100 pg/mL。慢性萎缩性胃炎胃体为主者，因壁细胞分泌胃酸缺乏、反馈性地 G 细胞分泌胃泌素增多，致胃泌素中度升高。特别是当伴有恶性贫血时，该值可达 1000 pg/mL 或更高。注意此时要与胃泌素瘤相鉴别，后者是高胃酸分泌。慢性萎缩性胃炎以胃窦为主时，空腹血清胃泌素正常或降低。

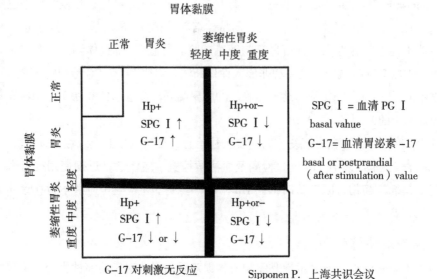

图 2-1　胃蛋白酶原测定

4. 自身抗体

血清 PCA 和 IFA 阳性对诊断慢性胃体萎缩性胃炎有帮助，尽管血清 IFA 阳性率较低，但胃液中 IFA 的阳性，则十分有助于恶性贫血的诊断。

5. 血清维生素 B 浓度和维生素 B 吸收试验

慢性胃体萎缩性胃炎时，维生素 B_{12} 缺乏，常低于 200 ng/L。维生素 B_{12} 吸收试验（Schilling 试验）能检测维生素 B_{12} 在末端回肠吸收情况且可与回盲部疾病和严重肾功能障碍相鉴别。同时服用 ^{58}Co 和 ^{57}Co（加有内因子）标记的氰钴素胶囊。此后收集 24 h 尿液，如两者排出率均大于 10% 则正常；若尿中 ^{58}Co 排出率低于 10%，而 ^{57}Co 的排出率正常则常提示恶性贫血；而二者均降低的常常是回盲部疾病或者肾衰竭者。

五、诊断及鉴别诊断

（一）诊断

鉴于多数慢性胃炎患者无任何症状，或即使有症状也缺乏特异性，且缺乏特异性体征，因此根据症状和体征难以做出慢性胃炎的正确诊断。慢性胃炎的确诊主要依赖于内镜检查和胃黏膜活检组织学检查，尤其是后者的诊断价值更大。

按照悉尼胃炎标准要求，完整的诊断应包括病因、部位和形态学 3 方面。例如诊断为"胃窦为主慢性活动性 Hp 胃炎""NSAID 相关性胃炎"。当胃窦和胃体炎症程度相差 2 级或以上时，加上"为主"修饰词，如"慢性（活动性）胃炎，胃窦显著"。当然这些诊断结论最好是在病理报告后给出，实际的临床工作中，胃镜医生可根据胃镜下表现给予初步诊断。病理诊断则主要根据新悉尼胃炎系统如下图（图 2-2）。

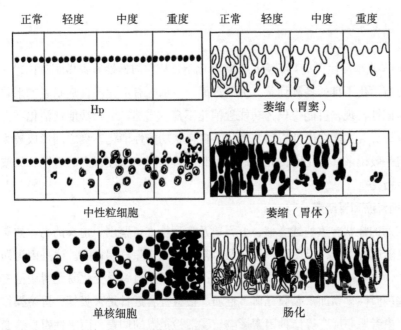

正常　　轻度　　中度　　重度　　　　正常　　轻度　　中度　　重度

Hp　　　　　　　　　　　　萎缩（胃窦）

中性粒细胞　　　　　　　　　　萎缩（胃体）

单核细胞　　　　　　　　　　肠化

图 2-2　新悉尼胃炎系统

　　对于自身免疫性胃炎诊断，要予以足够的重视。因为胃体活检者甚少，或者很少开展 PCA 和 IFA 的检测，诊断该病者很少。为此，如果遇到以全身衰弱和贫血为主要表现，而上消化道症状往往不明显者，应做血清胃泌素测定和（或）胃液分析，异常者进一步做维生素 B_{12} 吸收试验，血清维生素 B_{12} 浓度测定可获确诊。注意不能仅仅凭活检组织学诊断本病，特别是标本数少时，这是因为 Hp 感染性胃炎后期，胃窦肠化，Hp 上移，胃体炎症变得显著，可与自身免疫性胃炎表现相重叠，但后者胃窦黏膜的变化很轻微。另外淋巴细胞性胃炎也可出现类似情况，而其并无泌酸腺萎缩。

　　A 型和慢性 B 型萎缩性胃炎的鉴别如下表（表 2-1）。

表 2-1　A 型和 B 型慢性萎缩性胃炎的鉴别

项目		A 型慢性萎缩性胃炎	B 型慢性萎缩性胃炎
部位	胃窦	正常	萎缩
	胃体	弥漫性萎缩	多灶性
血清胃泌素		明显升高	不定，可以降低或不变
胃酸分泌		降低	降低或正常
自身免疫抗体（内因子抗体和壁细胞抗体）阳性率		90%	10%
恶性贫血发生率		60%	10%
可能的病因		自身免疫，遗传因素	幽门螺杆菌、化学损伤

（二）鉴别诊断

1. 功能性消化不良

2006 年《我国慢性胃炎共识意见》将消化不良症状与慢性胃炎做了对比，一方面慢性胃炎患者可有消化不良的各种症状，另一方面，一部分有消化不良症状者如果胃镜和病理检查无明显阳性发现，可能仅仅为功能性消化不良。当然，少数功能性消化不良患者可同时伴有慢性胃炎。这样在慢性胃炎与消化不良症状功能性消化不良之间形成较为错综复杂的关系。但一般说来，消化不良症状的有无和严重程度与慢性胃炎的内镜所见或组织学分级并无明显相关性。

2. 早期胃癌和胃溃疡

几种疾病的症状有重叠或类似，但胃镜及病理检查可鉴别。重要的是，如遇到黏膜糜烂，尤其是隆起性糜烂，要多取活检和及时复查，以排除早期胃癌。这是因为即使是病理组织学诊断，也有一定局限性。原因主要是：①胃黏膜组织学变化易受胃镜检查前夜的食物（如某些刺激性食物加重黏膜充血）性质、被检查者近日是否吸烟、胃镜操作者手法的熟练程度、患者恶心反应等诸种因素影响。②活检是点的调查，而慢性胃炎病变程度在整个黏膜面上并非一致，要多点活检才能做出全面估计，判断治疗效果时，尽量在黏膜病变较重的区域或部位活检。如治疗前后比较，则应在相同或相近部位活检。③病理诊断易受病理医师主观经验的影响。

3. 慢性胆囊炎与胆石症

其与慢性胃炎症状十分相似，同时并存者亦较多。对于中年女性诊断慢性胃炎时，要仔细询问病史，必要时行胆囊 B 超检查，以了解胆囊情况。

4. 其他

慢性肝炎和慢性胰腺疾病等，也可出现与慢性胃炎类似症状，在详询病史后，行必要的影像学检查和特异的实验室检查。

六、治疗

慢性非萎缩性胃炎的治疗目的是缓解消化不良症状和改善胃黏膜炎症。治疗应尽可能针对病因，遵循个体化原则。消化不良症状的处理与功能性消化不良相同。无症状、Hp 阴性的非萎缩性胃炎无须特殊治疗。

（一）一般治疗

慢性萎缩性胃炎患者，不论其病因如何，均应戒烟、忌酒，避免使用损害胃黏膜的药物如 NSAID 等，以及避免对胃黏膜有刺激性的食物和饮品，如过于酸、甜、咸、辛辣和过热、过冷食物，浓茶、咖啡等，饮食宜规律，少吃油炸、烟熏、腌制食物，不食腐烂变质的食物，多吃新鲜蔬菜和水果，所食食品要新鲜并富于营养，保证有足够的蛋白质、维生素（如维生素 C 和叶酸等）及铁质摄入，精神上乐观，生活要规律。

（二）针对病因或发病机制的治疗

1. 根除 Hp

慢性非萎缩性胃炎的主要症状为消化不良，其症状应归属于功能性消化不良范畴。目前国内外均推荐对 Hp 阳性的功能性消化不良行根除治疗。因此，有消化不良症状的 Hp 阳性慢性非萎缩性胃炎患者均应根除 Hp。另外，如果伴有胃黏膜糜烂，也该根除 Hp。大量研究结果表明，根除 Hp 可使胃黏膜组织学得到改善，对预防消化性溃疡和胃癌等有重要意义，对改善或消除消化不良症状具有费用 - 疗效比优势。

2. 保护胃黏膜

关于胃黏膜屏障功能的研究由来已久。1964 年美国密歇根大学 Horace Willard Davenport 博士首次提出"胃黏膜具有阻止 H^+ 自胃腔向黏膜内扩散的屏障作用"。1975 年，美国密歇根州 Upjohn 公司的 A.Robert 博士发现前列腺素可明显防止或减轻 NSAID 和应激等对胃黏膜的损伤，其效果呈剂量依赖性。从而提出细胞保护的概念。1996 年加拿大的 Wallace 教授较全面阐述胃黏膜屏障，根据解剖和功能将胃黏膜的防御修复分为五个层次 - 黏液 - HCO_3^-，屏障、单层柱状上皮屏障、胃黏膜血流量、免疫细胞 - 炎症反应和修复重建因子作用等。至关重要的上皮屏障主要包括胃上皮细胞顶膜能抵御高浓度酸、胃上皮细胞之间紧密连接、胃上皮抗原递呈，免疫探及并限制潜在有害物质，并且它们大约每 72 h 完全更新一次。这说明它起着关键作用。

近年来，有关前列腺素和胃黏膜血流量等成为胃黏膜保护领域的研究热点。这与 NSAID 药物的广泛应用带来的不良反应日益引起学者的重视有关。美国加州大学戴维斯分校的 Tarnawski 教授的研究显示，前列腺素保护胃黏膜抵抗致溃疡及致坏死因素损害的机制不仅是抑制胃酸分泌。当然表皮生长因子（EGF）、成纤维生长因子（bFGF）和血管内皮生长因子（VEGF）及热休克蛋白等都是重要的黏膜保护因子，在抵御黏膜损害中起重要作用。

然而，当机体遇到有害因素强烈攻击时，仅依靠自身的防御修复能力是不够的，强化黏膜防卫能力，促进黏膜的修复是治疗胃黏膜损伤的重要环节之一。具有保护和增强胃黏膜防御功能或者防止胃黏膜屏障受到损害的一类药物统称为胃黏膜保护药。包括铝碳酸镁、硫糖铝、胶体铋剂、地诺前列酮、替普瑞酮、吉法酯（又名惠加强 -G）、谷氨酰胺类（麦滋林 -S）、瑞巴派特（膜固思达）等药物。另外，吉法酯能增加胃黏膜更新，提高细胞再生能力，增强胃黏膜对胃酸的抵抗能力，达到保护胃黏膜作用。

3. 抑制胆汁反流

促动力药如多潘立酮可防止或减少胆汁反流。胃黏膜保护药，特别是有结合胆酸作用的铝碳酸镁制剂，可增强胃黏膜屏障、结合胆酸，从而减轻或消除胆汁反流所致的胃黏膜损害。考来烯胺能络合反流至胃内的胆盐，防止胆汁酸破坏胃黏膜屏障，方法为每次 3 ~ 4g，1 日 3 ~ 4 次。

消化系统疾病诊疗决策及实例解析

（三）对症处理

消化不良症状的治疗由于临床症状与慢性非萎缩性胃炎之间并不存在明确关系，因此症状治疗事实上属于功能性消化不良的经验性治疗。慢性胃炎伴胆汁反流者可应用促动力药（如多潘立酮）和（或）有结合胆酸作用的胃黏膜保护药（如铝碳酸镁制剂）。

（1）有胃黏膜糜烂和（或）以反酸、上腹痛等症状为主者，可根据病情或症状严重程度选用抗酸药、H_2 受体拮抗药或质子泵抑制药（PPI）。

（2）促动力药如多潘立酮、马来酸曲美布汀、莫沙必利、盐酸伊托必利主要用于上腹饱胀、恶心或呕吐等为主要症状者。

（3）胃黏膜保护药如硫糖铝、瑞巴派特、替普瑞酮、吉法酯、依卡倍特适用于有胆汁反流、胃黏膜损害和（或）症状明显者。

（4）抗抑郁药或抗焦虑治疗：可用于有明显精神因素的慢性胃炎伴消化不良症状患者，同时应予耐心解释或心理治疗。

（5）助消化治疗：对于伴有腹胀、食欲缺乏等消化不良症而无明显上述胃灼热、反酸、上腹饥饿痛症状者，可选用含有胃酶、胰酶和肠酶等复合酶制剂治疗。

（6）其他对症治疗：包括解痉止痛、止吐、改善贫血等。

（7）对于贫血，若为缺铁，应补充铁剂。大细胞贫血者根据维生素 B_{12} 或叶酸缺乏分别给予补充。

（杨　旸）

第三节　消化性溃疡

消化性溃疡（peptic ulcer）主要指发生在胃和十二指肠的慢性溃疡，即胃溃疡（gastric ulcer，GU）和十二指肠溃疡（duodenal ulcer，DU），因溃疡形成与胃酸/胃蛋白酶的消化作用有关而得名。溃疡的黏膜缺损超过黏膜肌层，不同于糜烂。

消化性溃疡是全球性常见病。西方国家资料显示，自 20 世纪 50 年代以后，消化性溃疡发病率呈下降趋势。我国临床统计资料显示，消化性溃疡患病率在近十多年来亦开始呈下降趋势。本病可发生于任何年龄，但中年最为常见，DU 多见于青壮年，而 GU 多见于中老年，后者发病高峰比前者约迟 10 年。男性患病比女性较多。临床上 DU 比 GU 为多见，两者之比为（2~3）：1，但有地区差异，在胃癌高发区 GU 所占的比例有增加。

一、病因

在正常生理情况下，胃十二指肠黏膜经常接触有强侵蚀力的胃酸和在酸性环境下被激活、能水解蛋白质的胃蛋白酶，此外，还经常受摄入的各种有害物质的侵袭，但却能抵御这些侵袭因素的损害，维持黏膜的完整性，这是因为胃、十二指肠黏膜具有一系列防御和修复机制。目前认为，胃十二指肠黏膜的这一完善而有效的防御和修复机制，足以抵抗胃酸／胃蛋白酶的侵蚀。一般而言，只有当某些因素损害了这一机制才可能发生胃酸／胃蛋白酶侵蚀黏膜而导致溃疡形成。近年的研究已经明确，幽门螺杆菌和非甾体抗炎药是损害胃十二指肠黏膜屏障从而导致消化性溃疡发病的最常见病因。少见的特殊情况，当过度胃酸分泌远远超过黏膜的防御和修复作用也可能导致消化性溃疡发生。现将这些病因及其导致溃疡发生的机制分述如下。

（一）幽门螺杆菌（Helicobacter pylori，H.pylori）

确认幽门螺杆菌为消化性溃疡的重要病因主要基于两方面的证据：①消化性溃疡患者的幽门螺杆菌检出率显著高于对照组的普通人群，在 DU 的检出率约为 90%、GU 为 70%~80%（幽门螺杆菌阴性的消化性溃疡患者往往能找到 NSAID 服用史等其他原因）；②大量临床研究肯定，成功根除幽门螺杆菌后溃疡复发率明显下降，用常规抑酸治疗后愈合的溃疡年复发率为 50%~70%，而根除幽门螺杆菌可使溃疡复发率降至 5% 以下，这就表明去除病因后消化性溃疡可获治愈。至于何以在感染幽门螺杆菌的人群中仅有少部分人（约 15%）发生消化性溃疡，一般认为，这是幽门螺杆菌、宿主和环境因素三者相互作用的不同结果。

幽门螺杆菌感染导致消化性溃疡发病的确切机制尚未阐明。目前比较普遍接受的一种假说试图将幽门螺杆菌、宿主和环境 3 个因素在 DU 发病中的作用统一起来。该假说认为，胆酸对幽门螺杆菌生长具有强烈的抑制作用，因此正常情况下幽门螺杆菌无法在十二指肠生存，十二指肠球部酸负荷增加是 DU 发病的重要环节，因为酸可使结合胆酸沉淀，从而有利于幽门螺杆菌在十二指肠球部生长。幽门螺杆菌只能在胃上皮组织定植，因此在十二指肠球部存活的幽门螺杆菌只有当十二指肠球部发生胃上皮化生才能定植下来，而据认为十二指肠球部的胃上皮化生是十二指肠对酸负荷的一种代偿反应。十二指肠球部酸负荷增加的原因，一方面与幽门螺杆菌感染引起慢性胃窦炎有关，幽门螺杆菌感染直接或间接作用于胃窦 D、G 细胞，削弱了胃酸分泌的负反馈调节，从而导致餐后胃酸分泌增加；另一方面，吸烟、应激和遗传等因素均与胃酸分泌增加有关。定植在十二指肠球部的幽门螺杆菌引起十二指肠炎症，炎症削弱了十二指肠黏膜的防御和修复功能，在胃酸／胃蛋白酶的侵蚀下最终导致 DU 发生。十二指肠炎症同时导致十二指肠黏膜分泌碳酸氢盐减少，间接增加十二指肠的酸负荷，进一步促进 DU 的发生和发展过程。

对幽门螺杆菌引起 GU 的发病机制研究较少，一般认为是幽门螺杆菌感染引起的胃黏膜炎症削弱了胃黏膜的屏障功能，胃溃疡好发于非泌酸区与泌酸区交界处的非泌酸区侧，反映了胃酸对屏障受损的胃黏膜的侵蚀作用。

（二）非类固醇消炎药（NSAID）

NSAID 是引起消化性溃疡的另一个常见病因。大量研究资料显示，服用 NSAID 患者发生消化性溃疡及其并发症的危险性显著高于普通人群。临床研究报道，在长期服用 NSAID

患者中 10%～25% 可发现胃或十二指肠溃疡，有 1%～4% 的患者发生出血、穿孔等溃疡并发症。NSAID 引起的溃疡以 GU 较 DU 多见。溃疡形成及其并发症发生的危险性除与服用 NSAID 种类、剂量、疗程有关外，尚与高龄、同时服用抗凝血药、糖皮质激素等因素有关。

NSAID 通过削弱黏膜的防御和修复功能而导致消化性溃疡发病，损害作用包括局部作用和系统作用两方面，系统作用是主要致溃疡机制，主要是通过抑制环氧合酶（COX）而起作用。COX 是花生四烯酸合成前列腺素的关键限速酶，COX 有两种异构体，即结构型 COX-1 和诱生型 COX-2。COX-1 在组织细胞中恒量表达，催化生理性前列腺素合成而参与机体生理功能调节；COX-2 主要在病理情况下由炎症刺激诱导产生，促进炎症部位前列腺素的合成。传统的 NSAID 如阿司匹林、吲哚美辛等旨在抑制 COX-2 而减轻炎症反应，但特异性差，同时抑制了 COX-1，导致胃肠黏膜生理性前列腺素 E 合成不足。后者通过增加黏液和碳酸氢盐分泌、促进黏膜血流增加、细胞保护等作用在维持黏膜防御和修复功能中起重要作用。

NSAID 和幽门螺杆菌是引起消化性溃疡发病的两个独立因素，至于两者是否有协同作用则尚无定论。

（三）胃酸和胃蛋白酶

消化性溃疡的最终形成是由于胃酸 / 胃蛋白酶对黏膜自身消化所致。因胃蛋白酶活性是 pH 依赖性的，在 pH > 4 时便失去活性，因此在探讨消化性溃疡发病机制和治疗措施时主要考虑胃酸。无酸情况下罕有溃疡发生及抑制胃酸分泌药物能促进溃疡愈合的事实均确证胃酸在溃疡形成过程中的决定性作用，是溃疡形成的直接原因。胃酸的这一损害作用一般只有在正常黏膜防御和修复功能遭受破坏时才能发生。

DU 患者中约有 1/3 存在五肽胃泌素刺激的最大酸排量（MAO）增高，其余患者 MAO 多在正常高值，DU 患者胃酸分泌增高的可能因素及其在 DU 发病中的间接及直接作用已如前述。GU 患者基础酸排量（BAO）及 MAO 多属正常或偏低，对此，可能解释为 GU 患者多伴多灶萎缩性胃炎，因而胃体壁细胞泌酸功能已受影响，而 DU 患者多为慢性胃窦炎，胃体黏膜未受损或受损轻微因而仍能保持旺盛的泌酸能力。少见的特殊情况如胃泌素瘤患者，极度增加的胃酸分泌的攻击作用远远超过黏膜的防御作用，而成为溃疡形成的起始因素。近年来非幽门螺杆菌、非 NSAID（也非胃泌素瘤）相关的消化性溃疡报道有所增加，这类患者病因未明，是否与高酸分泌有关尚有待研究。

（四）其他因素

下列因素与消化性溃疡发病有不同程度的关系。①吸烟：吸烟者消化性溃疡发生率比不吸烟者高，吸烟影响溃疡愈合和促进溃疡复发。吸烟影响溃疡形成和愈合的确切机制未明，可能与吸烟增加胃酸分泌、减少十二指肠及胰腺碳酸氢盐分泌、影响胃十二指肠协调运动、黏膜损害性氧自由基增加等因素有关。②遗传：遗传因素曾一度被认为是消化性溃疡发病的重要因素，但随着幽门螺杆菌在消化性溃疡发病中的重要作用得到认识，遗传因素的重要性受到挑战。例如，消化性溃疡的家族史可能是幽门螺杆菌感染的"家庭聚集"现象；O 型血胃上皮细胞表面表达更多黏附受体而有利于幽门螺杆菌定植。因此，遗传因素的作用尚有待进一步研究。③急性应激可引起应激性溃疡已是共识。但在慢性溃疡患者，情绪应激和心理障碍的致病作用却无定论。临床观察发现长期精神紧张、过劳，确实易使溃疡发作或加重，但这多在慢性溃疡已经存在时发生，因此情绪应激可能主要起诱因作用，可能通过神经内分泌途径影响胃十二指肠分泌、运动和黏膜血流的调节。④胃十二指肠运动异常：研究发现部分 DU 患者胃排空增快，这可使十二指肠球部酸负荷增大；部分 GU 患者有胃排空延迟，这可增加十二指肠液反流入胃，加重胃黏膜屏障损害。但目前认为，胃肠运动障碍不大可能是原发病因，但可加重幽门螺杆菌或 NSAID 对黏膜的损害。

概言之，消化性溃疡是一种多因素疾病，其中幽门螺杆菌感染和服用 NSAID 是已知的主要病因，溃疡发生是黏膜侵袭因素和防御因素失平衡的结果，胃酸在溃疡形成中起关键作用。

二、病理

DU 发生在球部，前壁比较常见；GU 多在胃角和胃窦小弯。组织学上，GU 大多发生在幽门腺区（胃窦）与泌酸腺区（胃体）交界处的幽门腺区一侧。幽门腺区黏膜可随年龄增长而扩大 [假幽门腺化生和（或）肠化生]，使其与泌酸腺区之交界线上移，故老年患者 GU 的部位多较高。溃疡一般为单个，也可多个，呈圆形或椭圆形。DU 直径多小于 10 mm，GU 要比 DU 稍大。亦可见到直径大于 2 cm 的巨大溃疡。溃疡边缘光整、底部洁净，由肉芽组织构成，上面覆盖有灰白色或灰黄色纤维渗出物。活动性溃疡周围黏膜常有炎症水肿。溃疡浅者累及黏膜肌层，深者达肌层甚至浆膜层，溃破血管时引起出血，穿破浆膜层时引起穿孔。溃疡愈合时周围黏膜炎症、水肿消退，边缘上皮细胞增生覆盖溃疡面，其下的肉芽组织纤维转化，变为瘢痕，瘢痕收缩使周围黏膜皱襞向其集中。

三、临床表现

上腹痛是消化性溃疡的主要症状，但部分患者可无症状或症状较轻以至不为患者所注意，而以出血、穿孔等并发症为首发症状。典型的消化性溃疡有如下临床特点：①慢性过程，病史可达数年至数十年；②周期性发作，发作与自发缓解相交替，发作期可为数周或数月，缓解期亦长短不一，短者数周、长者数年；发作常有季节性，多在秋冬或冬春之交发病，可因精神情绪不良或过劳而诱发；③发作时上腹痛呈节律性，表现为空腹痛即餐后 2 ~ 4 h 和（或）午夜痛，腹痛多为进食或服用抗酸药所缓解，典型节律性表现在 DU 多见。

（一）症状

上腹痛为主要症状，性质多为灼痛，亦可为钝痛、胀痛、剧痛或饥饿样不适感。多位于中上腹，可偏右或偏左。一般为轻至中度持续性痛。疼痛常有典型的节律性如上述。腹痛多在进食或服用抗酸药后缓解。

部分患者无上述典型表现的疼痛，而仅表现为无规律性的上腹隐痛或不适。具或不具典型疼痛者均可伴有反酸、嗳气、上腹胀等症状。

（二）体征

溃疡活动时上腹部可有局限性轻压痛，缓解期无明显体征。

四、特殊类型的消化性溃疡

（一）复合溃疡

复合溃疡指胃和十二指肠同时发生的溃疡。DU 往往先于 GU 出现。幽门梗阻发生率较高。

（二）幽门管溃疡

幽门管位于胃远端，与十二指肠交界，长约 2 cm。幽门管溃疡与 DU 相似，胃酸分泌一般较高。幽门管溃疡上腹痛的节律性不明显，对药物治疗反应较差，呕吐较多见，较易发生幽门梗阻、出血和穿孔等并发症。

（三）球后溃疡

DU 大多发生在十二指肠球部，发生在球部远段十二指肠的溃疡称球后溃疡。多发生在十二指肠乳头的近端。具 DU 的临床特点，但午夜痛及背部放射痛多见，对药物治疗反应较差，较易并发出血。

（四）巨大溃疡

巨大溃疡指直径大于 2 cm 的溃疡。对药物治疗反应较差、愈合时间较慢，易发生慢性穿透或穿孔。胃的巨大溃疡注意与恶性溃疡鉴别。

（五）老年人消化性溃疡

近年老年人发生消化性溃疡的报道增多。临床表现多不典型，GU 多位于胃体上部甚至胃底部，溃疡常较大，易误诊为胃癌。

（六）无症状性溃疡

约 15% 消化性溃疡患者可无症状，而以出血、穿孔等并发症为首发症状。可见于任何年龄，以老年人较多见；NSAID 引起的溃疡近半数无症状。

五、辅助检查

（一）胃镜检查

胃镜检查是确诊消化性溃疡首选的检查方法。胃镜检查不仅可对胃十二指肠黏膜直接观察、摄像，还可在直视下取活组织做病理学检查及幽门螺杆菌检测，因此胃镜检查对消化性溃疡的诊断及胃良、恶性溃疡鉴别诊断的准确性高于 X 线钡餐检查。例如：在溃疡较小或较浅时钡餐检查有可能漏诊；钡餐检查发现十二指肠球部畸形可有多种解释；活动性上消化道出血是钡餐检查的禁忌证；胃的良、恶性溃疡鉴别必须由活组织检查来确定。

内镜下消化性溃疡多呈圆形或椭圆形，也有呈线形，边缘光整，底部覆有灰黄色或灰白色渗出物，周围黏膜可有充血、水肿，可见皱襞向溃疡集中。内镜下溃疡可分为活动期（A）、愈合期（H）和瘢痕期（S）3 个病期，其中每个病期又可分为 1 和 2 两个阶段。

（二）X 线钡餐检查

适用于对胃镜检查有禁忌或不愿接受胃镜检查者。溃疡的 X 线征象有直接和间接两种：龛影是直接征象，对溃疡有确诊价值；局部压痛、十二指肠球部激惹和球部畸形、胃大弯侧痉挛性切迹均为间接征象，仅提示可能有溃疡。

（三）幽门螺杆菌检测

幽门螺杆菌检测应列为消化性溃疡诊断的常规检查项目，因为有无幽门螺杆菌感染决定治疗方案的选择。检测方法分为侵入性和非侵入性两大类。前者需通过胃镜检查取胃黏膜活组织进行检测，主要包括快速尿素酶试验、组织学检查和幽门螺杆菌培养；后者主要有 ^{13}C 或 ^{14}C 尿素呼气试验、粪便幽门螺杆菌抗原检测及血清学检查（定性检测血清抗幽门螺杆菌 IgG 抗体）。

快速尿素酶试验是侵入性检查的首选方法，操作简便、费用低。组织学检查可直接观察幽门螺杆菌与快速尿素酶试验结合，可提高诊断准确率。幽门螺杆菌培养技术要求高，主要用于科研。^{13}C 或 ^{14}C 尿素呼气试验检测幽门螺杆菌敏感性及特异性高而无须胃镜检查，可作为根除治疗后复查的首选方法。

应注意，近期应用抗生素、质子泵抑制剂、铋剂等药物，因有暂时抑制幽门螺杆菌作用，会使上述检查（血清学检查除外）呈假阴性。

（四）胃液分析和血清胃泌素测定

一般仅在疑有胃泌素瘤时做鉴别诊断之用。

六、诊断及鉴别诊断

慢性病程、周期性发作的节律性上腹疼痛，且上腹痛可为进食或抗酸药所缓解的临床表现是诊断消化性溃疡的重要临床线索。但应注意，一方面有典型溃疡样上腹痛症状者不一定是消化性溃疡，另一方面部分消化性溃疡患者症状可不典型甚至无症状，因此单纯依靠病史难以做出可靠诊断。确诊有赖胃镜检查。X 线钡餐检查发现龛影亦有确诊价值。

鉴别诊断本病主要临床表现为慢性上腹痛，当仅有病史和体检资料时，需与其他有上腹痛症状的疾病如肝、胆、胰、肠疾病和胃的其他疾病相鉴别。功能性消化不良临床常见且临床表现与消化性溃疡相似，应注意鉴别。如作胃镜检查，可确定有无胃、十二指肠溃疡存在。

胃镜检查如见胃、十二指肠溃疡，应注意与引起胃十二指肠溃疡的少见特殊病因或以溃疡为主要表现的胃十二指肠肿瘤鉴别。其中，与胃癌、胃泌素瘤的鉴别要点如下：

（一）胃癌

内镜或 X 线检查见到胃的溃疡，必须进行良性溃疡（胃溃疡）与恶性溃疡（胃癌）的鉴别。Ⅲ型（溃疡型）早期胃癌单凭内镜所见与良性溃疡鉴别有困难，放大内镜和染色内镜对鉴别有帮助，但最终必须依靠直视下取活组织检查鉴别。恶性溃疡的内镜特点为：①溃疡形状不规则，一般较大；②底凹凸不平、苔污秽；③边缘呈结节状隆起；④周围皱襞中断；⑤胃壁僵硬、蠕动减弱（X 线钡餐检查亦可见上述相应的 X 线征）。活组织检查可以确诊，但必须强调，对于怀疑胃癌而一次活检阴性者，必须在短期内复查胃镜进行再次活检；即使内镜下诊断为良性溃疡且活检阴性，仍有漏诊胃癌的可能，因此对初诊为胃溃疡者，必须在完成正规治疗的疗程后进行胃镜复查，胃镜复查溃疡缩小或愈合不是鉴别良、恶性溃疡的最终依据，必须重复活检加以证实。

（二）胃泌素瘤

胃泌素瘤亦称 Zollinger–Ellison 综合征，是胰腺非 β 细胞瘤分泌大量胃泌素所致。肿瘤往往很小（直径 < 1 cm），生长缓慢，半数为恶性。大量胃泌素可刺激壁细胞增生，分泌大量胃酸，使上消化道经常处于高酸环境，导致胃、十二指肠球部和不典型部位（十二指肠降段、横段甚或空肠近端）发生多发性溃疡。胃泌素瘤与普通消化性溃疡的鉴别要点是该病溃疡发生于不典型部位，具难治性特点，有过高胃酸分泌（BAO 和 MAO 均明显升高，且 BAO/MAO > 60%）及高空腹血清胃泌素（> 200 pg/mL，常 > 500 pg/mL）。

七、并发症

（一）出血

溃疡侵蚀周围血管可引起出血。出血是消化性溃疡最常见的并发症，也是上消化道大出血最常见的病因（约占所有病因的 50%）。

（二）穿孔

溃疡病灶向深部发展穿透浆膜层则并发穿孔。溃疡穿孔临床上可分为急性、亚急性和慢性三种类型，以第一种常见。急性穿孔的溃疡常位于十二指肠前壁或胃前壁，发生穿孔后胃肠的内容物漏入腹腔而引起急性腹膜炎。十二指肠或胃后壁的溃疡深至浆膜层时已与邻近的组织或器官发生粘连，穿孔时胃肠内容物不流入腹腔，称为慢性穿孔，又称为穿透性溃疡。这种穿透性溃疡改变了腹痛规律，变得顽固而持续，疼痛常放射至背部。邻近后壁的穿孔或游离穿孔较小，只引起局限性腹膜炎时称亚急性穿孔，症状较急性穿孔轻而体征较局限，且易漏诊。

（三）幽门梗阻

幽门梗阻主要是由 DU 或幽门管溃疡引起。溃疡急性发作时可因炎症水肿和幽门部痉挛而引起暂时性梗阻，可随炎症的好转而缓解；慢性梗阻主要由于瘢痕收缩而呈持久性。幽门梗阻临床表现为餐后上腹饱胀、上腹疼痛加重，伴有恶心、呕吐，大量呕吐后症状可以改善，呕吐物含发酵酸性宿食。严重呕吐可致失水和低氯低钾性碱中毒。可发生营养不良和体重减轻。体检可见胃型和胃蠕动波，清晨空腹时检查胃内有振水声。进一步做胃镜或 X 线钡剂检查可确诊。

（四）癌变

少数 GU 可发生癌变，DU 则否。GU 癌变发生于溃疡边缘，据报道癌变率在 1% 左右。长期慢性 GU 病史、年龄在 45 岁以上、溃疡顽固不愈者应提高警惕。对可疑癌变者，在胃镜下取多点活检做病理检查；在积极治疗后复查胃镜，直到溃疡完全愈合；必要时定期随访复查。

八、治疗

治疗的目的是消除病因、缓解症状、愈合溃疡、防止复发和防治并发症。针对病因的治疗如根除幽门螺杆菌，有可能彻底治愈溃疡病，是近年消化性溃疡治疗的一大进展。

（一）一般治疗

生活要有规律，避免过度劳累和精神紧张。注意饮食规律，戒烟、酒。服用 NSAID 者尽可能停用，即使未用亦要告诫患者今后慎用。

（二）治疗消化性溃疡的药物及其应用

治疗消化性溃疡的药物可分为抑制胃酸分泌的药物和保护胃黏膜的药物两大类，主要起缓解症状和促进溃疡愈合的作用，常与根除幽门螺杆菌治疗配合使用。现就这些药物的作用机制及临床应用分别简述如下。

1. 抑制胃酸药物

溃疡的愈合与抑酸治疗的强度和时间成正比。抗酸药具中和胃酸作用，可迅速缓解疼痛症状，但一般剂量难以促进溃疡愈合，故目前多作为加强止痛的辅助治疗。H_2 受体拮抗剂（H_2RA）可抑制基础及刺激的胃酸分泌，以前一作用为主，而后一作用不如 PPI 充分。使用推荐剂量各种 H_2RA 溃疡愈合率相近，不良反应发生率均低。西咪替丁可通过血脑屏障，偶有精神异常不良反应；与雄性激素受体结合而影响性功能；经肝细胞色素 P450 代谢而延长华法林、苯妥英钠、茶碱等药物的肝内代谢。雷尼替丁、法莫替丁和尼扎替丁上述不良反应较少。已证明 H_2RA 全日剂量于睡前顿服的疗效与 1 日 2 次分服相仿。由于该类药物价格较 PPI 便宜，临床上特别适用于根除幽门螺杆菌疗程完成后的后续治疗，及某些情况下预防溃疡复发的长程维持治疗。质子泵抑制剂（PPI）作用于壁细胞胃酸分泌终末步

骤中的关键酶 H^+-K^+-ATP 酶，使其不可逆失活，因此抑酸作用比 H_2RA 更强且作用持久。与 H_2RA 相比，PPI 促进溃疡愈合的速度较快、溃疡愈合率较高，因此特别适用于难治性溃疡或 NSAID 溃疡患者不能停用 NSAID 时的治疗。对根除幽门螺杆菌治疗，PPI 与抗生素的协同作用较 H_2RA 好，因此是根除幽门螺杆菌治疗方案中最常用的基础药物。使用推荐剂量的各种 PPI，对消化性溃疡的疗效相仿，不良反应均少。

2. 保护胃黏膜药物

硫糖铝和胶体铋目前已少用作治疗消化性溃疡的一线药物。枸橼酸铋钾因兼有较强抑制幽门螺杆菌作用，可作为根除幽门螺杆菌联合治疗方案的组分，但要注意此药不能长期服用，因会过量蓄积而引起神经毒性。米索前列醇具有抑制胃酸分泌、增加胃十二指肠黏膜的黏液及碳酸氢盐分泌和增加黏膜血流等作用，主要用于 NSAID 溃疡的预防，腹泻是常见不良反应，因会引起子宫收缩故孕妇忌服。

（三）根除幽门螺杆菌治疗

对幽门螺杆菌感染引起的消化性溃疡，根除幽门螺杆菌不但可促进溃疡愈合，而且可预防溃疡复发，从而彻底治愈溃疡。因此，凡有幽门螺杆菌感染的消化性溃疡，无论初发或复发、活动或静止、有无并发症，均应予以根除幽门螺杆菌治疗。

1. 根除幽门螺杆菌的治疗方案

已证明在体内具有杀灭幽门螺杆菌作用的抗生素有克拉霉素、阿莫西林、甲硝唑（或替硝唑）、四环素、呋喃唑酮、某些喹诺酮类如左氧氟沙星等。PPI 及胶体铋体内能抑制幽门螺杆菌，与上述抗生素有协同杀菌作用。目前尚无单一药物可有效根除幽门螺杆菌，因此必须联合用药。应选择幽门螺杆菌根除率高的治疗方案力求一次根除成功。研究证明以 PPI 或胶体铋为基础加上两种抗生素的三联治疗方案有较高根除率。这些方案中，以 PPI 为基础的方案所含 PPI 能通过抑制胃酸分泌提高口服抗生素的抗菌活性从而提高根除率，再者 PPI 本身具有快速缓解症状和促进溃疡愈合作用，因此是临床中最常用的方案。而其中，又以 PPI 加克拉霉素再加阿莫西林或甲硝唑的方案根除率最高。幽门螺杆菌根除失败的主要原因是患者的服药依从性问题和幽门螺杆菌对治疗方案中抗生素的耐药性。因此，在选择治疗方案时要了解所在地区的耐药情况，近年世界不少国家和我国一些地区幽门螺杆菌对甲硝唑和克拉霉素的耐药率在增加，应引起注意。呋喃唑酮（200 mg/d，分 2 次）耐药性少见、价廉，国内报道用呋喃唑酮代替克拉霉素或甲硝唑的三联疗法亦可取得较高的根除率，但要注意呋喃唑酮引起的周围神经炎和溶血性贫血等不良反应。治疗失败后的再治疗比较困难，可换用另外两种抗生素（阿莫西林原发和继发耐药均极少见，可以不换）如 PPI 加左氧氟沙星（500 mg/d，每天 1 次）和阿莫西林，或采用 PPI 和胶体铋合用再加四环素（1500 mg/d，每天 2 次）和甲硝唑的四联疗法。

2. 根除幽门螺杆菌治疗结束后的抗溃疡治疗

在根除幽门螺杆菌疗程结束后，继续给予一个常规疗程的抗溃疡治疗（如 DU 患者予

PPI 常规剂量、每日 1 次、总疗程 2 ~ 4 周，或 H₂RA 常规剂量、疗程 4 ~ 6 周；GU 患者 PPI 常规剂量、每日 1 次、总疗程 4 ~ 6 周，或 H₂RA 常规剂量、疗程 6 ~ 8 周）是最理想的。这在有并发症或溃疡面积大的患者尤为必要，但对无并发症且根除治疗结束时症状已得到完全缓解者，也可考虑停药以节省药物费用。

3. 根除幽门螺杆菌治疗后复查

治疗后应常规复查幽门螺杆菌是否已被根除，复查应在根除幽门螺杆菌治疗结束至少 4 周后进行，且在检查前停用 PPI 或铋剂 2 周，否则会出现假阴性。可采用非侵入性的 ¹³C 或 ¹⁴C 尿素呼气试验，也可通过胃镜在检查溃疡是否愈合的同时取活检做尿素酶和（或）组织学检查。对未排除胃恶性溃疡或有并发症的消化性溃疡应常规进行胃镜复查。

（四）NSAID 溃疡的治疗、复发预防及初始预防

对服用 NSAID 后出现的溃疡，如情况允许应立即停用 NSAID，如病情不允许可换用对黏膜损伤少的 NSAID 如特异性 COX-2 抑制剂（如塞来昔布）。对停用 NSAID 者，可予常规剂量常规疗程的 H₂RA 或 PPI 治疗；对不能停用 NSAID 者，应选用 PPI 治疗（H₂RA 疗效差）。因幽门螺杆菌和 NSAID 是引起溃疡的两个独立因素，因此应同时检测幽门螺杆菌，如有幽门螺杆菌感染应同时根除幽门螺杆菌。溃疡愈合后，如不能停用 NSAID，无论幽门螺杆菌阳性还是阴性都必须继续 PPI 或米索前列醇长程维持治疗以预防溃疡复发。对初始使用 NSAID 的患者是否应常规给药预防溃疡的发生仍有争论。已明确的是，对于发生 NSAID 溃疡并发症的高危患者，如既往有溃疡病史、高龄、同时应用抗凝血药（包括低剂量的阿司匹林）或糖皮质激素者，应常规予抗溃疡药物预防，目前认为 PPI 或米索前列醇预防效果较好。

（五）溃疡复发的预防

有效根除幽门螺杆菌及彻底停服 NSAID，可消除消化性溃疡的两大常见病因，因而能大大减少溃疡复发。对溃疡复发同时伴有幽门螺杆菌感染复发（再感染或复燃）者，可予根除幽门螺杆菌再治疗。下列情况则需用长程维持治疗来预防溃疡复发：①不能停用 NSAID 的溃疡患者，无论幽门螺杆菌阳性还是阴性（如前述）；②幽门螺杆菌相关溃疡，幽门螺杆菌感染未能被根除；③幽门螺杆菌阴性的溃疡（非幽门螺杆菌、非 NSAID 溃疡）；④幽门螺杆菌相关溃疡，幽门螺杆菌虽已被根除，但曾有严重并发症的高龄或有严重伴随病患者。长程维持治疗一般以 H₂RA 或 PPI 常规剂量的半量维持，而 NSAID 溃疡复发的预防多用 PPI 或米索前列醇，已如前述。

（六）外科手术指征

由于内科治疗的进展，目前外科手术主要限于少数有并发症者，包括：①大量出血经内科治疗无效；②急性穿孔；③瘢痕性幽门梗阻；④胃溃疡癌变；⑤严格内科治疗无效的顽固性溃疡。

九、预后

由于内科有效治疗的发展，预后远较过去为佳，病死率显著下降。死亡主要见于高龄患者，死亡的主要原因是并发症，特别是大出血和急性穿孔。

（杨　旸）

第四节　胃黏膜巨大肥厚症

胃黏膜巨大肥厚症有两个综合征，即 Menétrier 病和肥厚性高酸分泌性胃病。Menétrier 病的特点是胃黏膜皱襞粗大及增厚仅限于胃底及胃体的黏膜层，可曲折迂回呈脑回状，有的呈结节状或息肉样隆起，大弯侧较显著，皱襞嵴上可见糜烂或溃疡，但黏膜下及肌层往往正常。组织学显示黏膜层增厚，胃小凹增生延长，伴有明显囊状扩张，胃底腺主细胞和壁细胞相对减少，代之以黏液细胞化生，导致胃泌酸功能降低，但炎症细胞浸润不明显。

胃黏膜巨肥症的病因不明，表现一定的家族易感性，有报道与巨细胞病毒感染有关，转化生长因子 - α（TGF-α）也可能在其发病中起重要作用，TGF-α 可促进胃黏膜细胞更新、抑制胃酸分泌。临床表现亦无特异性，男性比女性多见，发病多在 50 岁以后，也可见于儿童，有 2.5 岁儿童患本病的报道，推测与巨细胞病毒感染有关。主要症状为上腹痛、水肿、体重减轻及腹泻。由于血浆蛋白经增生的胃黏膜漏入胃腔，造成低蛋白血症与水肿。有时患者可无自觉症状，仅以全身水肿为表现。少数患者出现反复上消化道大出血或梗阻表现。内镜检查可见巨大皱襞，充气后不消失，表面颜色可为苍白、灰色或红色。皱襞表面不规则，嵴上可见糜烂或溃疡，皱襞间有深的裂隙。儿童患者症状和内镜下表现轻于成人。病理活检有助于诊断。

本症轻者无须特殊治疗。上腹痛明显者给予抗酸或解痉治疗多数有效。低蛋白血症者可静脉注射清蛋白及高蛋白、高热量饮食。目前已证实激素对本病无效。对反复上消化道出血及蛋白丧失严重者应考虑手术治疗。因 8% ~ 10% 的本症可发生癌变，故应对患者密切随访观察。少数患者亦可自行缓解。

肥厚性高胃酸分泌性胃病是胃体黏膜全层肥厚增大包括胃腺体在内，壁细胞和主细胞显著增多，引起高胃酸分泌，常同时伴十二指肠溃疡，但缺乏卓 - 艾综合征的特点。

（杨　旸）

第五节 胃癌

一、病因

胃癌是起源于胃上皮的恶性肿瘤，是最常见的恶性肿瘤之一，占全球癌症死亡原因的第二位。世界上不同国家与地区胃癌的发病率有明显差别，胃癌在东亚国家（中国、日本和韩国）的发病率较高，而在南亚和东南亚国家（印度、印度尼西亚、泰国、菲律宾）较低。在工业化国家，尤其是北美和澳大利亚，胃癌的发病率较低。我国属胃癌较高发病区，各地也有较大差异，呈现有南北梯度分布现象，以青海、宁夏、甘肃最高，中南和西南地区低发。我国每年死于胃癌的患者居恶性肿瘤的首位，其发病率和死亡率男性均高于女性，约为（2～3）：1；任何年龄均可发生，40～60 岁多见。近 30 年发达国家胃癌发病率呈下降趋势，但近端胃癌的发病率有一定增高。目前国内临床治疗的胃癌患者大部分均属进展期，早期胃癌诊断率低。进展期胃癌疗效并不理想。总体而言胃癌患病率在我国尚无明显下降趋势。

胃癌的发生与遗传、环境或饮食等因素有关。高盐摄入、腌熏食物及多环芳烃化合物等与胃癌死亡率密切相关；Hp 致癌的学说近年来获得了一些证据的支持。动物实验证明感染 Hp 可引起胃癌，流行病学研究也发现，胃癌高发区人群 Hp 的感染率明显高于低发区人群。欧洲胃肠病专家组对 13 个国家 7 个地区人群进行随机的多中心研究发现，Hp 感染人群的胃癌危险性是无 Hp 感染者的 6 倍。虽然世界卫生组织的国际癌症研究所（IARC）将 Hp 列为 I 级致癌因素。但目前认为 Hp 并非胃癌直接致癌物，而是在从慢性浅表性胃炎、萎缩性胃炎、肠上皮化生、异型增生到胃癌的演变过程中起到重要作用。

近 20 年来，随着细胞分子生物学的研究与进展，对胃癌的癌变过程进行了大量研究，现已明确的癌基因有 ras、met、c-myc、erbB2、akt-2 等。同时，还发现不少调节肽如表皮生长因子、转化生长因子、胰岛素样生长因子 - II、血小板转化因子等，在胃癌发生过程中起调节作用。此外，研究提示环氧化酶 -2（COX-2）表达出现于 70% 胃癌患者中，其高表达与淋巴结浸润及不良预后相关。DNA 甲基化是基因在转录水平的调控方式之一，胃癌患者，癌基因甲基化水平越低，其分化程度往往越差。

癌前期变化：指某些具有较强的恶变倾向的病变，包括癌前期状态与癌前期病变，前者系临床概念，后者为病理学概念。胃的癌前期状态包括以下几种。①慢性萎缩性胃炎：慢性萎缩性胃炎基础上可进一步发生肠上皮化生、不典型增生而癌变。其病史的长短和严重程度与胃癌的发生率有关。②胃息肉：最常见的是炎性或增生性息肉，一般很少发生癌变。腺瘤性息肉的癌变率约为 15%～40%，直径大于 2 cm 者癌变率更高。③残胃：胃良性病变手术后残胃发生的胃癌统称残胃癌。胃手术后 10 年开始，胃癌发生率显著上升。Billroth II 式胃空肠吻合术后发生胃癌较 Billroth I 式为多。十二指肠内容物反流至残胃，胆酸浓度增高是促使发生癌变的重要因素。④良性胃溃疡：良性胃溃疡癌变的发生率各家报道不一。一般认为癌变率约为 1%～5%。目前认为胃溃疡本身并不是一个癌前期状态。而溃疡边缘的黏膜则会发生肠上皮化生与恶变。⑤恶性贫血和巨大胃黏膜肥厚症。

胃的癌前期病变：①异型增生，亦称不典型增生，是由慢性炎症引起的病理细胞增生，包括细胞异型、结构紊乱、分化异常。异型增生在我国分为轻、中、重 3 级，内镜随访结果表明，轻度异型增生可发生逆转，重度异型增生的癌变率可超过 10%。②肠化生，指胃黏膜上出现类似肠腺上皮，具有吸收细胞、杯状细胞和潘氏细胞等，有相对不成熟性和向肠、胃双向分化的特点。根据吸收细胞形态可分为小肠型和大肠型两种，小肠型（完全型）具有小肠黏膜特征，分化较好。大肠型（不完全型）与大肠黏膜相似，又可分为 2 个亚型：Ⅱa 式能分泌非硫酸化黏蛋白；Ⅱb 式能分泌硫酸化黏蛋白，此型肠化分化不成素，与胃癌（尤其是分化型肠型胃癌）的发生关系密切。

近端胃肿瘤近年来发病率逐渐增高，胃食管连接处腺癌占胃癌的 25%。与远端胃肿瘤不同，胃食管连接处的肿瘤危险因素可能与吸烟有关，与 Hp 感染无关。

二、病理

胃癌可发生于胃的任何部位，半数以上发生在胃窦部，大弯、小弯及前后壁均可受累，其次在贲门部，胃体部及累及全胃者相对较少。

（一）大体形态

1. 早期胃癌（EGC）

EGC 是指胃癌癌肿仅局限于黏膜层及黏膜下层，而不论范围大小和有无淋巴结转移。早期胃癌可分为Ⅰ型（隆起型）、Ⅱ型（表浅型）、Ⅲ型（凹陷型）。Ⅱ型又分为Ⅱa（隆起表浅型）、Ⅱb（平坦表浅型）、Ⅱc（凹陷表浅型）三个亚型。以上各型可有不同组合，如Ⅱc+Ⅱa，Ⅱc+Ⅲ型等。原位癌是指未突破固有膜的癌肿，也属于早期胃癌。其中直径在 5～10 mm 者称之为小胃癌，直径小于 5 mm 称微小胃癌。"一点癌"指胃黏膜活检为癌，但在手术切除标本上虽经系列取材也找不到癌组织。其原因可能为胃黏膜活检时，已将极小的癌灶钳除。多发性早期胃癌指同一胃上发生 2 个以上独立的早期癌肿。

2. 进展期胃癌（AGC）

AGC 是指胃癌癌肿已侵及胃壁肌层或更深层者（浆膜下及浆膜）。

一般把癌组织浸润肌层者称为中期胃癌，超出肌层者称为晚期胃癌。目前仍按 Borrmann 分型法，它主要是根据癌肿的外观生长形态进行划分。

（1）Borrmann Ⅰ型（结节蕈伞型）：癌肿局限，主要向腔内生长，呈巨块状、结节状、息肉状，表面粗糙如菜花，表面可有糜烂、溃疡。此型生长较慢，转移较晚。

（2）Borrmann Ⅱ型（局部溃疡型）：胃壁形成深陷溃疡，边缘堤状隆起，癌肿界限较清楚，周围浸润不明显。肿瘤可向深层浸润，常伴有出血、穿孔。组织学上多为分化型腺癌。

（3）Borrmann Ⅲ型（浸润溃疡型）：其特征为肿瘤呈浸润性生长，常形成明显向周围及深部浸润的肿块，中央坏死形成溃疡，常较早侵及浆膜或发生淋巴结转移。

（4）Borrmann Ⅳ型（弥漫浸润型）：此型癌组织在胃壁内广泛浸润，侵及胃壁各层，隆起不明显，与周围组织黏膜界限不清。胃壁因癌组织的弥漫浸润生长而增厚变硬，胃黏膜皱襞消失，黏膜变平。如果累及全胃，则形成所为的"革囊胃"。此型胃癌几乎均为低分化腺癌。

Borrmann 分型与癌的组织学类型有一定联系。一般分化较高的乳头状、乳头管状或管状腺癌多呈现 Borrmann Ⅰ 型或 Ⅱ 型；而分化较低的腺癌，未分化癌及印戒细胞癌往往呈 Ⅲ 型或 Ⅳ 型。

（二）组织病理学

我国按组织学分类可分为 4 型。①腺癌：包括乳头状腺癌，管状腺癌与黏液腺癌。根据其分化程度又可分为高分化、中分化与低分化三种；②印戒细胞癌；③未分化癌；④特殊类型癌：腺鳞癌、鳞状细胞癌、类癌等。根据组织起源可分为肠型和弥漫型，肠型起源于肠上皮化生，可见明显的腺癌结构，即分化较高的乳头状或管状腺癌，此型胃癌常常边界清楚。弥漫型一般不形成明显的腺管或腺腔结构。癌细胞细小呈圆形，分散地或以窄条索状浸润胃壁。此型胃癌边界不清，许多低分化腺癌及印戒细胞癌属于此型。

（三）转移途径

1. 直接浸润

胃癌具有在胃壁内沿水平方向和垂直方向同时或以一种方向为主的浸润扩散特性，这是癌细胞在胃壁内的主要扩散方式。浸润型胃癌可沿黏膜或浆膜直接向胃壁内、食管或十二指肠发展。肿瘤一旦侵及浆膜，即容易向周围邻近器官或组织如肝、胰、脾、横结肠、空肠、膈肌、大网膜及腹壁浸润。癌细胞脱落时也可种植于腹腔、盆腔、卵巢与直肠膀胱陷窝等处。胃癌种植于卵巢称之为 Krukenberg 瘤，以印戒细胞癌多见。

2. 淋巴结转移

淋巴结转移占胃癌转移的 70%，多沿淋巴引流顺序，由近及远、由浅及深地发生淋巴结转移。胃下部癌肿常转移至幽门下、胃下及腹腔动脉旁等淋巴结，而上部癌肿常转移至胰旁、贲门旁、胃上等淋巴结。晚期癌可能转移至主动脉周围及膈上淋巴结。由于腹腔淋巴结与胸导管直接交通，故可转移至左锁骨上淋巴结。

3. 血行转移

胃癌的血行转移多发生在中晚期病例，最常受累的脏器是肝和肺，其次是胰腺、骨、肾上腺、脑和皮肤等处。

（四）临床病理分期

目前我国胃癌的病理分期依旧采用国际抗癌联盟（UICC）公布的 TNM 方案。TNM 分期见表 2-2。

据 TNM 分期，制定的临床分期标准，有利于治疗和判断预后。

0 期：TisN0M0。

Ⅰ期：Ⅰa 期：T1N0M0；Ⅰb 期：T1N1M0，T2N0M0。

Ⅱ期：T1N2M0，T2N1M0，T3N0M0。

Ⅲ期：Ⅲa，T2N2M0，T3N1M0，T4N0M0；Ⅲb 期，T3N2M0，TN1M0。

Ⅳ期：T1N2M0，T1～4N1～2M1。

表 2-2　TNM 分期

原发肿瘤（T）	淋巴结累及（N）	远处转移（M）
Tis 限于上皮层，未侵及黏膜肌层	N0 无淋巴结转移	M0 无
T1 限于黏膜及黏膜下层	N1 原发灶 3 cm 以内的胃旁淋巴结转移	M1 有
T2 侵及肌层和浆膜下层	N2 距原发灶边缘 3 cm 以外的淋巴结累及	
T3 穿透浆膜层，但未累及邻近器官		
T4 肿瘤侵及邻近组织或器官		

三、临床表现

（一）症状

早期胃癌常缺乏特异性症状，大部分患者仅有消化道症状。当症状较为明显时患者病情多已进入进展期。进展期胃癌常见症状如下。

1. 上腹部疼痛

上腹部疼痛是胃癌常见的症状。疼痛缺乏规律性，可为隐痛、钝痛；部分患者疼痛与消化性溃疡相似，进食或抗酸剂可有一定程度缓解。老年人痛觉较迟钝，多以腹胀为主诉。癌肿侵及胰腺或横结肠系膜时可呈持续性剧痛，向腰背部放射。极少数癌性溃疡穿孔时可出现腹膜刺激征。

2. 食欲减退和消瘦

多见，往往进行性加重，表现为乏力、食欲缺乏、恶心、消瘦、贫血、水肿、发热等，晚期呈恶病质状态。

3. 呕血和黑便

1/3 胃癌患者经常有少量出血，多为粪便隐血试验阳性伴不同程度贫血，部分可出现呕血或黑便，也有患者以大量呕血就诊的。当位于胃体的肿块呈圆形或菜花样突出胃腔内，由于病体巨大且质脆，易致坏死，脱落而引起出血。故上消化道出血常为胃体癌的首发症状。

4. 消化道梗阻症状

贲门部的癌肿可出现吞咽困难，位于幽门附近可引起幽门梗阻。

5. 癌肿扩散转移引起的症状

如腹水、肝肿大、黄疸及肺、脑、心、前列腺、卵巢、骨髓等的转移而引起的相应症状。

（二）体征

早期胃癌可无任何体征，中晚期癌的体征以上腹部压痛最为常见，病程长而瘤体大者，可在上腹部触及肿块，硬而固定，表面高低不平。胃窦部癌可扪及腹块者较多，其他体征如质坚不光滑的肿大肝脏、黄疸、腹水、左锁骨上、左腋下淋巴结肿大等。腹部种植转移时肛门指诊常可在直肠膀胱陷窝处触及坚硬而固定的肿块，女性胃癌患者癌细胞可种植在卵巢上面生长，即 Krukenber 瘤。

（三）并发症

胃癌可发生出血、穿孔、梗阻、胃肠瘘管、胃周围粘连及脓肿形成等。

（四）伴癌综合征

胃癌在其早、晚期及治疗后复发时，往往出现与病灶本身及其转移灶无直接关系的一系列的临床表现，多因有些胃癌可以分泌某些特殊激素或具有一定生理活性物质而导致的，称之为伴癌综合征。如皮肤表现（黑棘皮病、皮肌炎、脱皮样红皮病、Bowen 病等）、神经综合征（多发性神经炎、小脑变性等）、血栓栓塞综合征、血液病综合征（类白血病反应、嗜酸性粒细胞增多症等）、内分泌代谢综合征（Cushing 综合征、类癌综合征）等。

四、辅助检查

（一）实验室检查

有诊断意义的常规化验检查为血红蛋白，大便潜血及胃液分析。大便潜血试验可用于早期胃癌的普查。酶学检查常见的有胃蛋白酶原（PG）、谷胱甘肽 -s- 转移酶（GST-s）、乳酸脱氢酶（LDH）、碱性磷酸酶（ALP）、超氧化物歧化酶及脂质过氧化物酶（LPO）、巨分子肌酸激酶同工酶（CK-MB2）等。正常人胃黏膜中 PG Ⅰ 和 PG Ⅱ 阳性率为 100%，胃黏膜异型增生时，两种胃蛋白酶原的阳性率及强度均较正常显著降低，早期胃癌的 PG 阳性率降到最低点，提示 PG Ⅰ 和 PG Ⅱ 可作为胃癌普查及良恶性疾病鉴别的辅助指标。免疫学检查常见的有 CEA、CA19-9、CA125、CA50、组织多肽抗原（TPA）、肿瘤相关糖蛋白（TAG-72）胃癌单克隆抗体 MG 系列等。胃癌患者血清 CEA、CA19-9、CA50、CA125 等肿瘤相关抗原可升高，但敏感性和特异性均不强。MG 系列胃癌单克隆抗体有较强的特异性，尤其是系列混合结果更加确切，但也有假阳性。

（二）内镜检查

内镜检查和活检，是诊断胃癌的最重要、最可靠的方法。目前内镜诊断的先进水平便体现在早期胃癌的诊断率上。

1. 早期胃癌

内镜是发现早期胃癌的有效方法。①隆起型：主要表现为局部黏膜隆起，息肉状，有蒂或广基，表面粗糙，表面可有糜烂。②表浅型：病变常不明显，局部黏膜粗糙，细颗粒状，略微隆起或凹陷，界限不清，表面颜色变淡或发红，可有糜烂，此类病变最易遗漏。③凹陷型：最多见，有较为明显的溃疡，凹陷多超过黏膜层，黏膜颜色异常，边缘可有结节状颗粒。上述各型可合并存在而形成混合型早期胃癌。早期胃癌有时不易辨认，可通过黏膜染色发现早期病变。常用的色素为亚甲蓝、靛胭脂等。正常胃黏膜不吸收亚甲蓝而不着色，肠上皮化生和不典型增生胃黏膜可吸收亚甲蓝而染成蓝色。一般在胃镜下充分冲洗胃黏膜表面黏液后，对病灶喷洒 0.5% ~ 0.7% 亚甲蓝溶液 10 ~ 20 mL，2 ~ 3 分钟后用水冲洗，观察黏膜染色情况，靛胭脂为对比染色剂，不使胃黏膜着色，而是沉积在胃小窝内或其他异常凹陷病灶内，与橘红色的胃黏膜形成鲜明的对比，易于显示胃黏膜的微细变化。通常在内镜下用喷洒导管将 0.2% ~ 0.4% 溶液 30 ~ 50 mL 均匀喷洒在胃壁上，易于发现早期病变。也便于活检取材及确定手术切除范围。

2. 中晚期胃癌

常具有胃癌的典型表现，内镜诊断不难。通常按 Borrmann 分型分为四型。

对癌前病变的监测随访是内镜检查及活检病理检查的重要内容之一。不典型增生和肠上皮化生是目前公认的癌前病变。组织学上不典型增生可分为隐窝型、腺瘤型、再生型、球型及囊性异型增生。目前国内外对胃黏膜上皮不典型增生程度的分级尚不统一，一般分为轻度、中度及重度三级，其中重度属于原位癌范畴。重度异型增生与早期癌的区分不统一，造成了临床上治疗的困难，治疗不足或治疗过度。有鉴于此，西方国家的学者提出胃上皮内肿瘤（GIN）的诊断名称，它包括从癌前病变到早期癌变的各个阶段。又可分为两级：①低级上皮内瘤（LIN），包括轻度和中度异型增生，未见癌变，此类患者的治疗可采取随访或内镜切除。②高级上皮内瘤（HIN），包括重度异型增生及早期癌变（含原位癌、可疑浸润癌、黏膜内癌），临床治疗可采用内镜切除或手术切除。

（三）内镜超声检查（EUS）

具有胃镜和实时超声检查两者的优点，对胃壁各层肿瘤浸润状况、邻近器官及淋巴结转移的诊断有独到之处。正常胃壁超声内镜图像分为 5 层结构，第 1 ~ 5 层分别为黏膜界面、黏膜层、黏膜下层、肌层和浆膜层，回声分别为高回声、低回声、高回声、低回声和高回声。第4层是划分早期胃癌和进展期胃癌的分界线。早期胃癌主要发现第1、2、3层管壁增厚、变薄或缺损等，进展期胃癌可发现不规则向胃腔内突出的较大肿块，或大面积局限性管壁增厚伴中央凹陷，1～3层回声消失。EUS对邻近器官浸润和淋巴结转移有较好的识别能力，特别适合内镜下发现病变，但反复活检并不能获取恶性肿瘤证据的病例以及确诊为胃癌需术前进行分期以指导治疗方案者。如部分Borrmann Ⅳ型胃癌（革囊胃），癌细胞弥漫性浸润胃壁，伴有大量纤维结缔组织增生，引起胃壁广泛硬化增厚，但很少在黏膜表面形成巨大溃疡或肿块。由于黏膜内癌细胞分布较少，即使在内镜直视下反复活检也不易获得阳性病理结果，此时行EUS检查常能明确诊断。

（四）影像学检查

1. X线检查

气钡双重造影可提高早期胃癌检出率。为使适量充以钡剂和空气后的胃能扩张展平而显示微细的黏膜病变，可用山莨菪碱肌注以产生低张作用。早期胃癌在适当加压或双重对比下，隆起型常显示小的充盈缺损，表面粗糙不平，基底部较宽，附近黏膜增粗、紊乱；表浅型显示黏膜表面可见颗粒状增生或轻微盘状隆起；病变部位一般蠕动仍存在，但胃壁较正常略僵硬。凹陷型可见浅龛影，底部大多毛糙不齐，胃壁可较正常略僵硬，但蠕动及收缩仍存在；邻近黏膜可出现杵状中断，胃小区破坏消失，胃壁稍僵硬。进展期胃癌的X线表现较明确，主要征象有胃壁僵硬、蠕动消失、黏膜皱襞中断、充盈缺损，或出现位于胃腔轮廓内龛影，边缘不整。Borrmann Ⅳ型癌还可出现胃腔明显缩小或呈革囊状。

2. 腹部CT检查

正常胃壁的厚度在5 mm以下，胃窦部、胃体部稍厚，浆膜面光滑，收缩的胃窦，均匀对称。胃癌主要表现为胃壁的增厚、肿块和局部胃壁的异常强化。多数为不规则的局限性增厚（＞1 cm），但少数也可呈弥漫性向心性增厚，使胃腔狭窄。病变与正常胃壁分界不清，侵及浆膜层则外缘不光整。增厚的胃壁密度与肌肉相似，增强后有明显强化。肿瘤向腔内外生长可形成软组织肿块，可发现肿块内溃疡或坏死。胃周脂肪层消失提示肿瘤向外蔓延，并可显示大网膜、胰腺等周边脏器受累和淋巴结、肝转移情况。螺旋CT增强扫描对胃癌术前分期的准确性明显高于普通CT。常规CT胃壁多显示为单层结构，螺旋CT增强扫描在胃适度充盈下，正常胃壁可呈现多层结构。增强扫描能明确显示不同病理组织学类型胃癌的强化特征及其血供特点，并且能提高胃癌术前TNM分期的准确性。

3. 磁共振（MRI）检查

MRI具有多平面成像特点，可最大限度地减少部分容积效应的影响，从而能更好地显示病灶与周围解剖结构的关系以判断有无直接侵犯。可较好地显示肿大淋巴结，转移灶及腹部脏器的侵犯。正常胃底有适量气体，衬托出胃壁内轮廓，胃底胃泡在MRI的T_1加权及T_2加权均呈低信号区。当胃泡变形时，常提示胃内有占位病变。典型的表现为胃壁明显增厚，内面高低不平，结节影向腔外突出，T_1 呈低信号肿块影，胃壁外周围脂肪信号消失，T_2 肿瘤信号强度增强明显。胃癌向周围浸润或转移的淋巴结常表现为异常软组织肿块，且增强后强化较差，与周围组织信号差异大，借此可与炎性浸润或反应性淋巴结肿大相鉴别。

4. 正电子发射断层扫描（PET）

用 ^{18}F 标记的荧光去氧葡萄糖（^{18}F–FDG）注入体内，进入细胞参与糖代谢。由于恶性肿瘤细胞对葡萄糖的消耗大于正常组织，而肿瘤组织摄取 ^{18}F–FDG 后又不能像降解葡萄糖那样正常代谢，故肿瘤细胞内 ^{18}F–FDG 的聚集高于正常组织。对肿块的显示及判断胃癌浸润转移等优于其他方法。

五、诊断及鉴别诊断

（一）诊断

诊断主要依赖胃镜活检组织学病理诊断。有条件的市县级或地区级医院，应行免疫组化检查鉴别肿瘤的组织学分型或确定肿瘤的神经内分泌状况。近来临床更重视胃癌的术前分期，根据术前分期制定合理治疗方案。内镜超声、CT、腹腔镜等均可为术前分期的有效手段。

（二）鉴别诊断

凡有下列情况者，应高度警惕，并及时进行胃肠钡餐 X 线检查、胃镜和活组织病理检查，以明确诊断：① 40 岁以后出现中上腹不适或疼痛，无明显节律性并伴明显食欲缺乏和消瘦者；②胃溃疡患者，经严格内科治疗而症状仍无好转者；③慢性萎缩性胃炎伴有肠上皮化生及不典型增生，经内科治疗无效者；④ X 线检查提示胃息肉大于 2 cm 者；⑤中年以上患者，出现不明原因贫血、消瘦和粪便隐血持续阳性者。

胃癌须与胃溃疡、胃息肉、良性肿瘤、肉瘤、胃内慢性炎症鉴别。有时尚需与胃皱襞肥厚、胃黏膜脱垂症、幽门肌肥厚和严重胃底静脉曲张等相鉴别。胃癌常可出现腹水，需与肝硬化腹水、结核性腹膜炎或其他脏器的恶性肿瘤所致的腹水鉴别。胃癌远处转移引起其他脏器的症状皆需与这些脏器的其他疾病鉴别。

六、治疗

（一）胃癌的治疗原则

1. 早期治疗

早期发现，早期诊断，早期治疗是提高胃癌疗效的关键。

2. 手术为主的综合治疗

以手术为中心，开展化疗、放疗、中医中药和生物学等治疗，是改善胃癌预后的重要手段。目前胃癌根治术是唯一有效且有可能将胃癌治愈的方法，因此一旦确诊，便应力求根治，术后再根据病程分期、肿瘤的生物学特性和患者的全身情况，全面考虑辅助性综合治疗。

胃癌治疗方案的选择。①0期胃癌：原发灶2 cm以下的黏膜内癌，行内镜下黏膜切除术（EMR）或内镜下吸附黏膜切除术（EAM）；原发灶2 cm以上行胃癌根治性切除术；②Ⅰ期胃癌：Ⅰa期无淋巴结转移者行胃癌根治性切除术；③Ⅰb期有淋巴结转移者行胃癌根治性切除术＋化疗；④Ⅱ期胃癌可视为中期，根治性手术切除为主，术后常规辅以化疗、生物治疗；⑤Ⅲ期胃癌已经是进展期，手术以扩大根治性切除，术后更应强调化疗、放疗、中西医结合疗法等综合性疗法；⑥Ⅳ期胃癌属晚期：姑息性胃大部切除术或全胃切除术，侵犯邻近器官者则行联合脏器切除术。对于不能切除的病例可施以减症手术，包括胃空肠吻合术、胃或空肠食管吻合术空肠造口术。对于Ⅳ期胃癌患者，无论手术与否，均应考虑化疗、放疗、免疫治疗及中西医结合治疗，以达到提高患者生存质量的目的。

（二）外科治疗

1. 手术指征

对临床检查无明显远处转移征象、主要脏器无严重疾病、全身营养状况尚好、免疫功能尚佳、可以承担手术者均应首选手术治疗，以期达到根治或缓解症状、减轻痛苦。外科手术以彻底根除、安全和保存功能为三个主要原则。年龄不应成为判断手术禁忌证的标准。但全身麻醉危险性高的病例如3个月内发生过心肌梗死、难以控制的心功能不全、高度肝硬化、有意识障碍的患者应为手术禁忌证。

2. 手术分类

根治性切除术又称治愈性切除术，含内镜下黏膜切除术（EMR）、内镜下吸附黏膜切除术（EAM）、联合脏器切除术（手术）；姑息性切除术又称非治愈性切除术；减症手术包括胃空肠吻合术、胃或空肠食管吻合术、空肠造口术等。

3. 根治性手术

唯一有可能治愈胃癌的治疗方法。根据病灶情况和病期选择合理的手术方式，彻底切除原发灶及转移淋巴结，努力开展扩大根治和联合脏器切除是目前能达到治愈目的的基本要求和主要手段。

（1）以区域淋巴结清楚范围为标准的根治术分类

①D0术：未全部清楚第一站淋巴结的根治性切除术。

②D1术：全部清除第1站淋巴结的根治性手术。

③D2术：全部清除1、2站淋巴结的根治性手术。

④D3术：全部清除1、2、3站淋巴结的根治性手术。

⑤D4术：全部清除第1、2、3、4淋巴结的根治性手术。Ⅰa、Ⅰb期早期癌常考虑胃次全切除加上清扫第1站淋巴结（D1术）。进展期癌应用最多的手术是胃大部或胃切除加上第1、2站淋巴结清扫（D2术）。

（2）原发灶切除范围的确定：胃切除范围主要由病灶距切缘的距离和淋巴结清扫范围

两方面决定。早期胃癌和局限性的进展期胃癌要求切缘距病灶至少 2 cm，浸润型进展期癌需要至少 5 cm 距离。胃远端和近端癌分别切除十二指肠和食管下端 3 ~ 4 cm，胃切缘 1 cm 以内应无癌细胞残留，这是防止术后复发的重要因素。

4. 腹腔镜手术

腹腔镜手术原来只做胆囊切除等良性病变。从 1990 年起试用于治疗胃癌，目前尚处于研究阶段，原则上用于无淋巴结转移可能性、切除局部病灶能根除的病例。多用于 EMR 不能确实保证完全性切除的早期癌。

手术方法有腹腔镜下胃楔状切除术（适用于前壁病变）和腹腔镜下胃内手术（黏膜切除，适于后壁病变）。此两种方法都不能清扫淋巴结，切除标本有淋巴结转移的要追加开腹腔手术。现在由于腹腔镜器具的发展，腹腔镜下做远侧胃切除、全胃切除已有可能，但是腹腔镜下做 D2 清除手术，技术上还有困难。

（三）内镜治疗

可根据病变性质、医院条件及患者意愿采用不同的方法。

1. 内镜下黏膜切除术（EMR）

1984 年多田报告早期癌中某些早期癌可以使用内镜黏膜切除术治疗。EMR 方法是用内镜注射针向癌灶基底部注射生理盐水或 1 ∶ 10 000 的肾上腺素盐水 5 ~ 10 mL 使癌变黏膜隆起，再用圈套器直接或使用透明帽负压吸引后再套住隆起的癌灶，然后行高频电流切除病变，适用于直径小于 2 cm 无淋巴结转移的早期癌。分化型癌即乳头状、高分化或中分化管状腺癌，如果是平坦凹陷型癌，应无溃疡。选择 2 cm 的原因主要由于 EMR 术后存在残余肿瘤复发的危险，大量临床资料显示分化型癌向黏膜下层浸润较晚，小于 2 cm 的基本上都无淋巴结转移。故 EMR 选择之前必须准确评估肿瘤浸润胃壁的深度，它的组织类型，肿瘤大小。不能满足以上条件的黏膜肿瘤，应采用外科手术方式。

2. 内镜下消融术

适于早期癌或引起狭窄晚期癌姑息治疗，通过电凝、激光、微波等灼除肿瘤以减少肿瘤负荷、减轻梗阻症状。激光治疗主要适合那些年龄较大，有严重其他疾病的高危患者或拒绝手术治疗者，特别是早期胃癌可获得较好的疗效。方法有多种，如直接凝固、汽化或炭化、激光光动力学疗法、激光刺激疗法、激光温热疗法等，以 Nd：YAG 激光最为常用。也可内镜下借助食道静脉曲张套扎器，吸引病灶进行套扎治疗微小胃癌及原位癌和直径小于 1.5 cm 的良性息肉方法。

3. 内镜下光敏治疗

主要是利用血卟啉在光照下激活杀伤肿瘤的效应。常用氩氖激光或铜蒸气染料激光作光照源。治疗前可采用皮肤划痕法先作血卟啉过敏试验，阴性者按 5 mg/kg 剂量加入葡萄糖溶液 250 mL 中静滴。于 24、48 及 72 小时分别在内镜下对病灶进行激光照射，每点照射 15 ~ 20 分钟。照射后肿瘤出现大片坏死，注意可出现出血甚至穿孔等并发症。照射后 1

周内禁食、4周避光。

4. 内镜下注射药物

常用的药物为氟尿嘧啶（5-Fu）及丝裂霉素（MMC）。一般先将 5-Fu 500 mg + MMC 8 mg 溶于 20 mL 注射用水中稀释，内镜下根据瘤体大小多点注射，一般注射 10 点左右，每点 1 ~ 2 mL。7 ~ 10 天注射 1 次，连续 3 次。亦可加注一些免疫调节剂，如肿瘤坏死因子、IL-2 及 OK432 等。经内镜注射 95% 乙醇，每点约 0.5 mL，多点注射，可使肿瘤组织坏死，病灶缩小。

另外，对贲门及幽门部肿瘤出现梗阻者可在内镜下放置支架，重建通道。

（四）介入治疗

进展期胃癌可采用介入治疗，方法主要有动脉灌注化疗、胃动脉栓塞术、经皮动脉穿刺植入药盒术等。对于可根治切除的进展期胃癌外科术前、术后及不能根治切除的进展期胃癌患者，可选择相应的方法。动脉灌注化疗（TAD）是经股动脉穿刺送入导管，依据病变的不同部位分别选择至胃左动脉（贲门、胃体小弯侧），胃右动脉（胃体小弯侧、胃窦），胃网膜右动脉（胃窦），经动脉注入化疗药物。化疗方案多采用 FCM（5-Fu + CDDP + MMC）、FAM（5-Fu + ADM + MMC）等。胃动脉栓塞术（GAE）一般先行动脉化疗，然后将栓塞剂（多为超液化碘油）同化疗药物混合均匀在电视监视下缓慢经动脉注入，同时可联合吸收性明胶海绵细条栓塞动脉主干。连续长期动脉内化学治疗灌注术即经皮动脉穿刺植入药盒术，一般多为经锁骨下动脉或股动脉穿刺植入动脉化疗泵，导管头端置于肿瘤供血动脉内。经导管动脉栓塞术对肝脏等处的转移灶可采用经导管动脉栓塞术（TAE）。对肿瘤引起的消化道及胆道梗阻可采用金属内支架植入术。

（五）化学疗法

1. 化学治疗的目的

（1）术前化疗：估计手术切除局部癌灶有困难者，可采用术前短程化疗，目的是使癌灶局限，有利于手术彻底切除，抑制癌细胞的生物活性，有利于减少术中播散，消灭亚临床癌灶，减低术后复发率。

（2）术中化疗：当手术中发现肿瘤已浸润至浆膜外或肉眼可判定有淋巴结转移、腹膜播散种植以及估计有残存癌灶时，术中化疗目的是消灭残存癌灶。

（3）术后化疗：进展期胃癌根治切除后，均应辅助化疗，手术不能发现的亚临床癌灶，是手术后复发的根源。辅助化疗的目的是防止复发与转移，提高 5 年生存率。

（4）晚期胃癌化疗：不能手术，姑息手术及术后复发的晚期患者，以化疗为主的药物治疗目的是控制原发与转移癌灶，争取清除病灶，缓解症状，改善生活质量，延长生存期。

2. 化学治疗的适应证

早期胃癌根治术后原则上不辅助化疗，如有以下情况应酌情化疗：①病理类型恶性度高；②有脉管癌栓或淋巴结转移；③浅表广泛型早期胃癌面积大于 5 cm²；④多发癌灶；⑤青年胃癌患者（40 岁以下），有其中一项者可辅助单药化疗，癌灶浸润深至肌层以下的进展期胃癌术后采用联合化疗，晚期胃癌化疗应是主导措施，即以化学治疗为主的内科综合疗法。

3. 化学治疗疗效判定标准

全国胃癌研究会化疗学组参照实体瘤客观疗效通用指标及国际化疗药判定疗效标准，制定进展期胃癌化疗效果判定标准。①显效：可测肿块完全消失，续发症消失，未出现新病变，效果持续超过 1 个月；②有效：肿块最大直径及其最大垂直直径的乘积缩小 50% 以上，或直径缩小 30% 以上，续发症未恶化，未出现新病变，疗效持续不少于 4 周；③不变：肿块之两个互相垂直的最大径乘积缩小不及 50%，或每径缩小不及 30%，病变增大但不超过原来的 25%，续发症未恶化，未出现新病变，持续 4 周以上；④恶化：两径乘积增大 25% 以上，续发症恶化，出现新病变；⑤缓解期：自出现疗效起，至复发或恶化时止；⑥治疗后生存时间：自治疗开始至死亡或末次随诊的时间。

4. 化疗方案的选择与疗程

（1）单一药物只用于早期需化疗的患者，或不能承受联合化疗者，联合化疗指采用两种化学药物的方案，一般只采用两至三种联合，更多药物合用不一定能提高疗效，并可增加药物的毒副反应。

（2）联合用药采用细胞周期非特异性药物与细胞周期特异性药物联合。前者采用高剂量间歇给药，后者采用连续给药。

（3）不将毒副反应相同的药物联合，不采用同类药物联合，以免毒副反应叠加，增加毒性。

（4）首选化疗方案治疗失败后不能再重复原方案，换用补救治疗时应另选二线药物联合应用。

（5）早期胃癌单一用药术后辅助化疗 1 年，2 ～ 3 个疗程。进展期胃癌，术后辅助联合化疗，第一年 3 个疗程，第二年 2 个疗程。如采用短周期的联合化疗，以 3 个周期为一疗程计算。

5. 化疗给药原则

化疗方案的根本宗旨是既要延缓患者的生存期，又要改善其生活质量。给药量和方法要结合患者状态，根据个体差异做出调整。全身情况较好者，为尽可能治愈而采取积极态度；对全身情况较差者，则考虑副作用较小的方案，不增加患者的病痛，而又能使肿瘤保持不发展状态。此外还要考虑有无并发症来选择化疗药物，如糖尿病、心脏病慎用阿霉素及其衍生物多柔比星，肺疾病要慎用博来霉素、丝裂霉素 C，肾病则慎用顺铂和丝裂霉素 C。还要估计到化疗后肿瘤坏死可引起胃大出血或穿孔，肝肾功损害，造血系统抑制等可能的副作用。

6. 胃癌的联合化疗

胃癌细胞对化疗药物相对较不敏感，单药化疗很难达到完全缓解；理论上讲一个好的化疗方案应使有效率达到 50% 以上，完全缓解率 10% 以上；因此联合化疗应按照胃癌的细胞动力学和不同药物的作用特点设计方案，以使其产生最大协同作用，减低毒性反应并避免或延缓癌细胞耐药性的发生。

晚期胃癌化疗方案设计常分两类：①以 5-Fu 或其衍生物为主的联合方案，仍占大多数；②以 ADM 或 DDP 为主的方案，排除了 5-Fu 或其衍生物为主的联合方案。联合用药中加入生化调节剂，如 CF/5-Fu 协同。CF（醛氢叶酸，亚叶酸钙）本身无细胞毒作用，为生化调节剂，在肿瘤细胞内与 5-Fu 活化物氟尿苷酸及胸苷酸合成酶结合三联复合物，从而增强阻止尿苷酸向胸苷酸的转化，最终影响 DNA 合成。CF 采用 200 mg/m^2，先于 5-Fu 静点，以后 5-Fu 推注，增大 CF 剂量不一定更提高疗效，且毒副反应增加。

（1）国内常用方案

MFC 方案：MMC 10 ~ 20 mg，第 1 天静脉推注；5-Fu 750 ~ 1000 mg，第 8 ~ 10 天静脉滴注；Arab-C 100 mg，第 1 天静脉滴注。每 4 周重复一次，共 6 个周期，此方案除轻中度骨髓抑制外无严重的不良反应。

FM 方案：5-Fu 750 mg，第 1 ~ 5 天滴注；MMC 8 ~ 10 mg，第 1 天静脉推注；每 4 周重复一次，共用 4 ~ 6 个周期，有效率达到 47%。

FAM 方案：5-Fu 600 mg 第 1、2、5、6 天静脉滴注；ADM 30 mg/m^2 第 1、5 天静脉推注；MMC 8 ~ 10 mg，第 1 天静脉推注。每 2 个月重复，有效率 21% ~ 55%，以表柔比星替代 ADM，即 FEM，EPI 用量为 50 ~ 90 mg/m^2。

UFTM 方案：UFT 2 ~ 3 片 / 次，口服，3 次 / 天；MMC 6 mg/m^2 静脉推注，每周 1 次，共 6 次，UFT 总量 30 g。

FAB 方案：5-Fu 600 mg/m^2，第 1、2、5 天静脉推注；ADM 30 mg/m^2，第 1、5 天静脉推注；BCNU 100 mg/m^2，第 1 天静脉滴注、推注。

FAP 方案：5-Fu 600 mg/m^2，第 1 天静脉推注；ADM 30 mg/m^2，第 1 天静脉推注；CDDP 20 mg/m^2 第 1 ~ 5 天静脉滴注。每 3 周为一疗程，重复使用 3 ~ 4 次。

（2）国外常用化疗方案：80 年代末，德国胃癌研究所推出两个新的化疗方案，即 EAP 方案（鬼臼乙叉甙、阿霉素、顺铂）和 ELF 方案（鬼臼乙叉甙、甲酰四氢叶酸、氟尿嘧啶）；欧美国家进一步的临床应用表明 EAP 方案对中晚期胃癌疗效显著 ELF 方案不良反应轻微，尤其适用于高龄或体质较差的胃癌患者。

EAP：ADM 20 mg/m^2，静注，第 1、7 天。

VP16：120 mg/m^2 第 4、5、6 天。

DDP：40 mg/m^2，静点，第 2、8 天。

60 岁以上者 VP16 100 mg/m^2，VP16 加入 0.9% NaCl 500 mL 静点 1.5 小时。

DDP 使用程序：① 0.9% NaCl 1000 mL 静点 2 小时；② 10% 甘露醇 125 mL 静注；③ DDP 加入 0.9% NaCl 2000 mL 静点 2 小时；④ 0.9% NaCl 1000 mL 静点 1 小时；⑤当尿量少于 150 mL 时，呋塞米 40 mg 静注。

ELF 方案如下。

VP16：120 mg/m²，静点，第 1 ～ 3 天。

CF：200 mg/m²，静注，第 1 ～ 3 天。

5-Fu：500 mg/m²，静点，第 1 ～ 3 天。

每 3 ～ 4 周为一周期，重复 3 周期为一疗程。

ELFP 于第 1 天加 DDP，60 mg/m²，静点。

FAMTX 方案如下。

HD-MTX：1500 mg/m²，静点，第 1 天。

HD-5-Fu：1500 mg/m²，静点，第 1 天（MTX 注 1 小时后开始）。

ADM：30 mg/m²，静注，第 15 天。

CF：15 mg/m²，口服，每 6 小时，第 2 ～ 4 天。

每 4 周为一周期，2 周期为一疗程。

MFC 方案如下。

MMC：10 ～ 20 mg，静注，第 1 天。

5-Fu：750 ～ 1000 mg，静点，第 1 ～ 5 天。

Ara-c：50 ～ 100 mg，静点，第 8 ～ 10 天。

每 4 周为一周期，2 周期为一疗程。

联合化疗方案用于晚期胃癌，也用于根治切除术后辅助化疗，作为辅助化疗时，选择方案应根据患者状况，肿瘤生物学特性和病期而定，不区别对待只采用一种方案并非上策。

7. 胃癌的手术辅助化疗

（1）术前化疗：对进展期胃癌术前化学治疗称为新辅助化疗，以区别术后辅助化疗。给药途径可全身（静脉、口服、直肠），局部（动脉内镜下注药、腹腔）。多采用静脉给药法，化疗周期短，一般不超过 2 周。采用联合化疗方案一周期，如 FAM、EAP、FAMTX，ELFP 等。口服给药采用 CF/5-Fu 或 5-Fu 衍生物 UFT、FTL 等。动脉给药使用 5-Fu、MMC、MTX、VLB 等，于术前 7 ～ 10 日内给 3 ～ 5 次。也可采用术前 10 天内经内镜给药或腹腔内给药，多用联合化疗。

（2）术中化疗：进展期胃癌术中发现癌灶已浸出浆膜面，有淋巴结转移及腹膜播散，术中局部用药可使高浓度化学药物直接杀伤残留癌细胞，防止扩散。

（3）术后化疗：术后辅助化疗主张早期开始，一般在术后第 3 周进行。进展期根治术后均采用联合化疗，对于辅助化疗的作用仍有争议。

（4）针对浆膜侵犯与腹膜种植性转移：近年研究采用术后早期腹腔内化疗，术中留置 Tenckhoff 管，术后第一日 37℃生理盐水灌洗，清除残留血液与组织碎片，然后将化疗药（常用 ADM、EPI、5-Fu、MMC、DDP）溶于灌液中，预热 37℃，注液量 1 ～ 2 L，15 ～ 30 分钟灌入，保留 12 ～ 24 小时更换 1 次，3 ～ 7 天为一疗程。本技术局部药物作用时间长、浓度高、血浆浓度相对较低，全身毒副反应轻，不增加术后并发症与死亡率，远期随访明显减少腹膜复发。并发症有肠麻痹，吻合口瘘与原发性腹膜炎。

（六）放射治疗

据报道，术前放疗可使手术切除率提高 10%～14%；术中放疗近年在日本开展较多，认为能延长 II 期、III 期胃癌生存率，但需进一步研究验证。术后辅助放疗是否有助于提高患者生存率的意见并不统一，但可使局部复发率减少。2001 年大规模临床试验证实，术后辅助放疗合并 5-Fu + LV 化疗者较单纯手术者明显提高 3 年无病生存期。

（七）生物治疗

过继免疫治疗，如应用干扰素、白介素 -2、肿瘤坏死因子、LAK 细胞、TIL 细胞、肿瘤疫苗等以提高患者对肿瘤免疫能力。其他非特异性免疫增强剂如香菇多糖、云芝多糖、OK-432、PSK 等作为辅助治疗。胃癌的基因疗法有望在将来成为防治癌的有力武器。

（八）中药治疗

中药治疗可作为对晚期胃癌的一种辅助治疗。

胃复春，健脾益气，活血解毒。用于治疗脾胃虚弱的胃癌癌前期病变及胃癌手术后辅助治疗。本品给大鼠灌胃能减轻致癌物质 N- 甲基 -N- 硝基 -N- 亚硝基胍对胃黏膜降低胃癌癌前期病变的发生；长期给药，对致癌物质诱发造成的胃癌有抑制作用；可抑制幽门螺杆菌抑制醋酸致小鼠扭体次数；增加大鼠胃液分泌量，对胃蛋白酶活性无明显影响。每次 4 片，3 次 / 天。

（九）综合治疗

上述各种治疗方法综合应用可提高疗效，如化疗和手术；放疗和手术；以及化疗和放疗联合应用等。在抗癌治疗中，必须十分注意对患者的支持治疗，如心理支持、补充营养、纠正贫血、调整酸碱平衡、预防感染、镇痛、止血等。

七、胃癌的预后

取决于肿瘤的部位与范围、组织类型、浸润胃壁的深度、转移情况、宿主反应、手术方式等。女性较男性预后要好；远端胃癌较近端胃癌的预后要好。全世界胃癌总的 5 年和 10 年生存率分别为 28% 和 20%。5 年生存率：I 期胃癌术后可达 90% 以上，II 期胃癌 70% 左右，III 期胃癌 25%～50%，IV 期胃癌小于 16%。

（杨 旸）

病例一：胃黏膜巨大肥厚症

一、基本信息

姓名：杨 × × 　　　性别：男　　　年龄：27 岁

过敏史：否认食物及药物过敏。

主诉：反复腹痛、腹胀半年余。

现病史：患者半年前无明显诱因开始出现上腹部疼痛，以剑突下为主，呈阵发性隐痛，伴有进食后腹胀感，偶有恶心、呕吐胆汁等胃内容物，偶有解灰黑色大便，无呕血，无嗳气、反酸，无头晕、头痛，无厌油腻，曾在外院门诊行胃镜检查示"胃多发息肉"，予药物治疗后症状缓解。3 天前再次出现上诉症状，伴腹胀、解灰黑色大便、呕吐胃内容物，为进一步诊治入我科。

既往史：有乙肝表面抗原携带病史 10 余年。

家族史：其父亲曾于我院住院诊断为"①十二指肠球部多发息肉；②肥厚性胃炎；③膀胱全切术后"。

二、查体

体格检查：无阳性体征。

专科检查：无阳性体征。

三、诊断

初步诊断：腹痛查因，消化道肿瘤？

最终诊断：胃黏膜巨大肥厚症。

四、诊疗经过

入院后完善相关检查，血细胞分析（急）：白细胞 4.1×10^9/L，血红蛋白 69.0 g/L ↓，血小板 466×10^9/L ↑；乙肝六项：乙肝表面抗原阳性（+），乙肝核心抗体阳性（+），乙肝前 S1 抗原阳性（+）；风疹病毒抗体 IgG 23.87 IU/mL；风疹抗体 IgM 0.00 AU/mL；巨细胞抗体 IgG 210.04 AU/mL；巨细胞病毒 IgM 抗体检测 1.04 AU/mL；免疫球蛋白 G4 0.120 g/L；胃蛋白酶原 Ⅰ 检测（PG Ⅰ）> 180.00 ng/mL，胃蛋白酶原 Ⅱ 检测 PG Ⅱ 60.37 ng/mL。2018-02-23 肠镜示：①回肠末段淋巴滤泡增生；②全大肠未见异常；③内痔。胃镜报告：①胃黏膜巨大肥厚症？（行病理活检）；②胃多发息肉；③十二指肠球部多发息肉。2018-02-24 病理：（胃体）黏膜内腺体形态不规则，呈囊状、锯齿状和分枝状，隐窝内壁细胞和主细胞减少，由黏液细胞替代，局部呈假幽门腺化生。结合内镜所见，符合增生性胃炎（肥厚性胃炎）。小肠 CTE：胃黏膜明显粗大并多发息肉形成，考虑胃黏膜巨肥厚症可能；

小肠未见明确异常。全消化道钡餐示：胃腔内多发不规则充盈缺损影，性质待定（多发息肉恶变？），请结合相关检查；慢性胃炎；十二指肠球部溃疡（间接征）；空回肠隐见多发小充盈缺损影（多发息肉？），建议进一步检查。超声胃镜示：全胃壁层增厚，最厚处约 30.1 mm，黏膜层、黏膜肌层、黏膜下层层次结构消失，回声变低（胃壁以此三层增厚为主，约 26.8 mm），固有肌层结构完整，蠕动尚可；外膜层完整。胃周未探及肿大淋巴结及液性暗区。诊断意见：胃黏膜巨大肥厚症。内镜检查见图 2-3，影像学检查见图 2-4。

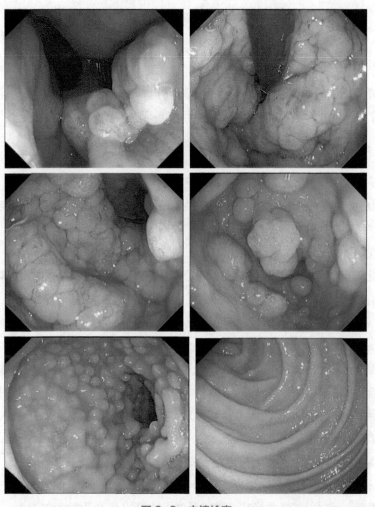

图 2-3 内镜检查

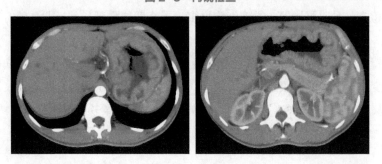

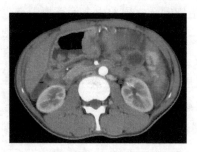

图 2-4　影像学检查

五、出院情况

征得患者及其家属同意后已于内镜下切除部分息肉，继续护胃、补铁、保护胃黏膜及对症支持治疗，经治疗后患者腹痛、腹胀症状好转，予办理出院。嘱定期复查胃镜。

六、讨论

Menetrier 病是一种罕见的胃黏膜腺体过度增生性疾病，病因尚未完全确定，由 Menetrier 于 1888 年首先报道。关于本病的命名还不统一，如：巨大肥厚性胃炎、巨大皱襞肥厚症、胃黏膜息肉样肿胀、肥厚增生性胃炎等。

临床表现如下。

（1）消化道症状：饱胀感、饥饿痛、恶心、呕吐、胃纳减少、腹胀、腹痛、腹泻、消化道出血。

（2）全身症状：常见的有消瘦、贫血、乏力、水肿症状。

（3）恶变。

实验室检查：常用指标包括血清蛋白水平测定、血清胃泌素水平测定、胃酸分泌试验。

胃镜检查：根据病变范围分为局限型和弥漫型。主要表现为胃黏膜皱襞粗大，主要为胃底、体皱襞粗大，呈脑回状，充气后不消失，表面充血糜烂或溃疡，可呈大小不等的结节状或息肉状，大量黏液。

气钡双重造影：粗大皱襞是其标志性改变。

CT 检查：黏膜皱襞明显粗大肥厚，呈脑回状、息肉状，皱襞间隙深而规则，可呈浸润性淋巴瘤样表现，但胃的浆膜面光整，皱襞厚度可随胃的充盈程度而改变

病理学检查：黏膜层增厚，黏液细胞增多，胃小凹增生延长、迂曲，伴有囊样扩张，腺体萎缩。

超声胃镜：Menétrier 病以第二层增厚为主，胃壁结构完整，Menétrier 病的超声声像图表现为病变位于胃体的黏膜层，均匀增厚，平均厚度大于 12 mm，肌层及浆膜层无明显增厚，回声灰度位于 3 ~ 5 级，胃壁各层次界限清晰，胃壁柔软，可压缩。

诊断标准如下。

（1）粗大增厚的黏膜皱襞符合影像学和内镜诊断标准。

（2）胃黏膜全层标本符合 Ming 氏标准。

（3）有临床资料支持。

（4）没有并发消化性溃疡和胃部肿瘤。

（杨 旸）

病例二：胃底肿物套扎术后穿孔

一、基本信息

姓名：罗×× 性别：女 年龄：52 岁

过敏史：否认食物及药物过敏。

主诉：反复腹胀 3 年。

现病史：患者 3 年前无明显诱因开始出现上腹胀，无嗳气、反酸，无腹胀，无头晕、头痛，无厌油腻，曾自行口服奥美拉唑，症状反复，曾至我院门诊就诊，行胃镜示：①胃底黏膜下隆起：考虑平滑肌瘤；②十二指肠球炎；③慢性胃炎。患者自起病以来，一般情况好，胃纳、精神、睡眠好，无咳嗽、咳痰，无头晕、头痛，无晕厥、抽搐，无胸闷、胸痛，无心悸、气促，无身目黄染，无鼻衄、牙龈出血，无解血便、黑便，无血尿、泡沫尿，大小便无特殊，近期体重无明显改变。

既往史：无特殊。

二、查体

体格检查：无阳性体征。

专科检查：无阳性体征。

三、诊断

初步诊断：胃底黏膜下肿物。

最终诊断：胃底黏膜下隆起，考虑平滑肌瘤。

四、诊疗经过

胃镜（图 2-5）：①胃底黏膜下隆起：考虑平滑肌瘤；②十二指肠球炎；③慢性胃炎。上腹部 CT 增强：肝多发囊肿；胃底部后壁小结节，请结合相关检查；胆囊、胰腺及脾脏未见明确异常。超声胃镜（图 2-6）：胃底固有肌层肿物：考虑间质瘤。2018-05-08 行胃镜下胃底黏膜下肿物套扎术（图 2-7）。术后予禁食、抑酸护胃、维持水电解质平衡、营养支持等对症治疗。2018-05-09 开始予流质饮食；2018-05-10 改半流饮食；2018-05-11 签字出院。2018-05-12 因突发上腹痛 5 小时入住胃肠外科。患者入院前 5 小时进食早餐后出现打喷嚏，后出现中上腹及左上腹疼痛，呈刀割样，阵发性加重，范围逐渐扩大到右下腹、全腹部，无向胸背部放射，伴反酸、嗳气、恶心，无呕吐，遂来我院急诊就诊，予急查腹部 CT（图 2-8）提示：胃内较多内容物充填，气腹征阳性，考虑消化道穿孔所致可能性大。入院查体：神清，痛苦面容，全腹腹肌紧，全腹压痛、反跳痛，以中上腹、右上腹为明显，肠鸣音减弱，约 2 次 / 分。入院后予禁食、抑酸护胃、抗感染、留置胃管对症处理，并急诊行腹腔镜胃底穿孔修补术。手术记录：进镜探查见左膈下、肠壁间、盆腔见少量黄绿色脓液及黄白色脓苔附着，胃底大弯侧近前壁见 2.0 cm×1.0 cm 大小穿孔，质软，见原胃壁肿物套扎橡胶圈已脱落游离，未见明显肿物，穿孔边界清，肝、胆、脾、小肠、大肠未见异常。术中诊断：胃底穿孔并弥漫性腹膜炎；行腹腔镜胃底穿孔修补术，左膈下留置一条引流管。

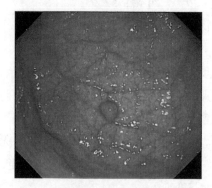

图 2-5　胃镜

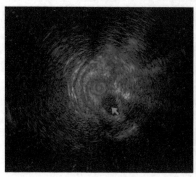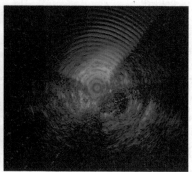

图 2-6　超声胃镜

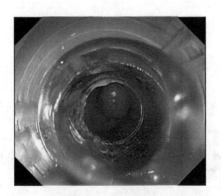

图 2-7　术中所见

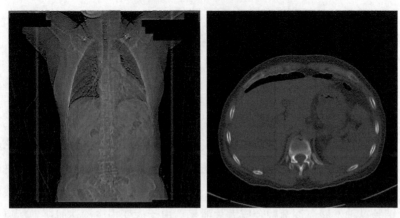

图 2-8　腹部 CT

五、出院情况

2018-05-16 拔除胃管、左膈下引流管；2018-05-18 复查血常规未见异常；2018-05-19 患者腹痛、腹胀症状好转，予办理出院。

六、讨论

内镜下橡皮圈套扎术治疗上消化道黏膜肿瘤疗效观察。中山大学附属第一医院消化科，发表于新医学 2010 年 8 月第 41 卷第 8 期。共对 46 例患者进行了橡皮圈套扎术，病变部位：胃 20 例、食管 19 例、十二指肠 7 例。病变位于：固有肌层 24 层、黏膜肌层 22 例，病变直径：0.5 ~ 1.2 cm，1 例术后次日出现胃底穿孔，即行手术修补，采用橡皮圈套扎治疗直径小于 1.2 cm 的上消化道黏膜下隆起性病变，近期疗效确切、操作简便、安全且并发症少，肿瘤位于消化道管壁哪一层（黏膜肌层或固有肌层），均不影响套扎疗效，1 例胃底穿孔，可能与病灶不大，吸引过度至胃壁全层套扎，短时间内缺血坏死脱落所致。

（杨　旸）

XH 第三章 肠道疾病

第一节 溃疡性结肠炎

一、病因

溃疡性结肠炎是一种局限于结肠黏膜及黏膜下层的炎症过程。病变多位于乙状结肠和直肠，也可延伸到降结肠，甚至整个结肠。炎症常累及黏膜上皮细胞，包括隐窝细胞。急性期和早期浸润的炎细胞主要是中性和酸性粒细胞，慢性期和极期则浆细胞、淋巴细胞充斥于黏膜固有层。炎细胞侵入形成隐窝脓肿，许多细小脓肿融合、扩大，就形成溃疡。这些溃疡可延结肠纵轴发展，逐渐融合成大片溃疡。由于病变很少深达肌层，所以合并结肠穿孔、瘘管形成或结肠周围脓肿者少见。少数重型或暴发型患者病变侵及肌层并伴发血管炎和肠壁神经丛损害，使肠壁变薄、肠腔扩张、肠运动失调而形成中毒性巨结肠。炎症反复发作可使大量新生肉芽组织增生，形成炎性息肉；也可使肌层挛缩、变厚，造成结肠变形、缩短、结肠袋消失及肠腔狭窄，少数病例可有结肠癌变。

二、临床表现

溃疡性结肠炎的多发年龄为 20 ～ 40 岁，临床症状差异很大，轻者仅有少量出血、重者可有显著的全身和消化道症状甚至危及生命。常见症状有腹痛、腹泻、便血等，严重病例可有发热及体重减轻。出血原因可以是溃疡、增生和血管充血所致的炎症及黏膜假息肉。腹泻多继发于黏膜损害，常伴有水、电解质吸收障碍、血清蛋白渗出。直肠炎时可使直肠的激惹性增加。腹痛常为腹泻的先兆。偶尔有肠外表现，甚至掩盖了肠道本身的症状。约10%患者可有坏疽性脓皮病、结节性红斑、虹膜炎、口腔阿弗他性溃疡和多关节炎。

三、诊断及鉴别诊断

（一）实验室检查

IBD 患者并无特异性检查的异常。贫血较常见，且为失血量的一种反映，但慢性患者的贫血可由慢性疾病所致。急性期、活动期或重症病例可有白细胞增多。和低钾血症、低蛋白血症一样，血沉亦为疾病严重程度的一种反映。首发病例须做寄生虫学检查及粪便培养，以排除特殊原因所致的腹泻：如阿米巴病、志贺氏菌痢疾和螺旋体感染。

（二）内镜检查

溃疡性结肠炎直肠－乙状结肠镜检查适用于病变局限在直肠与乙状结肠下段者，病变向上扩展时做纤维结肠镜检查有重要价值，可赖以确定病变范围。镜检可见黏膜弥漫性充血、水肿，正常所见的黏膜下树枝状血管变成模糊不清或消失，黏膜表面呈颗粒状，脆性增加，轻触易出血。常有糜烂或浅小溃疡，附着黏液或脓性分泌物；重型患者溃疡较大，呈多发性散在分布，可大片融合，边缘不规则。后期可见炎性息肉，黏膜较苍白，有萎缩斑片，肠壁僵直而缺乏膨胀性。亦可见癌瘤。

（三）X 线检查

溃疡性结肠炎应用气钡双重对比灌肠检查，有利于观察黏膜形态。本病急性期因黏膜水肿而皱襞粗大紊乱，有溃疡及分泌物覆盖时，肠壁边缘可呈毛刺状或锯齿状。后期纤维组织增生，结肠袋形消失、肠壁变硬、肠管缩短、肠腔变窄，可呈铅管状。有炎性息肉时，可见圆或卵圆形充盈缺损。重型或暴发型患者一般不宜做钡灌肠检查，以免加重病情或诱发中毒性巨结肠。钡餐检查有利于了解整个胃肠道的情况，特别是小肠有无受累。

（四）鉴别诊断

溃疡性结肠炎的主要诊断依据包括慢性腹泻、脓血或黏液便、腹痛、不同程度的全身症状、反复发作趋势而无病原菌发现。内镜或 X 线检查有炎症病变存在，且有溃疡形成等。因本病缺乏特征性病理改变，故需排除有关疾病（包括慢性痢疾、克罗恩病、结肠癌、血吸虫病、肠激惹综合征、肠结核、缺血性肠炎、放射性肠炎、结肠息肉病、结肠憩室炎等）方能确诊。

四、治疗

（一）营养

患者的营养状况与疗效息息相关，良好的营养状况可以增进疗效。但实际上许多患者的体重低于正常标准 10%～20% 以上，还有不少患者呈现出特殊性营养缺乏的症状。过去对避免粗糙食物代之以易消化、高蛋白饮食强调颇多，目前至少仍适用于急性期患者。对已发展成慢性营养不良者（低于标准体重 20% 以上），更应采取营养治疗。

（二）对症治疗

对症治疗既可改善患者的一般状况和营养，又可减轻症状。临床上常可遇到这样的情况，患者为减轻症状而过度或过久地用药，一旦药物成瘾又对健康构成新的危害。再者，麻醉药品可影响肠道运动甚至诱发中毒性巨结肠。非麻醉性镇痛药可酌情使用，但也应随时警惕不良反应，少数 UC 患者服用阿司匹林后促发了消化性溃疡。

（1）抗胆碱能药物也有促发中毒性巨结肠之虞，而且对缓解腹部痉挛不一定有效。一般来讲，对 UC 患者最好不用这些药物，除非对非活动期或轻、中型患者做短时间的应用。

（2）对症治疗的关键是抗腹泻制剂，尤其是地芬诺酯和氯哌酰胺（洛哌丁胺）。虽然二者均属"剧限药品"，且后者很少不良反应。但抗腹泻制剂的成瘾性仍不容忽视。有些患者为急于控制腹泻常自行超量服药。从某种程度上讲，这类药物的效力要基于不间断地服用。因此，对于控制腹泻所需的剂量及用药指征都应有一个严格的标准，以保无虞。

（3）在支持治疗中多种维生素和铁剂常被应用，患者亦常诉服用上述药品后症状有所改善，但是维生素、矿物盐和其他补品（除已出现缺乏症外）仍属经验用药，几乎没有证据支持"大剂量维生素"疗法。

（4）急性期或危重患者可能需要输液、输血或静脉滴注抗生素。但对 UC 患者来讲，抗生素并不常用，而且也无证据表明 UC 患者须长期使用抗生素。抗生素应用的主要指征是：存在或疑及有腹腔内感染或腹膜炎，后者可见于中毒性巨结肠病例。已知当有败血症和营养不良存在时，由中毒性巨结肠而致死的病例增加。在这种情况下，适当地使用抗生素可能会挽救生命。McHenry 指出：大多数腹腔内感染是由需氧和厌氧菌混合性败血症所致，因此所选用的抗生素应能兼顾这两类细菌。一般公认氨基糖甙类抗生素对需氧的革兰阴性杆菌有效，而氯霉素、林可霉素、头孢噻吩、甲硝唑或羧苄西林等则可针对厌氧菌群。

已经证实庆大霉素与林可霉素联用对腹腔内感染的有效率为 68% ~ 93%，可谓安全有效。庆大霉素与甲硝唑联用或妥布霉素与甲硝唑联用也有良好的效果。Harding 等通过前瞻随机对照性研究发现林可霉素，氯霉素分别与庆大霉素联用治疗腹腔内感染同样有效。

静脉高营养或全胃肠道外营养（TPN）在以下情况时十分有价值：①严重营养不良者或需切除结肠者的一种术前辅助治疗；②已做过结肠切除术者的术后治疗。一般来讲，TPN 应连续进行 2 ~ 3 周，长期应用的价值不大。目前认为：TPN 作为一种主要治疗手段时很少有效，而作为一种辅助治疗则具有一定价值。

（三）机能锻炼

UC 患者，每天坚持一定的体力或脑力活动十分重要。因为慢性疲劳、不适、抑郁、忧虑等症状可能都很突出，而坚持机体的功能活动则可减轻这些症状。值得指出的是：当患者一般状况欠佳时，医生和患者家属均有鼓励患者休息的倾向，但实际上那些坚持机能锻炼的患者却更常获得症状改善，甚至治疗效果会更好。

（四）住院治疗

下列原因适于住院治疗。

（1）轻型病例经 1 个月治疗未见显著改善者。住院可实现两个目标：摆脱加重病情的环境、给医生提供进行更有效的强化治疗的条件。

（2）伴厌食、恶心、呕吐、发热和腹泻难控制的严重病例（急性暴发型）。这类患者立即住院不仅可及时提供必要的治疗措施，还可预防并及时识别并发症（如中毒性巨结肠）。

（3）发生了全身或局部并发症：如严重出血及贫血、严重的低白蛋白血症或疑有癌变等。外科治疗的指征不仅针对结肠的并发症（中毒性巨结肠、将发生的穿孔），也包括多种内科治疗无效的顽固性病例，这些病例均须住院治疗。

（4）为了排除来自家庭或工作环境中的心理负担。

（五）心理治疗

保持医患之间长期友谊十分重要，但偶尔也需要心理科或精神科医生的会诊。安定药或抗抑郁药的应用只限于那些有显著忧虑或抑郁症的患者，它能帮助年轻患者克服他们自己过于简单的想法，并使其病情好转。

（六）局部治疗

对远端 UC，尤其是直肠炎和直肠 - 乙状结肠炎，氢化可的松灌肠（100 mg 氢化可的松加于 60 mL 生理盐水之中）已证实无论对缓解症状或减轻炎症反应均十分有效。每天用药连续三周之内不致引起肾上腺的抑制。虽然尚无一项有关类固醇局部治疗与安慰剂或口服类固醇治疗的对照性研究，但在临床上常用氢化可的松灌肠以治疗溃疡性直肠炎或直肠 - 乙状结肠炎，取得一定疗效。氢化可的松灌肠还可对全结肠炎型 UC 伴显著里急后重和直肠出血的患者有一定的辅助治疗价值。

柳磺吡啶及其各种衍生物局部灌肠已引起医家注目。也经证实，5- 氨基水杨酸（5-ASA）灌肠或制成栓剂可有效地治疗远端结肠炎或直肠炎，与皮质激素不同，这一疗法虽长期应用亦不会发生肾上腺抑制。

某些患者对 5-ASA 的反应迅速，症状可于 1 ~ 2 天内消失。大多数患者病情在 1 ~ 3 周内逐渐改善，也有经 1 ~ 3 个月治疗后好转者，足见敏感性和有效率在人群中有很大差异。一般来说，取得乙状结肠镜下的改善常需较长时间，而取得组织学的改善则需更长时间。

用 5-ASA 灌肠所达到的缓解大部分在停药几个月之内复发，尽管柳磺吡啶（SASP）还在维持用药。Allen 认为这种高复发率应归结为接受治疗者多是顽固病例或经安慰剂对照实验证实为耐药的病例。因为在许多使用 5-ASA 局部灌肠治疗的研究中，大多数患者都有对各种疗法失效的历史。

由于 5-ASA 局部灌肠治疗的费用昂贵，"疗程以多长为宜？是否须坚持到组织学上的炎症消失？"成了人们关注的问题。许多经验表明：如只达到临床症状缓解就停止灌肠，短期内即可复发；如能达到乙状结肠镜下或组织学上的缓解，则疗效较为持久。

停用灌肠后有些病例又有急性发作，此时可再行灌肠治疗。Biddle 等用 1 mg 5-ASA 维持保留灌肠使得 12 例患者中 9 例 1 年没有复发。而 13 例随机对照病例中有 11 例在平均 16 周内复发。隔日或每 3 ~ 4 晚维持灌肠一次的疗法正在评估之中，虽也有成功的报道，但最理想的维持疗法尚未确立。

虽然持续维持治疗或隔日灌肠治疗已显著降低了恶化的可能性，但这一结论并非完全正确。有时某些未知因素可以破坏已取得的成果。据 Allen 的经验：病变范围超过 45 ~ 55 cm，尤其是在同一时期病变范围 > 60 cm 的病例即使在灌肠治疗中也有病情恶化的可能。

多数学者认为：局部灌肠对克罗恩的疗效远逊于 UC。如果肠壁的全层已受累、伴有肥厚、狭窄或瘘管存在时，仅作用于黏膜层的局部疗法难以奏效。

（七）难治性直肠 – 乙状结肠炎的处理

约 15% 的远端 UC 患者有复发倾向且对多种疗法不起反应。患者可有直肠出血，却常无腹泻或其他症状。难治的焦点有二：①频发性直肠出血和里急后重；②持续性直肠出血。这些症状如已持续多年，其扩散的危险性很低；据 Richard 报道，多数患者的病情扩散发生在起病的两年之内。

对难治性病例，澄清下列情况特别重要。①确认无其他感染（如螺旋体、难辨性梭状芽孢杆菌）的存在；②如有可能，通过结肠镜检查确定肠管内炎症损害的范围及其上界。

几乎所有的难治性病例均已接受过某种形式的治疗，但仍可重新使用这些药物，尤其是联合用药。因此，定期氢化可的松灌肠 3 周、类固醇栓剂局部治疗与 SASP 口服治疗就构成了针对这种情况的最常应用的方法。此外，有的患者夸大病情，此时应鼓励他恢复信心。

五、内科治疗原则

UC 的内科治疗目标是终止急性发作、预防复发和纠正营养及水电失衡。在着手治疗前必须考虑四种因素。

（一）病变的部位

除了偶然的例外，UC 只累及结肠。在结肠范围内，病变可累及局部或全部结肠（全结肠炎）。病变的范围与预后相关，并是决定疗效的一个重要因素。

（二）疾病的活动性

急、慢性 UC 有着不同的临床表现，其治疗效果也各有不同。治疗方案也必须与病情严重程度相适应。

（三）病程的长短

病程长短也是影响疗效的一项重要因素。

（四）全身状况

患者一般状况较差时，其疗效亦稍逊。某些病例常有心理因素存在，可能成为疾病慢性化的因素。

此外，在策划治疗方案时还有一些其他因素应当考虑，如起病年龄超过 50 岁时，多呈轻型经过并可伴发另外系统的疾病。患者既往发作的严重性也与患者可能出现的治疗反应有关。

如果已经确诊，医生须进一步确定治疗目标及与之相关的生命质量。由于存在着少数患者不能彻底治愈的可能性，医生与患者还应就"治疗失败"问题达成共识。不切实际的奢望可构成制约疗效的重要因素，并可损害医患之间的友善关系，妨碍治疗计划的实施。

六、特异性药物治疗

（一）柳磺吡啶（SASP）

SASP 是治疗 UC 时最常使用的药物。许多临床试验已证实了它的应用价值，但其确切的作用机制还不十分清楚。

1. 体内过程

SASP 是 5-ASA 和磺胺吡啶（SP）以偶氮键相互结合的产物。摄入量大部分自小肠吸收，约 10% 经肾脏排泄，其余部分经胆汁无变化地返回肠道。在靠近结肠部位，SASP 被细菌分解为 5-ASA 和磺胺吡啶，以原型存留于粪便中者极少。偶氮键可在结肠菌丛的作用下分离，释放出的磺胺吡啶大部分被吸收并由尿中排泄，而约占半数的 5-ASA 滞留于结肠并经粪便排泄。若将抗生素与 SASP 同服，就会因结肠菌丛的变化而影响到菌丛对 SASP 的分解。IBD 的腹泻加速了肠道排空过程也会影响到对细菌 SASP 的分解。

2. 作用机制

多年来有关 SASP 作用机制的研究颇多，仁智各见，尚无一个系统完整的理论。据已发表的资料，SASP 的作用机制可归纳为以下几方面：① SASP 可作为其活性代谢产物——5-ASA 的运输工具，使后者以口服难以达到的浓度运抵结肠，从而在结肠局部发挥抗炎作用。② SASP 及其代谢产物的局部和全身免疫作用。体外实验证实 SASP 和 SP 均可抑制有丝分裂所致的淋巴细胞毒；UC 患者服用 SASP 后，可使异常的免疫功能恢复正常，这一免疫学变化并与临床症状的改善相符；进一步研究证实，SASP 和 SP 可抑制自然性 T 细胞介导细胞毒，而 5-ASA 则可抑制免疫球蛋白的分泌。③ SASP 及 5-ASA 对 IBD 的治疗作用主要是它影响了花生四烯酸代谢的一个或几个环节。研究表明：有两种花生四烯酸的代谢产物可能是肠道炎症的重要调节者，这两种代谢产物是环氧化酶产物（主体是前列腺素）和脂氧化酶产物（主体是白细胞三烯）。在活动性 UC 患者的直肠黏膜、门脉血和粪便中前列腺素含量的增加已得到证实。体外实验也证实了 SASP 与 5-ASA 能抑制前列腺素的合成与释放，并抑制前列腺素合成酶的活性。④有些学者注意到，一些非甾体抗炎药如吲哚美辛、氟吡咯酚均比 SASP 和 5-ASA 有更强的前列腺素合成抑制作用，服用此类药物后虽血清和直肠黏膜中前列腺素水平下降，但临床情况并未随之改善。这表明前列腺素并非肠道炎症的主要调节者，也表明 SASP 和 5-ASA 的治疗作用并非源于前列腺素含量的下降。进一步研究发现：5-ASA 的确可促进前列环素的合成、SASP 也的确可抑制前列腺素 $-F_2$ 的破坏，于是又有人提出一种对立的理论即，前列腺素对结肠黏膜行使着一种细胞保护作用。⑤近期的几项研究又指出了 SASP 和 5-ASA 的另一作用——反应性氧气清除剂作用可对 IBD 的疗效有重要的影响。

3. 临床应用

（1）初始治疗：轻症病例第一周内 SASP 按 4 g/d 的剂量服用，第二、三周按 2 g/d 剂量服用，三周后 80% 患者症状改善，25% 患者完全缓解（依临床和乙状结肠镜的标准）。重症病例多联用其他药物，原则上并不单用 SASP 治疗。

（2）维持治疗：1965 年 Misiewicc 等对 34 例 UC 患者进行了前瞻、随机、对照性观察，追踪 12 个月后发现：每天服 SASP 2 g 维持治疗者的复发率是 28%，而对照组复发率竟达 72%。其他几项研究表明：约 86% 处于临床静止期患者每天服用 2 g SASP 后仍然没有症状，而不足 20% 的对照组患者则复发。这些研究充分证明了维持治疗的必要性。在一项 172 例的随机试验中，复发率与维持量的大小有关，每天服 1、2、4 g SASP 患者的复发率分别是 33%、14% 和 9%（随诊时间 12 个月）。无论在初始治疗或维持治疗阶段，剂量越大疗效越高，但不良反应也越多。权衡起来，2 g/d SASP 当属耐受性最佳的维持剂量，也是复发率较低的维持剂量。如遇严重复发，此剂量可酌增至 3 ~ 4 g/d。

维持治疗所需的时间还存有争议。多数学者认为：在主要症状缓解后，持续一年以上的维持治疗是适宜的。

（3）药物间的相互作用：因为 SASP 的代谢取决于正常肠道菌群，如同时服用抗生素就会延缓此药的代谢。对人类的观察表明：由壅塞症、盲袢综合征或憩室病所致的菌群失衡可导致药物更快的代谢和吸收。

如将硫酸亚铁与 SASP 同时服用可导致血中 SASP 含量的下降。这是由于 SASP 与铁离子螯合，从而干扰了铁的吸收。

此外，SASP 还可加强抗凝剂、口服降糖药和保太松类的作用。SASP 而非 SP 或 5-ASA 还可竞争性地抑制叶酸轭合酶来抑制叶酸的吸收。考来烯胺与 SASP 联用会妨碍后者在肠道的吸收。同时服用 SASP 及地高辛，可使后者的生物利用度减少 25%。

（4）SASP 的主要不良反应及其处置：文献报道在治疗 IBD 过程中，SASP 不良反应的发生率为 20% ~ 45%。今将其主要不良反应及其处置列于表 3-1。

表 3-1　SASP 的主要不良反应及其处置

不良反应	处置
恶心、呕吐、腹痛	停用 SASP 1 ~ 2 周，以 0.125 g/d 重新开始再服一周，然后，每周增加 0.125 g，直至 2 g/d 的维持量
头痛	
网状细胞增多	当网状细胞增多时，必须追踪观察 2 个月

不良反应	处置
明显的溶血	停用 SASP
皮疹	如只限于局部且无全身症状，停药 1 ~ 2 周，然后自小剂量开始重新应用。抗组织胺药可有帮助，如伴发热或全身化趋势则停药，查全血细胞计数及肝功能试验
肉芽肿	停用 SASP
肝损害	停用 SASP
肺损害	停用 SASP
哮喘性支气管炎	
嗜伊红细胞性肺炎	
亚急性纤维素性肺泡炎	
男性不育	停用 SASP

（二）肾上腺皮质激素

肾上腺皮质激素（简称激素）是治疗急性期、重型或暴发型 UC 的首选药物，而泼尼松则是最常应用的激素类型。其作用机制是激素有助于控制炎症、抑制自身免疫过程、减轻中毒症状。具体剂量、用药途径和疗程依病变部位、范围及严重程度而定。

1. 直肠炎

如炎症只局限于直肠且硬式乙状结肠镜可以界定其上限时，可局部应用激素治疗，亦常与口服 SASP 联用。栓剂或泡腾剂最为理想。但有的病例无效，其中有些严重病例须静脉点滴激素或做外科手术。

2. 轻型发作

轻型发作是指每天腹泻少于四次，伴有或不伴有血便，无全身症状而炎症范围超出直肠以外的病例。此类病例同时口服激素及激素保留灌肠。疗程至少需 3 ~ 4 周，如病情缓解，再用 3 ~ 4 周后可将泼尼松减量。如在疗程中或减量期中病情恶化，应按中度发作处理甚至住院静脉输液治疗。

3. 中型发作

中型发作的表现介于轻、重型发作之间。每天腹泻超过四次但一般状况好，无全身症状。这类患者也需在口服泼尼松龙（40 mg/d）的同时给予激素灌肠治疗。第二周口服激素剂量减至 30 mg/d、第三周减至 20 mg/d 维持 1 个月。此疗法可令大多数患者达到缓解。如患者未获缓解，则应住院、按重型发作治疗。

4. 重型发作

此型发作的表现为伴有全身症状的严重发作（伴发热、心动过速、贫血、低蛋白血症或血沉增快等）。重型患者均须住院治疗，可在输液的同时加用激素（氢化可的松 400 mg 或甲泼尼龙 64 mg/d），并加用局部灌肠治疗（氢化可的松 100 mg 加于 100 mL 生理盐水中保留灌肠，1 日两次）。静脉输液期间除饮水外，禁用其他食物，但营养不良者需给静脉高营养。

尽管静滴氢化可的松对严重发作是有效的，但仍有四分之一患者需做紧急结肠切除术。Rosenberg 等用冲击剂量的甲泼尼龙连续治疗了 20 例重型发作的患者，每人每天接受甲泼尼龙 1000 mg，第四天起按重型发作的维持剂量给药，结果这些病例的结肠切除率仍为 40%。

与安慰剂相比，无论泼尼松（50 mg/d×1 年）或泼尼松龙（15 mg/d×6 个月）均未显示其维持缓解的作用，因此，肾上腺皮质激素无需用作维持治疗。

（三）免疫抑制剂

由于多数 UC 病例可用 SASP 和（或）肾上腺皮质激素治愈，外科手术对 UC 的疗效也很好，所以临床医生并不经常使用免疫抑制剂来治疗 UC。但若遇到下列情况则可考虑使用免疫抑制剂：①疾病转为慢性且经激素和 SASP 治疗无效者；②出现激素的不良反应如高血压、骨质疏松、糖尿病和精神病时；③激素剂量 > 15 mg/d，用药超过 6 个月而仍未获缓解者；④直肠 – 乙状结肠炎患者对常规口服和局部治疗［SASP、5–ASA 和（或）激素］无效者。

免疫抑制剂如 6–MP、硫唑嘌呤、氨甲蝶呤可使 70% 的 UC 获得缓解，一旦达到缓解，这类药物须维持治疗 2 ~ 3 年。

（四）其他药物

鉴于复发性 UC 患者常有主细胞数量的增加，有人提出主细胞稳定剂——色甘酸钠可有治疗作用，但还未被公认。

七、外科治疗

切除病变的结肠或直肠可治愈大多数的 UC。为此患者须经受一定的手术风险。十余年前几乎没有术式选择的余地，多主张行"短路"手术，认为这种手术操作简单，对患者打击小，效果同样可靠。但经长期随诊观察发现这类"短路"手术不仅会引起"盲袢综合征"，而且多数在术后复发。今天，已有多种术式开展成功，临床上可根据病变性质、范围、病情及患者全身情况加以选择。

（一）手术指征

（1）肠穿孔或濒临穿孔。

（2）大量或反复严重出血。

（3）肠狭窄并发肠梗阻。

（4）癌变或多发性息肉。

（5）急性结肠扩张内科治疗 3 ~ 5 天无效。

（6）结肠周围脓肿或瘘管形成。

（7）活检显示有增生不良。

（8）长期内科治疗无效，影响儿童发育。

（二）术前准备

1. 全面的斟酌

在过去的数十年中，外科治疗 UC 的方式比较恒定，患者多需接受并非情愿的回肠造口术。至今，直肠结肠切除术与末端回肠造口术仍是 UC 外科治疗中最常应用的方法。

医生在与患者谈论手术问题时，首先要取得患者的信任。向患者详细介绍回肠造口术的相关资料，以求最大限度地增强病家对这一造口术的心理承受能力。一般来讲，术前病情越紧急、病体越虚弱者，其心理承受力越强。如有可能，向患者提供图解资料并安排患者与性别相同、年龄相近、康复较好的回肠造口病友会面。

尽管做了这些努力，仍有些患者不愿或拒绝外科手术。此时有两种选择：①节制性回肠造口术；②盆腔内贮藏的回肠 - 肛门吻合术。明智的做法是在外科会诊前将这两种选择余地告知患者。患者可能对手术提些问题，诸如他本人将做的外科手术效果如何？工作及生活是否受限？以及可能出现哪些并发症等。医生所做的答复可能因人而异，Victor 的意见是应当告诉患者，术后伤口愈合不良、阳痿及某些回肠造口术的并发症可能出现。

2. 全身的准备

有贫血时可输全血或红细胞来纠正。电解质紊乱也需纠正。结肠炎急性发作时可发生严重的低钾血症。低白蛋白血症则反映了慢性营养不良状态或继发于急性暴发型结肠炎所致的大量蛋白的渗出。术前输注白蛋白可恢复正常水平，也可考虑给予全胃肠道外高营养（TPN）。TPN 适用于严重营养不良有可能帮助患者渡过急性发作的险关并于术前改善患者的一般情况，凝血障碍可用维生素 K 纠正。

如果患者已用皮质类固醇半年以上，术前或术后仍需使用。

抗生素可注射和口服同时应用。术前日，于下午 1 点、2 点和晚上 10 点钟各服红霉素及新霉素 1 g。对需氧或厌氧的革兰阴性杆菌敏感的抗生素，应于术前即刻静脉滴注并维持到 24 h 之后，如发生手术污染，抗生素应延长到 5 天以上。实践证实，联用妥布霉素与氯、林可霉素或甲硝唑特别有效。

判断结肠炎的活动性可用导泻法。在某些病例中，小剂量（100 mL）枸橼酸镁或 10%甘露醇常能较好耐受。

术前安排 2 ~ 3 天的要素或半要素饮食也有一定的价值。

3. 造口处的标记

对将做回肠造口术者应于术前做好腹壁造口处的标志。定位是否得当关系到患者能否长期恢复工作，因此可视为决定手术是否成功的关键。Frank 主张切口位置选定于左正中线旁为宜，此切口便于放置结肠造口袋。如切口过低或太靠外侧，会给回肠造口的照顾和功能带来严重问题。造口处应位于腹部脂肪皱襞的顶峰，并避开疤痕和皮肤的皱褶。

（三）手术方法

如果选择应根据患者年龄、病程、病变范围及患者意愿予以综合考虑。具体可供选择的术式如下。

1. 回肠造口术不做结肠切除或结肠－直肠切除术的单纯回肠造口术

目前已很少施行，因病变结肠仍在，大出血、穿孔、癌变和内瘘等并发症仍可发生。但在下列特殊情况下仍可采用：①患者营养不良而不可能实施全身或胃肠道高营养者，通过单纯回肠造口术可使结肠得到休整，为二期手术做准备；②作为中毒性巨结肠治疗程序中的一个步骤；③结肠炎性质未定，有逆转可能性者。但所有这些理由都存有争议。

2. 全直肠－结肠切除术及回肠造口术

这是目前治疗 UC 患者的标准术式之一。术后可消除所有的结肠症状、复发的威胁和癌变的危险并恢复健康，手术可选择最佳时机进行。Hawley 和 Ritchie 曾明确指出：从1974—1979 年间，他们所在的医院中没发生过一例术后死亡的事故。Victor 报道 108 例患者术后亦无一例死亡。然而，紧急手术却有较高的死亡率，尤其是在那些极少见过这种严重病例的医院，死亡率达 7%～15%。当患者情况允许时，可先行一期手术。对急腹症患者、极度虚弱患者或已做了次全结肠切除及回肠造口术的患者，可于数月后再做二期的直肠切除术，某些有经验的外科医师认为：即使在急症情况下，也能安全完成全直肠－结肠切除术：保留直肠所招致的不良影响更甚于疾病自身（存在着癌变的危险）。

虽尚无外科手术方法能有效地逆转肝胆或脊柱关节的并发症，但大多数病例，经直肠－结肠切除术后 UC 的肠外表现可以缓解。

全结肠切除术后回肠造口术的要点是切除病变肠管，远端闭合，取回肠末端于腹壁造瘘，形成永久性人工肛门。造口肠段的长度也很关键，应拉出皮肤表现 13.2 cm 长，这样当肠段顶端本身反折时在皮肤表面还留有 6.6 cm。这样反折可防止浆膜发炎，并保证回肠"乳头"有较多的组织突出腹壁，从而使回肠内容物排入回肠造口袋时不致污染皮肤。回肠造口袋用来收集肠内容物。

此简易装置不仅可防止术后皮肤发炎，还便于患者适应新的生活。

3. Koek 氏内囊袋手术

切除病变结肠，游离出一段带系膜的末端回肠，长约 45 cm，将近侧 30 cm 长肠管折叠，并在系膜对侧行浆肌层侧侧缝合。距缝合线 0.5 cm 纵行切开肠壁，然后行全层缝合，使成一单腔肠袋，再将远端 15 cm 长肠管向近端套叠，成一人工活瓣，使长约 5 cm，于其周围缝合固定瓣口，将内囊袋固定于壁腹膜上，其末端行腹壁造瘘。

这种术式的并发症主要与活瓣的机械结构有关。套叠而成的活瓣沿着肠系膜方向有滑动或脱出的倾向。由此可造成插管困难、失禁和梗阻。Goldman 等报道其平均发生率为

16.5%。自囊袋至腹壁皮肤的瘘管形成并不常见。罕见并发症有活瓣缺血性坏死、插管所致的囊袋穿孔等。非特异性回肠炎或"囊袋炎"可见于10%病例。其病因未明，可能与回肠停滞和厌氧菌过多增殖有关，经常做囊袋引流或口服抗生素可于4～7天消除炎症。手术死亡率不足2%。

并非所有内科治疗无效的UC均可接受这一手术。凡有精神病倾向者均不宜行此手术。次全结肠切除术伴回－肛肠内囊袋吻合术者也不宜做此手术，因为内囊袋周围的粘连会给继后的直肠切除术造成很大的困难。

据Gelernt报道，200例患者术后排便完全节制、轻微失禁和严重失禁率分别是94%、5.5%和0.5%。

4. 直肠黏膜剥脱、回－肛肠吻合术切除全部结肠及上三分之二直肠

保留5～8 cm一段直肠。在直肠黏膜与肌层之间，从上向下或自齿线向上将黏膜剥去，留下肌性管道，将游离的回肠（注意保留良好血运）在没有张力情况下自扩张的肛门拉出，与直肠肛管交界处的直肠黏膜残缘进行吻合。吻合旁放置引流管自会阴部戳创引出，然后进行腹壁回肠造瘘。术后2～4天拔去会阴部引流，术后10天行肛门扩张，并开始做肛门括约肌练习，每周一次，约3～6月后，回－肛肠吻合完全愈合，再关闭腹壁回肠造瘘口。

之所以将直肠黏膜剥脱，意在消除暴发型炎症和癌变的危险，这两种情况均可发生于回－肛肠吻合术后。而且，与保存肛管手术相比较，此术式可相应减轻某些持续存在的未完全消除的肠外表现。

Telander等报道了25例均行过暂时性回肠切开术者，效果极好者11例、良好者7例、尚可者3例、失败者3例。Peck氏报道术后效果优良者占56例中的87%，其中36例是UC患者。但Beart则积极赞同做一附加内囊袋手术。

此种术式的并发症有盆腔脓肿、出血、瘘管及括约肌障碍。

5. 直肠黏膜剥脱、回－肛肠内囊袋式吻合术

Parks等认为如将回肠、直肠缝合成内囊袋形，会有比回－结肠切除兼回－肛吻合术更理想的功能改善。具体方法是：全结肠切除、直肠黏膜剥脱后，游离回肠，将其末端折叠成S型，再将系膜对侧的三排折叠肠袢剪开，行侧侧吻合，形成S型内囊袋，长约6 cm，容量大约100 mL，游离端与肛管吻合。术后4～6周内囊袋扩张，平均容量约245 mL。

（四）术后护理

任何重要的肠管手术之后都有相似的护理常规。在肠功能恢复之前应予静脉输液并记录24 h出入量。肠蠕动恢复前应行胃肠减压术。回肠功能的恢复一般须2～4天，但仍须随时密切观察肠功能的状况。当有稀薄而淡蓝色流出物伴白色物质出现时，常提示着回肠或高位小肠梗阻。胃肠减压术应继续维持。术后抗生素治疗应维持24 h，如有术后感染，应延长应用抗生素5～7天。回－肛吻合术后的早期阶段可有腹泻，一般无须服药，但若

腹泻持续2~3天，则应想到反跳的因素，由此还可引起肠梗阻。

如术中包括直肠切除，则须保留尿管一周，提前拔管会引起尿潴留。拔除尿管的同时应做尿液细菌培养。对连续用类固醇激素的患者要安排一个减量方案，减药剂量和速度须参照术前用药情况。

做过Kock氏内囊袋手术者需特别护理。囊袋中须留置一导管，以利于术后48 h内每隔2 h用少量盐水冲洗囊腔。导管周围的固定缝线于术后第三天剪除，另附一护板将导管随体位固定，使患者更觉舒适。出院前教会患者如何做囊袋内插管，如何戴腿袋，以保证患者在行走中能得到满意的连续引流。

腹部造口处应安放一种Karaya橡胶垫并与一种清洁塑料袋相联结。安息香酊因可刺激皮肤而不宜使用。塑料造口袋应用简便、效果佳良。术后第6~7天开始学习造口的护理，经过3~4天学习，熟练掌握了造口护理的专门技术后始可出院回家。出院前最好能把造口医生的电话号码告诉患者，以便及时咨询。

八、预后

（一）长期预后

溃疡性结肠炎的长期预后取决于下列四种因素。

1. 病变部位

病灶较局限者预后较病灶广泛者为好。

2. 疾病活动性

本病活动程度各有不同（急性、重型、暴发型、慢性复发型、慢性持续型等），预后各异。即使非活动期，其潜在的癌变危险亦不容忽视。

3. 病程

患病时间长短除与临床类型有关外，还与患者营养状况、疗效、不良反应有关。此外病程长短也是决定应否手术的重要参考因素。

4. 疾病对患者的总体影响

这些影响包括患者参与社会、经济活动的能力、心理状态、家族史、患者对UC的适应能力以及生命质量等。

直肠炎或直肠－乙状结肠炎患者中90%以上的预后良好。这些患者病情稳定、很少或全无症状、无须连续治疗。另外的10%病例炎症扩散、波及全部结肠，其预后与全结肠型患者相似。

如将直肠炎与直肠－乙状结肠炎两组病例的预后相比较，就会发现前者的预后较后者略好。追踪观察还表明：即使大多数患者的预后良好，确定其中个例的预后仍有困难。

（二）生命质量

Edward等报道，在101例UC存活者中有69%可完全正常地生活，19%患者除经常到门诊就医外基本可以正常生活。晚近的一项来自克里夫兰医院的观察，分析了 308 例青少年起病的 UC 患者的生命质量，21% 健康状况良好，72% 健康状况尚可，7% 健康状况较差（生活不能自理、需连续服药治疗者常需要住院）。

Hendriekson 和 Binder 将随机选择的 122 例 UC 患者按年龄、性别配对分为两组，对其"社会性预后"进行比较。结果发现两组社会因素有许多相似之处（如婚姻状况、性问题、闲暇活动、创收能力等）。他们认为大多数 UC 患者能使自己适应病况，仅有少数患者丧失社会和职业上的活动能力。

（杨玉宇）

第二节　肠易激综合征

肠易激综合征（irritable bowel syndrom，IBS）是一种常见的、病因未明的功能性疾病。好发于中青年，女性多见。其突出的病理生理变化为肠运动功能异常和感觉过敏。临床上以腹痛或腹部不适伴排便习惯改变为特征。本征患者的生活质量明显低于健康人，耗费大量的医疗资源。近年来，本征病理生理、诊断与治疗均取得了长足进展。

一、流行病学

因本征目前仍然是根据症状及排除器质性病症来进行诊断，流行病学调查又多未用问卷的方式进行，故存在标准不统一、文化背景差异等方法学上的问题。有可能目前的流行病学数据存在一定的偏差，但学者们仍认为其还是能反映其基本的流行病学趋势。IBS 的流行病学特征有以下几方面。

（1）欧美等经济、文化发达地区发病率较高，达 8%～23%，而亚非等经济发展中地区较低为 5%～10%。

（2）中青年人好发，女性较男性更易罹患，唯有印度有报道男性多见。

（3）就社会经济情况而论，受教育程度高者、经济收入较高者为发病危险因素。在我国，城市人口的发病率高于农村。

（4）本征仅有少部分患者就医，就医率为 10%～50%。但在消化病专科门诊中 20%～40% 为 IBS 患者。

二、病因与发病机制

（一）病因

本征的病因不明。可能的高危因素有精神因素、应激事件、内分泌功能紊乱、肠道感染性病后、食物过敏、不良生活习惯等。

（二）发病机制

迄今，仍未发现 IBS 者有明显的形态学、组织学、血清学、病原生物学等方面的异常，但近来功能性磁共振及正电子体层扫描（PET）的研究发现，IBS 患者在脑功能代谢方面不同于对照组。

目前认为 IBS 的主要病理生理改变可归纳为胃肠动力异常和感觉功能障碍两大类。

1. 胃肠动力异常

迄今为止，一方面，已发现的 IBS 胃肠动力异常有多种类型，但没有一种见于所有的 IBS 患者，也没有一种能解释患者所有的症状。另一方面，部分患者在不同的时期可能出现不同的动力学异常。胃肠动力紊乱与 IBS 的临床类型有关。在便秘型 IBS 慢波频率明显增加；高幅收缩波减少；回－盲肠通过时间延长。而在腹泻型 IBS 则正好相反。

2. 感觉异常

IBS 感觉异常的研究是最近的热点之一。研究涉及末梢、脊神经直至中枢神经系统。IBS 直肠容量感觉检查的结果表明，患者对容量的感知、不适感觉的阈值均明显低于正常对照组。脊髓对末梢传入的刺激可能存在泛化、扩大化、易化的作用。功能性磁共振和正电子体层扫描（PET）的研究表明，IBS 患者脑前扣带回、前额叶及边缘系统的代谢活性明显高于对照组，而这些区域与感觉功能密切相关。

三、临床表现

本征起病隐匿，部分患者发病前曾有细菌性痢疾病史，少数患者幼年时可能有负性心理事件史。症状反复发作或慢性迁延，病程可长达数十年之久。本征虽可严重影响患者的生活质量，耗费大量的卫生资源，但对患者的全身健康状况却影响不大。精神因素、饮食不当、劳累等是症状发作或加重的常见原因。常见的临床表现为腹痛及排便习惯和粪便性状的异常。

（一）腹痛

腹痛多位于左下腹、下腹或脐周，不固定且定位不精确。其性质多为隐痛，程度较轻。也有呈绞痛、刺痛，程度较重者。腹痛几乎不发生在夜间入眠后。腹痛多发生在餐后或便前，排便或排气后腹痛可缓解或减轻。

（二）排便习惯及粪便性状改变

本征之排便习惯改变分便秘、腹泻、腹泻便秘交替三种类型。便秘者，多伴排便困难，其粪便干结成团块状，表面可附有黏液。腹泻者，一般每日排便 3～5 次，呈稀糊至稀水样。便秘腹泻交替者，可交替出现上述便秘腹泻的特征。

还有部分患者，在一次排便中，初起为干结硬便，随后为稀糊，甚至稀水样便。也有患者述伴有排便不尽感和排便窘迫感。

（三）其他症状

部分患者可有失眠、焦虑、抑郁、疑病妄想等精神症状或头昏、头痛等。但不会有贫血、消瘦、营养不良等全身症状。其他腹部症状还有腹胀、肠鸣、嗳气等。

（四）体征

本征无明显体征，多仅有腹痛相应部位的压痛，但绝无肌紧张和反跳痛。肠鸣音多正常或稍增强。

四、诊断与分型

目前，在临床实践中，IBS 的诊断仍然是建立在医生对症状评价的基础之上。但对伴有发热、体重下降、便血、贫血、腹部包块、血沉增快等报警征象者，应行相应检查，以排除器质性疾病。必须强调，对临床诊断或拟诊 IBS 的患者，无论有无报警征象。无论其对治疗的反应如何，都应随访，以排除潜在的器质性疾病。目前，国际上流行的诊断标准为 1999 年提出的罗马Ⅱ标准，但学者们仍然认为 Manning 标准和 Kruis 标准有一定价值。

（一）罗马Ⅱ标准

（1）在过去的 12 个月中，至少累计有 12 周（不是必须连续的）腹痛或腹部不适，并伴有以下 3 项症状中的 2 项：①腹痛或腹部不适在排便后缓解。②腹痛或腹部不适发生伴有粪便次数的改变。③腹痛或腹部不适发生伴有粪便性状的改变。

（2）以下症状不是诊断所必备，但属 IBS 的常见症状，这些症状越多则越支持 IBS 的诊断：①排便频率，异常，每日排便超过 3 次或每周排便少于 3 次。②粪便性状异常（块状 / 硬便或稀水样便）。③排便过程异常（费力、急迫感、排便不尽感）。④黏液便。⑤胃肠胀气或腹部膨胀感。

（3）缺乏可解释症状的形态学改变或生化异常。

（4）分型：根据临床症状，分为腹泻型（IBS–D）、便秘型（IBS–C）和腹泻便秘交替型（IBS–A）。分型诊断的症状依据如下。①每周排便少于 3 次。②每日排便超过 3 次。③块状或硬便。④稀便或水样便。⑤排便费力。⑥排便急迫感。

腹泻型：符合②、④、⑥项中之 1 项或以上，而无①、③、⑤项；或有②、④、⑥项中之 2 项或以上，可伴有①、⑤项中 1 项，但无③项。

便秘型：符合①、③、⑤项中之 1 项或以上，而无②、④、⑥项；或有①、③、⑤项中之 2 项或以上，可伴有②、④、⑥项中之 1 项。

腹泻便秘交替型：上述症状交替出现。

（二）Manning 标准

其标准包括以下 6 项内容。

（1）腹痛便后缓解。

（2）腹痛初起时排便频率增加。

（3）腹痛初起时排稀便。

（4）腹胀。

（5）黏液便。

（6）排便不尽感。

（三）Kruis 计分诊断标准

Kruis 计分诊断标准见表 3-2。

表 3-2　Kruis 计分诊断标准

临床表现	计分
（1）以腹痛，腹痛或排便异常为主诉就诊	+34
（2）上述症状反复发作或持续，大于 2 年	+16
（3）腹痛性质多样：烧灼样、刀割样、压迫感、钝痛、厌烦、剧痛或隐痛	+23
（4）便秘与腹痛交替	+14
（5）具有诊断其他疾病的阳性病史与体征	−47
（6）血沉 > 20 mm/h	−13
（7）WBC > 10×10^9/L	−50
（8）Hb：男 < 140 g/L，女 < 120 g/L	−98
（9）血便史	−98

注：总积分 ≥ 44 时可诊断 IBS。

五、治疗

IBS 治疗应强调综合治疗和个体化治疗的原则。治疗药物的选择主要在于能去除或阻止诱因；阻断发病机制的某个环节；纠正病理生理变化；缓解症状。

（一）一般治疗

建立相互信任的医患关系，教育患者了解本病的本质、特点及治疗等相关知识，是 IBS 治疗的基础。建立良好的生活习惯，是 IBS 治疗的第一步。

一般而言，IBS 者的食谱应清淡、易消化、含有足够的营养物质。应避免可能引起过敏的食物。便秘者，应摄入高纤维素食物。腹胀者应少摄取豆类等易产气的食品。

（二）按临床类型治疗

1. IBS-D 的治疗

可选用吸附剂蒙脱石散（商品名思密达）、药用炭等。5- 羟色胺 3（5-HT$_3$）受体抑制剂阿洛司琼对 IBS-D 有较好疗效，但伴发缺血性肠病的发生率较高，目前美国 FDA 仅限于在医师的严密观察下使用，此药尚未在我国上市。小檗碱和微生态制剂也可用于此型的治疗，但需更多的研究来评价其有效性。

应该强调，如无明显继发感染的证据，不应使用抗菌药物。洛派丁胺等止泻剂仅用于腹泻频繁、严重影响生活者，切忌大剂量、长期应用。匹维溴铵、曲美布汀对腹泻型或便秘型都有一定疗效。

2. IBS-C 的治疗

并非所有的泻剂都适合于便秘性 IBS 的治疗。大量的研究结果推荐用 5-HT$_3$ 受体部分激动剂替加色罗、渗透性或容积性泻剂来治疗 IBS-C。刺激性泻剂，特别是含蒽醌类化合物的中药，如大黄、番泻叶等，长期应用能破坏肠神经，不能长期使用。

临床研究表明替加色罗片 6 mg，每日 2 次，不仅对女性 IBS-C 有较好的疗效，而且对男性患者也是安全有效的。常用的渗透性泻剂有聚乙二醇 4000 和乳果糖，但部分患者可引起腹泻。容积性泻剂可用甲基纤维素等。

（三）对症治疗

1. 腹痛

腹痛是 IBS 最常见的症状，也是就诊的主要原因。匹维溴铵、曲美布汀这些作用于胃肠道平滑肌细胞膜上离子通道的药物对腹痛有较好疗效。替加色罗对 IBS-C 伴腹痛者效果较好，对以腹痛为主者也有一定疗效。抗胆碱能药阿托品、654-2 也可用于腹痛者，但不良反应较多。对顽固性腹痛，上述药物治疗效果不佳者，可试用抗抑郁药或行为疗法。

2. 腹胀

饮食疗法至关重要，应尽可能少摄入豆类、乳类等易产气的食品，摄入易消化的食物。有夜间经口呼吸者，应予以纠正。匹维溴铵、曲美布汀、替加色罗对这一症状也有一定疗效。微生态制剂也可选用，常用者有金双歧、双歧三联活菌、丽珠肠乐等。

3. 抗抑郁治疗

对有明显抑郁、焦虑、疑病等精神因素者，或是对其他治疗无明显疗效者，可行抗抑郁治疗。

临床较为常用者为三环类药物（如丙米嗪、阿米替林、多塞平、阿莫沙平等）及 5-羟色胺再摄取抑制剂（如氟西汀、帕罗西汀等）。此类药物缓解 IBS 症状起效较慢，多在 1～2 周以后起效，故在施行此疗法前，应与患者沟通，说明用药的必要性，取得患者的信赖，增加其依从性，对于长期失眠的患者，可给予催眠、镇静治疗。

（杨玉宇）

第三节　克罗恩病

克罗恩病（Crohn's disease，CD）是一种贯穿肠壁各层的慢性增殖性、炎症性疾病，可累及从口腔至肛门的各段消化道，呈节段性或跳跃式分布，但好发于末端回肠、结肠及肛周。临床以腹痛、腹泻、腹部包块、瘘管形成和肠梗阻为主要特征，常伴有发热、营养障碍以及关节、皮肤、眼、口腔黏膜、肝脏等的肠外表现。

本病病程迁延，有终身复发倾向，不易治愈。任何年龄均可发病，20～30岁和60～70岁是2个高峰发病年龄段。无性别差异。

本病在欧美国家多见。近10多年来，日本、韩国、南美发现本病发病率在逐渐升高。我国虽无以人群为基础的流行病学资料，但病例报道却在不断增加。

一、病因

病因尚未明了，发病机制亦不甚清楚，推测是由肠道细菌和环境因素作用于遗传易感人群，导致肠黏膜免疫反应过高。

（一）遗传因素

传统流行病学研究显示：①不同种族CD的发病率有很大的差异；②CD有家族聚集现象，但不符合简单的孟德尔遗传方式；③单卵双生子中CD的同患率高于双卵双生子；④CD患者亲属的发病率高于普通人群，而患者配偶的发病率几乎为零；⑤CD与特纳综合征、海－普二氏综合征及糖原贮积病Ⅰb型等罕见的遗传综合征有密切的联系。

上述资料提示该病的发生可能与遗传因素有关。进一步的全基因组扫描结果显示易感区域分布在第1、3、4、5、6、7、10、12、14、16、19及X号染色体上，其中16、12、6、14、5、19及1号染色体被分别命名为IBD1-7，候选基因包括CARD15、DLG5、SLC22A4和SLC22A5、IL-23R等。

目前，多数学者认为CD符合多基因病遗传规律，是许多对等位基因共同作用的结果。具有遗传易感性的个体在一定环境因素作用下发病。

（二）环境因素

在过去的半个世纪里，CD在世界范围内迅速增长，不仅发病率和流行情况发生了变化，患者群也逐渐呈现低龄化趋势，提示环境因素对CD易患性的影响越来越大。研究显示众多的环境因素与CD密切相关，有的是诱发因素，有的则起保护作用，如吸烟、药物、饮食、地理和社会状况、应激、微生物、肠道通透性和阑尾切除术。目前只有吸烟被肯定与CD病情的加重和复发有关。

（三）微生物因素

肠道菌群是生命所必需，大量微生物和局部免疫系统间的平衡导致黏膜中存在大量的炎症细胞，形成"生理性炎症"现象，有助于机体免受到达肠腔的有害因素的损伤。这种免疫平衡有赖于生命早期免疫耐受的建立，遗传易感性等因素可致黏膜中树突状细胞、Toll样受体（TLRs）、T效应细胞等的改变而参与疾病的发生与发展。小肠腺隐窝潘氏细胞和其分泌产物（主要为防御素）对维持肠道的内环境的稳定起着重要作用，有研究指出CD是一种防御素缺乏综合征。

多项临床研究亦支持肠道菌群在CD的发病机制中的关键环节，如一项研究显示小肠病变的CD患者切除病变肠段后行近端粪便转流可预防复发，而将肠腔内容物再次灌入远端肠腔可诱发炎症

（四）免疫因素

肠道免疫系统是CD发病机制中的效应因素，介导对病原微生物反应的形式和结果。CD患者的黏膜T细胞对肠道来源和非肠道来源的细菌抗原的反应增强，前炎症细胞因子和趋化因子的产生增多，如IFN-γ、IL-12、IL-18等，而最重要的是免疫调节性细胞因子的变化。CD是典型的Th1反应，黏膜T细胞的增殖和扩张程度远超过溃疡性结肠炎，而且对凋亡的抵抗力更强。

最近有证据表明CD不仅与上述继发免疫反应有关，也可能有天然免疫的严重缺陷。如携带NOD2变异的CD患者，其单核细胞对MDP和TNF-α的刺激所产生的IL-1β和IL-8显著减少。这些新发现表明CD患者由于系统性的缺陷导致了天然免疫反应的减弱，提示他们可能同时存在天然免疫和继发性免疫缺陷，但两者是否相互影响或如何影响仍不清楚。

二、临床表现

克罗恩病以透壁性黏膜炎症为特点，常导致肠壁纤维化和肠梗阻，穿透浆膜层的窦道造成微小的穿孔和瘘管。

克罗恩病可累及从口至肛周的消化道的任一部位。近80%的患者小肠受累，通常是回肠远端，且1/3的患者仅表现为回肠炎；近50%的患者为回结肠炎；近20%的患者仅累及结肠，尽管这一表型的临床表现与溃疡性结肠炎相似，但大约一半的患者无直肠受累；小部分患者累及口腔或胃十二指肠；个别患者可累及食管和近端小肠。

克罗恩病因其透壁性炎症及病变累及范围广泛的特点，临床表现较溃疡性结肠炎更加多样化。克罗恩病的临床特征包括疲乏、腹痛、慢性腹泻、体重下降、发热、伴或不伴血便。约10%的患者可无腹泻症状。儿童克罗恩病患者常有生长发育障碍，而且可能先于其他各种症状。部分患者可伴有瘘管和腹块，症状取决于病变的部位和严重程度。

许多患者在诊断前多年即表现出各种各样的症状。研究显示，患者在诊断为克罗恩病前平均7.7年即已出现类似于肠易激综合征的各种非特异性消化道症状，而病变局限于结肠者从出现症状到获得诊断的时间最长，平均4.9~11.4年。

1. 回肠炎和结肠炎

腹泻、腹痛、体重下降、发热是大多数回肠炎、回结肠炎和结肠型克罗恩病患者的典型的临床表现。腹泻可由多种原因引致，包括分泌过多、病变黏膜的吸收功能受损、回肠末端炎症或切除所致胆盐吸收障碍、回肠广泛病变或切除所致脂肪泻。小肠狭窄部位的细菌生长过度、小肠结肠瘘、广泛的空肠病变亦可导致脂肪泻。回肠炎患者常伴有小肠梗阻和右下腹包块；局限于左半结肠的克罗恩病患者可出现大量血便，症状类似溃疡性结肠炎。

2. 腹痛

不论病变的部位何在，痉挛性腹痛是克罗恩病的常见症状。黏膜透壁性炎症所致纤维性缩窄导致小肠或结肠梗阻。病变局限于回肠远端的患者在肠腔狭窄并出现便秘、腹痛等早期梗阻征象前可无任何临床症状。

3. 血便

尽管克罗恩病患者常有大便潜血阳性，但大量血便者少见。

4. 穿孔和瘘管

透壁的炎症形成穿透浆膜层的窦道，致肠壁穿孔，常表现为急性、局限性腹膜炎，患者急起发热、腹痛、腹部压痛及腹块。肠壁的穿透亦可表现为无痛性的瘘管形成。瘘管的临床表现取决于病变肠管所在位置和所累及的邻近组织或器官。胃肠瘘常无症状或腹部包块；肠膀胱瘘将导致反复的复杂的泌尿道感染，伴有气尿；通向后腹膜腔的瘘管可导致腰大肌脓肿和（或）输尿管梗阻、肾盂积水；结肠阴道瘘表现为阴道排气和排便；另外还可出现肠皮肤瘘管。

5. 肛周疾病

约 1/3 的克罗恩病出现肛周病变，包括肛周疼痛、皮赘、肛裂、肛周脓肿及肛门直肠瘘。

6. 其他部位的肠道炎症

临床表现随病变部位而异。如，口腔的阿弗他溃疡或其他损伤致口腔和牙龈疼痛；极少数患者因食管受累而出现吞咽痛和吞咽困难；约 5% 的患者胃、十二指肠受累，表现为溃疡样病损、上腹痛和幽门梗阻的症状；少数近端小肠病变的患者可出现类似口炎样腹泻的症状并伴有脂肪吸收障碍。

7. 全身症状

疲乏、体重下降和发热是主要的全身症状。体重下降往往是由于患者害怕进食后的梗阻性疼痛而减少摄入所致，亦与吸收不良有关。克罗恩病患者常出现原因不明的发热，发热可能是由于炎症本身所致，亦可能是穿孔后并发肠腔周围的感染。

8. 并发症

克罗恩病的并发症包括局部并发症、肠外并发症及吸收不良相关的并发症。

（1）局部并发症：与炎症活动性相关的并发症包括肠梗阻、大出血、急性穿孔、瘘管和脓肿的形成、中毒性巨结肠。CT 是检出和定位脓肿的主要手段，并可在 CT 的引导下对脓肿进行穿刺引流及抗生素的治疗。

（2）肠外并发症：包括眼葡萄膜炎和巩膜外层炎；皮肤结节性红斑和脓皮坏疽病；大关节炎和强直性脊柱炎；硬化性胆管炎；继发性淀粉样变，可导致肾衰竭；静脉和动脉血栓形成。

（3）吸收不良综合征：胆酸通过肠肝循环在远端回肠吸收，回肠严重病变或已切除将导致胆酸吸收障碍。胆酸吸收不良影响结肠对脂肪及水、电解质的吸收而产生脂肪泻或水样泻；小肠广泛切除后所致短肠综合征亦可引起腹泻。胆酸吸收不良致胆酸和胆固醇比例失调，胆汁更易形成胆石。脂肪泻可致严重的营养不良、凝血功能障碍、低血钙及抽搐、骨软化症、骨质疏松。

克罗恩病患者易发生骨折，且与疾病的严重度相关。骨质的丢失主要与激素的使用及体能活动减少、雌激素不足等所致维生素、钙的吸收不良有关。脂肪泻和腹泻可促进草酸钙和尿酸盐结石的形成。维生素 B_{12} 在远端回肠吸收，严重的回肠病变或回肠广泛切除可导致维生素 B_{12} 吸收不良产生恶性贫血。因此，应定期监测回肠型克罗恩病及回肠切除术后患者的血清维生素 B_{12} 水平，根据维生素 B_{12} 吸收试验的结果决定患者是否需要终身给予维生素 B_{12} 的替代治疗。

（4）恶性肿瘤：与溃疡性结肠炎相似，病程较长的结肠型克罗恩病患者罹患结肠癌的风险增加。克罗恩病患者患小肠癌的比率亦高于普通人群。有报道称，克罗恩病患者肛门鳞状细胞癌、十二指肠肿瘤和淋巴瘤的比率增加，但是 IBD 患者予硫唑嘌呤或 6-MP 治疗后罹患淋巴瘤的风险是否增加则尚无定论。

三、辅助检查

1. 常规检查

全血细胞计数常提示贫血；活动期白细胞计数增高。血清蛋白常降低。粪便隐血试验常呈阳性。有吸收不良综合征者粪脂含量增加。

2. 抗体检测

炎症性肠病患者的血清中可出现多种自身抗体。其中一些可用于克罗恩病的诊断和鉴别诊断。抗 OmpC 抗体阳性提示可能为穿孔型克罗恩病。抗中性粒细胞胞浆抗体（P-ANCA）和抗啤酒酵母菌抗体（ASCA）的联合检测用于炎症性肠病的诊断、克罗恩病和溃疡性结肠炎的鉴别诊断。

3. C- 反应蛋白（CRP）

克罗恩病患者的 CRP 水平通常升高，且高于溃疡性结肠炎的患者。CRP 的水平与克罗恩病的活动性有关，亦可作为评价炎症程度的指标。

CRP 的血清学水平有助于评价患者的复发风险，高水平的 CRP 提示疾病活动或合并细菌感染，CRP 水平可用于指导治疗和随访。

4. 血沉（ESR）

ESR 通过血浆蛋白浓度和血细胞压积来反映克罗恩病肠道炎症，精确度较低。ESR 虽然可随疾病活动而升高，但缺乏特异性，不足以与 UC 和肠道感染鉴别。

5. 回结肠镜检查

对于疑诊克罗恩病的患者，应进行回肠结肠镜检查和活检，观察回肠末端和每个结肠段，寻找镜下证据，是建立诊断的第一步。克罗恩病镜下最特异性表现是节段性改变、肛周病变和卵石征。

6. 肠黏膜活检

其目的通常是为进一步证实诊断而不是建立诊断。显微镜下特征为局灶的（不连续的）慢性的（淋巴细胞和浆细胞）炎症和斑片状的慢性炎症，局灶隐窝不规则（不连续的隐窝变形）和肉芽肿（与隐窝损伤无关）。回肠部位病变的病理特点除上述各项外还包括绒毛结构不规则。如果回肠炎和结肠炎是连续性的，诊断应慎重。"重度"定义为：溃疡深达肌层，或出现黏膜分离，或溃疡局限于黏膜下层，但溃疡面超过 1/3 结肠肠段（右半结肠，横结肠，左半结肠）。

近 30% 的克罗恩病患者可见特征性肉芽肿样改变，但肉芽肿样改变还可见于耶尔森菌属感染性肠炎、贝赫切特氏病、结核及淋巴瘤，因此，这一表现既不是诊断所必需也不能用于证实诊断是否成立。

7. 胃肠道钡餐

胃肠道钡餐有助于全面了解病变在胃、肠道节段性分布的情况、狭窄的部位和长度。气钡双重造影虽然不能发现早期微小的病变，但可显示阿弗他样溃疡、了解病变的分布及范围、肠腔狭窄的程度、发现小的瘘管和穿孔。

典型的小肠克罗恩病的 X 线改变包括：结节样改变、溃疡、肠腔狭窄（肠腔严重狭窄或痉挛时可呈现"线样征"）、鹅卵石样改变、脓肿、瘘管、肠襻分离（透壁的炎症和肠壁增厚所致）。胃窦腔的狭窄及十二指肠节段性狭窄提示胃十二指肠克罗恩病。

8. 胃十二指肠镜

常规的胃十二指肠镜检查仅在有上消化道症状的患者中推荐使用。累及上消化道的克罗恩病几乎总是伴有小肠和大肠的病变。当患者被诊断为"未定型大肠炎"时，胃黏膜活检可能有助于诊断，局部活动性胃炎可能是克罗恩病特点。

9. 胶囊内镜

胶囊内镜为小肠的可视性检查提供了另一手段，可用于有临床症状、疑诊小肠克罗恩病、排除肠道狭窄、回肠末端内镜检查正常或不可行以及胃肠道钡餐或 CT 未发现病变的患者。

禁忌证包括胃肠道梗阻、狭窄或瘘管形成、起搏器或其他植入性电子设备及吞咽困难者。

10. 其他

当怀疑有肠壁外并发症时，包括瘘管或脓肿，可选用腹部超声、CT 和（或）MRI 进行检查。腹部超声是诊断肠壁外并发症的最简单易行的方法，但对于复杂的克罗恩病患者，CT 和 MRI 的精确度更高，特别是对于瘘管、脓肿和蜂窝织炎的诊断。

四、诊断及鉴别诊断

（一）诊断

克罗恩病的诊断主要根据临床、内镜、组织学、影像学和（或）生化检查的综合分析来确立诊断。患者具备上述的临床表现，特别是阳性家族史时应注意是否患克罗恩病。

详细的病史应该包括关于症状始发时各项细节问题，包括近期的旅行、食物不耐受、与肠道疾病患者接触史、用药史（包括抗生素和非甾体抗炎药）、吸烟史、家族史及阑尾切除史；详细询问夜间症状、肠外表现（包括口、皮肤、眼睛、关节、肛周脓肿或肛裂）。

体格检查时应注意各项反映急性和（或）慢性炎症反应、贫血、体液丢失、营养不良的体征，包括一般情况、脉搏、血压、体温、腹部压痛或腹胀、可触及的包块、会阴和口腔的检查以及直肠指检。测量体重，计算体重指数。

针对感染性腹泻的微生物学检查应包括艰难梭状芽孢杆菌。对有外出旅行史的患者可能要进行其他的粪便检查，而对于病史符合克罗恩病的患者，则不必再进行额外的临床和实验室检查。

完整的诊断应包括临床类型、病变分布范围及疾病行为、疾病严重程度、活动性及并发症。

（二）鉴别诊断

克罗恩病因其病变部位多变以及疾病的慢性过程，需与多种疾病进行鉴别。许多患者病程早期症状轻微且无特异性，常被误诊为乳糖不耐受或肠易激综合征。

1. 结肠型克罗恩病需与溃疡性结肠炎鉴别

克罗恩病通常累及小肠而直肠赦免，无大量血便，常见肛周病变、肉芽肿或瘘管形成。10%～15% 炎症性肠病患者仅累及结肠，如果无法诊断是溃疡性结肠炎还是克罗恩病，可诊断为未定型结肠炎。

2. 急性起病的新发病例

应排除志贺氏菌、沙门氏菌、弯曲杆菌、大肠杆菌及阿米巴等感染性腹泻。近期有使用抗生素的患者应注意排除艰难梭状芽孢杆菌感染，而使用免疫抑制剂的患者则应排除巨细胞病毒感染。应留取患者新鲜大便标本进行致病菌的检查，使用免疫抑制剂的患者需进行内镜下黏膜活检。

3. 其他

因克罗恩病有节段性病变的特点，阑尾炎、憩室炎、缺血性肠炎、合并有穿孔或梗阻的结肠癌均可出现与克罗恩病相似的症状。耶尔森菌属感染引起的急性回肠炎与克罗恩病急性回肠炎常常难以鉴别。

肠结核与回结肠型克罗恩病症状相似，常造成诊断上的困难，但以下特征可有助于鉴别。①肠结核多继发于开放性肺结核；②病变主要累及回盲部，有时累及邻近结肠，但病变分布为非节段性；③瘘管少见；④肛周及直肠病变少见；⑤结核菌素试验阳性等。对鉴别困难者，建议先行抗结核治疗并随访观察疗效。

淋巴瘤、慢性缺血性肠炎、子宫内膜异位症、类癌均可表现为与小肠克罗恩病难以分辨的症状及 X 线特征，小肠淋巴瘤通常进展较快，必要时手术探查可获病理确诊。

五、治疗

（一）治疗原则

克罗恩病治疗方案选择取决于疾病严重程度、部位和并发症。尽管有总体治疗方针可循，但必须建立以患者对治疗的反应和耐受情况为基础的个体化治疗。治疗目标是诱导活动性病变缓解和维持缓解。外科手术在克罗恩病治疗中起着重要的作用，经常为药物治疗失败的患者带来持久和显著的效益。

（二）药物选择

1. 糖皮质激素

迄今为止仍是控制病情活动最有效的药物，适用于活动期的治疗，使用时主张初始剂量要足、疗程偏长、减量过程个体化。常规初始剂量为泼尼松 40 ~ 60 mg/d，病情缓解后一般以每周 5 mg 的速度将剂量减少至停用。临床研究显示长期使用激素不能减少复发，且不良反应大，因此不主张应用皮质激素作长期维持治疗。

回肠控释剂布地奈德口服后主要在肠道起局部作用，吸收后经肝脏首关效应迅速灭活，故全身不良反应较少。布地奈德剂量为 3 mg/ 次，每日 3 次，视病情严重程度及治疗反应逐渐减量，一般在治疗 8 周后考虑开始减量，全疗程一般不短于 3 个月。

建议布地奈德适用于轻、中度回结肠型克罗恩病，系统糖皮质激素适用于中重度克罗恩病或对相应治疗无效的轻、中度患者。对于病情严重者可予氢化可的松或地塞米松静脉给药；病变局限于左半结肠者可予糖皮质激素保留灌肠。

2. 氨基水杨酸制剂

对控制轻、中型活动性克罗恩病患者的病情有一定的疗效。柳氮磺吡啶适用于病变局限于结肠者；美沙拉嗪对病变位于回肠和结肠者均有效，可作为缓解期的维持治疗。

3. 免疫抑制剂

硫唑嘌呤或巯嘌呤适用于对糖皮质激素治疗效果不佳或对糖皮质激素依赖的慢性活动性病例。加用该类药物后有助于逐渐减少激素的用量乃至停用，并可用于缓解期的维持治疗。剂量为硫唑嘌呤 2 mg/（kg·d）或巯嘌呤 1.5 mg/（kg·d），显效时间需 3 ~ 6 个月，维持用药一般 1～4 年。严重的不良反应主要是白细胞减少等骨髓抑制的表现，发生率约为 4%。

硫唑嘌呤或巯嘌呤无效时可选用氨甲蝶呤诱导克罗恩病缓解，有研究显示，氨甲蝶呤每周 25 mg 注射治疗可降低复发率及减少激素用量。氨甲蝶呤的不良反应有恶心、肝酶异常、机会感染、骨髓抑制及间质性肺炎。长期使用氨甲蝶呤可引起肝损害，肥胖、糖尿病、饮酒是肝损害的危险因素。使用氨甲蝶呤期间必须戒酒。

研究显示，静脉使用环孢素治疗克罗恩病疗效不稳定，口服环孢素无效。少数研究显示静脉使用环孢素对促进瘘管闭合有一定的作用。他可莫司和麦考酚吗乙酯在克罗恩病治疗中的疗效尚待进一步研究。

4. 生物制剂

英夫利昔是一种抗肿瘤坏死因子 - α（TNF-α）的单克隆抗体，其用于治疗克罗恩病的适应证包括：①中、重度活动性克罗恩病患者经充分的传统治疗，即糖皮质激素及免疫抑制剂（硫唑嘌呤、6-巯嘌呤或氨甲蝶呤）治疗无效或不能耐受者；②克罗恩病合并肛瘘、皮瘘、直肠阴道瘘，经传统治疗（抗生素、免疫抑制剂及外科引流）无效者。

推荐以 5 mg/kg 剂量（静脉给药，滴注时间不短于 2 h）在第 0、2、6 周作为诱导缓解，随后每隔 8 周给予相同剂量以维持缓解。原来对治疗有反应随后又失去治疗反应者可将剂量增加至 10 mg/kg。

对初始的 3 个剂量治疗到第 14 周仍无效者不再予英夫利昔治疗。治疗期间原来同时应用糖皮质激素者可在取得临床缓解后将激素减量至停用。已知对英夫利昔过敏、活动性感染、神经脱髓鞘病、中至重度充血性心力衰竭及恶性肿瘤患者禁忌使用。药物的不良反应包括机会感染、输注反应、迟发型超敏反应、药物性红斑狼疮、淋巴瘤等。

其他生物疗法还有骨髓移植、血浆分离置换法等。

5. 抗生素

某些抗菌药物如甲硝唑、环丙沙星等对治疗克罗恩病有一定的疗效，甲硝唑对有肛周瘘管者疗效较好。长期大剂量应用甲硝唑会出现诸如恶心、呕吐、食欲缺乏、金属异味、继发多发性神经系统病变等不良反应，因此仅用于不能应用或不能耐受糖皮质激素者、不愿使用激素治疗的结肠型或回结肠型克罗恩病患者。

6. 益生菌

部分研究报道益生菌治疗可诱导活动性克罗恩病缓解并可用于维持缓解的治疗，但尚需更多设计严谨的临床试验予以证实。

（三）治疗计划及治疗方案的选择

由于克罗恩病病情个体差异很大，疾病过程中病情变化也很大，因此治疗方案必须视疾病的活动性、病变的部位、疾病行为及对治疗的反应及耐受性来制定。

1. 营养疗法

高营养低渣饮食，适当给予叶酸、维生素 B_{12} 等多种维生素及微量元素。要素饮食在补充营养的同时还可控制病变的活动，特别适用于无局部并发症的小肠克罗恩病。完全胃肠外营养仅用于严重营养不良、肠瘘及短肠综合征的患者，且应用时间不宜过长。

2. 活动性克罗恩病的治疗

（1）局限性回结肠型：轻、中度者首选布地奈德口服 3 mg/ 次，每日 3 次。轻度者可予美沙拉嗪，每日用量 3 ~ 4 g。症状很轻微者可考虑暂不予治疗。中、重度患者首选系统作用糖皮质激素治疗，重症病例可先予静脉用药。有建议对重症初发病例开始即用糖皮质激素加免疫抑制剂（如硫唑嘌呤）的治疗。

（2）结肠型：轻、中度者可选用氨基水杨酸制剂（包括柳氮磺吡啶）。中、重度必须予系统作用糖皮质激素治疗。

（3）存在广泛小肠病变：该类患者疾病活动性较强，对中、重度病例首选系统作用糖皮质激素治疗。常需同时加用免疫抑制剂。营养疗法是重要的辅助治疗手段。

（4）根据治疗反应调整治疗方案。轻、中度回结肠型病例对布地奈德无效，或轻、中度结肠型病例对氨基水杨酸制剂无效，应重新评估为中、重度病例，改用系统作用糖皮质激素治疗。激素治疗无效或依赖的病例，宜加用免疫抑制剂。

上述治疗依然无效或激素依赖，或对激素和（或）免疫抑制剂不耐受者考虑予以英夫利昔或手术治疗。

3. 维持治疗

克罗恩病复发率很高，必须予以维持治疗。推荐方案有以下几点。

（1）所有患者必须戒烟。

（2）氨基水杨酸制剂可用于非激素诱导缓解者，剂量为治疗剂量，疗程一般为 2 年。

（3）由系统激素诱导的缓解宜采用免疫抑制剂作为维持治疗，疗程可达 4 年。

（4）由英夫利昔诱导的缓解目前仍建议予英夫利昔规则维持治疗。

4. 外科手术

内科治疗无效或有并发症的病例应考虑手术治疗，但克罗恩病手术后复发率高，故手术的适应证主要针对其并发症，包括完全性纤维狭窄所致机械性肠梗阻、合并脓肿形成或内科治疗无效的瘘管、脓肿形成。

急诊手术指征为暴发性或重度性结肠炎、急性穿孔、大量的危及生命的出血。

5. 术后复发的预防

克罗恩病术后复发率相当高，但目前缺乏有效的预防方法。预测术后复发的危险因素包括吸烟、结肠型克罗恩病、病变范围广泛（> 100 cm）、因内科治疗无效而接受手术治疗的活动性病例、因穿孔或瘘而接受手术者、再次接受手术治疗者等。

对于术后易复发的高危病例的处理：术前已服用免疫抑制剂者术后继续治疗；术前未用免疫抑制剂者术后应予免疫抑制剂治疗；甲硝唑对预防术后复发可能有效，可以在后与免疫抑制剂合用一段时间。建议术后 3 个月复查内镜，吻合口的病变程度对术后复发可预测术后复发。对中、重度病变的复发病例，如有活动性症状应予糖皮质激素及免疫抑制剂治疗；对无症状者予免疫抑制剂维持治疗；对无病变或轻度病变者可予美沙拉嗪治疗。

六、病程观察及处理

1. 病情观察要点

在诊治过程中应密切观察患者症状、体征、各项活动性指标和严重度的变化，以便及时修正诊断，或对病变严重程度和活动度做出准确的评估，判断患者对治疗的反应及耐受性，以便于调整治疗方案。

2. 疗效判断标准

临床将克罗恩病活动度分为轻度、中度和重度。大多数临床实验以患者克罗恩病活动指数（CDAI）大于 220 定义为活动性病变。现在更倾向于 CDAI 联合 CRP 高于 10 mg/L 来评价 CD 的活动。

"缓解"标准为 CDAI 低于 150，"应答"为 CDAI 指数下降超过 100。"复发"定义为：确诊为克罗恩病的患者经过内科治疗取得临床缓解或自发缓解后，再次出现临床症状，建议采用 CDAI 高于 150 且比基线升高超过 100 点。经治疗取得缓解后，3 个月内出现复发称为早期复发。复发可分为稀发型（≤ 1 次 / 年）、频发型（≥ 2 次 / 年）或持续发作型。

"激素抵抗"指泼尼松龙用量达到 0.75 mg/（kg·d）持续四周，疾病仍然活动者。"激素依赖"为下列两项符合一项者：①自开始使用激素起 3 个月内不能将激素用量减少到相当于泼尼松龙 10 mg/d（或布地奈德 3 mg/d），同时维持疾病不活动。②停用激素后 3 个月内复发者。在确定激素抵抗或依赖前应仔细排除疾病本身特殊的并发症。

"再发"定义为外科手术后再次出现病损（复发是指症状的再次出现）。"形态学再发"指手术彻底切除病变后新出现的病损。通常出现在"新"回肠末端和（或）吻合口，可通过内镜、影像学检查及外科手术发现。

"镜下再发"目前根据 Rutgeerts 标准评估和分级，分为：0 级，没有病损；1 级，阿弗他口疮样病损，少于 5 处；2 级，阿弗他口疮样病损，多于 5 处，病损间黏膜正常，或跳跃性的大的病损，或病损局限于回结肠吻合口（< 1 cm）；3 级，弥散性阿弗他口疮样回肠炎，并黏膜弥散性炎症；4 级，弥散性回肠炎症并大溃疡、结节样病变或狭窄。

"临床再发"指手术完全切除大体病变后，症状再次出现。"局限性病变"指肠道 CD 病变范围小于 30 cm，通常是指回盲部病变（小于 30 cm 回肠伴或不伴右半结肠），也可以是指孤立的结肠病变或近端小肠的病变。"广泛性的克罗恩病"肠道克罗恩病受累肠段超过 100 cm，无论定位于何处。这一定义是指节段性肠道炎症性病变的累积长度。

七、预后

本病以慢性渐进型多见，虽然部分患者可经治疗后好转，部分患者亦可自行缓解，但多数患者反复发作，迁延不愈，相当一部分患者在其病程中因并发症而需进行 1 次以上的手术治疗，预后不佳。发病 15 年后约半数尚能生存。急性重症病例常伴有毒血症和并发症，近期死亡率达 3% ~ 10%。近年来发现克罗恩病癌变的概率增高。

（杨玉宇）

第四节　肠梗阻

一、病因和发病机制

（一）病因

肠梗阻的分类不同，病因也不相同。机械性肠梗阻是指肠壁本身、肠腔内或肠管外的各种器质性病变造成肠腔狭窄或闭塞致使肠内容物通过受阻。动力性肠梗阻是指各种原因导致肠壁肌肉舒缩紊乱，失去蠕动能力，肠内容物不能有效排出而产生的梗阻，而肠壁本身并无解剖上的病变。

1. 机械性肠梗阻

（1）肠管外病因：①粘连与粘连带压迫，为最常见病因。包括既往手术造成的粘连，可引起肠折叠扭转而造成梗阻。②疝的嵌顿。如腹股沟斜疝、股疝的嵌顿。③肠外肿瘤或腹块压迫。

（2）肠腔内阻塞：由胆石、肠石、异物、蛔虫等引起，目前已少见。

（3）肠壁病变：包括先天性狭窄和闭孔畸形、炎症、肠套叠等。

2. 动力性肠梗阻

（1）麻痹性肠梗阻：可并发于腹部大手术后、电解质紊乱、全身性脓血症等。

（2）痉挛性肠梗阻：胆道炎症、神经系统功能紊乱均可引起肠管暂时性痉挛。

3. 缺血性肠梗阻

肠系膜动脉栓塞或血栓形成和肠系膜静脉血栓形成为主要病因。在肠腔阻塞时，肠壁因血管被压迫而引起缺血坏死，称为绞窄性肠梗阻。多因肠扭转、肠套叠、肠粘连等引起。

各种病因引起肠梗阻的频率随年代、地区、卫生条件等不同而不同，20 世纪 30 年代，嵌顿是引起肠梗阻的主要原因，随着医疗水平的提高，手术后粘连所致的肠梗阻发生率明显增加。

（二）发病机制

肠梗阻的主要病理生理改变为肠膨胀、体液和电解质的丢失及感染和毒血症。局部生理病理改变有肠蠕动增加，肠腔扩张，积气积液，肠壁充血水肿，通透性增加。全身病理生理改变有水、电解质丢失，感染、休克、心肺功能障碍等。

二、临床表现

（一）临床症状

1. 腹痛

腹痛是肠梗阻最先出现的症状。机械性肠梗阻发生时，腹痛表现为阵发性绞痛，是由梗阻部位以上的肠管强烈蠕动所引起，多位于腹中部，常突然发作，达到高峰后自行消失。有时可伴有肠鸣，可见到肠型和肠蠕动波。如果腹痛的间歇期不断缩短以致成为剧烈的持续性腹痛，则应警惕绞窄性肠梗阻的出现。

2. 呕吐

肠梗阻患者几乎都有呕吐，呕吐的程度和性质与梗阻程度和部位有密切关系。在梗阻早期，呕吐呈反射性，吐出物为食物或胃液，后期则为反流性呕吐。呕吐随梗阻部位高低而有所不同，一般是梗阻部位愈高，呕吐出现愈早、愈频繁。高位肠梗阻时，呕吐频繁，吐出物主要为胃及十二指肠内容物；低位梗阻时，呕吐出现迟而少，吐出物可呈粪样。结肠梗阻时，到晚期才出现呕吐，呕吐物如呈棕褐色或血性，是肠管血运障碍的表现。麻痹性肠梗阻时的呕吐物呈溢出性。

3. 腹胀

腹胀一般在梗阻发生一段时间后，为肠腔内积气积液所致，其程度与梗阻部位有关。高位小肠梗阻（是指发生于十二指肠或空肠的梗阻）由于频繁呕吐多无明显腹胀，低位小肠梗阻（主要指远端回肠的梗阻）或结肠梗阻的晚期常有显著的全腹膨胀。腹部隆起不均匀对称，是肠扭转等闭袢性肠梗阻的特点。

4. 肛门停止排气排便

完全性肠梗阻发生后，患者多不再排气、排便，但梗阻早期尤其高位肠梗阻，可因梗阻以下肠内尚残存粪便和气体，仍可自行或在灌肠后排出。某些绞窄性肠梗阻，如肠套叠、肠系膜血管栓塞或血栓形成，则可排出血性黏液样粪便。

5. 全身症状

一般无明显的全身症状，但呕吐频繁和腹胀严重者必有脱水。血钾过低者有疲软、嗜睡、乏力和心律失常等，伴有腹腔感染者，腹痛持续扩散至全身，同时伴有畏寒、发热、白细胞升高等感染和毒血症表现。

（二）体征

1. 全身体征

一般为急性痛苦面容，神志清楚；梗阻晚期或绞窄性肠梗阻可表现为唇干舌燥，眼窝内陷，尿少或无尿等明显缺水征。或血压下降、面色苍白、四肢发凉等中毒和休克征象。

2. 腹部体征

（1）腹部膨胀：多见于低位小肠梗阻的后期。闭袢性肠梗阻常有不对称的局部膨胀，而麻痹性肠梗阻则有明显的全腹膨胀。在腹部触诊之前，最好先做腹部听诊数分钟。

（2）肠鸣音（或肠蠕动音）亢进或消失：在机械性肠梗阻的早期，当绞痛发作时，在梗阻部位经常可听到肠鸣音亢进，如一阵密集气过水声。肠腔明显扩张时，蠕动音可呈高调金属音性质。在麻痹性肠梗阻或机械性肠梗阻并发腹膜炎时，肠蠕动音极度减少或完全消失。

（3）肠型和蠕动波：在慢性肠梗阻和腹壁较薄的病例，肠型和蠕动波特别明显。

（4）腹部压痛：常见于机械性肠梗阻，压痛伴肌紧张和反跳痛主要见于绞窄性肠梗阻，尤其是并发腹膜炎时。

（5）腹块：在成团蛔虫、胆结石、肠套叠或结肠癌所致的肠梗阻，往往可触到相应的腹块；在闭袢性肠梗阻，有时可能触到有压痛的扩张肠段。

三、辅助检查

（一）实验室检查

单纯性肠梗阻早期无明显改变。随病情发展可出现白细胞升高，中性粒细胞比例升高（多见于绞窄性肠梗阻），血红蛋白值、血细胞比容升高，尿比重也增高，电解质和酸碱失衡。肠血运障碍时，可含大量红细胞或隐血阳性。

（二）X线检查

一般在肠梗阻4～6 h，X线即可检查出肠内积气，立位或侧卧位透视或拍片，可见多数液平面及气胀肠袢。因部位不同X线表现也各有特点，如空肠黏膜环状皱襞可显示"鱼类骨刺"状，回肠黏膜则无此表现，结肠胀气位于腹部周边，显示结肠袋形。在怀疑肠套叠、乙状结肠扭转或结肠肿瘤时，可做钡剂灌肠或CT检查。

四、诊断及鉴别诊断

（一）诊断

典型的肠梗阻不难诊断，诊断要点有腹痛、腹泻、呕吐、肛门停止排气排便等主要症状，腹部检查可见肠型、压痛、肠鸣音亢进或消失等，X线透视可见肠腔明显扩张与多个液平面。

1. 症状

腹痛、腹胀、呕吐、肛门停止排气排便等。梗阻晚期出现唇干舌燥、皮肤弹性消失或者脉搏细速、面色苍白等中毒和休克征象。

2. 体征

机械性肠梗阻可见肠型和蠕动波。肠扭转时多不对称。麻痹性肠梗阻则腹胀均匀。可有压痛，肠鸣音亢进或消失。

（二）鉴别诊断

1. 胆囊炎

有时也会导致腹痛，腹痛一般是持续性，胆囊炎、胆结石腹痛的特点是可以放射到背部，肩膀会感觉不舒服，为胆囊炎、胆结石放射性疼痛，也会出现恶心、呕吐，做 B 超即可明确病因。

2. 胰腺炎

同样也有腹痛、恶心的症状，腹痛一般集中在上腹部偏左侧，血常规显示白细胞升高，淀粉酶也会升高。

3. 阑尾炎

会导致右下腹腹痛，与肠梗阻比较相似，通过 B 超即可明确诊断。

五、治疗

肠梗阻的治疗原则是根据梗阻的病因、性质、部位及患者的全身情况，矫正肠梗阻所引起的生理紊乱和解除梗阻。

梗阻的类型与治疗方案的选择密切相关，机械性梗阻多需要手术解除；单纯性机械性梗阻可先行保守治疗，无效或效果不佳时再行手术治疗；动力性梗阻则可以保守治疗。具体治疗方法有以下几种。

（一）基础疗法

胃肠减压是治疗肠梗阻的重要方法。通过减压可以减轻腹胀，有利于肠壁循环的恢复，避免吸入性肺炎的发生，改善局部病变和全身情况。

（二）纠正水电解质紊乱和酸碱失衡

不论手术治疗还是非手术治疗，纠正电解质紊乱是极其重要的措施，根据患者呕吐情况、缺水体征、血液浓缩程度、尿排量和比重确定所需容量和种类。一般成人症状较轻约需补液 1500 mL，明显呕吐者则需补液 3000 mL，而伴周围循环衰竭和低血压时应补 4000 mL 以上。但是在单纯性肠梗阻晚期和绞窄性肠梗阻时，尚需输给血浆、全血和血浆代用品，以补充丧失至肠腔或腹腔内的血浆和血液。

（三）控制感染和血中毒

肠梗阻发生时间长或绞窄时，肠壁和腹膜多有感染，应该应用抗肠道细菌，包括抗厌氧菌的抗菌药。还可根据症状应用镇静和解痉类药物。

（四）解除梗阻，恢复肠道功能

1. 非手术治疗

主要适用于单纯性机械性肠梗阻，麻痹性或痉挛性肠梗阻，蛔虫或粪块堵塞引起的肠梗阻，肠结核等炎症引起的不完全的肠梗阻，肠套叠早期等。除前面所述的基础治疗外，主要包括：中医中药治疗，口服或胃肠道灌注植物油，针刺疗法等，麻痹性肠梗阻如无外科情况可用新斯的明注射或腹部热敷芒硝等，肠套叠可用空气钡灌肠法使之复位。

2. 手术治疗

绝大多数的机械性肠梗阻需进行外科手术治疗，缺血性肠梗阻和绞窄性肠梗阻，及非手术治疗无效的，患者都应行手术治疗。

（杨玉宇）

第五节　嗜酸粒细胞性胃肠炎

嗜酸粒细胞性胃肠炎亦称嗜酸性胃肠炎，是一种少见病，以胃肠道的某些部位有弥散性或局限性嗜酸性粒细胞浸润为特征，常同时伴有周围血嗜酸粒细胞增多。

本病原因不明，可能与变态反应、免疫功能障碍有关。临床表现有上腹部痉挛性疼痛，可伴恶心、呕吐、发热或特殊食物过敏史。糖皮质激素治疗有效。青壮年多发，男女发病率基本相同，儿童少见。

一、病因

本病病因迄今未明，一般认为是对外源性或内源性过敏源的变态反应所致。近半数患者个人或家族有哮喘、过敏性鼻炎、湿疹或荨麻疹病史；部分患者的症状可由某些食物，如牛奶、蛋类、羊肉、海虾或某些药物，如磺胺、呋喃唑酮和吲哚美辛等诱发；某些患者摄食某些特异性食物后，血中 IgE 水平增高，并伴有相应的症状，因而认为本病与特殊食物过敏有关。

本病的发病机制尚不清楚，一般认为，某种特殊过敏源与胃肠敏感组织接触后，在胃肠壁内发生抗原 – 抗体反应，释放出组织胺类血管活性物质，引起胃肠黏膜充血、水肿、嗜酸粒细胞浸润及胃肠平滑肌痉挛和黏液分泌增加从而引起一系列胃肠症状。

二、临床表现

以黏膜和黏膜下层病变为主时，典型症状为脐周腹痛或肠痉挛、餐后恶心呕吐、腹泻和体重减轻。病变广泛时可出现小肠吸收不良、蛋白丢失性肠病、失血和贫血等全身表现。青少年期发病可导致生长发育迟缓，并可有闭经。

以肌层受累为主的典型临床表现为肠梗阻或幽门梗阻，出现相应的表现。偶尔嗜酸性粒细胞浸润食管肌层，引起贲门失弛缓症。

以浆膜层受累为主最少见，典型表现为腹水，腹水中可见大量嗜酸性粒细胞。

三、辅助检查

1. 血液检查

外周血嗜酸粒细胞增多。另外常可有缺铁性贫血，血浆清蛋白降低，血中 IgE 增高，血沉增快。

2. 粪便检查

粪便检查的主要意义在于除外肠道寄生虫感染。还可见到夏科–雷登结晶、大便隐血阳性，部分患者有轻到中度脂肪泻。

3. 腹水检查

呈渗出性腹水，白细胞数升高，嗜酸粒细胞比例明显升高。

4. X 线检查

本病 X 线表现缺乏特异性。约 40% 患者的 X 线表现完全正常。胃肠 X 线钡餐可见黏膜水肿、皱襞增宽，呈结节样充盈缺损，胃肠壁增厚，腔狭窄及梗阻征象。类似的表现也可见于 Whipple 病、淀粉样变性、蓝氏贾第鞭毛虫病、异型球蛋白血病、小肠淋巴管扩张。

5. CT 检查

CT 检查能发现胃肠壁增厚、肠系膜淋巴结肿大或腹水。

6. 内镜及活检

内镜及活检适用于黏膜和黏膜下层病变为主的嗜酸性胃肠炎。可选用胃镜、双气囊小肠镜或结肠镜。镜下可见黏膜皱襞粗大、充血、水肿、溃疡或结节；活检可从病理上证实有大量嗜酸粒细胞浸润，对确诊有很大价值。

为提高本病诊断准确性，活检组织至少 6 块，必要时反复内镜下活检。多数患者因此明确诊断。

内镜下活检对以肌层和浆膜层受累为主的患者价值不大，此类患者有时经手术病理证实。但对本病要掌握手术适应证，怀疑嗜酸性胃肠炎一般不行剖腹探查术来证实，只有为解除肠梗阻或幽门梗阻，或怀疑肿瘤存在时才进行手术。

7. 腹腔穿刺和腹腔镜

腹水患者必须行诊断性腹腔穿刺，腹水为渗出性，内含大量嗜酸性粒细胞。临床怀疑本病时必须做腹水涂片染色，以区别嗜酸性粒细胞和中性粒细胞。腹水中嗜酸性粒细胞增多也可见于血管炎、包虫囊破裂、淋巴瘤及长期腹膜透析的患者，应注意鉴别。

本病在腹腔镜下缺乏特异性表现，轻者仅有腹膜充血，重者可类似于腹膜转移癌。行腹腔镜的意义在于可进行腹膜活组织检查，以期得到病理诊断。

四、诊断及鉴别诊断

（一）诊断

嗜酸性胃肠炎主要根据临床表现、血象、放射学和内镜加活检病理检查的结果确诊。

常用的有两种诊断标准。

1. Talley 标准

（1）有胃肠道症状。

（2）组织病理学显示胃肠道有一个以上部位的嗜酸性粒细胞浸润，或有放射学结肠异常伴周围嗜酸性粒细胞增多。

（3）除外寄生虫感染和胃肠道外以嗜酸性粒细胞增多的疾病，如结缔组织病、嗜酸性粒细胞增多症、淋巴瘤、克罗恩病、原发性淀粉样变性、Men é trier 病等。

2. Leinbach 标准

（1）进食特殊食物后出现胃肠道症状和体征。

（2）外周血嗜酸性粒细胞增多。

（3）组织学证明胃肠道有嗜酸性粒细胞增多或浸润。

（二）鉴别诊断

1. 寄生虫感染

周围血嗜酸性粒细胞增多可见于钩虫、血吸虫、绦虫、囊类圆线虫所致的寄生虫病，各有其临床表现。

2. 胃肠道癌肿与恶性淋巴瘤

胃肠道癌肿与恶性淋巴瘤也可有周围血嗜酸性粒细胞增高，但属继发性，应有癌肿与淋巴瘤的其他表现。

3. 嗜酸性肉芽肿

嗜酸性肉芽肿主要发生于胃和大肠，小肠呈局限性肿块，病理组织检查为嗜酸性肉芽肿混于结缔组织基质中。过敏史少见，周围血中白细胞数及嗜酸性粒细胞数常不增加。

4. 嗜酸粒细胞增多症

嗜酸粒细胞增多症是病因未明的全身性疾病，除周围血嗜酸性粒细胞增高外，病变不仅累及肠道，还广泛累及其他实质器官，如脑、心、肺、肾等，其病程短，预后差，常在短期内死亡。

另外，还须与炎症性肠病、乳糜泻等鉴别。

五、治疗

（一）治疗原则

去除过敏源，抑制变态反应和稳定肥大细胞，达到缓解症状，清除病变的目的。

（二）治疗计划

1. 内科治疗

（1）饮食的控制：对于确定的或可疑的过敏食物或药物应立即停止使用。没有食物和药物过敏史者，可采取序贯法逐个排除可能引起致敏的食物，如牛奶、蛋类、肉类、海虾、麦胶制品及敏感的药物。

许多患者在从饮食中排除有关致病食物或药物后，腹部疼痛和腹泻迅速改善，特别是以黏膜病变为主的患者，效果更明显。

（2）糖皮质激素：对本病有良好疗效，多数病例在用药后 1 ~ 2 周症状即改善，表现为腹部痉挛性疼痛迅速消除，腹泻减轻和消失，外周血嗜酸性粒细胞降至正常水平。以腹水为主要表现的浆膜型患者在激素应用后 7 ~ 10 d 腹水完全消失。远期疗效也甚好。

个别病例激素治疗不能完全消除症状，加用硫唑嘌呤常有良好疗效（每日 50 ~ 100 mg）。一般应用泼尼松 20 ~ 40 mg/d，口服，连用 7 ~ 14 d 作为 1 疗程。也可应用相当剂量的地塞米松。

（3）色甘酸钠：系肥大细胞稳定剂，可稳定肥大细胞膜，抑制其脱颗粒反应，防止组织胺、慢反应物质和缓激肽等介质的释放而发挥其抗过敏作用。

色甘酸钠的用法为每次 40 ~ 60 mg，每日 3 次。也有用至 800 ~ 1200 mg/d。疗程从 6 周至 5 个月不等。

对糖皮质激素治疗无效或产生了较为严重的不良反应者可改用色甘酸钠治疗，作为前者的替代药物。

2. 手术治疗

一般不行手术治疗。有幽门梗阻或小肠梗阻经内科治疗无效时，可考虑行胃次全切除或肠段切除或胃肠吻合术。术后如仍有症状或嗜酸性粒细胞升高者，尚可应用小剂量泼尼松，5 mg 或 2.5 mg/d 口服，维持治疗一段时间。

六、预后

本病是一种自限性疾病，虽可反复发作，但长期随访未见恶变，多数预后良好。

（白 扬）

第六节 急性出血性坏死性肠炎

急性出血坏死性肠炎（acute hemorrhagic necrotizing enteritis）是小肠的节段性出血坏死性炎症，起病急骤，病情重。四季均可见散发病例，夏秋季高发，我国南方发病率较北方为高，青少年、儿童发病率较成年为高，男性患者较女性为多。

一、病因

本病病因不完全清楚，可能与发病有关的因素如下。

（一）感染因素

C 型产气荚膜杆菌（产生 B 毒素的 Welchii 杆菌）感染被认为与发病有关，国内一项

14例患者粪便培养报告7例中有 Welchii 杆菌。该菌为一种专性厌氧菌，其产生的 B 毒素可影响人体肠道的微循环，导致斑片状坏疽性肠道病变。另有部分患者的血及粪培养中发现有大肠杆菌等革兰阴性菌、葡萄球菌或链球菌，也可能与病程中的化脓性病变有关。

（二）胰蛋白酶减少或活性减低

实验证明，胰蛋白酶在防止本病发病中起重要作用，胰蛋白酶能降解 Welchii 杆菌产生的 B 毒素。某些影响胰蛋白酶的因素可诱发本病：①长期的低蛋白饮食肠道内的胰蛋白酶处于较低水平。②某些食物，如生甘薯，生大豆粉等含有耐热性胰蛋白酶抑制因子（heatstable trypsin inhibitors），大量进食此类食物可使胰蛋白酶活性降低。③肠内蛔虫感染可产生一种胰蛋白酶抑制物，据统计约 80% 的本病患者合并肠蛔虫病。

（三）饮食不当

进食被病原菌污染的肉食及由素食习惯突然改变为肉食为主时，肠道内的生态环境发生改变，易于 Welchii 杆菌繁殖并产生大量毒素而致病。

（四）变态反应

根据起病迅速，患者粪、血培养中未能确定专一的病原菌，肠道病变为肠末端小动脉壁内纤维素样坏死和嗜酸性粒细胞浸润，有学者认为本病的发病与变态反应有关。

二、病理

病变最易发生在空肠下段和回肠，也可累及十二指肠、结肠和胃。可单发或多发，病变常发生于肠系膜对侧缘，与正常组织界限清楚，呈节段性分布，多发者病变肠段为"跳跃式"。

病理改变主要为肠壁小动脉内类纤维蛋白沉着，血栓形成造成小肠坏死出血。病变始于黏膜层，表现为水肿，散在片状出血，溃疡形成，表面坏死覆盖灰绿色假膜，病灶周围有大量嗜酸性粒细胞、中性粒细胞及单个核细胞浸润，逐渐向肌层发展甚至累及浆膜层以至腹腔内有混浊的血性渗出。病变肠道增厚变硬，严重者可致肠溃疡穿孔造成腹膜炎。肠壁肌间神经丛营养不良。肠系膜水肿可有淋巴结肿大软化。肠道外器官有时也发生病变，常见肝脂肪变，脾、肺间质炎变，肺水肿，偶有肾上腺灶性坏死。

三、临床表现

本病起病急骤，病前多有不洁饮食史，主要表现为腹疼、腹胀、腹泻、便血及全身毒血症。

（一）腹疼

本病起病时首先表现为脐周及左上腹疼，渐遍及全腹，腹疼为绞痛，初为阵发性，渐至持续疼，阵发加剧。

（二）腹泻

随腹疼出现腹泻，初为糊样便，渐至黄水样便，每日排便数次至 10 余次，无里急后重。

（三）便血

腹泻中多有便血，为血水样，果酱样便，重者可有暗红色血块，血便中常混有腐烂组织，有恶臭味。出血量不等，重者每日可达数百毫升，便血时间持续不等，可间断发作，长者达 1 个月。部分患者腹疼不重，以血便为主，病情较轻者仅有少量便血或便潜血阳性。

（四）腹胀呕吐

腹疼后多有腹胀。恶心，呕吐频繁，呕咖啡样或血水样物，常混有胆汁，部分患者可呕出蛔虫。

（五）全身中毒症状

起病时可有寒战，发热，体温一般 38 ~ 39℃，少数可达 41 ~ 42℃，持续 4 ~ 7 d。全身不适，虚弱，重者有嗜睡、谵妄、抽搐、昏迷，出现中毒性休克。

（六）体格检查

腹胀，腹肌紧张，肠型可见，有时可触及压痛性腹块，腹部压痛明显，可有反跳痛，有腹水时可叩出移动性浊音，早期肠鸣音亢进，有肠麻痹及腹水时肠鸣减弱或消失。中毒性休克时精神淡漠，神志障碍，皮肤呈花斑样，肢端湿冷，血压下降。

（七）并发症

本病并发症可有麻痹性肠梗阻，肠穿孔，腹膜炎等。

四、辅助检查

外周血白细胞升高达（12 ~ 20）× 10^9/L，中性粒细胞增多伴核左移。便潜血阳性，细菌培养部分患者可有大肠杆菌、葡萄球菌、链球菌等生长，厌氧菌培养偶可发现产气荚膜杆菌。

X 光以平片检查为主，可见小肠扩张积气或液平面，肠坏死穿孔可有气腹征，急性期钡餐造影易致肠穿孔，应为禁忌。急性期后钡餐可见肠管狭窄，扩张，僵直，肠间隙增宽，蠕动减弱或痉挛，肠壁增厚，黏膜粗糙，可有肠囊肿样充气。

五、诊断及鉴别诊断

（一）诊断

可根据腹疼、便血、发热、休克等症状结合 X 光平片诊断。

（二）鉴别诊断

应与中毒性菌痢、急性 Crohn 病、急性阑尾炎、Meckel 憩室炎、阿米巴病、肠套叠、肠梗阻、过敏性紫癜等鉴别，本病常伴发蛔虫症，亦应注意鉴别。

六、治疗

本病主要采用内科治疗，结合中医治疗多可取得良效，必要时可行外科手术治疗。

（一）内科治疗

1. 症状治疗

（1）支持疗法：患者应卧床休息并禁食（中药不禁），症状明显好转时可逐渐过渡到流质饮食，软食以至普通膳食，进食的时机应根据病情适时选择，过早进食病情可能反复，过迟则会使病情迁延。禁食中为保证机体的需要，应补充足够的热量、水、电解质及维生素。静脉补充葡萄糖和生理盐水，一般每日儿童补液量为 80 ~ 100 mL/kg，成人 2500 ~ 3000 mL，补液量要根据丢失液体及失血加生理需要来决定。患者消耗较重，补液应以葡萄糖为主，占补液量的 2/3 ~ 3/4，必要时可加输血浆、水解蛋白、氨基酸制剂、脂肪乳剂等。经补液治疗每日尿量可达 1000 mL。便血严重及贫血时应输新鲜血，输血前可肌内注射苯海拉明 20 mg 防止输血反应。

（2）抗休克治疗：抢救休克是治疗成功的关键，应采取多种措施积极治疗。

①补液纠正有效循环血容量不足：可输注生理盐水，林格液等晶体液或羟甲淀粉，血浆，白蛋白及新鲜全血，原则上晶体和胶体液交替使用。输液速度应适当以防肺水肿。

②应用升压药：在补足血容量后如血压仍不升可考虑使用升压药。常用的升压胺类能增加心排血量，收缩外周小血管纠正休克。药物有间羟胺、多巴胺、去甲肾上腺素等，用药剂量、输液浓度及速度可依据病情和用药后血压情况来定。如同时存在酸中毒应及时纠正以提高血管对升压药的敏感性。

③应用胆碱能受体阻滞剂：胆碱能受体阻滞剂可扩张小动脉改善微循环灌注，升高血压纠正休克；同时还能解除平滑肌痉挛，减少肠黏膜缺血；缓解腹痛；稳定溶酶体膜减轻组织坏死程度。近年来有人主张大剂量使用。常用山莨菪碱（654-2）成人 20 mg，小儿 0.5 mg/kg 稀释后静脉滴注，根据病情于 5 ~ 20 分钟后可重复给药至皮肤花斑消失，肢端转温，血压回升时逐渐减量并延长给药间隔，疗效较好，不良反应为心率增快，青光眼患者忌用。前列腺增生者慎用。

④动脉输血：对中毒明显的顽固性休克或经输血补液及应用血管活性药物后血压仍不升高者可使用动脉输血。

⑤人工冬眠：可调整血管舒缩反应，减少氧的消耗，减少毒素吸收，稳定病情。可试用于烦躁、谵妄、高热患者，应注意呼吸抑制的不良反应。

⑥应用肾上腺皮质激素：激素能拮抗内毒素减轻毒血症；增强心肌收缩力，扩血管降

低外周循环阻力，抗休克；稳定溶酶体膜减少渗出，抑制炎症介质，抗变态反应。一般主张早期、大剂量经静脉短时间应用。常用氢化可的松儿童 4 ~ 8 mg/kg，成人 200 ~ 300 mg 或地塞米松儿童 1 ~ 2.5 mg 成人 5 ~ 10 mg 每日 1 次静滴，连用 3 ~ 5 d 休克控制后及时停药，肾上腺皮质激素有加重肠道出血和促发肠穿孔的危险，应予注意。

抗休克治疗中宜依血流动力学监测结果，如中心静脉压及动脉压来选择药物。在血压上升并稳定后可给呋塞米 40 mg 静注或 20% 甘露醇 250 mL 快速静滴（20 分钟内滴入）利尿，以防发生急性肾衰竭。

（3）纠正电解质、酸碱平衡失调：由于呕吐腹泻及禁食可出现低血钾和代谢性酸中毒，针对此二项治疗也很重要。

①补钾：肠液一般含 K^+ 30 mmol/L，严重腹泻是缺钾的重要原因。血 K^+ 由 4 mmol/L 降至 3 mmol/L 时机体失 K^+ 约 200 ~ 400 mmol，每日应补钾 3 ~ 5 g，血 K^+ 降至 2 mmol/L 时机体失 K^+ 量 400 ~ 800 mmol，每日应补钾 8 ~ 12 g。补钾时最好保证尿量在 1000 mL/d 以上，补钾浓度宜在 0.3% 以下，速度勿过快。肾功能不全者应慎重。宜用心电监护间接了解血钾情况。

②纠正酸中毒：可输注 5% 碳酸氢钠，根据酸中毒程度决定用量。在酸中毒伴低血钾时存在细胞内低钾，酸中毒纠正后 K^+ 转移至细胞内，加重低血钾，应注意及时补充。

（4）对症治疗：高热烦躁者可予解热镇静剂，物理降温或中药紫雪散；腹胀明显者，可用胃肠减压；便严重者可试用静脉注射对羧基苄胺，酚磺乙胺，巴曲酶及维生素 K 等，亦可试用凝血酶口服。腹疼明显者可注射山莨菪碱或配合针刺治疗。

2. 病因治疗

尽管确切的病因尚不清楚，针对可能的病因治疗临床上有效。

（1）抗感染：①抗生素治疗，本病发病与细菌感染有关，选用适当的抗生素可控制肠道内细菌，减轻病损，一般选用对革兰阴性菌敏感的抗生素。如氨苄西林每日 4 ~ 14 g；氯霉素儿童 30 ~ 50 mg/kg 成人 1 ~ 1.5 g；庆大霉素儿童 4000 ~ 8000 U/kg，成人 16 万 ~ 24 万 U；卡那霉素儿童 20 ~ 30 mg/kg，成人 1 ~ 1.5 g，多黏菌素 1 ~ 2.5 g，头孢唑啉，头孢噻肟，头孢曲松等亦可选用。甲硝唑对厌氧菌有较好抗菌作用，一般用 7.5 mg/kg 每日 4 次静脉滴注或 400 mg，每日 4 次口服，效果较好。抗生素治疗应早期、足量、联合使用，尽量静脉给药，一般选用二种作用机制不同的药物联用。使用中注意某些药物的过敏反应，耳、肾毒性及骨髓抑制等不良反应。②抗血清治疗，Welchii 杆菌感染与发病关系较密切，使用 Welchii 杆菌抗血清 42 000 ~ 85 000 U 静脉注射，有较好疗效。③驱虫治疗，本病合并蛔虫感染的患者很多，呕出蛔虫或粪中查到蛔虫卵者可加用驱虫药。如噻嘧啶每日 10 mg/kg 或哌嗪儿童 150 mg/kg 成人 3 ~ 3.5 g，与左旋咪唑 150 mg 每日 2 次联用，连服 2 d。

（2）胰蛋白酶治疗：胰蛋白酶浓度减低和（或）活性减低与发病有关，补充胰蛋白酶可降解 Welchii 杆菌产生的 B 毒素并可清除肠内坏死组织。可用胰蛋白酶 0.6 ~ 0.9 g 每日 3 次口服，重者另加 1000 U 每日 1 次，静脉滴注，对减轻病情有利。

（3）抗变态反应治疗：色苷酸钠通过抑制磷酸二酯酶使 cAMP 浓度增加，稳定肥大细胞膜，阻止肥大细胞脱颗粒，从而抑制组胺、5- 羟色胺、慢反应物质等过敏反应介质的释放，并选择性抑制 IgE 与过敏源结合，对Ⅱ型和Ⅲ型过敏反应有良好的预防及治疗作用。用量为 100 ~ 600 mg，每日 3 次。

3. 中医学治疗

近年来采用中西医结合治疗本病取得了很好的疗效。本病中医学属于肠痈热毒壅滞、热毒结腑范畴，在采用西药治疗的同时可根据不同征象，辨证施治。治则以清热解毒，凉血止血，通里攻下，补气摄血为主，方用黄连解毒汤，大承气汤，小承气汤，据证加减。病变后期则以健脾益气为主，方用竹叶石膏汤加减。亦可采用针刺治疗。

（二）外科治疗

一般内科中西医结合治疗即可，危重患者或内科治疗效果不著，病情加剧伴严重并发症时常需外科手术治疗。

1. 手术指征

（1）反复大量肠出血，经中西医结合治疗无效休克不能纠正。

（2）已有肠穿孔或严重腹胀经胃肠减压无效有肠穿孔危险。

（3）肠道毒素持续吸收出现败血症、感染性休克中西医结合治疗无效。

（4）腹膜炎有大量脓性血性腹水或腹腔脓肿需手术引流。

（5）不能排除其他需手术解决的急腹症。

对有明显指征者争取早期手术效果较好。

2. 手术方法

宜根据患者的全身情况及病变程度决定手术方法。

（1）以肠管充血、黏膜下出血为主，无肠坏死或肠穿孔者可用 0.25% 普鲁卡因做肠系膜局部封闭改善病变肠段微循环，促进肠蠕动。

（2）病变较重有范围局限的肠坏死，可做坏死肠段的彻底切除（切除范围应大于坏死范围），后行肠端端吻合。

（3）肠坏死病变广泛，肠穿孔者行肠段切除，穿孔修补或肠外置术，无法切除者行造口术，腹膜炎行相应处理。

（白　扬）

第七节　肠结核

一、病因

肠结核是由结核杆菌侵犯肠道引起的慢性特异性感染。本病在临床上已不多见，结核杆菌侵犯肠道主要是经口感染，主要是由人型结核杆菌引起，少数患者因饮用未经消毒的带菌牛奶而发生牛型结核杆菌感染。本病一般见于青壮年，可发生胃肠道的任何部位，好发部位为回盲部，其他侵犯的病变部位依序为升结肠、空肠、阑尾、十二指肠、胃、食管及直肠。

肠结核的高发年龄为 20～40 岁，占 60%～70%，男女之比约为 1：3。结核病主要发生在不发达国家和地区，特别是免疫力低下的人容易发病，近年随着艾滋病（AIDS）的流行，结核病的发病率在世界范围内均明显增加。

二、临床表现

（一）症状

1. 腹痛

多位于右下腹，反映了肠结核好发于回盲部。其次为上腹或脐周疼痛，是回盲部病变引起的牵涉痛，但体检仍可发现压痛点位于右下腹。疼痛多为隐痛或钝痛。有时进餐可诱发腹痛伴便意，排便后即有不同程度缓解，这是由于进餐引起胃回肠反射或胃结肠反射促发病变肠段痉挛或蠕动加强。并发肠梗阻时有腹绞痛。常位于右下腹或脐周，伴有腹胀，查体可见肠型与蠕动波，听诊时闻及肠鸣音亢进。

2. 腹泻与便秘

腹泻是溃疡型肠结核的主要临床表现之一。排便次数因病变严重程度和范围不同而异，一般每日 2～4 次，重者每日达 40 余次。不伴有里急后重。粪便呈糊样，一般不含黏液或脓血，重者含少量黏液、脓液，但便血少见。有时患者会出现腹泻与便秘交替，这与病变引起的胃肠功能紊乱有关。增生型肠结核多以便秘为主要表现。

3. 腹部肿块

主要见于增生型肠结核，当溃疡型肠结核并发局限性腹膜炎时，病变肠曲和周围组织粘连，或同时有肠系膜淋巴结结核，也可出现腹部肿块。肿块常位于右下腹，一般比较固定、中等质地，伴有轻重不等的压痛。

4. 全身症状和肠外结核表现

结核毒血症引起全身症状多见于溃疡型肠结核，表现为不同热型的长期发热，伴有盗汗。患者倦怠、消瘦、贫血，随病程发展而出现维生素缺乏等营养不良的表现。可同时有肠外结核特别是活动性肺结核的临床表现。增生型肠结核病程较长，全身情况一般较好，无发热或有时低热。多不伴有肠外结核表现。

（二）体征

（1）多数患者消瘦、营养不良，病程长者可有贫血表现。

（2）右下腹或脐周有压痛，常无反跳痛；有时于右下腹部触及包块，一般为不活动，质地中等，有轻、中度压痛。

（3）患者如同时存在结核性腹膜炎，触诊腹部可有腹壁柔韧感，腹部移动性浊音阳性。

（4）如引起肠梗阻，患者有明显腹胀、腹痛、肠鸣音亢进等体征。

（5）患者如存在活动性肺结核，可在肺的相应病变部位闻及干、湿啰音，部分患者如存在胸腔积液，则可发现肺的病变部位呼吸音减弱或消失。

三、辅助检查

（一）实验室检查

1. 结核菌素试验

以结核菌素 1 : 10 000 浓度进行皮内注射，阳性则有助于诊断。

2. 结核抗体测定

采用酶联免疫吸附试验进行血清或体液结核抗体测定，阳性有助于诊断。

3. 血常规

溃疡型肠结核可表现轻至中度贫血，白细胞计数正常，分类淋巴细胞偏高。红细胞沉降率显著加快，并与肠结核病情严重程度一致。

4. 便常规

一般为稀糊状粪便，无脓血，镜下观察可见有少量脓细胞和红细胞。

（二）影像学检查

1. 结肠镜及活检

可观察有无结核病变，同时可做肠黏膜活检明确诊断，结肠镜下见病变黏膜充血、水肿、溃疡形成，可见大小不等的炎性息肉及肠腔狭窄；组织活检可发现干酪样肉芽肿。

2. X 线钡剂灌肠

可见激惹征象、X 线钡剂跳跃征；伴有肠狭窄时，可见病变肠腔狭窄及近端肠曲扩张；增生型肠结核表现为盲肠或其附近部位肠段充盈缺损、黏膜皱襞紊乱、肠壁增厚僵硬、肠腔狭窄、狭窄近端肠腔扩张等不完全肠梗阻征象。

3. X 线胸片

部分患者可发现有陈旧性或活动性肺结核，可确定有无胸腔积液。

4. 腹部 CT 检查

可显示回盲瓣增厚、回肠末段扩张，以及中心有干酪坏死的腹腔淋巴结肿大，有时见淋巴结钙化点。

四、诊断及鉴别诊断

（一）诊断

（1）青壮年患者。

（2）原有肠外结核，特别是开放性肠结核，或原发病灶好转而一般情况及结核病毒血症症状反而加重者。

（3）有腹痛、腹泻、便秘等消化道症状，并伴有发热、盗汗等全身症状者。

（4）腹部，尤其是右下腹部有压痛、肿块伴或不伴压痛，或出现原因不明肠梗阻者。

（5）X线胃肠钡餐检查显示溃疡型回肠炎症所致激惹征象，或增生型病变所致充盈缺损与狭窄征象者。

（6）经内镜黏膜活检有助于确诊。

（7）对疑为肠结核而无法确诊者，可给予诊断性抗结核药物治疗2～3周，观察临床症状有无好转，以明确诊断。

（8）增生型肠结核与肠癌或其他赘生性疾病不能鉴别时，应剖腹探查。

（9）排除克罗恩病、肠道恶性肿瘤（特别是淋巴瘤）和肠道寄生虫感染。

（二）鉴别诊断

1. 克罗恩病

其临床表现、X线及内镜检查均酷似肠结核，但是本病无肠外结核证据，常伴有肠外自身免疫性疾病；病程较长，有发作与缓解趋势；X线及肠镜检查病灶呈节段性分布，病灶间肠黏膜正常；瘘管更常见，并可有肛门直肠周围病变；抗结核药物治疗无效；切除标本及周围淋巴结无结核证据，虽有肉芽肿病变，但无干酪样坏死，镜检及动物接种未能发现结核杆菌。

2. 结肠癌

增殖性肠结核和结肠癌都可能在腹部触到包块，虽然结肠癌的发病年龄较高，但青年人大肠癌并不少见，有时容易相互混淆。一般来讲，结肠癌患者全身中毒表现和局部压痛都不如肠结核明显。两者的最终鉴别靠结肠镜及活检病理学诊断。

3. 肠恶性淋巴瘤

回盲部是淋巴瘤的好发部位，本病的临床表现与肠结核亦有许多相似之处，如发热、消瘦、腹痛、腹泻、贫血、红细胞沉降率加快等。淋巴瘤的X线表现也有黏膜破坏和肠腔狭窄，但常无肠结核时常见的升结肠缩短和盲肠上提。通过结肠镜活检有可能获病理确诊，但两种疾病有时都可能仅报道为一般炎症，造成诊断上的困难。此时可再次行结肠镜活检，如仍不能确诊可考虑手术探查。

4. 其他

肠结核尚应与其他特异性和非特异性肠道感染鉴别，如耶尔森菌肠炎、肠阿米巴病或血吸虫肉芽肿、溃疡性结肠炎并发倒灌性回肠炎、肠放线菌病、肠道非结核性杆菌感染等。

五、治疗

消除症状，改善全身情况，促使病灶愈合，防止并发症。争取早诊断、早治疗。如伴有肠外活动性结核更应彻底治疗。

（一）一般治疗

合理的休息与营养作为治疗肠结核的基础。活动性肠结核应强调卧床休息，减少热量消耗，改善营养，增加机体抗病能力。

（二）用药常规

1. 初治

肠结核必须采用标准化治疗方案。对于新病例其方案分两个阶段，即 2 个月的强化（初始）期和 4 ~ 6 个月的巩固期。强化期通常联合 3 ~ 4 种杀菌药，约在 2 周之内传染性患者经治疗转为非传染性，症状得以改善。巩固期用药减少，但仍需使用灭菌药，以清除残余菌并防止复发。

（1）异烟肼为目前治疗各种类型结核病的首选药。临床上常与其他抗结核病药合用，单用适用于结核病的预防。治疗剂量：异烟肼 0.3 g，每日 1 次，或 0.6 ~ 0.8 g，每周 2 次。

（2）利福平为人工半合成衍生物，是目前治疗结核病的主要药物之一，用于各种类型的结核病。常与其他抗结核病药合用以增强疗效，防止耐药性的产生。常用剂量：利福平 0.45 ~ 0.60 g，口服，每日 1 次。

（3）利福喷汀和利福定均为利福霉素衍生物。它们的抗菌谱和利福平相同，抗菌效力分别比利福平强 8 倍与 3 倍以上，与其他抗结核药，如异烟肼、乙胺丁醇等有协同抗菌作用。此外，它们对革兰阳性与阴性菌也有强大的抗菌活性。利福喷汀（微晶）与利福定的 t1/2 分别为 30 小时与 5 小时。利福定的治疗剂量为利福平的 1/3 ~ 1/2。成人每日 150 ~ 200 mg，早晨空腹一次服用。儿童 3 ~ 4 mg/（kg·d），一次服用，利福喷汀剂量与利福平相同，每周用药 1 ~ 2 次。每次 600 mg，每日 1 次，必要时每周 2 次。

（4）乙胺丁醇现作为一线药应用。对链霉素或异烟肼等有耐药性的结核杆菌，本药仍有效。主要与利福平或异烟肼等合用。单用也可产生耐药性，但较缓慢。常用剂量：开始时 1 日服 25 mg/kg，分 2 ~ 3 次给予；8 周后减量为 15 mg/kg，分为 2 次。长期联合方案中，每次 50 mg/kg，每周 2 次。

（5）吡嗪酰胺抗结核杆菌作用弱于异烟肼、利福平和链霉素。结核杆菌对单用本药迅速产生耐药性，但与其他抗结核病药无交叉耐药现象。口服易吸收，常用剂量 0.25 ~ 0.50 g，每日 3 次、短疗程的吡嗪酰胺进行三联或四联联合用药，治疗其他抗结核病药疗效不佳的患者。

（6）对氨基水杨酸其作用远弱于异烟肼、利福平和链霉素，单用价值不大。注射剂应新鲜配制，避光保存，变色者不能再用。常用剂量：2 ~ 3 g，每日 3 ~ 4 次。

（7）链霉素常用剂量为成人每日肌内注射每日 0.75 g 或 0.5 g，每日 2 次（50 岁以上或肾功能减退者可用 0.5 ~ 0.75 g）。间歇疗法为每周 2 次，每次肌内注射 1 g。妊娠妇女慎用。

（8）阿米卡星 7.5 mg/kg，成人常用每日 400 mg 深部肌内注射或静脉滴注，一般不超过 3 个月。

（9）卡那霉素成人肌内注射 0.5 g，每日 2 次。

（10）乙硫异烟胺成人每日 0.75 ~ 1.0 g，分 3 次口服；儿童每日 15 ~ 20 mg/kg（每日 < 0.75 g）。

（11）丙硫异烟胺成人每日最大量 15 ~ 20 mg/kg，常用每日 600 ~ 800 mg，分 2 次口服；儿童每日 15 ~ 20 mg/kg（每日 < 0.6 g）。

（12）大多数喹诺酮类药物的抗结核性可与异烟肼、对氨基水杨酸、链霉素相比，即使对异烟肼、对氨基水杨酸、链霉素耐药的结核杆菌，对喹诺酮仍很敏感，而且二者无交叉耐药性。利福布汀用法为每日 300 ~ 450 mg，口服。

WHO 推荐的化疗方案是：初治标准化治疗方案：2HRZ/4HR（异烟肼、利福平、吡嗪酰胺 2 个月强化期 / 异烟肼、利福平 4 个月巩固期，以下类推）。

国家卫生健康委员会推荐的化疗方案是：（用下角阿拉伯数字表示每周服药次数，无下角标注的表示顿服）

初治菌阳肺结核：① 2HRZFE（S）/4HR；② 2HRZE（S）/4H，R3；③ 2H3R，Z3（S3）/4H3R3。如果第二个月末结核菌仍阳性，则延长一个月强化期，缩短一个月巩固期（其中 S：链霉素；E：乙胺丁醇）。

初治菌阴肠结核：① 2HR2/4HR；② 2HRZ/4H，R3；③ 2H3R3Z3/4H3R3。

现在结核病强化期治疗时用四种一线抗结核药物（异烟肼、利福平、吡嗪酰胺、乙胺丁醇）已经足够，但很多医师不放心，在初次治疗时即加用二线抗结核药（如氧氟沙星等），这看似使患者得到更有效的治疗，但这会使结核菌对一线药物耐药后改用二线药物时束手无策。

2. 复治

有下列情况之一者应给予复治。

（1）初治失败的患者。

（2）规则治疗满疗程后结核菌又转阳的患者。

（3）不规则化疗超过 1 个月的患者。

（4）慢性排菌患者。

由于可能已经产生获得性耐药，复治是一个困难的问题，推荐强化期 5 药和巩固期 3 药的方案，希望强化期能够至少有 2 个仍然有效的药物，疗程亦需适当延长。

单耐药：结核病患者感染的结核杆菌在体外证实对 1 种一线药物耐药。

多耐药：结核病患者感染的结核杆菌在体外证实对不包括异烟肼和利福平在内的 2 种或 2 种以上一线药物耐药。

耐多药：结核病患者感染的结核杆菌在体外证实对异烟肼和利福平耐药。其治疗原则如下。

①制定合理化疗方案。详细询问既往用药史，选择至少 2～3 种敏感或未曾使用过的抗结核药物，强化期最好由 5 种药物组成，巩固期至少有 3 种药物，实施全程督导化疗管理完成治疗。一般在痰菌阴转后，继续治疗 18～24 个月。在选择药物时要注意交叉耐药性，如利福平和利福喷汀，卡那霉素和阿米卡星，乙硫异烟胺和丙硫异烟胺，喹诺酮类药物之间存在完全交叉耐药，只要有一种耐药，就不宜选择另一种。链霉素和卡那霉素或阿米卡星为单向交叉耐药，对链霉素耐药者可选用卡那霉素或阿米卡星的一种，而耐卡那霉素或阿米卡星者则不能再使用链霉素。可供耐药病例选用的药物有氧氟沙星、左氧氟沙星、对氨基水杨酸、阿米卡星、卷曲霉素等。

②注意处理药物的不良反应。

③对有手术条件者进行手术切除可提高治愈率。

④需在完全督导下进行治疗。

⑤长期合理化疗疗程不佳时可考虑采用抗结核药物血药浓度监测，及时调整用药剂量或加强免疫调节剂，以提高疗效。

（三）手术治疗

对药物治疗失败的患者，手术治疗仍是可选择的重要治疗方法。其指征如下。

（1）完全性肠梗阻。

（2）急性肠穿孔，或慢性肠穿孔瘘管形成经内科治疗而未能闭合者。

（3）肠道大量出血经积极抢救不能有效止血者。

（4）诊断困难需剖腹探查者。

（四）对症治疗

可用颠茄、阿托品或其他抗胆碱药物缓解腹痛。对并发不完全肠梗阻者，须进行胃肠减压和静脉补充液体。如有失水、电解质与酸碱平衡紊乱者，应静脉输注葡萄糖、生理盐水等晶体溶液加以纠正。有贫血及维生素缺乏症表现者，对症用药。

六、病情观察

（1）诊断明确者，应积极地予以抗结核治疗及对症、支持治疗，治疗中应定期复查，评估治疗效果，观察不良反应，以便及时调整治疗药物，并注意患者的依从性如何。

（2）诊断不明确者，则根据患者的临床表现进行上述相关的检查，以尽快明确诊断，注意与肠道肿瘤、克罗恩病的鉴别，避免误诊、漏诊。如高度怀疑本病，在患者及家属同意下，可试行抗结核治疗，如治疗有效，则证实本病；如无效，则可排除本病。

七、注意事项

1. 医患沟通

一旦诊断或疑诊本病，应将本病的临床特点、诊断方法、治疗原则告知患者及家属，以便能理解、配合。肠结核患者多在门诊治疗和随访，经治医师应定期督促患者完成全程治疗，经治医师应把抗结核药物的服用方法告知患者及家属，如无特殊情况不应随意停药，并详细记录用药过程中出现的不良反应，2 周 ~ 1 个月检查肝功能 1 次。多数抗结核药均有不良反应，服药过程中应加强患者的观察和随访，尤应注意对肝功能的监测，如发现肝脏损害应及时停用利福平。因抗结核药物服用时间较长，患者常难以坚持，故医师需取得患者及家属的理解和合作。如有肠结核并发症需外科手术治疗，亦应与患者及家属讲明病情，以便治疗的实施。

2. 经验指导

（1）肠结核的腹痛多位于右下腹，呈隐痛或钝痛，有时在进餐时可诱发病变肠曲痉挛，出现腹痛和排便，大便后腹痛有不同程度的减轻；有腹泻者，一般粪便呈糊状，无黏脓血便；增生型肠结核或合并肠梗阻时，患者可有腹绞痛，伴有呕吐、腹胀、肠鸣音亢进等。患者如有上述的结核毒血症状，经治医师应仔细检查，以避免漏诊、误诊。

（2）临床上应注意的是，并不是所有肠结核患者有明确的肺结核病史，有肺结核病史虽有助于本病的诊断，但无肺结核病史也不能排除本病。

（3）临床上肠结核的诊断较为困难，试验性抗结核治疗 2 ~ 4 周也是诊断本病的一种有效方法，如治疗有效，则肯定肠结核诊断。

（4）肠结核治疗的成败主要取决于化疗的成功与否，目前，疗程不足或不规则用药是化疗失败的主要原因。因此，肠结核治疗必须坚持早期、联用、全程、规律、适量的原则。现多数主张采用短疗程治疗，包括异烟肼、利福平在内的三种或四种药物联用 6 ~ 9 个月。

（5）化疗过程中，经治医师应重视患者的全身支持疗法，对摄入不足、腹泻较重者，必须维持水、电解质及酸碱平衡；应重视抗结核药物本身的不良反应，注意调整治疗药物，对有肝损害者可选择利福喷汀替代利福平。

（白　扬）

第八节　十二指肠炎

十二指肠炎（duodenitis，DI）是指由各种原因引起的急性或慢性十二指肠黏膜的炎症性疾病。十二指肠炎可单独存在，也可以和胃炎、消化性溃疡、胆囊炎、胰腺炎、寄生虫感染等其他疾病并存。据统计，十二指肠炎的内镜检出率为 10% ~ 30%，临床将十二指肠炎分为原发性和继发性两类。

一、原发性十二指肠炎

原发性十二指肠炎又称非特异性十二指肠炎，临床上一般所说的十二指肠炎就属该型。近年来随着消化内镜检查的逐渐普及，病例发现人数的增加，才引起人们的关注。该疾病男性多见，男女比例为（3 ~ 4）：1，可发生于各年龄组，以青年最多见，城镇居民多于农村居民。原发性十二指肠炎发生于壶腹最多见，约占35%，其他依次发生于乳头部、十二指肠降部、纵行皱襞等部位。胃酸测定提示该病患者的基础胃酸分泌、最大胃酸分泌均低于十二指肠溃疡患者；预后也不形成瘢痕，随访发现患者多不发展为十二指肠溃疡。目前认为 DI 是一种独立的疾病。

（一）病因

最新研究成果表明，幽门螺杆菌（Hp）与十二指肠炎的发病有着密切的关系。Hp 感染、胃上皮化生、十二指肠炎三者之间有着高度相关性。研究表明，胃上皮细胞可能存在与 Hp 特异结合的受体，胃上皮细胞的化生反过来又为 Hp 的定植提供了条件；同时十二指肠炎是胃上皮化生的基础。Hp 感染时，其产生的黏液酶、脂酶、磷脂酶及其他产物，破坏十二指肠黏膜的完整性，降解十二指肠的黏液，使黏膜的防御机制降低，胃液中的氢离子反弥散入黏膜，引起十二指肠炎症，有时甚至发生十二指肠溃疡。国内外许多学者研究发现，组织学正常的十二指肠黏膜未发现 Hp 感染，相反，活动性十二指肠炎患者的黏膜不仅可以发现 Hp 感染，而且与十二指肠炎的严重程度呈正相关。

同样，胃酸在 DI 发病过程中也发挥着重要的作用。有人观察，十二指肠炎患者的胃酸分泌是正常的，因此胃酸过多并不是 DI 的根本原因。研究显示，吸烟、饮酒、刺激性食物、药物、放射线照射及其他应激因素可以使十二指肠黏膜对胃酸的抵抗力下降，进入十二指肠的胃酸未被稀释和中和，发生反弥散，刺激肥大细胞释放组胺等血管活性物质，引起十二指肠黏膜的充血、水肿，炎性细胞浸润，发生炎症。

研究表明，DI 和 DU 虽然属于两种独立的疾病，但两者之间存在密切的联系。两者的组织学表现及内镜下表现有相似之处，且常常合并存在，可以互相演变。Rivers 提出十二指肠炎是十二指肠溃疡的前驱表现，而十二指肠溃疡可能是整个炎症过程的一部分。Cheli 认为 DI 是一种独立疾病，而糜烂性十二指肠炎是属于消化性 DI。十二指肠炎进展加重可以使黏膜对于胃酸分泌的反馈抑制作用减弱，导致高胃酸分泌，为十二指肠溃疡的发生提供了条件；同时炎症使上皮细胞破坏，隐窝部细胞增生，当出现所谓的高增殖衰竭时，在高胃酸因素作用下，黏膜产生糜烂，甚至形成溃疡。

（二）病理

十二指肠炎光镜下可见充血、水肿、出血、糜烂、炎性细胞浸润，活动期时多以中性粒细胞为主。研究发现，DI 的病理变化主要有绒毛缩短、肠腺延长和有丝分裂增加；上皮细胞核过度染色，呈假分层现象；周围层内淋巴细胞、浆细胞、嗜酸性细胞、嗜中性粒细胞和上皮层内淋巴细胞及嗜中性粒细胞数量增加。另外，胃上皮化生是 DI 的重要病理特征，常发生在矮小、萎缩的绒毛上。其中绒毛萎缩变短、十二指肠隐窝细胞活性增加、黏膜固有层炎症细胞浸润具有一定的诊断意义。

许多学者将多核细胞数增加作为组织学证实十二指肠炎的证据，当十二指肠黏膜上皮细胞中发现中性多核细胞时，更具诊断意义。绒毛的形态对于诊断也极为重要，重度十二指肠炎时绒毛可呈败絮状或虫蚀样改变。

Cheli 等依照组织学将十二指肠炎分为 3 型：①浅表型，炎症细胞浸润局限于绒毛层，绒毛变形或扩大，上皮细胞变性较少，可伴有嗜银网状纤维增生。②萎缩型，炎症细胞可以扩展至整个黏膜层，上皮细胞变性严重，肠腺减少或消失。③间质型，炎症细胞局限在腺体之间，与黏膜肌层中的黏膜紧邻。

有学者把十二指肠黏膜的组织学改变分为五级：0 级是指黏膜表面完整无损，无细胞浸润；1 级是指炎症细胞浸润较轻；2 级是指固有膜层中度炎症细胞浸润；3 级是指炎症细胞浸润伴血管增多；4 级是指弥漫性炎症细胞浸润，表层上皮细胞被黏液细胞替代。0 ~ 2 级者可视为正常十二指肠黏膜，3 级以上可诊断为十二指肠炎。

（三）临床表现

十二指肠炎症可以使黏膜对酸、胆汁及其他损害因素敏感性增强，可出现上腹痛，伴有反酸、胃灼热、嗳气，有时酷似十二指肠溃疡的空腹痛，进食后可以缓解；十二指肠炎引起的烧灼样上腹痛，可被抑酸药缓解；部分十二指肠炎患者可无特异性症状，当合并胃炎、食管炎、胆囊炎、胰腺炎等疾病时，可表现为合并疾病的临床症状，少数严重患者可以发生上消化道出血，表现为呕血、黑粪。据此将 DI 依照临床表现分为 3 种类型。

1. 胃炎型

患者临床症状与胃炎相似，如上腹隐痛、饱胀、胃灼热等。

2. 溃疡型

溃疡型伴有较为典型的十二指肠溃疡症状，如规律性上腹痛（饥饿痛、夜间痛），进食后疼痛可减轻，反胃、反酸、嗳气等。

3. 上消化道出血型

患者以呕血、黑粪为首发或主要临床表现，其多具有起病隐匿，多无明显诱因；常年发病，无季节性；出血前病程多较长；出血方式以黑粪为主；预后良好等临床特点。

（四）辅助检查

1. 十二指肠引流术

十二指肠引流的胆汁（即十二指肠液）可表现为浑浊、有黏液，镜检可见较多的白细胞及上皮细胞。十二指肠液化验分析有助于排除寄生虫感染等。

2. 超声检查

正常情况下，患者禁食、禁水 8 h，对十二指肠进行超声检查时，可见十二指肠壶腹呈圆形、椭圆形或三角形的"靶环"征，外层为强回声浆膜层之光环，中间为低回声之肌层，内层为较强回声黏膜层之光环。

当发现十二指肠内气体消失，代之以长 2 ~ 4 cm，宽 1.3 ~ 2 cm 的液性暗区，其内可见食糜回声光点时，为异常现象。

考虑小肠排空时间 3 ~ 8 h，当十二指肠远端不完全梗阻或狭窄时，导致十二指肠近端不同程度扩张，同时可使十二指肠排空延迟，十二指肠内容物长时间停留在十二指肠肠腔内，引起十二指肠黏膜的炎症性改变。但超声检查只是间接的诊断方式，对十二指肠黏膜炎症侵犯程度及炎症类型无法明确，有很大局限性和非特异性，其诊断价值远远低于胃镜。

3. X 线钡餐检查

DI 的 X 线钡餐检查缺乏特异性征象，诊断符合率不高。十二指肠炎常常具有十二指肠溃疡 X 线改变的一些间接征象，如十二指肠有激惹、痉挛、变形，黏膜紊乱、增粗，十二指肠壶腹边缘毛糙，呈锯齿样改变。因此易被误诊为十二指肠溃疡，但是 DI 缺乏特征性龛影等直接的 X 线征象，不会出现固定畸形及持久性的壶腹变形，低胀或增加十二指肠壶腹充盈压力可恢复正常形态。

4. 内镜检查

内镜下 DI 的改变表现为黏膜充血、水肿，充气后不能消失的增厚皱襞，假息肉形成，糜烂，渗出，黏膜苍白或黏膜外血管显露等。

内镜下把十二指肠炎分为炎症型、活动型和增殖型 3 型：①炎症型，黏膜红白相间，呈点片状花斑，黏膜表面粗糙不平，色泽变暗或毛细血管显露。②活动型，黏膜有片状充血、水肿、渗出物附着、糜烂、出血。③增殖型，黏膜有颗粒形成，小结节增生或肉阜样增厚、球腔变形。

Venables 根据炎症程度和范围用打分来评估炎症轻重，程度分为 3 级：①Ⅰ级，红斑。②Ⅱ级，红斑伴黏膜水肿，或同时伴有接触性出血。③Ⅲ级，在Ⅱ级基础上黏膜颜色发灰。依照炎症累及范围分为 3 度，< 33%、33% ~ 66%、> 66%，各打 1、2、3 分，最高积分可达 9 分。

DI 的诊断在内镜和组织学之间有一定差异，不能单纯根据充血诊断为炎症。有些内镜下无异常变化，但组织学上却有十二指肠炎的表现，有些内镜下黏膜呈明显充血水肿，但病理组织学却无炎症细胞浸润，其原因可能为：肉眼不能辨认黏膜的轻度变化；内镜医师主观性影响，镜下观察有误；内镜下观察到的充血、血管网显露，可能是由于黏膜血流改变所致，而组织学无实质性改变。

需要指出的是，粗糙隆起或结节不都是炎症性改变，其他可能原因为：①胃黏膜异位，内镜下可见直径 1 ~ 5 mm 的粉红色小结节，紧密簇集在一起致黏膜粗糙隆起，常局限于球后壁。偶可表现为单个结节，直径大于 5 mm。内镜下喷洒刚果红，具有泌酸功能的异位胃黏膜变黑，可予以确诊。组织学显示十二指肠黏膜全层被类似于胃底黏膜覆盖，含有主细胞和壁细胞，无炎症细胞浸润，黏膜活检无 Hp 感染。②十二指肠腺增生，多见于壶腹，降部少见。组织学显示十二指肠腺位于黏膜固有层中部以上，50% 病例十二指肠腺可达黏膜表面上皮。内镜下可见单个或多个圆形、椭圆形结节，直径在 5 ~ 15 mm，密集成堆或散在分布，顶端可见潮红，将其大致分为 3 类：局限性增生（增生的十二指肠腺仅在壶腹）、弥漫性增生（十二指肠腺增生可发生于大部分十二指肠）、腺瘤样增生（十二指肠腺增生表现为有蒂或无蒂的息肉）。③淋巴滤泡增生，多个大小不等结节，散在分布，多位于壶腹，直径在 1 ~ 5 mm，颜色较周围正常黏膜淡，有明显的生发中心，但无炎症及上皮细胞损害表现。临床上，强调内镜检查必须结合组织学活检来诊断十二指肠炎。

5. Hp 检测

活动期患者 Hp 检测多呈阳性，检出率可达 90% 以上。

6. 其他

糜烂性十二指肠炎患者常伴有十二指肠胃反流，分析可能是由炎症造成十二指肠压力明显高于正常及幽门闭合功能下降引起的。患者外周血皮质醇、促胃液素、胰岛素、T_3、促甲状腺激素等分泌高于正常水平。

（五）诊断

原发性十二指肠炎有下列特征有助于诊断和鉴别诊断。

1. 症状

多有类似十二指肠溃疡症状，如上腹痛、反酸、嗳气、食欲缺乏等，也可表现为出血，但一般不发生穿孔或幽门梗阻。

2. X 线钡餐检查

十二指肠激惹、痉挛、变形，黏膜增粗紊乱，无特征性龛影，此可与十二指肠溃疡鉴别。

3. 内镜检查

内镜检查可见十二指肠黏膜充血、水肿、糜烂、渗出伴炎性分泌物、出血、血管显露、黏膜粗糙不平、黏膜皱襞粗大呈颗粒状、息肉样改变，十二指肠壶腹变形，但无溃疡。

4. 黏膜活检

绒毛上皮变性，扁平萎缩，固有膜内大量炎性细胞浸润，胃上皮化生等。

具备 1、2 条为疑似诊断，同时具备 3、4 条可确诊。

（六）治疗

DI 治疗上与十二指肠溃疡处理相同，目前认为应用 H_2 受体阻滞药和 PPI 可以缓解和改善临床症状，但是不能逆转十二指肠黏膜的病理学异常。国内外研究显示，慢性十二指肠炎患者内镜下糜烂者、组织学检查呈重度炎症者，其 Hp 感染率显著升高，很多学者认为根除 Hp 可以降低发病率和该疾病的复发率，甚至可以预防十二指肠溃疡的发生。

目前抗 Hp 的抗生素及胶体铋的应用在治疗上也很广泛，但缺乏大样本的临床调查，尚缺乏规范的治疗策略和方案。

中医学认为，十二指肠炎的治疗上需审证求因，辨证论治，以健脾和胃、理气止痛为主要治疗原则。十二指肠炎属于中医胃脘痛的范畴。单方验方治疗：如马齿苋、辣蓼草、紫珠叶、桃仁、五灵脂、百合、丹参等，中成药有附子理中丸、香砂养胃丸、逍遥散、加味柴胡汤、加味四逆散等，其他，如针灸、耳针、推拿按摩也有一定疗效。

有人提出，对药物治疗无效者，可行迷走神经切除术、幽门成形术或高度选择性迷走神经切除术等处理。

二、继发性十二指肠炎

继发性十二指肠炎，顾名思义是指继发于十二指肠以外的各类疾病，包括各种感染、十二指肠邻近器官及腹腔其他脏器疾病、烧伤、中毒、各种应激条件、全身性疾病等，可能由于邻近器官病变的直接影响或原发疾病的致病因素作用于十二指肠黏膜致黏膜损害引起。继发性十二指肠炎根据病程分为急性和慢性十二指肠炎；根据病因又分为感染性和非感染性十二指肠炎。

（一）急性感染性十二指肠炎

急性感染性十二指肠炎由细菌和病毒感染引起。细菌感染多为金黄色葡萄球菌感染性胃肠炎、沙门菌感染、霍乱、痢疾、败血症等疾病。病毒感染多见于轮状病毒、脊髓灰质炎病毒、诺瓦克病毒、肝炎病毒、鼻病毒，等等。儿童巨细胞病毒感染时，可以并发十二指肠炎。

（二）急性非感染性十二指肠炎

非感染性十二指肠炎可见于急性心肌梗死、急性肝衰竭、肾衰竭、急性胰腺炎、烧伤、脑外伤、手术、严重创伤等。急性心肌梗死合并十二指肠炎可以表现为十二指肠出血；急性肝衰竭、肾衰竭可有十二指肠黏膜充血、糜烂、多发浅溃疡；急性胰腺炎引起的十二指肠炎主要改变是降部及壶腹黏膜充血、水肿。

精神刺激、药物（如阿司匹林、非类固醇消炎药）、大量饮酒等均可引起该疾病，且常同时伴有胃黏膜病变。

（三）慢性感染性十二指肠炎

结核杆菌感染、十二指肠淤滞、憩室炎、十二指肠盲襻等因细菌滞留、过度增殖而发病。少见的尚有并存于胃梅毒的十二指肠梅毒、长期应用 H_2 受体阻滞药、PPI、激素、广谱抗生素及免疫抑制药激发引起或继发于慢性消耗性疾病及年老体弱者的白色念珠菌等真菌感染，内镜下典型表现为白色点片状或斑块状隆起，呈弥漫性分布。

曼氏及日本血吸虫病常因门静脉高压或肝内门静脉分支阻塞，使虫卵逆行至胃幽门静脉和十二指肠静脉，可与胃血吸虫病并存。炎症起始于壶腹，越远越重。篮氏贾弟鞭毛虫可侵入十二指肠远端及空肠黏膜。钩虫卵在泥土中发育，钩蚴可由皮肤感染，引起钩蚴皮炎，再由小静脉、淋巴管进入肺泡、气管，经吞咽动作经胃肠道，十二指肠是钩虫感染最易侵犯的部位之一，成虫吸附在十二指肠黏膜上，可致黏膜出血和小溃疡，多为 3～5 mm 散在的出血、糜烂，临床上有明显的上腹痛、饱胀、消化道出血和贫血、腹泻或便秘等改变。蛔虫卵进入十二指肠后，幼虫穿过十二指肠黏膜进入血液循环，第一阶段可致十二指肠炎症。

（四）慢性非感染性十二指肠炎

偶可见到单独侵犯十二指肠的克罗恩病、嗜酸细胞性炎症、Whipple 病等。邻近器官疾病，如胰腺炎、胆管感染、化脓性胆管炎等可合并十二指肠炎。ERCP 时由于造影剂注入十二指肠可以引起十二指肠黏膜炎症，甚至坏死。阿司匹林和非甾体消炎药等引起的慢性十二指肠损伤并非少见。

继发性十二指肠炎的临床表现和原发性十二指肠炎相同，但往往被原发性所掩盖，不易引起注意。各型继发性十二指肠炎的治疗原则是积极治疗原发疾病，药物所致的损伤除及时停药外，应同时给予黏膜保护药。

三、儿童十二指肠炎

随着胃镜检查的普及，临床上确诊为十二指肠炎的儿童患者逐渐增多，因其叙述病史不清楚、不详尽，症状和体征不典型，因此常常被误诊为肠道寄生虫、胃肠痉挛、胃炎或被漏诊。

儿童十二指肠炎发病年龄在 2～14 岁，病程 1 个月～3 年，临床上常以腹痛就诊，其他消化道症状少见。给予相应对症治疗后，腹痛症状往往可以得到缓解，但类似腹痛常反复发作。因此，临床上对于此类患儿，要引起高度重视，对反复上腹痛并排除其他诊断者，要联想到该病。

儿童十二指肠炎的发病机制目前还不十分清楚，分析多与不良饮食习惯（包括喜吃零食、挑食、喝饮料、进食不规律等）、作息时间不规律、睡眠差、精神紧张及服用对黏膜损害药物有关。

长期不良饮食习惯，可使迷走神经兴奋，一方面释放乙酰胆碱与壁细胞上受体结合，刺激胃酸分泌；另一方面，通过迷走神经 - 促胃液素作用促进胃酸大量分泌，使胃内 pH 明显降低，激活胃蛋白酶，引起胃酸、胃蛋白酶对黏膜的侵蚀加重，同时十二指肠黏膜损害，黏膜防御机制下降，导致黏膜充血水肿、糜烂。

有研究显示该疾病与遗传因素，对食物、药物的变态反应，人工喂养等因素相关。另外，寄生虫感染在儿童十二指肠炎的发病中的作用也值得注意。

胃镜可见十二指肠黏膜充血、水肿、散在多发糜烂。但胃镜有一定痛苦，儿童不易接受，且对于呕吐患者及幽门水肿、十二指肠壶腹狭窄、变形者检查效果不佳，X 线钡餐检查可以弥补胃镜的这些不足。

X 线钡餐检查提示十二指肠壶腹充盈欠佳，黏膜增粗、紊乱，边缘毛糙，可见十二指肠激惹征及不规则痉挛，但无龛影。在慢性十二指肠炎活动期，血清中游离唾液酸和 IgA 均可以升高。

治疗上同前述十二指肠炎。无特殊治疗，积极祛除病因，纠正不良饮食习惯，避免精神紧张，保持良好睡眠，避免用口咀嚼食物喂养儿童，避免对胃十二指肠黏膜有刺激性的食物和药物。可给予抑酸、保护黏膜的药物对症治疗，对有 Hp 感染者，应给予规范的抗

Hp 治疗方案，疗程结束后复查。

四、十二指肠白点综合征

十二指肠白点综合征（duodenal white spot syndrome，DWSS）是日本学者根据内镜下所见提出的一种疾病新概念，是指十二指肠黏膜呈现散在的粟粒样大小的白点或白斑，不同于十二指肠溃疡的霜样溃疡。由于在活检病理检查时均有十二指肠炎存在，因此国内大部分学者认为其实质是一种十二指肠炎的特殊类型，而不是一种独立疾病，也称为白点型十二指肠炎，有报道本疾病的内镜检出率为 4% ~ 12%。

（一）病因及发病机制

DWSS 的病因及临床意义尚未清楚。有学者认为是由于胃酸分泌减少，胰液分泌也下降，胰液中的胰酶不足，加重了脂肪消化、吸收和转运障碍，使脂质储存在吸收上皮细胞或黏膜固有层而呈现白色病变。临床上易出现脂肪泻。但是我国萎缩性胃炎患者病变部位多位于胃窦部，胃窦部并无分泌胃酸的壁细胞，因此临床上见到的萎缩性胃炎胃酸分泌多正常；同时在十二指肠白点处活检，病理组织学呈炎症表现，故研究认为该疾病是一种特殊的十二指肠炎。

有研究认为，DWSS 伴有脂肪吸收不良及脂肪泻是脂肪吸收转运障碍所致，使脂肪潴留于肠吸收上皮或黏膜固有层而呈现白色的绒毛。但病理活检提示，脂肪吸收运转障碍似乎不是本症的病因，这可能是由于炎症影响细胞内脂肪代谢所致。尽管在电镜下十二指肠白点处组织可见淋巴管扩张等改变，但可能只是局部炎症的表现，而非全身脂肪代谢紊乱的表现。

有人认为，DWSS 与慢性胆系疾病、胰腺疾病有关，目前还缺乏流行病学及临床调查支持。但多数研究显示，DWSS 与十二指肠溃疡无明确因果关系。

（二）病理

1. 光镜检查

镜下可见白点处十二指肠黏膜呈慢性炎症改变。主要表现为淋巴细胞、浆细胞、单核细胞及嗜酸性细胞浸润，绒毛间质中的淋巴管和血管扩张，十二指肠肠腔扩大，绒毛末端呈现灶状透亮空泡分布。冷冻切片检查可见有脂肪沉着。这些改变都提示了本疾病的发生过程是一种慢性炎症。

2. 电镜检查

正常十二指肠绒毛呈现指状或分叶状，隐窝紧密相靠。十二指肠炎时，绒毛排列紊乱，不规则，绒毛增粗变短，隐窝体积及相互间距扩大。特征性改变是肠黏膜吸收上皮细胞内大量脂质储存。

随着炎症加重，可观察到储存脂质可对细胞核、细胞器挤压的现象。细胞器内亚微结构退行性变，电子密度减低。细立体变性、增多，密集分布在细胞核周围。粗面内质网扩张成囊状或球状，滑面内质网代偿性增多。个别染色体呈凝集现象。

（三）临床表现

本病发病以青壮年多见，男性多于女性。临床上多无特异性症状，常表现为无规则的上腹部疼痛或不适，恶心、胃灼热、嗳气、食欲缺乏，消化道出血少见。

有少数患者可表现为典型的脂肪泻：粪量较多，不成形，呈棕黄色或略发灰色，恶臭，表面有油脂样光泽，镜检可见大量脂肪球。

临床上观察，一部分患者伴有慢性胃炎、消化道溃疡、慢性胆囊炎、胆石症、慢性胰腺炎等，临床上 DWSS 更容易与其他消化道疾病相混淆，要与十二指肠息肉、Brunner 腺增生症、十二指肠霜样溃疡、十二指肠淀粉样变性等疾病相鉴别，因此大部分患者在内镜检查前往往难以预测有十二指肠白点综合征的存在。

（四）辅助检查

1. 实验室检查

实验室检查多无明显异常，少数老年患者生化检查可提示有血脂升高，部分患者粪常规可见脂肪球。Hp 检测结果显示该疾病似与 Hp 感染无关。

2. 内镜检查

内镜下十二指肠黏膜白点多位于壶腹，特别是前壁大弯侧，后壁较少发生，少数位于十二指肠上角或降部，病变部位可能与血管、淋巴管的走行有关。

白点可密集成簇或散在稀疏分布，圆形或椭圆形，直径在 1 ~ 3 mm，多数平坦，少数微突出于黏膜表面呈斑块状或轻度凹陷呈脐状，表面乳白色或灰白色，为脂肪储存、淋巴管扩张所致。边界清晰，多无分泌物，从淡黄色十二指肠炎黏膜过渡到正常黏膜。白点或白斑表面光滑，质地硬，反光增强。镜下观察斑块可呈绒毛状，有些可被胆汁染成黄白色，用水冲洗后无变化。病变周围的十二指肠黏膜可有充血水肿、粗糙不平、花斑样改变，失去正常绒毛外观。由于十二指肠炎常伴有慢性胃炎、消化性溃疡，因此在内镜检查时，要仔细、完整地观察整个上消化道，避免遗漏其他病变，做出正确的内镜诊断。

内镜下需要鉴别的疾病主要有十二指肠炎性息肉、十二指肠布氏腺增生症、十二指肠霜样溃疡。十二指肠炎性息肉多为广基、扁平样隆起，表面充血，息肉周围的十二指肠黏膜呈现不同程度的炎症表现。十二指肠布氏腺增生症内镜下表现为结节状多发性微隆起，表面色泽正常。十二指肠霜样溃疡多呈点片状糜烂，溃疡表浅，多散在分布，之间黏膜充血、水肿，溃疡表面可覆薄白膜，似霜降样，故此得名。

（五）治疗

治疗原则同前述十二指肠炎，多数针对症状采取相应治疗措施。

对有明显胃灼热、上腹痛、胃酸检测偏高的患者可应用抑制胃酸药物，常用 PPI 类或 H_2 受体阻滞剂类药物，多可取得满意疗效；对有上腹部不适、腹胀、食欲缺乏的患者，内镜下诊断明确后，可给予改善胃动力药物（多潘立酮、莫沙必利）；配合黏膜保护药也可对缓解症状有帮助。

目前，关于 Hp 感染在该病发病机制中的作用尚不清楚，有报道称，十二指肠白点综合征经抑酸、抗幽门螺杆菌治疗，可使十二指肠白点减少或消失，相关研究有待进一步深入。

（杨　旸）

病例一：克罗恩病

一、基本信息

姓名：梁 × ×　　性别：女　　年龄：46 岁

过敏史：否认食物及药物过敏。

主诉：反复腹痛 10 余年，再发 3 天。

现病史：患者 10 余年前无明显诱因开始出现腹痛，中腹部为主，发作时呈持续性绞痛，无向他处放射，疼痛程度可耐受，无恶心、呕吐，无发热、寒战、盗汗，无胸闷、气促，排稀烂便，每天 3 ~ 4 次，无排血便、黏液便，3 年前始多次在我院门诊治疗，肠镜考虑为克罗恩病，规律服用"美沙拉嗪肠溶片、复方嗜酸乳杆菌"，治疗后腹痛可缓解。3 天前停药后腹痛再发，为中腹部胀痛，无恶心、呕吐，无发热、寒战、盗汗，无黏液便、血便，为进一步治疗住我科。患者起病以来，精神、睡眠欠佳，胃纳一般，小便正常，排黄色稀烂便，每天 3 ~ 4 次，体重无明显变化。

既往史：2013 年因腹痛行 CT 检查示横结肠肠壁增厚模糊并周围脂肪间隙渗，肠镜示回盲瓣变形、溃疡形成，癌？克罗恩病？病理示（回盲瓣黏膜）符合溃疡，个别腺体轻度不典型增生。

二、查体

体格检查：T 36.5℃，P 81 次 / 分，R 20 次 / 分，BP 110/62 mmHg。神清，营养状态尚可，心肺听诊无特殊。腹部可见陈旧性手术瘢痕，腹部平软，全腹无压痛、反跳痛，肠鸣音正常。

专科检查：腹部可见陈旧性手术瘢痕，腹部平软，全腹无压痛、反跳痛，肠鸣音正常。

辅助检查：2020-09 电子肠镜（图 3-1）示，①回盲瓣变形、溃疡形成。考虑克罗恩病 [病理示（回盲瓣）符合肉芽肿性炎伴浅表溃疡，未排克罗恩病]；②肛门口浅凹陷。肛瘘？小肠 CTE 示末端回肠壁增厚，最厚约 11 mm，增强扫描黏膜明显强化，肠腔狭窄，肠外脂肪间隙渗出模糊并见数枚小淋巴结；以上考虑末端回肠克罗恩病。余小肠、结肠壁未见明显增厚。直肠MR（图3-2）示肛周瘘管形成，有分支瘘管。

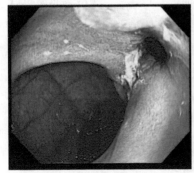

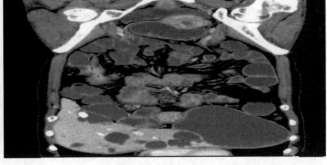

图3-1　电子肠镜　　　　　　　　图3-2　直肠MR

三、诊断

初步诊断：①克罗恩病；②肛瘘；③阑尾切除术后。

最终诊断：克罗恩病（回肠型、狭窄非穿透、肛瘘、活动期、中度）。

四、诊疗经过

进入后经予以英夫利昔单抗治疗后，症状明显好转，腹痛消失。

五、出院情况

腹痛消失出院，嘱其定期回院行生物制剂治疗。

六、讨论

患者为中年女性，年轻时起病，以反复腹痛为主，初始拟急性阑尾炎发作并行手术治疗，术后仍反复出现腹痛并不全性肠梗阻，多次胃肠镜及病理均提示克罗恩可能，并排除结核及白塞病，经行英夫利昔单抗治疗后，腹痛消失。

（杨玉宇）

病例二：粘连性小肠梗阻

一、基本信息

姓名：黄××　　　性别：男　　　年龄：44岁

过敏史：否认食物及药物过敏。

主诉：腹痛、腹胀伴肛门停止排便排气4天。

现病史：患者于 4 天前开始出现腹痛，初为下腹持续性胀痛，程度尚可忍受，后逐渐累及全腹部，程度剧烈，无向他处放射，进食后腹部胀痛加重，与活动及体位改变无明显关系，伴肛门停止排便排气，无恶心、呕吐，无发热、畏寒，无胸痛、气促，无盗汗、消瘦、乏力。3 天前至外院住院就诊，查腹部平片提示"肠梗阻"，予禁食、胃肠减压等治疗后腹痛较前缓解，但腹胀较前加重。为进一步诊治今来我院，急诊查全腹 CT 平扫提示"小肠普遍积液积气并肠腔扩张、扩张横径达 52 mm，小肠梗阻（梗阻平面考虑位于回肠远段）"，2021-10-27 外院新冠病毒核酸检测阴性，拟"肠梗阻"收入我科。起病以来，患者精神、胃纳、睡眠尚可，近 4 天无排大便，今晨使用"开塞露"肛塞后排少许大便，小便较平素减少，目前尿量约 800 mL/d。近期体重无明显变化。

既往史：既往有胃穿孔手术史。

二、查体

体格检查：T 36.5℃，P 101 次 / 分，R 20 次 / 分，BP 167/104 mmHg。神志清。未触及浅表淋巴结肿大。心肺体查无明显异常。腹部可见陈旧性手术疤痕，腹部稍膨隆，腹尚软，中上腹和全下腹有压痛，无明显反跳痛，麦氏点无压痛，肝脾肋下未触及，肝肾区无叩痛，振水音可疑阳性，Murphy's 征阴性，移动性浊音（−），肠鸣音约 0 ~ 1 次 / 分。

辅助检查：2021-11 腹部 CT 示小肠扩张较前改善（现扩张宽径 29 mm），部分小肠肠壁轻度增厚伴均匀强化，回肠远段局部系膜见轻度扭转及周围索条影，考虑回肠远段粘连性不完全性小肠梗阻。

三、诊断

初步诊断：小肠梗阻。
最终诊断：粘连性小肠梗阻。

四、诊疗经过

入院后经禁食、胃肠减压、抑酸及补液加强支持治疗后，症状消失，腹痛缓解。

五、出院情况

症状好转，腹痛消失出院，嘱其注意饮食。

六、讨论

患者年轻男性，急性腹痛，既往有腹部手术史，腹部 CT 未见消化道穿孔及梗阻表现，胃肠减压及抑酸和支持治疗有关，均支持本诊断。

（杨玉宇）

病例三：嗜酸粒细胞性胃肠炎

一、基本信息

姓名：陈××　　性别：女　　年龄：37 岁

主诉：腹痛 20 余日，加重伴腹泻 1 周。

现病史：患者 20 余日前无明显诱因出现腹痛，以右上腹及中上腹为主，呈阵发性，偶向后背放射，夜间痛较明显，偶感恶心，无呕吐。腹痛与进食无关。患者曾在当地医院行胃肠镜检查。胃镜提示：十二指肠球部溃疡；慢性非萎缩性胃炎。肠镜提示：慢性结肠炎。患者曾自行口服抗生素（具体不详）及小檗碱，疗效不佳。1 周前患者自觉腹痛程度较前加重，发作次数较前增多，并伴腹泻，大便 4～6 次 / 天，大便呈黄色稀水样，带少许黏液，无脓血，排便后无里急后重感。患者自觉近 1 周来情况欠佳，精神状态差，食欲减退，睡眠不佳，起病来体重下降约 3 kg。患者全病程无发热，小便正常。

既往史及个人史：患者既往有支气管哮喘病史，目前哮喘病情控制可，近 2 年来未发作，近期未服用相关药。其他既往史及个人史情况无特殊异常情况。

二、查体

体格检查：T 36.8℃，R 16 次 / 分，P 72 次 / 分，BP 118/70 mmHg。患者神志清楚，精神尚可。全身皮肤巩膜无黄染，浅表淋巴结未触及肿大，心肺听诊未发现明显异常。双下肢无水肿。

专科检查：腹部平软，腹壁未见静脉曲张，无瘀点、瘀斑，未见胃肠型及蠕动波。全腹部压痛，以中上腹及右上腹较显著，全腹无反跳痛。全腹未触及包块，肝脾肋下未触及，Murphy's 征阴性。肝肾区无叩痛，移动性浊音阴性，肠鸣音 5 次 / 分。

辅助检查：血常规，白细胞（WBC）4.9×10^9/L；嗜酸性粒细胞（EO）3.6×10^9/L；EO% 41.8%。肝胆脾胰彩超，未见明显异常。腹部 CT：肠管堆积，肠壁弥漫性增厚，腹膜淋巴结肿大；双肾小结石。胃镜，慢性浅表性胃炎伴糜烂，十二指肠球部溃疡（S2）。肠镜：横结肠多发糜烂浅溃疡性质待定。病理：胃镜下多点活检（胃窦、胃角、胃体）见大量的嗜酸性粒细胞浸润（> 20 个 / 高倍镜视野），并形成局灶嗜酸性小脓肿。肠镜下多点活检（横结肠）见肠黏膜慢性炎，大量灶性淋巴细胞浸润（> 20 个 / 高倍镜视野），直肠黏膜少量中性粒细胞及嗜酸性粒细胞浸润。

三、诊断

初步诊断：腹痛查因，消化性溃疡？

鉴别诊断：需与引起中上腹及右上腹痛的急腹症及引起嗜酸性粒细胞增多的疾病相鉴别，如：急性胰腺炎、急性胆囊炎、药物过敏、寄生虫感染、嗜酸粒细胞性胃肠炎、炎症性肠病及恶性肿瘤等。

最终诊断：①嗜酸粒细胞性胃肠炎；②双肾结石。

四、诊疗经过

入院后给予甲强龙 40 mg ivdrip qd 治疗；后改为泼尼松片 40 mg qd 口服，并给予孟鲁斯特纳及开瑞坦片口服治疗；出院时将泼尼松片剂量减为 30 mg qd。

五、出院情况

出院后 2 个月停用泼尼松，复诊未见症状复发，复查血常规结果正常，复查肠镜提示横结肠糜烂溃疡消失。

六、讨论

可以引起嗜酸性粒细胞增多的疾病很多，结合本例情况需要相互鉴别的疾病有：药物过敏，寄生虫感染，恶性肿瘤，炎症性肠病，嗜酸性粒细胞性胃肠炎，Churg-Strauss 综合征，结缔组织病如干燥综合征、皮肌炎等。

EG 的诊断标准为：①有胃肠道症状的临床表现；②消化道黏膜有一处或多处的嗜酸性粒细胞浸润（＞ 20 个 / 高倍镜视野），或有特征性的影像学改变伴外周血嗜酸性粒细胞增高；③除外其他可引起嗜酸性粒细胞增多的疾病，如药物过敏、高嗜酸性粒细胞综合征、哮喘急性发作、炎症性肠病、肠道寄生虫感染、恶性肿瘤、部分结缔组织病及血管炎等。

本例患者为嗜酸性粒细胞性胃肠炎分型中的黏膜病变型，患者对激素治疗的反应较好；如患者对激素的治疗反应欠佳，可尝试给予酮替酚、孟鲁斯特纳、色苷酸钠、开瑞坦等抗过敏药物辅助，或使用免疫抑制剂（如硫唑嘌呤）或生物制剂（如英夫利昔单抗、阿达木单抗、维德利珠单抗）等治疗。附：胃肠镜下活检病理切片（图 3-3）（左为胃窦黏膜，右为横结肠黏膜）。

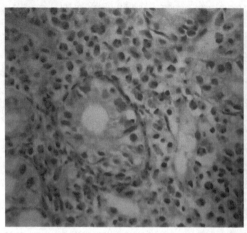
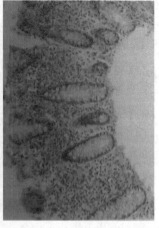

图 3-3　胃肠镜下活检切片

（白　扬）

病例四：小肠淋巴管扩张症

一、基本信息

姓名：鲁××　　　性别：女　　　年龄：50 岁

主诉：腹泻 2 月余，加重伴四肢乏力、抽搐 20 余日。

现病史：2 月余前患者开始出现腹泻，每天大便次数 3～4 次不等，呈黄色稀糊状便，不伴脓血及里急后重、发热、恶心、呕吐等不适。曾在家服用"十六角蒙脱石""小檗碱"及"双歧三联活菌"，症状无好转。20 余日前患者开始出现四肢乏力，腹泻次数亦有所增加，每天解 6～10 次黄色稀糊样或水样便。12 日前，患者自觉四肢乏力加重，伴双手间断抽搐，双下肢大腿间断酸麻。患者曾在外院神经内科门诊就诊，服用维生素 B_{12} 后肢体抽搐、酸麻感有所缓解，但腹泻症状无改善。患者为求进一步诊治前来我科。起病以来，患者感到焦虑失眠，记忆力下降，食欲稍减退，小便正常，大便情况如上所述。

既往史：患者有"溃疡性结肠炎"病史 10 余年，起病时解黏液脓血便，曾服用"美莎拉嗪"数年，后病情缓解自行停药，自觉近五年来病情未复发。患者有"氨苄西林"过敏史。患者无输血史，无吸烟饮酒史；父母健康，否认家族性遗传病史。

二、查体

体格检查：T 36.5℃，R 17 次 / 分，P 70 次 / 分，BP 116/80 mmHg。患者神志清楚，精神状态尚可，慢性病容（BMI：16.2 kg/m²）。全身皮肤干燥粗糙，巩膜无黄染，多枚指甲灰黄色、质地脆，全身浅表淋巴结未触及肿大，心肺听诊未发现明显异常。双下肢轻度凹陷性水肿。神经查体未发现异常，未引出病理征，双上肢及双下肢肌力 V 级。

专科检查：腹部平软，腹壁未见静脉曲张，无瘀点、瘀斑，未见胃肠型及蠕动波。脐周轻压痛，全腹无反跳痛。全腹未触及包块，肝脾肋下未触及，Murphy's 征阴性。肝肾区无叩痛，移动性浊音阴性，肠鸣音 5 次 / 分。

辅助检查：血常规，WBC 4.6×10^9/L，N% 71.2%，Hb 86 g/L。大便常规：大便呈淡黄 – 灰白色稀糊状，隐血阴性。尿常规正常；ESR 40 mm/h；肝肾功能 + 电解质：血钾 3.2 mmol/L，白蛋白 31.2 g/L，其余指标大致正常；24 h 尿电解质：尿钾、钠、钙、氯、镁、磷结果均低于正常；血气分析：pH 7.37，PCO_2 38.2 mmHg，BE –3.7 mmol/L；凝血功能 +D-二聚体结果正常；风湿免疫全套 +ANCA 检查结果：全部指标正常；ASO、RF、CRP 指标正常；心肌酶 3 项结果正常；大便细菌 + 真菌涂片及培养结果阴性；大便阿米巴结果阴性；血结核抗体阴性；PPD 试验阴性；血 EBV+CMV–DNA 结果阴性；肿瘤标志物全套结果阴性；铁代谢：血清铁及铁代谢下降；甲功 3 项 +PTH 正常；胰腺 2 项结果正常。胸片及双侧肘、膝、髋关节 X 线平片结果正常。头颅 CT 结果正常。肌电图 + 诱发电位结果正常。

胃镜：十二指肠淋巴管扩张。肠镜：肠多发息肉（钳除术），直肠炎。腹部彩超：肝囊肿。腹部 CT 增强：肝多发小囊肿；小肠肠壁增厚、水肿；脾静脉扩张。小肠镜（图 3-4）：肠黏膜呈典型的弥漫不规则结节状，表面呈乳白色、白瓷片样的扁平状隆起改变，提示淋巴管扩张。小肠镜病理（图 3-5）提示：空肠及回肠弥漫性淋巴管扩张。

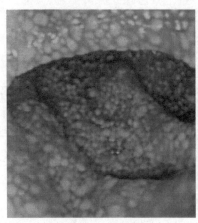

图 3-4　小肠镜　　　　　　　　　图 3-5　小肠镜病理

三、诊断

初步诊断：腹泻、四肢乏力、抽搐查因，溃疡性结肠炎复发？

鉴别诊断：肠道感染性疾病，病毒、细菌、真菌、结核、寄生虫；肠道吸收障碍相关性疾病，吸收不良综合征、小肠淋巴管扩张症；相关的神经肌肉疾病；内分泌代谢疾病，如甲亢、糖尿病神经病变；结缔组织病如系统性红斑狼疮及血管炎。

最终诊断：小肠淋巴管扩张症。

四、诊疗经过

患者入院后腹泻较严重，后发现患者大便中夹杂大量未消化的食物，遂尝试减少饮食中脂肪及蛋白质的摄入量，患者腹泻症状开始减轻。期间予患者适当肠外营养及补充电解质。完善小肠镜及活检，明确诊断"小肠淋巴管扩张症"后，请营养科会诊，进行针对性营养治疗，并间断性补充人血白蛋白，后患者相关指标及精神状态均明显改善，腹泻减轻，大便每天 2～3 次，呈黄色成形便，后患者要求出院。

五、出院情况

患者出院后半年内间断到我院营养科门诊就诊，服用营养液，腹泻情况具体不详。之后患者未到我院门诊随诊。

六、讨论

基于本例特殊的腹泻病例，我们结合病理生理学归纳总结一下腹泻的分类。

1. 渗透性腹泻（粪便渗透压差 > 100 mOsm/L）

肠腔内存在大量高渗性的内容物。禁食 48 h 后腹泻停止或显著减轻。见于肝胆胰疾病、吸收不良综合征、小肠淋巴管扩张症、短肠综合征，以及使用复方聚乙二醇及甘露醇等泻药。

2. 分泌性腹泻（粪便渗透压差 < 50 mOsm/L）

肠黏膜受到刺激致使水电解质分泌过多或吸收减少引起的腹泻。大便量大于 1 L，水样，无脓血，禁食 48 h 后仍存在腹泻。见于霍乱、VIP 瘤、胃泌素瘤、类癌综合征、嗜铬细胞瘤、广泛的小肠淋巴瘤、肠结核及克罗恩病。

3. 渗出性腹泻

肠黏膜的完整性被破坏而大量渗出所致。便血及大便黏液多见。见于各种细菌、病毒、真菌引起的感染性肠炎、肠结核、UC、CD、结直肠癌、放射性肠病、SLE、结节性多动脉炎及混合性结缔组织病。

4. 胃肠动力失常

见于糖尿病、甲亢、甲状旁腺功能减退症、甲状腺髓样癌、肾上腺皮质功能减退症、胃肠道切除术后，迷走 / 交感神经切断术后及肠易激综合征。

（白　扬）

病例五：小肠憩室合并出血

一、基本信息

姓名：曾 × ×　　性别：男　　年龄：58 岁

主诉：反复解柏油样便 5 年，血便 3 天。

现病史：患者近 5 年来因"高血压"服用"拜阿司匹林"后出现间断解解柏油样便，便量或多或少，偶伴心慌、乏力、头晕及上腹部不适，无恶心、呕吐、反酸、嗳气等症状。曾 3 次以"消化道出血"收治入院，给予禁食、抑酸、止血、补液、输血等治疗。2 年前发病住院期间曾完善胃镜检查提示"十二指肠球部溃疡（A2）"；小肠镜提示"回肠末端少许小溃疡及点状糜烂"。近 2 年来患者情况稳定，消化道出血情况未再发。3 天前患者再次先出现解柏油样便，后出血量加大，开始解血便，每天解 3 ~ 5 次，每次量约 100 ~ 200 g，粪便颜色呈暗红色，有血腥味。无发热、腹痛、腹泻、恶心、呕吐等不适。患者今日收治我院急诊，予禁食、抑酸、止血、生长抑素、补液、输血等治疗后，情况稳定下转入我科。患者本次发病以来，睡眠精神状态尚可，体力下降体重无明显变化。

既往史及个人史：患者有高血压病史 5 年，血压最高可达 165/100 mmHg，平素服用"拜阿司匹林""缬沙坦""氨氯地平"，血压控制可。有多次输血史。患者对"青霉素"及"磺胺"过敏。无吸烟饮酒史；父母健康，否认家族性遗传病史。

二、查体

体格检查：T 37.1℃，P 86 次 / 分，R 19 次 / 分，BP 126/76 mmHg。患者神志清楚，精神尚可，轻度贫血貌，口唇稍苍白。全身皮肤巩膜无黄染，浅表淋巴结未触及肿大，心肺听诊未发现明显异常。双下肢无水肿。

专科检查：腹部平软，腹壁未见静脉曲张，无瘀点、瘀斑，未见胃肠型及蠕动波。左下腹压痛，全腹无反跳痛。全腹未触及包块，肝脾肋下未触及，Murphy's 征阴性。肝肾区无叩痛，移动性浊音阴性，肠鸣音 6 次 / 分。

辅助检查：入院后多次查血常规，由于患者间断解血便及反复输血补液，Hb 波动在 69 ~ 97 g/L。大便常规 + 隐血提示：隐血 3+。其他尿常规、凝血功能、肝肾功能、电解质、乙肝五项、丙肝抗体、HIV 抗体、梅毒 2 项、风湿全套、肿瘤标志物全套、CRP、ESR 等化验指标均正常。胃镜：十二指肠球炎，慢性浅表性胃炎伴糜烂。肠镜：全大肠未见出血部位，回肠末端见暗红色血迹，考虑小肠出血可能性大。全腹部 CT 增强：未见明显异常。

三、诊断

初步诊断：血便查因，上消化道出血？下消化道出血？

鉴别诊断：

（1）上消化道出血常见原因：消化性溃疡并出血，上消化道肿瘤并出血，胆系出血，食管良恶性溃疡，贲门黏膜撕裂综合征等。

（2）下消化道出血常见原因：小肠出血，结肠肿瘤并出血，痔疮或肛裂出血，克罗恩病，溃疡性结肠炎，缺血性肠病。

最终诊断：小肠憩室合并出血（小肠部分切除术）。

四、诊疗经过

入我科后一直给予患者禁食、抑酸、止血、生长抑素、静脉营养及补液、输血、低流量吸氧及降压等治疗。完善上述检查考虑小肠出血可能后，行腹部动脉 DSA 造影，见空肠末端有造影剂外溢。后患者仍有间断血便，评估内科保守治疗效果欠佳，遂转入胃肠外科，行剖腹探查术，见距离回盲部大约 75 cm 的回肠有一憩室，直径约 1.5 cm，憩室内见新鲜的半凝血块。探查其他小肠段未见憩室及明显的肠系膜血管畸形，遂切除憩室及其附近的小肠段，切除长度约 12 cm。

五、出院情况

术后患者在外科逐步康复并出院，出院后患者情况稳定，无腹部不适，未再发便血或解柏油样便。

六、讨论

现结合本例患者情况，对小肠出血的原因进行大致的归纳：小肠血管疾病（血管畸形、遗传性出血性毛细血管扩张症、小肠 Dieulafoy 病、门脉高压性肠病），小肠肿瘤（包括淋巴瘤、间质瘤、平滑肌瘤、腺癌等），克罗恩病，小肠憩室（本例患者），以及其他不同疾病或不明原因引起的小肠溃疡。

由于小肠的特殊位置及解剖结构，故而小肠出血的检查手段和明确诊断较一般消化道出血困难，且手段有限。主要的相关检查包括：胶囊内镜，小肠镜，腹部 CT 增强 +CTA 腹腔血管三维重建，腹部动脉 DSA 造影及外科剖腹探查。

（白 扬）

病例六：十二指肠球部溃疡（Forrest Ⅰb级）

一、基本信息

姓名：林×× 性别：男 年龄：60 岁

过敏史：否认食物及药物过敏。

主诉：解血便半月余，再发半天。

现病史：患者半月余前因胡言乱语入住我院，住院期间解血便，2019-04-04 行经皮腹腔动脉造影＋选择行栓塞术，04-08 腹腔镜下肠粘连松解中转开腹胃窦切开探查＋十二指肠球部溃疡出血缝扎止血术，予护肝、降血氨、血液透析及对症治疗治疗后病情好转后出院，半天前患者再次出现解血便，以黑便为主，量约 300 mL，伴少量鲜红色血便，无头晕，发热、畏寒，无头晕、头痛，无乏力、食欲缺乏，无腹胀、腹痛，无恶心、呕吐，无厌油，今为求进一步治疗，遂至我院门诊就诊，拟"肝硬化失代偿"收入我科，此次起病以来，患者精神、睡眠欠佳，无尿急、尿痛，无解酱油样小便，体重未见明显下降。

既往史：患者既往曾多次在我科住院诊断为，①酒精性肝硬化失代偿期；②肝性脑病；③2 型糖尿病；④高血压病 3 级极高危组；⑤食管静脉轻度曲张；⑥慢性肾衰竭（尿毒症期）肾性贫血，7 年前确诊肺结核，予抗结核治疗后自诉已治愈。有"高血压"病史多年，最高收缩压大于 180 mmHg，近期服用"硝苯地平"控制血压，血压控制不详。8 年前诊断"2 型糖尿病"，未服药或胰岛素控制血糖。8 年前有"脑出血、癫痫"病史。8 年前因"胃穿孔"于我院行"胃穿孔修补术"。半月前因肝性脑病入住肝病科，于 2019-04-02 出现呕血、解血便，考虑消化道出血，于 2019-04-02 行胃镜（图 3-6）示十二指肠球腔变形，前壁大弯侧见一溃疡疤痕，周边皱襞集中，小弯侧近上角可见一约 0.6 cm × 0.7 cm 溃疡，可见活动性出血，应用 2 枚钛夹夹闭（图 3-7），内镜下治疗后患者仍有反复解血便，血红蛋白呈进行性下降，遂于 2019-04-04 行经皮腹腔动脉造影 + 选择行栓塞术，术中于腹腔干、肠系膜上动脉行 DSA 检查，未见明显出血征，根据胃镜检查结果，采用 PT 微导管超选于胃十二指肠动脉近段用吸收性明胶海绵颗粒（1000 μm）栓塞至局部血流减慢，后加用微钢圈 ¢ 6 cm × 5 mm 2 枚、¢ 5 cm × 2 mm 1 枚栓塞胃十二指肠动脉致血流停滞。介入术后仍有反复解黑便，血红蛋白进行性降低，考虑活动性出血，04-08 在 ICU 行床边胃镜示十二指肠小弯侧近上角可见 2 枚钛夹残留，前壁见一 1.2 cm × 1.0 cm 溃疡，覆血痂，可见活动性渗血，予钛夹再次夹闭，组织溃烂，不能止血。遂于 2019-04-08 行开腹胃窦切开探查 + 十二指肠球部溃疡出血缝扎止血术。开腹后显露胃窦壁，纵行切开胃窦壁，消毒胃腔，显露球部，见小弯侧及前壁 2 个溃疡灶，钛夹固定，前壁溃疡灶仍有活动性出血，予拔除钛夹，予 4-0 及 3-0 Prolene 线连续缝合结扎溃疡出血灶，反复清水冲洗，检查活动性出血停止。术后于 2019-04-13 复查血红蛋白升至 75 g/L，病情好转出院。

二、查体

专科检查：神志清醒，定向力尚可，计算力可，全身皮肤及巩膜无黄染，可见肝掌，未见蜘蛛痣，腹膨隆，未见胃肠型及蠕动波，全腹无压痛、反跳痛，Murphy's 征阴性，肝脾肋下未及，肝区无叩痛，移动性浊音阴性，肠鸣音正常，5 次 / 分。双下肢中度凹陷性浮肿。

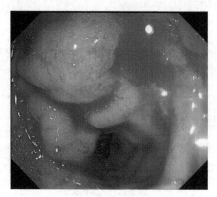

图 3-6 胃镜

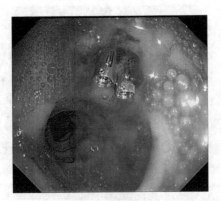

图 3-7 钛夹夹闭

辅助检查：2019-04-27 血细胞分析，白细胞 2.6×10^9/L，红细胞 1.16×10^{12}/L，血红蛋白 37.0 g/L，血小板 53×10^9/L；凝血酶原时间 19.1 s；国际标准化比例 1.77；部分凝血活酶时间 43.2 s；降钙素原检测 0.58 ng/mL；总蛋白 46.8 g/L；白蛋白 28.1 g/L；隐血（粪便）++++；红细胞 +++；彩超示：左室壁增厚；MI（轻度）；TI（中度）；PH（中度）。左室收缩功能正常，舒张功能减退。符合肝硬化图像。胆囊多发结石、胆汁混浊。右肾囊肿、左肾结石图像。少量腹水。胆管、脾、胰、膀胱、双肾血流信号、前列腺：未见明显异常。

三、诊断

初步诊断：①血便查，食管胃底静脉曲张破裂出血？②酒精性肝硬化失代偿期；③ 2 型糖尿病；④高血压病 3 级极高危组；⑤慢性肾衰竭（尿毒症期）肾性贫血。

最终诊断：①十二指肠球部溃疡（Forrest Ⅰ b 级）；②酒精性肝硬化失代偿期；③ 2 型糖尿病；④高血压病 3 级极高危组；⑤慢性肾衰竭（尿毒症期）肾性贫血。

四、诊疗经过

2019-04-27 完善胃镜：进镜至胃腔内见幽门变形，开放，少量鲜红血液反流。球腔变形，小弯见一血凝块附着，吸引血凝块至胃内，球部前壁和小弯见 3 处手术缝扎处缝线外露，其中前壁缝扎处见 1.2 cm × 0.3 cm 线状溃疡并渗血，于出血处黏膜注射组织胶 1.0 mL，渗血减少，再予电凝止血，出血完全停止，安返病房。术中所见如图 3-8。

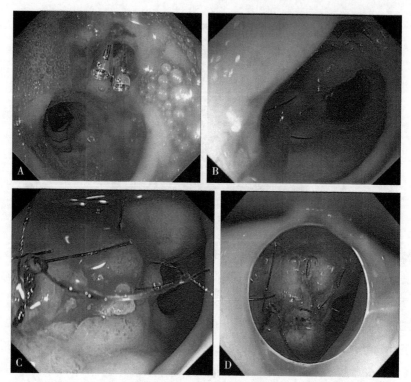

A. 2019-04-27 球部前壁和小弯见 3 处手术缝扎处缝线外露，前壁缝扎处见 1.2 cm × 0.3 cm 线状溃疡并渗血；B. 于出血处黏膜注射组织胶①；C. 于出血处黏膜注射组织胶②；D. 渗血处行电凝

图 3-8　术中所见

五、出院情况

术后观察病情，患者无再发解血便，监测血红蛋白波动：2019-04-30 53 g/L；2019-05-03 65 g/L；2019-05-10 64 g/L，住院期间于 2019-04-27、04-28、04-29、04-30 分别输血 1 U、2 U、2 U、1 U。于 2019-05-01 行流质饮食，逐步过渡为半流质饮食，于 05-12 出院。随访 1 月期间，患者无再发解黑便、血便，无头晕、乏力，定期在我院行血透治疗。

六、讨论

十二指肠球部溃疡为消化系统的一种常见病和多发病。致使十二指肠的过度酸负荷是造成十二指肠溃疡的重要条件，既往有溃疡病史患者再次发生溃疡的可能性增高。尤其是该患者合并尿毒症、肝硬化，其消化道黏膜充血肿胀、抗酸屏障减弱及低蛋白血症等因素更易造成消化道溃疡出血，且内科保守治疗效果较差，外科及介入科治疗后易复发的特点。目前内镜下止血已是消化性溃疡出血标准且重要的治疗方法，推荐对 Forrest 分级Ⅰa ~ Ⅱb 的出血病变行内镜下止血治疗，常用的内镜止血方法包括药物局部注射、热凝止血和机械止血 3 种。临床证据表明，在药物注射治疗的基础上，联合一种热凝或机械止血方法，可以进一步提高局部病灶的止血效果。近年来使用止血粉喷洒（Hemospray 和多聚糖止血粉等）或 Over-The-Scope-Clip（OTSC）系统进行止血的应用也明显增加。我国的出血性溃疡中 43.4% 为高危溃疡（Forrest Ⅰa～Ⅱb），然而近期有一项国际大样本、双盲随机对照研究将成功内镜止血的消化性溃疡出血患者分为使用 PPIs 组和安慰剂组，研究显示无论使用 PPIs 还是安慰剂，Forrest Ⅰb 类溃疡再出血率均较低（5.4%：4.9%），因此其作为高危溃疡征象的临床价值可能需要重新评估。但本病例有明显的高危溃疡特征及反复出血史，多次内外科干预治疗效果均不理想，我们尝试组织胶注射联合电凝的方法，亦能收到理想的效果，定期随访未再发出血。其优点为对设备的要求较低，价格适中，操作难度不大，对于无条件行 OTSC 及相关设备的医院可尝试使用该方法处理难治性消化道出血病例

（杨 旸）

病例七：回肠末段异物合并不完全性肠梗阻

一、基本信息

姓名：刘×× 性别：男 年龄：56 岁

过敏史：否认食物及药物过敏。

主诉：腹胀 1 周。

现病史：患者于 1 周前无明显诱因开始出现腹胀，伴轻微腹痛，脐周明显，有活动后气促，无反酸、嗳气，无尿黄及身目黄染，无咳嗽、咳痰，无胸闷、胸痛，初未诊治，腹胀明显，遂至当地医院就诊，予利尿对症处理，腹胀较前稍缓解，现来我院急诊就诊，急诊拟"腹胀查：酒精性肝硬化腹水？"收住我科。起病以来，胃纳、精神、睡眠一般，无咳嗽、咳痰，无晕厥、抽搐，无胸闷、胸痛，大小便量较少，近期体重无明显改变。

既往史：2019-04-22 曾因"呕血、解黑便"至我院住院，诊断为"①胃底静脉重度曲张（GOV Ⅰ 型）伴出血；②食管静脉轻度曲张；③门脉高压性胃病；④酒精性肝硬化失代偿期"，分别于 04-23、05-23 行组织胶注射治疗；否认疟疾史、结核史，否认高血压史、冠心病史，否认糖尿病史、脑血管病史、精神病史，手术史否认外伤史、输血史，否认过敏史，预防接种史不详。

二、查体

专科检查：神志清晰，全身皮肤黏膜无苍白，无黄染，无皮下出血点，无瘀点、瘀斑、皮疹，可见肝掌、蜘蛛痣，浅表淋巴结无肿大。腹部膨隆，无胃肠蠕动波，腹式呼吸存在，未见腹壁静脉曲张。腹柔软，无液波震颤，无振水声，腹部包块未触及，腹部轻压痛、无反跳痛，脾肝未触及，Murphy's 征阴性，麦氏点无压痛、反跳痛，腹部血管搏动未

见明显异常。输尿管压痛点无明显压痛。肝浊音界存在,肝上界位于右锁骨中线第5肋间,肝区无叩痛,无明显肾区叩击痛,移动性浊音可疑阳性,肠鸣音正常,无亢进或减弱,未闻及腹部血管杂音,双下肢无水肿。

三、诊断

初步诊断:①腹胀查,酒精性肝硬化腹水?②食管胃底静脉曲张。

最终诊断:①回肠末段异物合并不完全性肠梗阻;②酒精性肝硬化失代偿期;③胃底静脉重度曲张(GOV Ⅰ型)组织胶术后排胶性溃疡;④食管静脉轻度曲张;⑤门脉高压性胃病。

四、诊疗经过

2019-06-22 血细胞分析:WBC 14.6×10^9/L,NE 82%,HGB 101 g/L。肝功能:总胆红素 117.8 μmol/L;直接胆红素 39.6 μmol/L;白蛋白 28.4 g/L;凝血功能:PT 22.3 s。血氨:120 μmol/L。2019-06-22,CT检查(图3-9)示,回肠远段局部肠腔内一团块状混杂密度影,考虑粪石存留,并低位不完全小肠梗阻;肝硬化、脾大改变同前;肝S5一小团块状影较前相仿,考虑肝硬化结节并可疑恶变,建议MRI特异性造影剂检查;余肝内多发结节状、斑片状相对弱强化灶较前相仿,拟多发再生结节,建议随诊复查;腹腔积液较前减少;肝内多发小囊肿同前;胆囊多发结石同前;胃底部局部胃壁菲薄、似向下方突出于胃轮廓外,建议结合胃镜检查;余胃壁弥漫稍肿胀,考虑炎性水肿;食管下段-胃底黏膜下部分曲张静脉呈组织胶注射术后改变同前,胃底黏膜下积气周围仍多发曲张静脉,增粗静脉局部与左肾静脉沟通同前。经以上检查,患者腹胀考虑诊断为粪石合并肠梗阻可能性大,遂予禁食、预防感染、清洁灌肠、聚乙二醇4000散缓泻、口服食用油等进行肠道清洁,等肠道准备完全后行肠镜检查。2019-06-26 肠镜检查(图3-10)示:进镜结肠内较多褐色粪水,未见明显的肿物,回盲瓣开口正常,肠镜插入较困难,进入后见一结石样异物堵塞回肠末段靠回盲瓣处,先用直径2 cm CRE球囊越过结石至口侧,注水扩张球囊,试图拖出结石,无效,见结石较大,硬,不规则且尖利,改用圈套器套切结石表层,用异物钳咬碎尖利部分,结石变小变钝后,用圈套器顺利取出,较多粪水流出,检查回肠末段和回盲瓣无出血和穿孔。患者行肠镜下回肠末段异物取出术后腹胀腹痛较前缓解,于2019-06-27行流质饮食,排便排气逐渐通畅,病情好转出院。

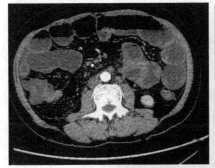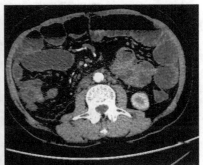

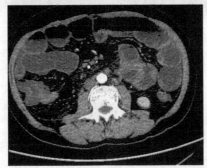

图 3-9　CT 检查

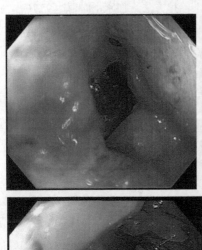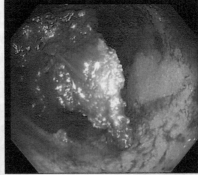

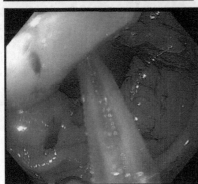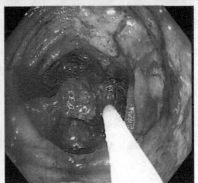

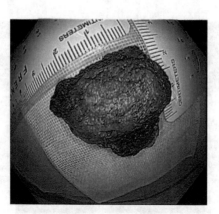

图 3-10 肠镜检查

五、出院情况

患者行肠镜下回肠末段异物取出术后腹胀腹痛较前缓解，于 2019-06-27 行流质饮食，排便排气逐渐通畅，病情好转出院。

六、讨论

组织胶注射是目前公认的胃静脉曲张内镜标准治疗方法，临床止血率达 95.2% ～ 100.0%，并发症发生率在 5.2% ～ 9.3%，主要的并发症为排胶出血、异位栓塞、败血症等。组织胶注射后，86.1% 的患者在 1 个月内排胶，在 1 年内可消失，排胶时间与剂量无关系。

在本病例中，患者行 2 程组织胶注射术 1 月余后突发腹胀等肠梗阻症状，CT 检查证实肠梗阻，梗阻部位肠腔内可见混合密度影，结合组织胶注射手术史，考虑排胶结石所致物理性肠梗阻可能，经镜下取石术后肠梗阻症状缓解，诊断为回肠末段异物（组织胶）并不完全性肠梗阻成立。附：胃底静脉曲张组织胶注射术后排胶并胃石形成（图 3-11）。

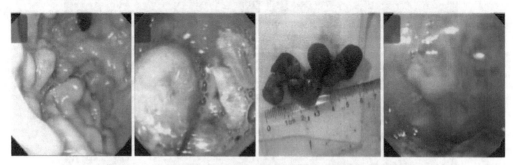

图 3-11 胃底静脉曲张组织胶注射术后排胶并胃石形成

（杨　旸）

病例八：乳糜泻

一、基本信息

姓名：曾 × × 　　性别：女　　年龄：66 岁

主诉：腹胀 3 年，加重伴食欲减退、乏力 2 月。

现病史：患者 3 年前无明显诱因出现腹胀，以脐周为主，餐后明显，偶感反酸、嗳气、口苦，无吞咽疼痛、吞咽困难、腹痛、腹泻、发热、黑便、眼干、口干等症状。曾于大约 2 年前在外院就诊，行胃镜检查提示"慢性浅表性胃炎"，血常规提示"轻度贫血"，肝胆脾胰彩超，消化道钡餐造影及上腹部 CT 未见明显异常。曾服用"埃索美拉唑"及"莫沙比利"治疗，自觉反酸、嗳气明显改善，但仍有腹胀感。2 月前，患者自觉腹胀加重，伴乏力、食欲减退，偶感恶心并呕吐少许胆汁样物。呕吐多发生在进餐后，呕吐后恶心感能缓解。再次复查胃镜提示"慢性浅表性胃炎"，给予抑酸、促动力药治疗，患者感到疗效不如之前明显。今为求进一步明确诊断及完善治疗收入我科，起病以来患者精神状态较差，近 3 年来患者体重减轻 5 kg，大小便无明显异常。

既往史及个人史：高血压病史 8 年，血压最高 180/95 mmHg，平素口服缬沙坦降压，血压控制可。否认糖尿病病史，否认乙肝、丙肝、结核病史，否认食物、药物过敏史。

二、查体

体格检查：T 36.5℃，R 18 次 / 分，P 77 次 / 分，BP 129/84 mmHg。患者神志清楚，精神状态尚可，轻度贫血貌。全身皮肤巩膜无黄染，浅表淋巴结未触及肿大。口腔内见舌乳头萎缩及 3 处口腔溃疡。心肺听诊未发现明显异常。双下肢无水肿。

专科检查：腹部平软，腹壁未见静脉曲张，无瘀点、瘀斑，未见胃肠型及蠕动波。上腹部轻压痛，全腹无反跳痛。全腹未触及包块，肝脾肋下未触及，Murphy's 征阴性。肝肾区无叩痛，移动性浊音阴性，肠鸣音 5 次 / 分。

辅助检查：完善血常规、尿常规、大便常规 + 隐血、肝肾功能、电解质、甲功三项、糖尿病 2 项、血皮质醇 +ACTH、贫血三项、风湿免疫全套、肿瘤标志物全套、乙肝五项、丙肝抗体、梅毒抗体及 HIV 抗体等检查，除发现患者轻度贫血以外，其他结果均未见异常。肝胆脾胰 + 子宫附件 B 超结果未见异常。全腹部 CT 增强见空肠肠壁稍增厚，考虑炎性改变。胃镜：慢性浅表性胃炎。肠镜：全大肠及回肠末端未见异常。之后完善胶囊内镜检查，结果提示：十二指肠降段开始，至空肠及部分回肠黏膜苍白，绒毛萎缩，考虑小肠绒毛萎缩。之后第二次行胃镜检查，进入十二指肠降部远端多点活检，病理结果提示：黏膜扁平，上皮缺乏绒毛状结构，可见隐窝代偿性伸长改变。

三、诊断

初步诊断：腹胀查因，吸收不良综合征？

鉴别诊断：可引起吸收不良综合征的相关疾病。慢性肝病、克罗恩病、小肠肿瘤、小肠淋巴管扩张症、乳糜泻、短肠综合征、自身免疫性疾病及相关的内分泌代谢性疾病。

最终诊断：乳糜泻。

四、诊疗经过

入院后先给予患者复方消化酶、泮托拉唑、莫沙比利及复合维生素 B 片等治疗；后结合胶囊内镜结果及问诊情况（患者自诉平时多食素，且以面食为主），考虑患者最大可能诊断为"乳糜泻"后，改用无麸质饮食，结合营养科会诊意见给予特制的营养液配方，2周内患者腹胀明显好转，后患者出院。胶囊内镜下改变见图 3-12，十二指肠降部病理见图 3-13。

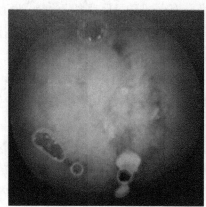 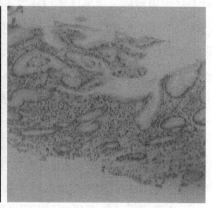

图 3-12　胶囊内镜下改变　　　　图 3-13　十二指肠降部病理

五、出院情况

出院后 1 月余，患者我院门诊复诊，自诉按照我科及营养科综合的饮食建议下腹胀感完全消失，并无腹痛、腹泻等其他消化道症状。复查血常规提示贫血消失。

六、讨论

乳糜泻又称麦胶敏感性肠病、非热带口炎性腹泻，是一种发生在具有遗传易感性的人群中因摄入含有麸质食物诱发的小肠疾病，该病以小肠吸收不良为典型表现。

含麦麸的食物主要包括：大麦、小麦及裸麦等，其分别含有麦胶蛋白、大麦醇溶蛋白、裸麦醇溶蛋白。三种蛋白均可在遗传因素的基础上以免疫介导的方式引起肠黏膜的损害。该疾病一般对小肠近端（十二指肠及空肠上段）损害最严重，对小肠远端（回肠末端）危害较轻。

乳糜泻可伴随多种症状：腹泻、腹胀、体重下降及各种营养物质缺乏症。该病可伴发多种疾病：疱疹性皮炎、自身免疫性肝病、自身免疫性甲状腺炎、干燥综合征、1型糖尿病等。

内镜下病理活检是诊断乳糜泻的金标准，目前推荐十二指肠远端的标本足以诊断乳糜泻，大部分乳糜泻患者无须应用小肠镜到达空肠及回肠，即可取到满意的标本。除了病理活检外，近年来血清学检查被广泛地应用，包括：抗肌内膜抗体（EMA）、抗麦胶抗体（AGA）及组织转谷氨酰胺抗体（tTG）。这些检查大大方便了在不能完善内镜及病理检查的情况下对乳糜泻患者的初步筛查和快速早期诊断。

（白　扬）

病例九：功能性便秘合并抑郁状态

一、基本信息

姓名：张××　　性别：女　　年龄：29岁

过敏史：否认食物及药物过敏。

主诉：腹胀、便秘伴消瘦1年余。

现病史：患者于大约1年半前无明显诱因开始出现便秘，大便4～5天/次，呈干球状，排便费力，伴下腹胀，便后偶有缓解。无明显的腹痛和其他腹部不适。曾于半年前就诊，行肠镜检查未见异常；肠道钡餐提示"第5组小肠堆积现象"。遂行腹腔镜探查发现部分小肠与腹膜粘连并行肠粘连松解术。但术后近半年来腹胀及便秘无明显改观，仍间断服用乳果糖及番泻叶辅助排便。患者起病以来无发热、腹泻、皮疹、关节痛等表现。起病以来患者食欲稍减退，自诉由于工作及家庭不顺心的原因近2年来情绪低落，体重减轻约15 kg。

既往史及个人史：其他既往史及个人史方面亦无特殊异常情况。

二、查体

体格检查：T 36.6℃，R 17次/分，P 75次/分，BP 115/72 mmHg。患者神志清楚，精神状态尚可，消瘦容貌（BMI：13.8 kg/m^2）。全身皮肤巩膜无黄染，浅表淋巴结未触及肿大，心肺听诊未发现明显异常。双下肢无水肿。神经查体未发现异常，未引出病理征。

专科检查：腹部平软，腹壁未见静脉曲张，无瘀点、瘀斑，未见胃肠型及蠕动波。全腹无压痛，全腹无反跳痛。全腹未触及包块，肝脾肋下未触及，Murphy's征阴性。肝肾区无叩痛，移动性浊音阴性，肠鸣音3～4次/分。

辅助检查：血常规、尿常规、大便常规+隐血、肝肾功能、电解质六项、血糖+糖化血红蛋白、ESR、甲功三项、免疫固定电泳、免疫功能六项、ANA 抗核抗体、ENA 多态抗体谱、ANCA 两项等化验结果均未见异常。肝胆脾胰彩超、泌尿系统彩超结果正常。胃肠镜检查结果未见明显异常。全腹部 CT 增强结果未见明显异常。完善胃肠动力检查提示：胃肠传输试验 48 h 排出 55%，45% 位于直肠乙状结肠以上部位，72 h 排除 55%（结果提示慢传输型）。

三、诊断

初步诊断：慢性便秘查因，器质性便秘？功能性便秘？

鉴别诊断：

（1）器质性：肠管器质性病变如肠道肿瘤、克罗恩病等；直肠、肛门病变：如痔疮、直肠脱垂；内分泌代谢疾病：甲状腺功能减退症、糖尿病；神经系统疾病：如脑卒中、多发性硬化、脊髓损伤；肠道神经肌肉病变：如假性肠梗阻、先天性巨结肠；肠道平滑肌神经源性病变；药物性因素：如铁剂、抗抑郁药、抗帕金森药、钙离子通道拮抗剂、部分利尿剂等。

（2）功能性：功能性便秘？肠易激综合征便秘型（IBS-C）。

最终诊断：功能性便秘合并抑郁状态。

四、诊疗经过

患者入院后给予依托必利、乳果糖及益生菌等对症支持治疗；完善相关检查考虑功能性便秘可能性大后，请心理科会诊，完善汉密尔顿抑郁及焦虑量表后综合考虑患者处于抑郁状态。结合心理科会诊意见，开始采用"帕罗西汀 + 依托必利"方案治疗，患者带药出院。

五、出院情况

患者出院后坚持服药，并自行到相关心理咨询室进行心理咨询治疗。大约半年后我院门诊随诊，患者自觉腹胀、便秘不适完全缓解，抑郁情况消失并停药。

六、讨论

本例患者主要表现腹胀及便秘症状，无腹痛及其他腹部不适。根据罗马Ⅲ标准，表现为便秘的功能性胃肠病包括功能性便秘和肠易激综合征便秘型（IBS-C）。而 IBS-C 的主要特征为反复发作的腹痛或腹部不适感，并与排便相关。故而本例患者与 IBS-C 的主要特征不符，故而考虑功能性便秘。

罗马Ⅲ对功能性便秘的诊断标准如下，①必须包含下列 2 项或 2 项以上：a. 平时至少有 25% 的排便感到费力；b. 至少 25% 的排便为干球或硬粪块；c. 至少 25% 的排便不尽感；d. 至少有 25% 的肛门阻塞感；e. 至少有 25% 的排便需要手法辅助；f. 每周排便小于

3次。②不用泻药时很少或从不出现稀便。③不符合肠易激综合征的诊断标准和特征。以上症状出现6个月，近3个月符合以上诊断标准。本例患者经过详细的问诊后考虑符合上述诊断标准。

在生活压力不断加大和生活节奏不断加快的当下，我们要充分重视精神心理疾病在功能性胃肠病中扮演的重要角色。在胃肠动力检查结果作为消化科用药客观依据的基础上，我们需要充分重视患者的心理状态，及时地根据心理科医师的诊断及用药建议给出适合患者的联合治疗方案。

（白　扬）

第四章　肝脏疾病

第一节　肝硬化

肝硬化（hepatic cirrhosis）是一种由不同病因长期作用于肝脏引起的慢性、进行性、弥漫性肝病的终末阶段。是在肝细胞广泛坏死基础上产生肝脏纤维组织弥漫性增生，并形成再生结节和假小叶，导致肝小叶正常结构和血液供应遭到破坏。病变逐渐进展，晚期出现肝功能衰竭、门静脉高压和多种并发症，死亡率高。在我国肝硬化是消化系统常见病，也是后果严重的疾病。年发病率17/10万，主要累及20～50岁男性。城市男性50～60岁肝硬化患者的病死率高达112/10万。

一、病因

（一）病毒性肝炎

乙型、丙型和丁型肝炎病毒引起的肝炎均可进展为肝硬化，大多数患者经过慢性肝炎阶段。急性或亚急性肝炎如有大量肝细胞坏死和纤维化可以直接演变为肝硬化。

我国的肝硬化患者有一半以上是由乙肝病毒引起。慢性乙型肝炎演变为肝硬化的年发生率为0.4%～14.2%。病毒的持续存在、中到重度的肝脏坏死炎症以及纤维化是演变为肝硬化的主要原因。乙型和丙型或丁型肝炎的重叠感染常可加速肝硬化的发展。

（二）慢性酒精性肝病

在欧美国家慢性酒精中毒为肝硬化最常见的原因（约50%～90%），我国较为少见（约10%），但近年来有升高趋势。长期大量饮酒可导致肝硬化。如并发乙型和丙型肝炎的感染，可加速病情的进展。

（三）非酒精性脂肪性肝病

非酒精性脂肪性肝病是仅次于上述两种病因的最为常见的肝硬化前期病变。危险因素有肥胖、糖尿病、高甘油三酯血症、空回肠分流术、药物、全胃肠外营养、体重极度下降等。

（四）长期胆汁淤积

包括原发性胆汁性肝硬化和继发性胆汁性肝硬化。后者是由各种原因引起的肝外胆道长期梗阻所致。高浓度胆酸和胆红素对肝细胞的毒性作用可导致肝细胞变性、坏死、纤维化，进而发展为肝硬化。

（五）药物或毒物

长期服用对肝脏有损害的药物如对乙酰氨基酚、甲基多巴等或长期反复接触化学毒物如砷、四氯化碳等，均可引起药物性或中毒性肝炎，最后演变为肝硬化。

（六）肝脏血液循环障碍

慢性右心衰竭、慢性缩窄性心包炎和各种病因引起的肝静脉阻塞综合征（布－加综合征）、肝窦阻塞综合征（hepatic sinusoidal obstruction syndrome，HSOS）（亦称肝小静脉闭塞病，hepatic venoocclusive disease，HVOD）引起肝内长期瘀血、缺氧，导致肝小叶中心区肝细胞坏死、纤维化，演变为肝硬化。

（七）遗传和代谢性疾病

由遗传和代谢疾病的肝脏病变发展成肝硬化，又称代谢性肝硬化。在我国，以由铜代谢障碍所致的肝豆状核变性（Wilson 病）最多见。其他少见的由铁代谢障碍引起的血色病（hemochromatosis）、肝细胞和红细胞内缺乏半乳糖代谢所需要的半乳糖 $-1-$ 磷酸－尿苷酰转换酶，造成半乳糖血症（galactose–mia）、$\alpha 1-$ 抗胰蛋白酶（α_1-Antitrypsin，α_1-AT）基因异常引起 α_1-AT 缺乏症、酪氨酸代谢紊乱造成酪氨酸血症及肝糖原累积病等都可引起肝硬化。

（八）免疫紊乱

自身免疫性肝病最终可发展为肝硬化。

（九）血吸虫病

血吸虫卵在门静脉分支中堆积，造成嗜酸性粒细胞浸润、纤维组织增生，导致窦前区门静脉高压，在此基础上发展为血吸虫性肝硬化。

（十）隐源性肝硬化

由于病史不详，组织病理辨认困难、缺乏特异性的诊断标准等原因未能查出病因的肝硬化，约占 5%～10%。其他可能的病因包括营养不良、肉芽肿性肝损、感染等。

二、发病机制

上述各种病因均可引起肝脏的持续损伤，肝星状细胞（hepatic stellate cell，HSC）激活，细胞因子生成增加，细胞外基质（extracellular matrix，ECM）成分合成增加、降解减少，总胶原量增加为正常时的 3～10 倍，同时其成分发生变化、分布改变。胶原在 Disse

间隙沉积，导致间隙增宽，肝窦内皮细胞下基底膜形成，内皮细胞上窗孔的数量和大小减少，甚至消失，形成弥漫性屏障，称为肝窦毛细血管化（sinusoid capillarization）。肝细胞表面绒毛变平，以及屏障形成，肝窦内物质穿过肝窦壁到肝细胞的转运受阻，直接扰乱肝细胞功能，导致肝细胞的合成功能障碍。肝窦变狭窄、肝窦血流受阻、肝内阻力增加影响门静脉血流动力学，造成肝细胞缺氧和养料供给障碍，加重肝细胞坏死，使始动因子得以持续起作用。肝细胞广泛坏死、坏死后的再生以及肝内纤维组织弥漫增生，导致正常肝小叶结构的破坏。肝实质结构的破坏还能引起肝内血管分流，例如从门静脉分支到肝静脉的短路，肝硬化时约 1/3 的肝血流分流，加重了肝细胞的营养障碍。纤维隔血管交通吻合支的产生和再生结节压迫以及增生的结缔组织牵拉门静脉、肝静脉分支，造成血管扭曲、闭塞，使肝内血液循环进一步障碍，增生的结缔组织不仅包绕再生结节，并将残存的肝小叶重新分割，形成假小叶。假小叶的肝细胞没有正常的血流供应系统，可再发生坏死和纤维组织增生。如此病变不断进展，肝脏逐渐变形、变硬，功能进一步减退，形成肝硬化。以上病变也是造成硬化的肝脏进一步发生肝功能不全和门静脉高压的基础。

三、病理与病理生理

（一）病理

1. 肝脏

病理特点是在肝细胞坏死基础上，小叶结构塌陷，弥漫性纤维化及肝脏结构的破坏，代之以纤维包绕的异常的肝细胞结节（假小叶）和肝内血管解剖结构的破坏。1994 年国际肝病信息小组，按结节形态将肝硬化分为三类。

（1）小结节性肝硬化：酒精性和淤血性肝硬化常属此型。肉眼见肝脏体积有不同程度缩小、重量减轻、硬度增加，伴脂肪变时体积可增大。肝包膜增厚，表面高低不平，呈弥漫细颗粒状，颗粒大小相等，直径 < 3 mm，结节间有纤细的灰白色结缔组织间隔。光镜下可见正常肝小叶结构破坏，肝实质被纤维间隔分为圆形或类圆形的肝细胞集团，称为假小叶。中央静脉位置不在小叶中央，可缺如或增多。

（2）大结节性肝硬化：是在肝实质大量坏死基础上形成的，慢性乙型肝炎和丙型肝炎基础上的肝硬化、血色病、Wilson 病大多属此型。肝体积大多缩小变形，重量减轻，表面有大小不等的结节和深浅不同的塌陷区，结节直径 > 3 mm，也可达 5 cm 或更大，纤维间隔粗细不等，一般较宽。光镜下可见到大小不等、形态不规则的假小叶被厚实但宽度不等的纤维隔分割。结缔组织中有时见到几个汇管区挤在一起，常伴随胆管增生和单核细胞浸润。

（3）大小结节混合性肝硬化：大结节与小结节比例相同，α_1-AT 缺乏症属此型。部分 Wilson 病和乙型肝炎引起的肝硬化也属此型。

2. 脾

常中等度肿大，门静脉压增高造成脾慢性瘀血，脾索纤维组织增生。镜检可见脾窦扩张，窦内的网状细胞增生和吞噬红细胞现象。脾髓增生，脾动脉扩张、扭曲，有时可发生粥样硬化。脾静脉曲张，失去弹性，常并发静脉内膜炎。

3. 胃肠道

门静脉高压导致食管、胃底和直肠黏膜下层静脉曲张、瘀血，进而破裂致大量出血。胃黏膜血管扩张、充血形成门脉高压性胃病，有时伴有慢性炎症。本病合并消化性溃疡者，并不少见。

4. 肾脏

慢性乙型肝炎肝硬化常可由于 HBV 抗原 – 抗体循环免疫复合物形成的免疫损伤，造成膜性、膜增殖性和系膜增殖性肾小球肾炎及肾小球硬化。门静脉高压和腹水形成后，有效血容量不足导致肾小球入球动脉出现痉挛性收缩，初期可仅有血流量的减少而无显著的病理改变，但病变持续发展则可导致肾小管变性、坏死。持续的低血钾和肝功能失代偿时，胆红素在肾小管沉积，胆栓形成，也可引起肾小管变性、坏死，并导致急性肾衰竭。

5. 内分泌腺

睾丸、卵巢、肾上腺皮质、甲状腺等常有萎缩及退行性变。

（二）病理生理

1. 门静脉高压症（portal hypertension）

指门静脉压力持续升高（ > 5 mmHg），临床上常用肝静脉楔入压与游离压之差即肝静脉压力梯度（hepatic venious pressure gradient，HVPG）来代表门静脉压力。HVPG 5 ~ 10 mmHg 为亚临床门脉高压，> 10 mmHg 出现临床症状。门静脉压力取决于门静脉血流量和门静脉阻力。肝硬化引起的门脉高压是窦性和窦后性的。

（1）门静脉阻力增加：是门静脉高压发生的始动因子，主要由肝结构改变相关的机械因素引起（占 70%）。包括肝窦毛细血管化导致肝窦顺应性下降；胶原在 Disse 间隙沉着使肝窦变狭，以及再生结节压迫肝窦和肝静脉系统导致肝窦及其流出道受阻均引起门静脉血管阻力的增加。另有 30% 是可调控的因素，可以通过药物进行调节。肝窦内引起血管阻力增加的因素有内源性血管收缩物质（内皮素、血管紧张素、加压素、肾上腺素、血栓素 A_2 及 RhoA/Rho 激酶）增加和舒张因子如一氧化氮（NO）减少及对 NO 反应的减弱引起星状细胞、成纤维细胞和血管平滑肌细胞收缩。

（2）门静脉血流量增加：是维持和加剧门静脉高压的重要因素，肝硬化时肝脏对去甲肾上腺素等物质清除能力降低及交感神经兴奋，使心脏收缩增加，心排血量增加。在外周血中致胰高糖素、NO、CO、PGI_2、SH、VEGF、cGRP 等扩血管因子增加。同时对缩血管物质 G 蛋白依赖的传导途径损害，造成了血管对缩血管物质的低反应性，导致内脏小动脉扩张，形成肝硬化患者的内脏高动力循环。另一个原因是肠道细菌的移位导致细菌产物如内毒素和 TGF-α 增加，造成内脏动脉扩张。此时内脏血管充血，门静脉血流量增加，静脉压力持续升高，形成门静脉高压症。

晚近的研究结果提示新生血管的形成既增加了肝内阻力，又增加了内脏血流量，因此也是导致门静脉压力增高的因素。

（3）门静脉高压的后果

①侧支循环形成：门静脉高压时形成侧支循环来降低门脉压力，因此在门静脉与腔静脉之间形成许多交通支。这些交通支开放后，出现血流方向的改变，静脉扩张和迂曲。此时门静脉血可不经肝，通过侧支经腔静脉直接回右心。

主要的侧支循环有：a. 食管下段和胃底静脉曲张，门静脉血液通过胃左和胃短静脉、食管静脉回流到奇静脉。由于食管下段黏膜下静脉缺乏结缔组织支持，曲张静脉突出于食管腔内，该静脉距门静脉主干最近，最直接持续受门脉高压影响。当 HVPG > 10 mmHg，可产生静脉曲张，当 HVPG > 12 mmHg 时可能发生出血。食管静脉的局部因素决定了出血的危险性，包括曲张静脉的直径、静脉壁的厚度、曲张静脉内与食管腔之间的压力梯度。而出血的严重度则取决于肝脏失代偿程度、凝血功能障碍程度、门静脉压力和曲张静脉的粗细。门静脉高压导致的胃底静脉曲张及胃底黏膜血管扩张充血、黏膜水肿糜烂（门脉高压性胃病）也是引起上消化道出血的重要原因。b. 腹壁静脉显露和曲张，门静脉高压时脐静脉重新开放，通过腹壁上、下静脉回流，形成脐周和腹壁静脉曲张。脐静脉起源于肝内门静脉左支，因此肝外门静脉阻塞时无脐静脉开放，亦无腹壁静脉曲张。c. 直肠下端静脉丛，肠系膜下静脉分支痔上静脉与回流髂静脉的痔中、下静脉吻合，形成肛管直肠黏膜下静脉曲张，易破裂产生便血。此外，所有腹腔脏器与腹膜后或腹壁接触、黏着的部位，均可能有侧支循环的建立。

侧支循环建立后不仅可引起消化道出血，还由于大量门静脉血不经肝脏而流入体循环，一方面使肝细胞营养进一步障碍，坏死增加，代谢障碍；另一方面对毒素清除减少，易产生内毒素血症和引起肝性脑病，内毒素血症可促使 NO 合成增加，进一步加重高动力循环。门静脉高压引起的胃肠道瘀血、胃肠黏膜水肿可引起胃肠道分泌吸收功能紊乱，产生食欲缺乏、消化吸收不良、腹泻、营养不良等后果。

②腹水形成：见下文"腹水"。

③脾肿大：门静脉高压时脾瘀血肿胀，可引起脾功能亢进（hypersplenism）。表现为外周血红细胞、白细胞和血小板降低，加上患者由于肝细胞合成功能障碍，凝血因子尤其是凝血酶原合成减少，患者易有出血倾向。

2. 腹水

（1）腹水形成机制：液体潴留在腹腔形成腹水（ascites），是多种因素综合作用的结果。门静脉高压是引起腹水的主要原因，人血白蛋白减少导致的胶体渗透压降低是引起腹水的重要因素。内脏动脉扩张导致有效动脉循环血容量下降，激活交感神经系统、肾素 – 血管紧张素 – 醛固酮系统，造成肾血管收缩，是最终造成水和电解质失衡的原因。

①门静脉压力增高：正常时肝窦压力十分低（0 ~ 2 mmHg），门静脉高压时，肝窦静水压升高（门脉压力 > 10 mmHg，是腹水形成的基本条件），大量液体流到 Disse 间隙，造成肝脏淋巴液生成过多，肝硬化患者常为正常人的 20 倍，当胸导管不能引流过多的淋巴液时，就从肝包膜直接漏入腹腔形成腹水。肝窦压升高还可引起肝内压力受体激活，通过肝肾反射，减少肾对钠的排泄，加重了水钠潴留。

②内脏动脉扩张：肝硬化早期阶段，内脏血管扩张，通过增加心排血量和心率等，将有效血容量维持在正常范围。肝硬化进展期，内脏动脉扩张更明显，导致有效循坏血容量明显下降，动脉压下降，进而激活交感神经系统、肾素 – 血管紧张素 – 醛固酮系统、增加抗利尿激素（ADH）释放来维持动脉压，造成肾血管收缩和水钠潴留。门脉高压与内脏血管扩张相互作用，改变了肠道的毛细血管压力和通透性，有利于液体在腹腔积聚。

③血浆胶体渗透压降低：肝硬化患者摄入减少，肝储备功能下降，合成白蛋白的能力下降，导致血浆白蛋白降低，进而血浆胶体渗透压降低，大量的液体进入组织间隙，形成腹水。

④其他因素：肝硬化患者的内毒素血症和炎症也可导致毛细血管通透性增加。血浆中心钠素相对不足和机体对其敏感性降低、雌激素灭活减少、抗利尿激素分泌增加导致的排水功能障碍和前列腺素分泌减少，造成肾血管收缩，肾脏灌注量下降，肾血流量重新分布，均与腹水的形成和持续存在有关。

腹水可经壁腹膜吸收，最大速率 900 mL/d，吸收的腹水经肠淋巴管引流或经内脏毛细血管重吸收。由于淋巴系统已超负荷，内脏毛细血管循环因 Starling 力的作用吸收有限，加上肝硬化患者常有腹膜增厚，吸收率下降。腹水生成增加而吸收下降，使腹水逐渐增多。

（2）自发性细菌性腹膜炎形成机制：在腹腔内无感染源的情况下，腹腔积液自发性感染导致自发性细菌性腹膜炎（spontaneous bacterial peritonitis，SBP）和内毒素血症。肝硬化患者肠道细菌过度生长和肠壁通透性增加，肠壁局部免疫防御功能下降，使肠腔内细菌发生易位经过肠系膜淋巴结进入循环系统产生菌血症。由于患者网状内皮系统活性减弱，以及腹水中调理素、免疫球蛋白、补体及白蛋白下降导致腹水感染。

3. 内分泌系统

（1）主要表现为性激素紊乱，由于肝细胞功能衰竭，以及门体分流使主要在肝脏灭活的雌激素水平增高，在外周组织例如皮肤、脂肪组织、肌肉中雄激素转换为雌激素的转换率增高。患者出现肝掌、蜘蛛痣以及男性乳房发育。

（2）甲状腺激素：由于肝病时 5' – 脱碘酶活性降低，T_4 转化为 T_3 减少，反 T_3（rT_3）形成增加，肝硬化患者临床上可致生化性低 T_3 综合征，血清总 T_3、游离 T_3 减低，游离 T_4 正常或偏高，严重者 T_4 也降低。上述改变与肝病严重程度之间具有相关性。此外，肝硬化血氨增高时，多巴胺类物质减少，可使 TSH 水平增高。

（3）肾上腺皮质功能：肝硬化特别是有并发症的患者常伴有肾上腺皮质功能不全（adrenal insufficiency），并随着疾病的进展，严重度增加。

4. 呼吸系统

（1）肝性胸水：腹水患者常伴胸水，其性质与腹水相同，称为肝性胸水（hepatic hydrothorax）。其发生机制可能由于腹压增高，膈肌腱索部变薄，形成胸腹间通道。由于胸腔负压，腹腔积液由孔道进入胸腔。也可能与低蛋白血症引起胸膜毛细血管胶体渗透压降低，胸水滤出增加，吸收降低及奇静脉、半奇静脉压力增高、肝淋巴回流增加，导致胸膜淋巴管扩张、淤积、破坏，淋巴液外溢形成胸水有关。胸水以右侧多见。

（2）门脉性肺动脉高压：门脉高压患者中 2% ~ 5% 有继发性肺动脉高压，称为门脉性肺动脉高压（portopulmonary hypertension）。由于肺动脉收缩、肺动脉内膜纤维化和微小血栓形成所致。

（3）肝肺综合征：肝肺综合征（hepatopulmonary syndrome，HpS）是进展性肝病、肺内血管扩张、低氧血症 / 肺泡 – 动脉氧梯度增加（ > 20 mmHg）组成的三联征，肝脏对肺部扩血管活性物质灭活能力降低和肺部 NO 增多，引起肺血管阻力降低，出现肺内血管尤其是肺前毛细血管或毛细血管扩张、使氧分子难以弥散到毛细血管中去，难以与血红蛋白氧合，引起低氧血症 / 肺泡 – 动脉氧梯度增加。

5. 泌尿系统

由于肾血管的极度收缩导致的肾皮质灌注不足导致肾衰竭称肝肾综合征（hepatorenal syndrome，HRS），是终末期肝硬化最常见而严重的并发症。肝硬化患者肝窦压升高，NO 增加，造成内脏动脉扩张，有效血容量不足，反射性激活肾素 – 血管紧张素和交感系统产生肾动脉极度收缩，造成肾内血供过度不足，产生肝肾综合征。肝肾综合征时，患者虽然有肾功能不全，但是肾脏可无组织学上改变，是可逆的循环相关性肾衰竭。

6. 血液系统

常表现为门静脉高压导致的脾肿大和脾功能亢进。外周血全血细胞减少。由于肝脏合成障碍导致凝血因子合成减少，凝血酶原时间延长。血小板有质与量的降低，因此，患者常有贫血及出血倾向。

7. 心血管系统

心排血量和心率增加、内脏血管扩张形成高动力循环。由于 β - 肾上腺能受体信号传导降低，跨膜电流和电机械耦合的改变，NO 产生过多和大麻素 –1 受体刺激上调出现心肌收缩和舒张功能不全，导致肝硬化性心肌病。

8. 神经系统

出现肝性脑病。

四、临床表现

起病常隐匿，早期可无特异性症状、体征，根据是否出现腹水可将肝硬化分为代偿期和失代偿期。

（一）代偿期肝硬化

10％～20％代偿期肝硬化患者可无症状。常在影像学、组织学检查时发现。其他患者可有食欲缺乏、乏力、消化不良、腹泻等非特异性症状。临床表现同慢性肝炎，鉴别常需依赖肝脏病理。

（二）失代偿期肝硬化

出现腹水是肝硬化患者进入失代偿期的标志。

1. 症状

（1）食欲缺乏：为最常见症状，在进展性肝病患者中十分明显，有时伴恶心、呕吐。

（2）乏力：为早期症状之一，其程度自轻度疲倦感到严重乏力，常与肝病活动程度一致。

（3）腹胀：为常见症状，可能由于低钾血症、胃肠胀气、腹水和肝脾大所致。

（4）腹痛：常常为肝区隐痛，与肝大累及包膜有关。有脾周围炎时，可有左上腹疼痛。也可由于伴发溃疡病及胆道、肠道或腹水感染引起。

（5）腹泻：较普遍，常与肠壁水肿、吸收不良和肠腔菌群失调有关。

（6）体重减轻：为多见症状，晚期患者伴腹水及水肿时会使体重减轻不明显。

（7）出血倾向：凝血功能障碍可出现牙龈、鼻腔出血、皮肤黏膜紫斑或出血点，女性常有月经过多。

（8）内分泌系统失调：男性有性功能减退、乳房发育，女性常有闭经及不孕。肝硬化患者的糖尿病发病率增加，表现为高血糖、糖耐量试验异常、高胰岛素血症和外周性胰岛素抵抗。进展性肝硬化伴严重肝细胞功能衰竭患者常发生低血糖。

2. 体征

患者常呈慢性病容，面色黝黑，面部有毛细血管扩张、口角炎等。皮肤表现常见蜘蛛痣、肝掌，可出现男性乳房发育，胸、腹壁皮下静脉可显露或曲张，甚至在脐周静脉突起形成水母头状，曲张静脉上可听到静脉杂音。黄疸常提示病程已达到中期，随着病变进展而加重。1/3患者常有不规则发热，与病情活动及感染有关。腹部移动性浊音阳性。肝性胸水常见于右侧（占85％），但也有双侧甚至仅为左侧。

肝脏在早期肿大，晚期坚硬缩小、肋下常不易触及。胆汁淤积和静脉回流障碍引起的肝硬化晚期仍有肝大。35％～50％患者有脾大，常为中度，少数重度。

3. 并发症的临床表现

（1）食管胃底静脉破裂出血：急性出血患者出现呕血、黑便，严重者休克。死亡率平均为32％，是肝硬化较为常见和严重的并发症。

（2）自发性细菌性腹膜炎（spontaneous bacterial peritonitis，SBP）：住院的腹水患者中发生率为10％～30％。常表现为短期内腹水迅速增加，对利尿药无反应，伴腹泻、腹痛、腹胀、发热，腹壁压痛和反跳痛。少数患者伴血压下降、肝功能恶化或门体分流性脑病加重。

（3）原发性肝癌：进行性肝大，质地坚硬如石，表面结节状。

（4）肝肾综合征：顽固性腹水基础上出现少尿、无尿及恶心等氮质血症时的临床表现。常伴黄疸、低蛋白血症、肝性脑病；无蛋白尿。临床有两种类型：Ⅰ型，进展性肾功能损害，2周内肌酐成倍上升；Ⅱ型，肾功能缓慢进展性损害。

（5）肝肺综合征：终末期肝病患者中发生率为 13% ~ 47%。患者可出现杵状指、发绀、蜘蛛痣。

（6）肝性脑病：扑翼样震颤、谵妄进而昏迷。

（7）门静脉血栓形成：发生率为 10% ~ 25%，大多在筛查时发现。43% 为慢性型，血栓缓慢形成，无明显临床症状；38% 出现食管静脉或门脉高压性胃病出血；18% 可出现剧烈腹痛，其中 70% 小肠梗死（intestinal infarction）。

（8）肝硬化性心肌病：没有其他已知的心脏疾病的肝硬化患者，在应激情况下（行创伤性措施如外科手术 /TIPS），心脏收缩反应损害和（或）舒张功能不全及电生理异常（如 Q-T 间期延长），发生心功能不全甚至猝死，称为肝硬化性心肌病（cirrhotic cardiomyopathy）。

综上所述，肝硬化早期表现隐匿，晚期的临床表现可以归结为：①门脉高压的表现，如侧支循环、脾大、脾功能亢进、腹水等；②肝功能损害所致的蛋白合成功能降低（包括白蛋白、凝血酶原）、黄疸、内分泌失调及皮肤表现等；③并可出现并发症相关的临床表现。

五、辅助检查

（一）实验室检查

1. 血常规

代偿期多在正常范围。失代偿期由于出血、营养不良、脾功能亢进可发生轻重不等的贫血。有感染时白细胞可升高，脾功能亢进者白细胞和血小板均减少。

2. 尿液检查

尿常规一般在正常范围，乙型肝炎肝硬化并发乙肝相关性肾炎时尿蛋白阳性。胆汁淤积引起的黄疸尿胆红素阳性，尿胆原阴性。肝细胞损伤引起的黄疸，尿胆原亦增加。腹水患者应常规测定 24 小时尿钠、尿钾。

3. 粪常规

消化道出血时出现肉眼可见的黑便和血便，门脉高压性胃病引起的慢性出血，粪隐血试验阳性。

4. 肝功能检查

（1）血清胆红素：失代偿期可出现结合胆红素和总胆红素升高，胆红素的持续升高是预后不良的重要指标。

（2）蛋白质代谢：肝脏是合成白蛋白的唯一场所，在没有蛋白丢失的情况（如蛋白尿）时，人血白蛋白量常能反映肝脏储备功能。在肝功能明显减退时，白蛋白合成减少。正常值为 35 ~ 55 g/L，白蛋白低于 28 g/L 为严重下降。肝硬化时由于损伤的肝细胞不能清除从肠道来的抗原，或后者经过门体分流直接进入体循环，刺激脾中 B 淋巴细胞产生抗体，形成高球蛋白血症。白蛋白与球蛋白比例降低或倒置。蛋白电泳可显示白蛋白降低，γ–球蛋白显著增高，β–球蛋白轻度升高。血清前白蛋白（prealbumin）也由肝合成，当肝细胞受损伤尚未引起人血白蛋白下降时，血清前白蛋白则已明显下降。肝硬化患者可下降 50% 左右。

（3）凝血酶原时间：是反映肝脏储备功能的重要预后指标，晚期肝硬化及肝细胞损害时明显延长，如用维生素 K 后不能纠正，更说明有功能的肝细胞减少。

（4）血清酶学检查：①转氨酶，肝细胞受损时，ALT 升高，肝细胞坏死时，AST 升高。肝硬化患者这两种转氨酶不一定升高，但肝硬化活动时可升高。酒精性肝硬化患者 AST/ALT ≥ 2。② γ–GT，90% 肝硬化患者可升高，尤其以原发性胆汁性肝硬化（PBC）和酒精性肝硬化升高更明显。并发肝癌时明显升高。③ ALP，70% 的肝硬化患者可升高，并发肝癌时常明显升高。④胆碱酯酶（ChE），肝硬化失代偿期 ChE 活力明显下降，其降低程度与人血白蛋白大致平行，若 ChE 极度降低者示预后不良。

（5）反映肝纤维化的血清学指标：肝纤维化的血清标志物可以分为直接标志和间接标志。几种直接标志用于评价和检测血清内细胞外基质（如透明质酸、Ⅳ型胶原、Ⅲ型前胶原、层粘连蛋白、YKL-40）及参与纤维化发生和溶解过程的酶和细胞因子，如基质金属蛋白酶（MMPs）和组织基质金属蛋白酶抑制剂（TIMPs）。非直接的标志包括肝功能和肝脏炎症的标志，并且一般来说是可常规获得的检测，如凝血酶原时间、血清胆红素、血小板计数、转氨酶，但也包括载脂蛋白 A1 和 α_2– 巨球蛋白。这些指标单独来看均没有足够的鉴别力以替代肝活检，如Ⅲ型前胶原氨基末端肽（P–Ⅲ–P）、Ⅳ型胶原、透明质酸等，肝纤维化发生时以上各项指标可升高，主要反映 ECM 转换，不反映已经沉积的基质含量，并受多种因素影响，不能作为确诊肝纤维化／肝硬化的指标。联合不同的血清标志可显著改善其性能，如已专利化并投入市场的 Fibrotest，这些联合检测标志的数学模型以及联合其他无创方法如瞬时弹性扫描的应用，有助于评估肝纤维化／肝硬化程度并可减少肝穿刺的需要。

（6）脂肪代谢：代偿期患者血中胆固醇正常或偏低，失代偿期总胆固醇特别是胆固醇酯明显降低。

（7）定量肝功能试验：①吲哚菁绿试验（ICG），检测肝细胞对染料清除情况以反映肝细胞储备功能，是临床初筛肝病患者较有价值和实用的试验。患者空腹静脉抽血后注射 ICG 0.5 mg/kg，注射后 15 分钟对侧手臂静脉血测滞留率。正常值为 10% 以下，肝硬化患者 ICG 滞留率明显升高，甚至达 50% 以上。②其他，包括利多卡因代谢产物生成试验、氨基比林呼气试验、半乳糖耐量试验、色氨酸耐量试验、咖啡因清除试验等。

（8）血氨：动脉血氨的测定对肝性脑病有辅助诊断的价值。

5. 血清电解质

对于判断患者有无电解质紊乱以及治疗有重要意义。

6. 甲胎蛋白（AFP）

肝硬化活动时，AFP 可升高。合并原发性肝癌时明显升高，如转氨酶正常 AFP 持续升高，须怀疑原发性肝癌。

7. 病毒性肝炎标记的测定

疑肝硬化者须测定乙、丙、丁肝炎标记以明确病因。肝硬化有活动时应做甲、乙、丙、丁、戊型标记及 CMV、EB 病毒抗体测定，以明确有无重叠感染。

8. 血清免疫学检查

血清抗线粒体抗体阳性提示 PBC（阳性率 95%），抗平滑肌抗体、抗核抗体阳性提示自身免疫性肝炎。

9. 血清铜蓝蛋白

肝豆状核变性时明显降低（< 200 mg/L），伴尿铜增加（> 100 μg/24 h），年龄 < 40 岁的肝损伤患者应检查血清铜蓝蛋白排除此病。

（二）影像学检查

1. 超声检查

肝硬化的声像图根据病因、病变阶段和病理改变轻重不同而有差异。超声检查可发现肝表面不光滑或凹凸不平，肝叶比例失调，多呈右叶萎缩和左叶、尾叶增大，肝实质回声不均匀增强，肝静脉管腔狭窄、粗细不等。此外，还有门脉高压症的声像图改变，表现为脾大、门静脉扩张和门脉侧支开放，部分患者还可探及腹水。多普勒检查可发现门脉侧支开放、门静脉血流速率降低和门静脉血逆流等改变。对门静脉血栓形成和肝癌等肝硬化的并发症也有较高的诊断价值。超声造影检查对鉴别肝硬化结节和肝癌有较高的诊断价值。晚近，通过检测超声和低频弹性波的瞬时弹性记录仪可以测定肝弹性变化，从而反映肝硬度的变化，有助于肝硬化的诊断。

2. CT

肝硬化的影像学与超声检查所见相似，表现为肝叶比例失调、肝裂增宽和肝门区扩大，肝脏密度高低不均。此外，还可见脾大、门静脉扩张和腹水等门脉高压症表现。对于肝硬化和原发性肝癌的鉴别十分有用。

3. 磁共振成像（MRI）

磁共振成像除与 CT 相似外，对鉴别肝硬化结节、肝癌结节更优于 CT 检查。磁共振血管成像（MRA）可代替血管造影显示门脉血管变化和门脉血栓。用于门静脉高压病因的鉴别以及肝移植前对门脉血管的评估。

4. 放射性核素显像

经放射性核素 ^{99m}Tc 扫描测定的心 / 肝比值能间接反映门静脉高压和门体分流程度，对诊断有一定意义，正常值 0.26，肝硬化患者一般在 0.6 以上，伴门脉高压者常 > 1。

5. 上消化道钡餐摄片

可发现食管及胃底静脉曲张征象，食管静脉曲张呈现虫蚀状或蚯蚓状充盈缺损，胃底静脉曲张呈菊花样缺损。但诊断的敏感性不如胃镜检查。

（三）特殊检查

1. 内镜

胃镜可直接观察并确定食管及胃底有无静脉曲张，了解其曲张程度和范围，并可确定有无门脉高压性胃病。存在食管及胃底静脉曲张是门静脉高压最可靠的指标，一旦出现曲张静脉即可诊断门静脉高压。结肠镜可在结肠发现异位静脉曲张；胶囊内镜和小肠镜可发现小肠异位静脉曲张，从而找出下消化道出血原因。

2. 肝穿刺

1 秒钟快速穿刺、超声指引下或腹腔镜直视下肝穿刺，取肝组织做病理检查，对肝硬化，特别是早期肝硬化确定诊断和明确病因有重要价值。凝血酶原时间延长及有腹水者可经颈静脉、肝静脉作活检，安全、并发症少。

3. 腹腔镜

可见肝脏表面高低不平，有大小不等的结节和纤维间隔，边缘锐利不规则，包膜增厚，脾大，圆韧带血管充血和腹膜血管曲张，腹水原因诊断不明确时，腹腔镜检查有重要价值。

4. 门静脉测压

经颈静脉测定肝静脉楔入压和肝静脉游离压，两者差为肝静脉压力梯度（hepatic venous pressure gradient，HVPG），是门静脉压力最佳的替代指标。正常值 < 5 mmHg，纤维化 3 ~ 4 级的患者，HVPG 几乎都 ≥ 6 mmHg，HVPG 8 ~ 10 mmHg 是发生腹水的阈值，食管静脉曲张及出血者均 > 12 mmHg。门静脉压力的测定是评价降门脉压力药物疗效的金标准，HVPG 可以预测并发症和死亡率，对进展到失代偿期的预测能力优于 Child-Pugh 和 MELD 评分。

5. 腹水检查

所有新出现的腹水者、进展性肝硬化或上消化道出血伴腹水者及腹水稳定的患者病情突然恶化，都应做诊断性穿刺。目的在于明确腹水是否由肝硬化引起，如果血清 - 腹水白蛋白梯度（serum-ascites albumin gradient，SAAG）11 g/L 提示腹水由肝硬化门静脉高压所致。此时还应寻找是否存在导致腹水增加的原因，如 SBP 等。检查内容包括：腹水的性质，如颜色、比重、蛋白含量、细胞分类，以及腺苷脱氨酶（ADA）、血与腹水 LDH 比值、细菌培养和内毒素测定。腹水培养应在床旁进行，使用血培养瓶，包括需氧、厌氧两种。每个培养瓶接种的腹水至少 10 mL。

六、诊断及鉴别诊断

（一）肝硬化的诊断与鉴别诊断

1. 肝硬化诊断的主要依据

①病史：以了解肝硬化病因。应详细询问肝炎史，饮酒史、药物史、输血史、社交史及家族遗传性疾病史。②症状体征：根据上述临床表现逐条对患者进行检查，确定是否存在门脉高压和肝功能障碍表现。③肝功能试验：人血白蛋白降低，胆红素升高，凝血酶原时间延长提示肝功能失代偿，定量肝功能试验也有助于诊断。④影像学检查：B 超、CT 有助于本病诊断。完整的诊断应包括病因、病理、功能和并发症四个部分。

（1）病因诊断：明确肝硬化的病因对于估计患者预后及进行治疗密切相关。根据上述各种病因做相关检查以排除及确定病因诊断，如应检测病毒性肝炎标志物排除由肝炎引起的肝硬化，怀疑 Wilson 病应由眼科检查 K–F 环，测定血清铜蓝蛋白、尿铜、血铜等。

（2）病理诊断：肝活组织检查可明确诊断及病理分类，特别在有引起肝硬化的病因暴露史，又有肝脾大但无其他临床表现、肝功能试验正常的代偿期患者，肝活检常可明确诊断。

（3）肝脏储备功能诊断：可用 Child–Pugh 分级（Child–Pugh classification）来评定。

2. 鉴别诊断

（1）肝、脾大：与血液病、代谢性疾病的肝脾大鉴别。必要时做肝活检。

（2）腹水的鉴别诊断：应确定腹水的程度和性质，与其他原因引起的腹水鉴别。肝硬化腹水为漏出液，SAAG > 11 g/L；并发自发性腹膜炎为渗出液，以中性粒细胞增多为主，但 SAAG 仍 > 11 g/L。结核性和肿瘤性腹水 SAAG < 11 g/L。结核性腹膜炎为渗出液伴 ADA 增高。肿瘤性腹水比重介于渗出液和漏出液之间，腹水 LDH/ 血 LDH > 1，可找到肿瘤细胞。腹水检查不能明确诊断时，可做腹腔镜检查，常可明确诊断。

（二）并发症的诊断与鉴别诊断

1. 食管胃静脉破裂出血

表现为呕血、黑便，常为上消化道大出血。在大出血暂停、血压稳定后，急症胃镜检查（一般在入院后 12 ~ 48 小时）可以明确出血部位和原因，鉴别是胃食管静脉破裂出血还是门静脉高压性胃病或溃疡病引起。如由静脉曲张引起，需进一步检查明确静脉曲张由单纯肝硬化引起还是由门脉血栓或癌栓引起的门静脉高压。

2. 感染

发热的肝硬化患者需要确定有无感染及感染的部位和病原。应摄胸片，做痰培养、中段尿培养、血培养，有腹水者进行腹水检查，以明确有无肺部、胆道、泌尿道及腹水感染。患者在短期内腹水迅速增加，伴腹痛、腹胀、发热，腹水检查白细胞数 > 500×10^9/L 或中

性粒细胞数 > 250×10^9/L，如能排除继发性感染者，即可诊断 SBP。腹水和血鲎试验及血细菌培养可阳性，常为革兰阴性菌。少数患者可无腹痛，患者可出现低血压或休克（革兰阴性菌败血症）。鉴别诊断应除外继发性腹膜炎、内脏破裂或脓肿。继发性腹膜炎的特点是腹水中性粒细胞数 > $10\,000 \times 10^9$/L，糖 < 0.5 g/L，蛋白 > 10 g/L，抗生素治疗无效，腹水可分离出 2 种以上病原体，以及不常见病原体如厌氧菌及真菌。

3. 肝肾综合征

顽固性腹水患者出现少尿、无尿、氮质血症、低血钠、低尿钠，考虑出现肝肾综合征。国际腹水协会诊断标准：①肝硬化腹水；②血清肌酐 > 133 μmol/L（1.5 mg/dL），Ⅰ型 HRS2 周内；血清肌酐成倍上升，> 226 μmol/L（2.5 mg/dL）；③停止使用利尿药和使用白蛋白 [1 g/（kg·d），最多 100 g/d] 扩容治疗后 2 天，血清肌酐水平无改善（降低到 133 μmol/L 或以下）；④未出现休克，或近期使用过肾毒性或血管扩张药物；⑤无肾实质病变（蛋白尿 > 500 mg/d），无微小血尿（红细胞 > 50/Hp）和（或）无超声波肾脏异常发现。应当注意的是应与由于利尿药、乳果糖过度使用、非甾体消炎药、环孢素 A 和氨基糖苷类药物的应用引起的医源性肾衰区分开来。

4. 原发性肝癌

患者出现肝大、肝区疼痛、有或无血性腹水、无法解释的发热要考虑此症，血清甲胎蛋白持续升高而转氨酶正常或 B 超提示肝占位病变时应高度怀疑，CT 或 MR 可确诊。

5. 肝性脑病

见有关章节。

6. 肝肺综合征

有上述 HpS 临床表现，立位呼吸室内空气时动脉氧分压 < 70 mmHg 或肺泡 - 动脉氧梯度 > 20 mmHg。下述试验提示肺血管扩张有助于做出诊断：①超声心动图气泡造影左心房有延迟出现的微气泡（心跳 4 ~ 6 次后）；②肺扫描阳性。前者敏感性高，后者特异性高。HpS 应与肺动脉高压相鉴别，后者有进行性呼吸困难，而发绀少见。心前区疼痛，体检肺动脉瓣区第二心音亢进，杂音向胸骨左缘传导，X 线显示心脏扩大，心脏超声提示右室肥厚，心导管检查可确诊。

7. 肝硬化性心肌病

2005 年世界胃肠病会议的诊断标准为：患者有隐匿性收缩功能不全，表现在运动、血容量变化、药物刺激时，心排血量的增加受阻，休息时射血分数（ejection fraction，EF）< 55%；舒张功能不全，表现为 E/A 比例 < 1.0、减速时间延长（> 200 ms）、等容舒张时间延长（> 80 ms）；以及有 Q-T 间期延长、左心房扩大等。

七、治疗

（一）治疗原则

肝硬化治疗应该是综合性的，首先针对病因进行治疗，如酒精性肝硬化患者必须戒酒，乙型肝炎病毒复制活跃者须行抗病毒治疗，忌用对肝脏有损害的药物。晚期主要针对并发症治疗。

（二）一般治疗

1. 休息

代偿期患者可参加轻工作，失代偿期尤其出现并发症患者应卧床休息。由于直立体位激活 RAAS 及交感神经系统引起肾小球滤过减少和钠潴留。因此，对于肝硬化腹水的住院患者卧床休息有一定益处。

2. 饮食

肝硬化是一种慢性消耗性疾病，目前已证实营养疗法对于肝硬化患者特别是营养不良者降低病残率及死亡率有作用。没有并发症的肝硬化患者的饮食热量为 126 ~ 168 kJ/（kg·d），蛋白质 1 ~ 1.5 g/（kg·d），营养不良者摄入热量为 168 ~ 210 kJ/（kg·d），蛋白质 1 ~ 1.8 g/（kg·d）。应给予高维生素、易消化的食物，严禁饮酒。可食瘦肉、河鱼、豆制品、牛奶、豆浆、蔬菜和水果。盐和水的摄入应根据患者水及电解质情况进行调整，食管静脉曲张者应禁食坚硬粗糙食物。

（三）药物治疗

1. 抗病毒治疗

代偿期乙肝肝硬化患者 HBeAg 阳性者的治疗指征为：不论 ALT 是否升高，HBV-DNA $\geq 10^4$ 拷贝/mL，HBeAg 阴性者为 HBV-DNA $\geq 10^3$ 拷贝/mL；对于 HBV-DNA 可检测到但未达到上述水平者，如有疾病活动或进展的证据且无其他原因可解释，在知情同意情况下亦可开始抗病毒治疗。治疗后可以延缓或降低肝功能失代偿和 HCC 的发生。对于失代偿期肝硬化患者，只要能检出 HBV-DNA，不论 ALT 或 AST 是否升高，建议在知情同意的基础上，及时应用核苷（酸）类药物抗病毒治疗，以改善肝功能并延缓或减少肝移植的需求。抗病毒治疗并不能改变终末期肝硬化的最终结局，进展期失代偿患者治疗 3 个月后如果 Child-Pugh 评分 ≥ 11 或 MELD 评分 ≥ 17.5，须进行肝移植的评估。抗病毒治疗首选核苷类似物，目前可供使用的有拉米夫定、阿德福韦、替比夫定、恩替卡韦和替诺福韦，应首选抗病毒效力强不易耐药的药物，须长期甚至终生服药。服药期间须随访。代偿期患者肝功能好的在严密监测下也可选择干扰素，疗程 1 年。

丙型肝炎肝硬化患者抗病毒治疗用长效干扰素联合利巴韦林，应减少剂量并在有经验医生指导下使用。

2．抗纤维化药物

迄今尚无有力的循证证据推荐能有效地逆转肝纤维化的方法，有报道活血化瘀软坚的中药如丹参、桃仁提取物、虫草菌丝及丹参、黄芪的复方制剂或干扰素 $-\gamma$ 和 α 用于早期肝硬化治疗，有一定的抗纤维化作用。

（四）腹水

腹水患者的治疗主要是减轻由于腹水或下肢水肿给患者带来的不适并防止腹水引起的并发症，如 SBP、脐疝的破裂及进一步发展为肝肾综合征。因此主要目的是减少腹水及预防复发。应测定体重、血清电解质、肾功能及 24 小时尿钠、尿钾排出量，以指导治疗。腹水的一线治疗方案是限钠加利尿药，90% 以上的腹水有效。二线治疗方案包括治疗性放腹水、TIPS 以及肝移植，用于 < 10% 顽固性腹水的治疗。

1．腹水的一线治疗

（1）控制水和钠盐的摄入：对有轻度钠潴留者，钠的摄入量限制在 88 mmol/d（5.0 g 食盐）可达到钠的负平衡。检测随机尿中的钠钾比，如果 Na > K，24 小时尿钠 > 78 mmol，腹水不减（体重增加），说明摄入的钠过多，应限钠摄入。应用利尿药时，可适度放开钠摄入，以尿钠排出量为给药指导。轻中度腹水在限钠饮食和卧床休息后可自行消退。稀释性低钠血症（ < 130 mmol/L）患者，应限制水的摄入（800 ~ 1000 mL）。

（2）利尿药的应用：经限钠饮食和卧床休息腹水仍不消退者须应用利尿药，由于肝硬化腹水患者血浆醛固酮浓度升高，在增加肾小管钠的重吸收中起重要作用，因此利尿药首选醛固酮拮抗药——螺内酯。开始时 60 ~ 100 mg/d，根据利尿反应（称体重、计尿量）每 4 ~ 5 天增加 60 ~ 100 mg，直到最大剂量 400 mg/d。可以合用袢利尿药呋塞米起始剂量 20 ~ 40 mg/d，可增加到 160 mg/d。利尿药的使用应每天 1 次顿服，效果优于分次服用，并从小剂量开始，服药后体重下降为有效（无水肿者每天减轻体重 500 g，有下肢水肿者体重减轻 1000 g/d，如体重减轻超过此标准，利尿药宜减量）。利尿药的不良反应有水电解质紊乱、肾功能恶化、体重减轻过度、肝性脑病、男性乳房发育等。如出现肝性脑病、低钠血症（血钠 < 120 mmol/L）、肌酐 > 120 mmol/L 应停用利尿药。低钠血症可用胶体或盐水扩容或用 V2 受体拮抗药托伐普坦。但须避免 24 小时血钠上升 > 12 mmol/L。

（3）提高血浆胶体渗透压：对于低蛋白血症患者，每周定期输注白蛋白、血浆可提高血浆胶体渗透压，促进腹水消退。

2．顽固性腹水的治疗

对大剂量利尿药（螺内酯 400 mg/d，呋塞米 160 mg/d）缺少反应（无体重下降）或在小剂量利尿药时就发生肝性脑病、低钠、高钾等并发症，均属于顽固性腹水（refractory ascites），其在失代偿期肝硬化患者中的发生率为 10%。治疗首先应针对导致顽固性腹水发生的一些可逆性原因，如不适当的限钠、利尿；使用肾毒性药物；SBP；门静脉、肝静脉栓塞及未经治疗的活动性肝病。还可以用下列方法治疗：

（1）排放腹水、输注白蛋白：对于顽固性大量腹水患者，如无其他并发症（肝性脑病、上消化道出血、感染）、肝储备功能为 Child-Pugh A、B 级，无出血倾向（INR < 1.6，血小板计数 > 50×10^9/L）可于 1 ~ 2 小时内抽排腹水 4 ~ 6 L，同时补充白蛋白 6 ~ 8 g/L 腹水，以维持有效血容量，阻断 RAAS 系统激活。一次排放后仍有腹水者可重复进行，该方法腹水消除率达 96.5%，排放腹水后应用螺内酯维持治疗。

（2）经颈静脉肝内门体分流术：经颈静脉肝内门体分流术（transjugular intrahepatic portosy stemicshunt，TIPS）可用于顽固性腹水患者。有效率 50% ~ 80%。术后门脉压力下降，阻断钠潴留，此外，改善肾脏对利尿药反应。因此，可预防腹水复发；但支架阻塞可导致腹水复发。同时，术后可逆性肝性脑病的发生率为 50% ~ 70%。因此，目前不作为首选方法，患者纳入标准：年龄 < 65 岁、Child-Pugh 分数 < 12、MELD < 18、非酒精性肝病、心脏射血分数 > 60%、无严重自发性肝性脑病或其他明显脑损伤史如脑卒中等。最近，有证据提示带膜支架可改善生存率。

（3）自身腹水浓缩回输：在严格无菌情况下，将腹水尽可能多地抽到无菌输液器，经特殊装置，去除腹腔积液中水分及小分子毒性物质，回收腹水中白蛋白等成分通过外周静脉回输或直接回输到腹腔，一般可浓缩 7 ~ 10 倍。用于顽固性腹水患者，术后尿量明显增加，腹水消退后可持续一段时间。有严重心肺功能不全、近期上消化道出血、严重凝血障碍、感染性或癌性腹水者不宜做此治疗。

（4）肝移植：难治性腹水患者极易并发 SBP 和肝肾综合征，1 年生存率仅 25%。患者由于腹水量多，生活质量也十分差，因此是肝移植的适应证。

（五）并发症的治疗

1. 胃底食管静脉破裂出血

胃底食管静脉破裂出血是肝硬化严重并发症和死亡主要原因，应予以积极抢救。

（1）重症监护：卧床、禁食、保持气道通畅、补充凝血因子、迅速建立静脉通道以维持循环血容量稳定，密切监测生命体征及出血情况。必要时输血。短期应用抗生素，不仅可以预防出血后感染，特别如 SBP，还可通过控制内毒素血症降低门脉压力，从而提高止血率、降低死亡率。可先予静脉用头孢曲松 1 g/d，能进食时口服环丙沙星 0.4 g，2 次 / 日，共 7 天。

（2）控制急性出血

①血管活性药物治疗：一旦怀疑食管胃静脉破裂出血，应立即静脉给予下列缩血管药物，收缩内脏血管，减少门静脉血流量，达到止血效果。诊断明确后继续用 3 ~ 5 天。常用药物有 14 肽生长抑素，首剂 250 μg 静脉推注，继以 250 μg/h 持续静脉滴注；8 肽奥曲肽，首剂 100 μg 静脉推注，继以 25 ~ 50 μg/h 持续静脉滴注，必要时剂量加倍；三甘氨酰赖氨酸加压素（特利加压素）静脉输液泵，1 ~ 2 mg，3 ~ 4 次 / 日；垂体后叶素（VP）0.4 U/min 静脉滴注。VP 不良反应多，有腹痛、血压升高、心绞痛等，有心血管疾病者禁

用。如要使用 VP 应合并硝酸甘油 0.3 ~ 0.6 mg（舌下含化或静脉滴），可减少 VP 不良反应，增强降门脉压力作用。

②气囊压迫术：使用三腔管对胃底和食管下段作气囊填塞。常用于药物止血失败者。每 6 小时放松 1 次，压迫总时间不宜超过 24 小时，否则易导致黏膜糜烂。这项暂时止血措施，可为急救治疗赢得时间，也为进一步做内镜治疗创造条件。

③内镜治疗：经过抗休克和药物治疗血流动力学稳定者应立即送去做急症内镜检查，以明确上消化道出血原因及部位。如果仅有食管静脉曲张，还在活动性出血者，应予以内镜下注射硬化剂止血，止血成功率为 90%。如果在做内镜检查时，食管中下段曲张的静脉已无活动性出血，可用皮圈进行套扎。胃底静脉出血，宜注射组织黏合剂。

④急症手术：上述急症治疗后仍出血不止，患者肝脏储备功能为 Child-Pugh A 级者可行断流术。

⑤介入治疗：上述患者如无手术条件者可行 TIPS 作为挽救生命的措施。术后门脉压力下降，止血效果好，但易发生肝性脑病和支架堵塞。带膜支架（PTFE-TIPS）不仅可以控制出血和预防再出血，还可以延长生存期。对胃底静脉曲张活动性出血，药物和内镜治疗无效时可紧急做经皮经肝栓塞术或经静脉球囊逆行堵塞术（balloon-occluded retrograde transvenous obliteration，B-RTO）。

（3）预防再出血：在第 1 次出血后，1 年内再出血的发生率约 70%，死亡率约 30% ~ 50%，因此在急性出血控制后，应采用以下措施预防再出血：

①内镜治疗：首选套扎，套扎后的较小的曲张静脉可用硬化剂注射。注射黏合剂预防胃底静脉曲张（GOV2/IGV1）再出血的效果优于下述的药物并可延长生存期。

②药物治疗：常用药物为普萘洛尔，通过其 β 受体阻断作用，收缩内脏血管，降低门静脉血流量而降低门静脉压力。用法：从 10 mg/d 开始，逐日加 10 mg，直至静息时心率下降到基础心率的 75%，作为维持剂量，长期服用，并根据心率调整剂量。禁忌证为窦性心动过缓、支气管哮喘、慢性阻塞性肺部疾病、心衰、低血压、房室传导阻滞、胰岛素依赖性糖尿病。联合内镜治疗，预防出血效果更好。亦可联用扩血管药物 5- 单硝酸异山梨醇，通过降低门脉阻力，增加其降门静脉压力效果，疗效优于单用普萘洛尔。

③外科减压或断流：如果患者为代偿期或 Child-Pugh A 级肝硬化伴脾功能亢进，在药物或内镜治疗失败时也可考虑做远端脾肾吻合术或断流术加脾切除术。

④ TIPS：仅用于药物、内镜治疗失败的肝移植候选人。

⑤肝移植：终末期肝病伴食管静脉反复出血者是肝移植的适应证。

（4）预防首次出血：曲张的食管静脉直径 > 5 mm，出血危险性高达 75%，首选普萘洛尔预防首次出血（用法同上）。目的是使门脉压力下降到 12 mmHg 以下，或下降大于基线 20%，无效或有禁忌证者可用内镜下套扎作为替代疗法。晚近报道卡维地洛（carvedilol），通过非选择性 β 受体阻断和 α_1 肾上腺能阻断作用，同时降低门脉血流量和肝血管张力，其降低门脉压力的作用大于普萘洛尔，预防首次出血的作用优于普萘洛尔和 EVL。

2. 自发性细菌性腹膜炎

主要致病菌为革兰阴性菌（占 70%），如大肠杆菌（47%）、克雷白杆菌（13%）。由于 SBP 后果严重，如临床上怀疑 SBP 或腹水中性粒细胞 > 250×10^9/L，应立即行经验性治疗，抗生素首选静脉用头孢噻肟 2 g，2 次 / 日，或头孢曲松 2 g，1 次 / 日，在用药后 48 小时再行腹水检查，如中性粒细胞数减少一半，可认为抗生素治疗有效，疗程 5 ~ 10 天。腹水蛋白 < 10 g/L、已发生过一次 SBP 及食管静脉破裂出血者是复发性 SBP 的高危患者，应口服环丙沙星 400 mg/d 进行预防。SBP 最严重的并发症是肝肾综合征。一旦诊断 SBP 立即给予白蛋白输注 1.5 g/（kg·d），48 小时后 1 g/（kg·d），可预防 HRS，提高生存率。

3. 肝肾综合征

治疗原则是增加动脉有效血容量和降低门静脉压力，在积极改善肝功能前提下，可采取以下措施：①早期预防和消除诱发肝肾衰竭的因素，诸如感染、出血、电解质紊乱、不适当的放腹水、利尿等。②避免使用损害肾功能的药物。③输注白蛋白 1 g/（kg·d），以后 20 ~ 40 g/d，持续 5 ~ 10 天，使血 Cr < 132.6 μmol/L。④血管活性药物特利加压素 0.5 ~ 2 mg 静注（缓推 1 小时或用输液泵），12 小时 1 次，通过收缩内脏血管，提高有效循环血容量，增加肾血流量，增加肾小球滤过率，阻断 RAAS 激活，降低肾血管阻力。也可用去甲肾上腺素（0.5 ~ 3 mg/h）或米多君（2.5 ~ 3.75 mg/d）加奥曲肽（300 ~ 600 μg/d）代替特利加压素。⑤ TIPS 有一定帮助，应用对象：SB < 51 μmol/L、Child-Pugh < 12 分、无心肺疾病和肝性脑病者。⑥肝移植。对可能发生 HRS 的高危患者如稀释性低钠血症、低血压、低尿钠患者在发生 HRS 前行肝移植。

4. 肝肺综合征

内科治疗无效，TIPS 可改善患者症状，为肝移植创造条件。

5. 肝硬化性心肌病

治疗非特异性，主要针对左心室衰竭，肝移植是唯一可治疗的手段。

6. 门静脉血栓形成

新近出现或进展性门静脉血栓形成早期可行低分子肝素抗凝治疗，抗凝前对有高危的静脉曲张者应给予 β 受体阻断药或 EVL 预防出血。用药 2 ~ 3 个月后影像学评估，如血栓形成继续进展，考虑 TIPS；如有改善或稳定，继续抗凝直至肝移植。如果是稳定的陈旧性血栓或有门静脉海绵样变，在影响肠系膜上静脉的流量并且有易栓症情况下，进行抗凝；如不存在易栓症，影像学随访如血栓有进展，抗凝治疗。陈旧性血栓或有门静脉海绵样变的患者，肠系膜上静脉的流量未受影响的，则常规随访不必治疗。

八、预后

Child-Pugh 分级与预后密切相关，1 年和 2 年的估计生存率分别为 Child-PughA 级 100%，85%；B 级 80%，60%；C 级 45%，35%。呕血、黄疸、腹水是预后不利因素。肝移植的开展已明显地改变了肝硬化患者的预后。移植后患者1年生存率90%、5年生存率80%，生活质量大大提高。

九、预防

肝硬化的病因复杂，明确病因和针对病因的治疗是防治关键。其中最常见者为病毒性肝炎。在我国乙型病毒性肝炎的发病率仍比较高，因此防治乙肝是预防本病的关键。新生儿和高危人群应注射乙肝疫苗，乙肝患者给予积极的抗病毒治疗；严格执行器械的消毒常规，严格选择献血员；节制饮酒；注意合理的营养；避免应用对肝有损的药物；加强劳动保健；避免工农业生产中的各种慢性化学品中毒；定期体格检查，无疑也是预防本病的积极措施。

（白　扬）

第二节　病毒性肝炎

一、甲型病毒性肝炎

甲型病毒性肝炎旧称流行性黄疸或传染性肝炎，早在8世纪就有记载。目前全世界有40亿人口受到该病的威胁。近年对其病原学和诊断技术等方面的研究进展较大，并已成功研制出甲型肝炎病毒减毒活疫苗和灭活疫苗，可有效控制甲型肝炎的流行。

（一）病因

甲型肝炎传染源是患者和亚临床感染者。潜伏期后期及黄疸出现前数日传染性最强，黄疸出现后2周粪便仍可能排出病毒，但传染性已明显减弱。本病无慢性甲肝病毒（HAV）携带者。

（二）诊断要点

甲型病毒性肝炎主要依据流行病学资料、临床特点、常规实验室检查和特异性血清学诊断。流行病学资料应参考当地甲型肝炎流行疫情，病前有无肝炎患者密切接触史及个人、集体饮食卫生状况。急性黄疸型病例黄疸期诊断不难。在黄疸前期获得诊断称为早期诊断，此期表现似"感冒"或"急性胃肠炎"，如尿色变为深黄色应疑及本病。急性无黄疸型及亚临床型病例不易早期发现，诊断主要依赖肝功能检查。根据特异性血清学检查可做出病因学诊断。凡慢性肝炎和重型肝炎，一般不考虑甲型肝炎的诊断。

1. 分型

甲型肝炎潜伏期为2~6周，平均4周，临床分为急性黄疸型（AIH）、急性无黄疸型和亚临床型。

（1）急性黄疸型：①黄疸前期，急性起病，多有畏寒发热，体温38℃左右，全身乏力，食欲缺乏，厌油、恶心、呕吐，上腹部饱胀不适或腹泻，少数病例以上呼吸道感染症状为主要表现，偶见荨麻疹，继之尿色加深。本期一般持续 5 ~ 7 日。②黄疸期，热退后出现黄疸，可见皮肤巩膜不同程度黄染。肝区隐痛，肝大，触之有充实感，伴有叩痛和压痛，尿色进一步加深。黄疸出现后全身及消化道症状减轻，否则可能发生重症化，但重症化者罕见。本期持续 2 ~ 6 周。③恢复期，黄疸逐渐消退，症状逐渐消失，肝脏逐渐回缩至正常，肝功能逐渐恢复。本期持续 2 ~ 4 周。

（2）急性无黄疸型：起病较缓慢，除无黄疸外，其他临床表现与黄疸型相似，症状一般较轻。多在 3 个月内恢复。

（3）亚临床型：部分患者无明显临床症状，但肝功能有轻度异常。

（4）急性淤胆型：本型实为黄疸性肝炎的一种特殊形式，特点是肝内胆汁淤积性黄疸持续较久，消化道症状轻，肝实质损害不明显，而黄疸很深，多有皮肤瘙痒及粪色变浅，预后良好。

2. 实验室检查

（1）常规检查：外周血白细胞总数正常或偏低，淋巴细胞相对增多，偶见异型淋巴细胞，一般不超过 10%，这可能是淋巴细胞受病毒抗原刺激后发生的母细胞转化现象。黄疸前期末尿胆原及尿胆红素开始呈阳性反应，是早期诊断的重要依据。血清丙氨酸氨基转移酶（ALT）于黄疸前期早期开始升高，血清胆红素在黄疸前期末开始升高。血清 ALT 高峰在血清胆红素高峰之前，一般在黄疸消退后一至数周恢复正常。急性黄疸型血浆球蛋白常见轻度升高，但随病情恢复而逐渐恢复。急性无黄疸型和亚临床型病例肝功能改变以单项 ALT 轻中度升高为特点。急性淤胆型病例血清胆红素显著升高而 ALT 仅轻度升高，两者形成明显反差，同时伴有血清 ALP 及 GGT 明显升高。

（2）特异性血清学检查：特异性血清学检查是确诊甲型肝炎的主要指标。血清 IgM 型甲型肝炎病毒抗体（抗 –HAV–IgM）于发病数日即可检出，黄疸期达到高峰，一般持续 2 ~ 4 个月，以后逐渐下降乃至消失。目前临床上主要用酶联免疫吸附法（ELISA）检查血清抗 –HAV–IgM，以作为早期诊断甲型肝炎的特异性指标。血清抗 –HAV–IgM 出现于病程恢复期，较持久，甚至终生阳性，是获得免疫力的标志，一般用于流行病学调查。新近报道应用线性多抗原肽包被进行 ELISA 检测 HAV 感染，其敏感性和特异性分别高于 90% 和 95%。

（三）鉴别要点

本病需与药物性肝炎、传染性单核细胞增多症、钩端螺旋体病、急性结石性胆管炎、原发性胆汁性肝硬化、妊娠期肝内胆汁淤积症、胆总管梗阻、妊娠急性脂肪肝等鉴别。其他如血吸虫病、肝吸虫病、肝结核、脂肪肝、肝瘀血及原发性肝癌等均可有肝大或 ALT 升高，鉴别诊断时应加以考虑。与乙型、丙型、丁型及戊型病毒性肝炎急性期鉴别除参考流行病学特点及输血史等资料外，主要依据血清抗 –HAV–IgM 的检测。

（四）规范化治疗

急性期应强调卧床休息，给予清淡而营养丰富的饮食，外加充足的 B 族维生素及维生素 C。进食过少及呕吐者，应每日静脉滴注 10% 的葡萄糖液 1000 ~ 1500 mL，酌情加入能量合剂及 10% 氯化钾。热重者可服用茵陈蒿汤、栀子柏皮汤加减；湿重者可服用茵陈胃苓汤加减；湿热并重者宜用茵陈蒿汤和茯苓汤合方加减；肝气郁结者可用逍遥散；脾虚湿困者可用平胃散。

（五）转院标准

急性黄疸型黄疸期可能发生重症化，应转院治疗，可考虑人工肝支持疗法，但重症化者罕见。

（六）预后评估

本病预后良好，无慢性化倾向，发生肝衰竭罕见，无演化成肝癌的危险。

二、乙型病毒性肝炎

慢性乙型病毒性肝炎是由乙型肝炎病毒感染致肝脏发生炎症及肝细胞坏死，持续 6 个月以上而病毒仍未被清除的疾病。我国是慢性乙型病毒性肝炎的高发区，人群中约有 9.09%为乙型肝炎病毒携带者。该疾病呈慢性进行性发展，间有反复急性发作，可演变为肝硬化、肝癌或肝功能衰竭等，严重危害人民健康，故对该疾病的早发现、早诊断、早治疗很重要。

（一）病因

1. 传染源

传染源主要是有 HBV–DNA 复制的急、慢性患者和无症状慢性 HBV 携带者。

2. 传播途径

主要通过血清及日常密切接触而传播。血液传播途径除输血及血制品外，可通过注射，刺伤，共用牙刷、剃刀及外科器械等方式传播，经微量血液也可传播。由于患者唾液、精液、初乳、汗液、血性分泌物均可检出 HBsAg，故密切的生活接触可能是重要传播途径。所谓"密切生活接触"可能是由于微小创伤所致的一种特殊经血传播形式，而非消化道或呼吸道传播。另一种重要的传播方式是母 – 婴传播（垂直传播）。生于 HBsAg/HBeAg 阳性母亲的婴儿，HBV 感染率高达 95%，大部分在分娩过程中感染，低于 10% ~ 20% 可能为宫内感染。因此，医源性或非医源性经血液传播，是本病的传播途径。

3. 易感人群

感染后患者对同一 HBsAg 亚型 HBV 可获得持久免疫力。但对其他亚型免疫力不完全，偶可再感染其他亚型，故极少数患者血清抗 –HBs（某一亚型感染后）和 HBsAg（另一亚型再感染）可同时阳性。

（二）诊断要点

急性肝炎病程超过半年，或原有乙型病毒性肝炎或 HBsAg 携带史，本次又因同一病原再次出现肝炎症状、体征及肝功能异常者可以诊断为慢性乙型病毒性肝炎。发病日期不明或虽无肝炎病史，但肝组织病理学检查符合慢性乙型病毒性肝炎，或根据症状、体征、化验及 B 超检查综合分析，亦可做出相应诊断。

1. 分型

据 HBeAg 可分为 2 型。

（1）HBeAg 阳性慢性乙型病毒性肝炎：血清 HBsAg、HBV–DNA 和 HBeAg 阳性，抗 –HBe 阴性，血清 ALT 持续或反复升高，或肝组织学检查有肝炎病变。

（2）HBeAg 阴性慢性乙型病毒性肝炎：血清 HBsAg 和 HBV–DNA 阳性，HBeAg 持续阴性，抗 –HBe 阳性或阴性，血清 ALT 持续或反复异常，或肝组织学检查有肝炎病变。

2. 分度

根据生化学试验及其他临床和辅助检查结果，可进一步分 3 度。

（1）轻度：临床症状、体征轻微或缺如，肝功能指标仅 1 或 2 项轻度异常。

（2）中度：症状、体征、实验室检查居于轻度和重度之间。

（3）重度：有明显或持续的肝炎症状，如乏力、食欲缺乏、尿黄、便溏等，伴有肝病面容、肝掌、蜘蛛痣、脾大，并排除其他原因，且无门静脉高压症者。实验室检查血清 ALT 和（或）AST 反复或持续升高，清蛋白降低或 A/G 比值异常，球蛋白明显升高。除前述条件外，乳清蛋白不超过 32 g/L，胆红素大于 5 倍正常值上限，凝血酶原活动度为 40%～60%，胆碱酯酶低于 2500 U/L，4 项检测中有 1 项达上述程度者即可诊断为重度慢性肝炎。

3. B 超检查

B 超结果可供慢性乙型病毒性肝炎诊断参考。

（1）轻度：B 超检查肝脾无明显异常改变。

（2）中度：B 超检查可见肝内回声增粗，肝脏和（或）脾脏轻度肿大，肝内管道（主要指肝静脉）走行多清晰，门静脉和脾静脉内径无增宽。

（3）重度：B 超检查可见肝内回声明显增粗，分布不均匀；肝表面欠光滑，边缘变钝；肝内管道走行欠清晰或轻度狭窄、扭曲；门静脉和脾静脉内径增宽；脾大；胆囊有时可见"双层征"。

4. 组织病理学诊断

组织病理学诊断包括病因（根据血清或肝组织的肝炎病毒学检测结果确定病因）、病变程度及分级分期结果。

（三）鉴别要点

本病应与慢性丙型病毒性肝炎、嗜肝病毒感染所致肝损害、酒精性及非酒精性肝炎、药物性肝炎、自身免疫性肝炎、肝硬化、肝癌等鉴别。

（四）规范化治疗

1. 治疗的总体目标

最大限度地长期抑制或消除乙肝病毒，减轻肝细胞炎症坏死及肝纤维化，延缓和阻止疾病进展，减少和防止肝脏失代偿、肝硬化、肝癌及其并发症的发生，从而改善生活质量和延长存活时间。主要包括抗病毒、免疫调节、抗炎保肝、抗纤维化和对症治疗，其中抗病毒治疗是关键，只要有适应证，且条件允许，就应进行规范的抗病毒治疗。

2. 抗病毒治疗的一般适应证

① HBV-DNA $\geqslant 2 \times 10^4$ U/mL（HBeAg 阴性者为不低于 2×10^3 U/mL）。② ALT $\geqslant 2 \times$ ULN；如用干扰素治疗，ALT 应不高于 $10 \times$ ULN，血总胆红素水平应低于 $2 \times$ ULN。③ 如 ALT $< 2 \times$ ULN，但肝组织学显示 Knodell HAI $\geqslant 4$，或 $\geqslant$ G2。

具有①并有②或③的患者应进行抗病毒治疗；对达不到上述治疗标准者，应监测病情变化，如持续 HBV-DNA 阳性，且 ALT 异常，也应考虑抗病毒治疗。ULN 为正常参考值上限。

3. HBeAg 阳性慢性乙型肝炎患者

对于 HBV-DNA 定量不低于 2×10^4 U/mL，ALT 水平不低于 $2 \times$ ULN 者，或 ALT $< 2 \times$ ULN，但肝组织学显示 Knodell HAI $\geqslant 4$，或 $\geqslant$ G2 炎症坏死者，应进行抗病毒治疗。可根据具体情况和患者的意愿，选用 IFN-α，ALT 水平应低于 $10 \times$ ULN，或核苷（酸）类似物治疗。对 HBV-DNA 阳性但低于 2×10^4 U/mL 者，经监测病情 3 个月，HBV-DNA 仍未转阴，且 ALT 异常，则应抗病毒治疗。

（1）普通 IFN-α：5 MU（可根据患者的耐受情况适当调整剂量），每周 3 次或隔日 1 次，皮下或肌内注射，一般疗程为 6 个月。如有应答，为提高疗效亦可延长疗程至 1 年或更长。应注意剂量及疗程的个体化。如治疗 6 个月无应答者，可改用其他抗病毒药物。

（2）聚乙二醇干扰素 α-2a：180 μg，每周 1 次，皮下注射，疗程 1 年。剂量应根据患者耐受性等因素决定。

（3）拉米夫定：100 mg，每日 1 次，口服。治疗 1 年时，如 HBV-DNA 检测不到（PCR法）或低于检测下限、ALT 复常、HBeAg 转阴但未出现抗 -HBe 者。建议继续用药直至HBeAg 血清学转归，经监测 2 次（每次至少间隔 6 个月）仍保持不变者可以停药，但停药后需密切监测肝脏生化学和病毒学指标。

（4）阿德福韦酯：10 mg，每日 1 次，口服。疗程可参照拉米夫定。

（5）恩替卡韦：0.5 mg（对拉米夫定耐药患者 1 mg），每日 1 次，口服。疗程可参照拉米夫定。

4. HBeAg 阴性慢性乙型肝炎患者

HBV-DNA 定量不低于 2×10^3 U/mL，ALT 水平不低于 $2 \times$ ULN 者，或 ALT $< 2 \times$ ULN，

但肝组织学检查显示 Knodell HAI ≥ 4，或 G2 炎症坏死者，应进行抗病毒治疗。由于难以确定治疗终点，因此，应治疗至检测不出 HBV-DNA（PCR 法），ALT 复常。此类患者复发率高，疗程宜长，至少为 1 年。

因需要较长期治疗，最好选用 IFN-α（ALT 水平应低于 10×ULN）或阿德福韦酯或恩替卡韦等耐药发生率低的核苷（酸）类似物治疗。对达不到上述推荐治疗标准者，则应监测病情变化，如持续 HBV-DNA 阳性，且 ALT 异常，也应考虑抗病毒治疗。

（1）普通 IFN-α：5 mU，每周 3 次或隔日 1 次，皮下或肌内注射，疗程至少 1 年。

（2）聚乙二醇干扰素 α-2a：180 μg，每周 1 次，皮下注射，疗程至少 1 年。

（3）阿德福韦酯：10 mg，每日 1 次，口服，疗程至少 1 年。当监测 3 次（每次至少间隔 6 个月）HBV-DNA 检测不到（PCR 法）或低于检测下限和 ALT 正常时可以停药。

（4）拉米夫定：100 mg，每日 1 次，口服，疗程至少 1 年。治疗终点同阿德福韦酯。

（5）恩替卡韦：0.5 mg（对拉米夫定耐药患者 1 mg），每日 1 次，口服。疗程可参照阿德福韦酯。

5. 应用化疗和免疫抑制剂治疗的患者

对于因其他疾病而接受化疗、免疫抑制剂（特别是肾上腺糖皮质激素）治疗的 HBsAg 阳性者，即使 HBV-DNA 阴性和 ALT 正常，也应在治疗前 1 周开始服用拉米夫定，每日 100 mg，化疗和免疫抑制剂治疗停止后，应根据患者病情决定拉米夫定停药时间。对拉米夫定耐药者，可改用其他已批准的能治疗耐药变异的核苷（酸）类似物。核苷（酸）类似物停用后可出现复发，甚至病情恶化，应十分注意。

6. 其他特殊情况的处理

（1）经过规范的普通 IFN-α 治疗无应答患者，再次应用普通 IFN-α 治疗的疗效很低。可试用聚乙二醇干扰素 α-2a 或核苷（酸）类似物治疗。

（2）强化治疗指在治疗初始阶段每日应用普通 IFN-α，连续 2～3 周后改为隔日 1 次或每周 3 次的治疗。目前对此疗法意见不一，因此不予推荐。

（3）应用核苷（酸）类似物发生耐药突变后的治疗，拉米夫定治疗期间可发生耐药突变，出现"反弹"，建议加用其他已批准的能治疗耐药变异的核苷（酸）类似物，并重叠 1～3 个月或根据 HBV-DNA 检测阴性后撤换拉米夫定，也可使用 IFN-α（建议重叠用药 1～3 个月）。

（4）停用核苷（酸）类似物后复发者的治疗，如停药前无拉米夫定耐药，可再用拉米夫定治疗，或其他核苷（酸）类似物治疗。如无禁忌证，亦可用 IFN-α 治疗。

7. 儿童患者

12 岁以上慢性乙型病毒性肝炎患儿，其普通 IFN-α 治疗的适应证、疗效及安全性与成人相似，剂量为 3～6 μU/m²，最大剂量不超过 10 μU/m²。在知情同意的基础上，也可按成人的剂量和疗程用拉米夫定治疗。

（五）转院标准

重症肝炎患者可考虑人工肝支持治疗、肝移植，有消化道大出血者可考虑急诊内镜治疗、介入治疗或手术治疗。

（六）预后评估

本病青壮年居多，起病多缓慢或隐匿，其发展过程一般为：活动性肝炎→肝纤维化→肝硬化→肝癌。因此一旦发现该疾病，即应进行明确诊断，并除外慢性丙型病毒性、酒精及非酒精性、药物性、自身免疫性肝炎及肝癌等，制定合理的诊疗方案，治疗以抗病毒为关键。一般预后尚可。但该疾病患者应每 3 ~ 6 个月监测乙肝 5 项、肝功能、HBV-DNA、AFP、肝脏 B 超等（必要时作 CT 或 MRI），防止或及早发现疾病进展甚至癌变。

三、丙型病毒性肝炎

慢性丙型病毒性肝炎是一种主要经血液传播的疾病，是由丙型肝炎病毒（HCV）感染导致的慢性传染病。慢性 HCV 感染可导致肝脏慢性炎症坏死，部分患者可发展为肝硬化甚至肝细胞癌（HCC），严重危害人民健康，已成为严重的社会和公共卫生问题。

（一）病因

1. 传染源

主要为急、慢性患者和慢性 HCV 携带者。

2. 传播途径

与乙型肝炎相同，主要有以下 3 种。

（1）通过输血或血制品传播：由于 HCV 感染者病毒血症水平低，所以输血和血制品（输 HCV 数量较多）是最主要的传播途径。经初步调查，输血后非甲非乙型肝炎患者血清丙型肝炎抗体（抗 -HCV）阳性率高达 80% 以上，已成为大多数（80% ~ 90%）输血后肝炎的原因。但供血员血清抗 -HCV 阳性率较低，欧美各国为 0.35% ~ 1.4%，故目前公认，反复输入多个供血员血液或血制品者更易发生丙型肝炎，输血 3 次以上者感染 HCV 的危险性增高 2 ~ 6 倍。国内曾因单采血浆回输血细胞时污染，造成丙型肝炎暴发流行，经 2 年以上随访，血清抗 -HCV 阳性率达到 100%。1989 年国外综合资料表明，抗 -HCV 阳性率在输血后非甲非乙型肝炎患者为 85%，血源性凝血因子治疗的血友病患者为 60% ~ 70%，静脉药瘾患者为 50% ~ 70%。

（2）通过非输血途径传播：丙型肝炎亦多见于非输血人群，主要通过反复注射、针刺、含 HCV 血液反复污染皮肤黏膜隐性伤口及性接触等其他密切接触方式而传播。这是世界各国广泛存在的散发性丙型肝炎的传播途径。

（3）母婴传播：要准确评估 HCV 垂直传播很困难，因为在新生儿中所检测到的抗 -HCV 实际可能来源于母体（被动传递）。检测 HCV-RNA 提示，HCV 有可能由母体传播给新生儿。

3. 易感人群

对 HCV 无免疫力者普遍易感。在西方国家，除反复输血者外，静脉药瘾者、同性恋等混乱性接触者及血液透析患者丙型肝炎发病率较高。本病可发生于任何年龄，一般儿童和青少年 HCV 感染率较低，中青年次之。男性 HCV 感染率大于女性。HCV 多见于 16 岁以上人群。HCV 感染恢复后血清抗体水平低，免疫保护能力弱，有再次感染 HCV 的可能性。

（二）诊断要点

1. 诊断依据

HCV 感染超过 6 个月，或发病日期不明、无肝炎史，但肝脏组织病理学检查符合慢性肝炎，或根据症状、体征、实验室及影像学检查结果综合分析，做出诊断。

2. 病变程度判定

慢性肝炎按炎症活动度（G）可分为轻、中、重 3 度，并应标明分期（S）。

（1）轻度慢性肝炎（包括原慢性迁延性肝炎及轻型慢性活动性肝炎）：G1 ~ 2，S0 ~ 2。

①肝细胞变性，点、灶状坏死或凋亡小体。②汇管区有（无）炎症细胞浸润、扩大，有或无局限性碎屑坏死（界面肝炎）。③小叶结构完整。

（2）中度慢性肝炎（相当于原中型慢性活动性肝炎）：G3，S1 ~ 3。

①汇管区炎症明显，伴中度碎屑坏死。②小叶内炎症严重，融合坏死或伴少数桥接坏死。③纤维间隔形成，小叶结构大部分保存。

（3）重度慢性肝炎（相当于原重型慢性活动性肝炎）：G4，S2 ~ 4。

①汇管区炎症严重或伴重度碎屑坏死。②桥接坏死累及多数小叶。③大量纤维间隔，小叶结构紊乱，或形成早期肝硬化。

3. 组织病理学诊断

组织病理学诊断包括病因（根据血清或肝组织的肝炎病毒学检测结果确定病因）、病变程度及分级分期结果，如病毒性肝炎，丙型，慢性，中度，G3/S4。

（三）鉴别要点

本病应与慢性乙型病毒性肝炎、药物性肝炎、酒精性肝炎、非酒精性肝炎、自身免疫性肝炎、病毒感染所致肝损害、肝硬化、肝癌等鉴别。

（四）规范化治疗

1. 抗病毒治疗的目的

清除或持续抑制体内的 HCV，以改善或减轻肝损害，阻止进展为肝硬化、肝衰竭或HCC，并提高患者的生活质量。治疗前应进行 HCV-RNA 基因分型（1 型和非 1 型）和血中 HCV-RNA 定量，以决定抗病毒治疗的疗程和利巴韦林的剂量。

2. HCV-RNA 基因为 1 型或（和）HCV-RNA 定量不低于 4×10^3 U/mL 者

可选用下列方案之一。

（1）聚乙二醇干扰素 α 联合利巴韦林治疗方案：聚乙二醇干扰素 α–2a 180 μg，每周 1 次，皮下注射，联合口服利巴韦林 1000 mg/d，至 12 周时检测 HCV-RNA。

①如 HCV-RNA 下降幅度少于 2 个对数级，则考虑停药。②如 HCV-RNA 定性检测为阴转，或低于定量法的最低检测限。继续治疗至 48 周。③如 HCV-RNA 未转阴，但下降超过 2 个对数级，则继续治疗到 24 周。如 24 周时 HCV-RNA 转阴，可继续治疗到 48 周；如果 24 周时仍未转阴，则停药观察。

（2）普通 IFN–α 联合利巴韦林治疗方案：IFN–α 3 ~ 5 MU，隔日 1 次，肌内或皮下注射，联合口服利巴韦林 1000 mg/d，建议治疗 48 周。

（3）不能耐受利巴韦林不良反应者的治疗方案：可单用普通 IFN–α 复合 IFN 或 PEG–IFN，方法同上。

3. HCV-RNA 基因为非 1 型或（和）HCV-RNA 定量小于 4×10^5 U/mL 者

可采用以下治疗方案之一。

（1）聚乙二醇干扰素 α 联合利巴韦林治疗方案：聚乙二醇干扰素 α–2a 180 μg，每周 1 次，皮下注射，联合应用利巴韦林 800 mg/d，治疗 24 周。

（2）普通 IFN–α 联合利巴韦林治疗方案：IFN–α 3 mU，每周 3 次，肌内或皮下注射，联合应用利巴韦林 800 ~ 1000 mg/d，治疗 24 ~ 48 周。

（3）不能耐受利巴韦林不良反应者的治疗方案：可单用普通 IFN–α 或聚乙二醇干扰素 α。

（五）转院标准

重症肝炎患者可考虑人工肝支持治疗，肝移植，有消化道大出血者可考虑急诊内镜治疗、介入治疗或手术治疗。

（六）预后评估

慢性丙型病毒性肝炎为我国常见慢性传染性疾病之一，我国一般人群抗 –HCV 阳性率为 3.2%。本病多有输血史，起病多缓慢或隐匿，该病多呈慢性进行性发展，其间可反复迁延发作，逐渐发展为肝硬化、原发性肝癌或肝功能衰竭。所以一旦发现该疾病，应充分了解本病的最佳临床证据，结合各项相应实验室检查、影像学及病理学检查，进行明确诊断，并进行规范的抗病毒治疗。基因型是抗病毒治疗疗效最重要的预测因素，聚乙二醇干扰素 α–2a 联合口服利巴韦林有较强的抗病毒作用，有较高缓解率。在治疗疗程完结束后应每 3 ~ 6 个月监测 HCV 抗体、肝功能、HCV-RNA、AFP、肝脏 B 超等（必要时作 CT 或 MRI），早发现疾病进展甚至癌变。

四、丁型病毒性肝炎

丁型病毒性肝炎是由于丁型肝炎病毒（HDV）与 HBV 共同感染引起的以肝细胞损害为主的传染病，呈世界性分布，易使肝炎慢性化和重症化。

（一）病因

HDV 感染呈全球性分布。意大利是 HDV 感染的发现地。地中海沿岸、中东地区、非洲和南美洲亚马孙河流域是 HDV 感染的高流行区。HDV 感染在地方性高发区的持久流行，是由 HDV 在 HBsAg 携带者之间不断传播所致。除南欧为地方性高流行区之外，其他发达国家 HDV 感染率一般只占 HBsAg 携带者的 5% 以下。发展中国家 HBsAg 携带者较多，有引起 HDV 感染传播的基础。我国各地 HBsAg 阳性者中 HDV 感染率为 0 ~ 32%，北方偏低，南方较高。活动性乙型慢性肝炎和重型肝炎患者 HDV 感染率明显高于无症状慢性 HBsAg 携带者。

1. 传染源

主要是急、慢性丁型肝炎患者和 HDV 携带者。

2. 传播途径

输血或血制品是传播 HDV 的最重要途径之一。其他包括经注射和针刺传播，日常生活密切接触传播，及围生期传播等。我国 HDV 传播方式以生活密切接触为主。

3. 易感人群

HDV 感染分两种类型：① HDV/HBV 同时感染，感染对象是正常人群或未接受 HBV 感染的人群；② HDV/HBV 重叠感染，感染对象是已受 HBV 感染的人群，包括无症状慢性 HBsAg 携带者和乙型肝炎患者，他们体内含有 HBV 及 HBsAg，一旦感染 HDV，极有利于 HDV 的复制，所以这一类人群对 HDV 的易感性更强。

（二）诊断要点

我国是 HBV 感染高发区，应随时警惕 HDV 感染。HDV 与 HBV 同时感染所致急性丁型肝炎，仅凭临床资料不能确定病因。凡无症状慢性 HBsAg 携带者突然出现急性肝炎样症状、重型肝炎样表现或迅速向慢性肝炎发展者，以及慢性乙型肝炎病情突然恶化而陷入肝衰竭者，均应想到 HDV 重叠感染，及时进行特异性检查，以明确病因。

1. 临床表现

HDV 感染一般只与 HBV 感染同时发生或继发于 HBV 感染者中，故其临床表现部分取决于 HBV 感染状态。

（1）HDV 与 HBV 同时感染（急性丁型肝炎）：潜伏期为 6 ~ 12 周，其临床表现与急性自限性乙型肝炎类似，多数为急性黄疸性肝炎。在病程中可先后发生两次肝功能损害，即血清胆红素和转氨酶出现两个高峰。整个病程较短，HDV 感染常随 HBV 感染终止而终止，预后良好，很少向重型肝炎、慢性肝炎或无症状慢性 HDV 携带者发展。

（2）HDV与HBV重叠感染：潜伏期为3～4周。其临床表现轻重悬殊，复杂多样。

①急性肝炎样丁型肝炎：在无症状慢性HBsAg携带者基础上重叠感染HDV后，最常见的临床表现形式是急性肝炎样发作，有时病情较重，血清转氨酶持续升高达数月之久，或血清胆红素及转氨酶升高呈双峰曲线。在HDV感染期间，血清HBsAg水平常下降，甚至转阴，有时可使HBsAg携带状态结束。②慢性丁型肝炎：无症状慢性HBsAg携带者重叠感染HDV后，更容易发展成慢性肝炎。慢性化后发展为肝硬化的进程较快。早期认为丁型肝炎不易转化为肝癌，近年来在病理诊断为原发性肝癌的患者中，HDV标志阳性者叮达11%～22%，故丁型肝炎与原发性肝癌的关系不容忽视。

（3）重型丁型肝炎：在无症状慢性HBsAg携带者基础上重叠感染HDV时，颇易发展成急性或亚急性重型肝炎。在"急性重型肝炎"中，HDV感染标志阳性率高达21%～60%，认为HDV感染是促成大块肝坏死的一个重要因素。按国内诊断标准，这些"急性重型肝炎"应包括急性和亚急性重型肝炎。HDV重叠感染易使原有慢性乙型肝炎病情加重。如有些慢性乙型肝炎患者，病情本来相对稳定或进展缓慢，血清HDV标志转阳，临床状况可突然恶化，继而发生肝衰竭，甚至死亡，颇似慢性重型肝炎，这种情况国内相当多见。

2. 实验室检查

近年丁型肝炎的特异诊断方法日臻完善，从受检者血清中检测到HDVAg或HDV-RNA，或从血清中检测抗-HDV，均为确诊依据。

（三）鉴别要点

应注意与慢性重型乙型病毒性肝炎相鉴别。

（四）规范化治疗

丁型病毒性肝炎以护肝对症治疗为主。近年研究表明。IFN-α可能抑制HDV-RNA复制，经治疗后，可使部分病例血清HDV-RNA转阴，所用剂量宜大，疗程宜长。目前IFN-α是唯一可供选择的治疗慢性丁型肝炎的药物，但其疗效有限。IFN-α900万U，每周3次，或者每日500万U，疗程1年，能使40%～70%的患者血清中HDV-RNA消失，但是抑制HDV复制的作用很短暂，停止治疗后60%～97%的患者复发。

（五）转院标准

HDV重叠感染易使原有慢性乙型肝炎病情加重，临床状况可突然恶化，继而可发生肝衰竭，此时应，转院治疗。

（六）预后评估

丁型肝炎较单纯乙型肝炎更易慢性化和重型化，HDV与HBV重叠感染者预后较差。

五、戊型病毒性肝炎

戊型病毒性肝炎原称肠道传播的非甲非乙型肝炎或流行性非甲非乙型肝炎，其流行病学特点及临床表现颇像甲型肝炎，但两者的病因完全不同。

（一）病因

戊型肝炎流行最早发现于印度，开始疑为甲型肝炎，但回顾性血清学分析，证明既非甲型肝炎，也非乙型肝炎。本病流行地域广泛，在发展中国家以流行为主，发达国家以散发为主。其流行特点与甲型肝炎相似，传染源是戊型肝炎患者和阴性感染患者，经粪－口传播。潜伏期末和急性期初传染性最强。流行规律大体分两种：一种为长期流行，常持续数月，可长达 20 个月，多由水源不断污染所致；另一种为短期流行，约 1 周即止，多为水源一次性污染引起。与甲型肝炎相比，本病发病年龄偏大，16 ~ 35 岁者占 75%，平均 27 岁。孕妇易感性较高。

（二）诊断要点

流行病学资料、临床特点和常规实验室检查仅作临床诊断参考，特异血清病原学检查是确诊依据，同时排除 HAV、HBV、HCV 感染。

1. 临床表现

本病潜伏期 15 ~ 75 日，平均约 6 周。绝大多数为急性病例，包括急性黄疸型和急性无黄疸性肝炎，两者比例约为 1：13。临床表现与甲型肝炎相似，但其黄疸前期较长，症状较重。除淤胆型病例外，黄疸常于一周内消退。戊型肝炎胆汁淤积症状（如灰浅色大便、全身瘙痒等）较甲型肝炎为重，大约 20% 的急性戊型肝炎患者会发展成淤胆型肝炎。部分患者有关节疼痛。

2. 实验室检查

用戊型肝炎患者急性期血清 IgM 型抗体建立 ELISA 法，可用于检测拟诊患者粪便内的 HEAg，此抗原在黄疸出现第 14 ~ 18 日的粪便中较易检出，但阳性率不高。用荧光素标记戊型肝炎恢复期血清 IgG，以实验动物 HEVAg 阳性肝组织作抗原片，进行荧光抗体阻断实验，可用于检测血清戊型肝炎抗体（抗 –HEV），阳性率 50% ~ 100%。但本法不适用于临床常规检查。

用重组抗原或合成肽原建立 ELISA 法检测血清抗 –HEV，已在国内普遍开展，敏感性和特异性均较满意。用本法检测血清抗 –HEV–IgM，对诊断现症戊型肝炎更有价值。

（三）鉴别要点

应注意与 HAV、HBV、HCV 相鉴别。

（四）规范化治疗

急性期应强调卧床休息，给予清淡而营养丰富的饮食。补加充足的 B 族维生素及维生素 C。

HEV ORF2 结构蛋白可用于研制有效疫苗，并能对 HEV 株提供交叉保护。HEV ORF2 蛋白具有较好的免疫原性，用其免疫猕猴能避免动物发生戊型肝炎和 HEV 感染。该疫苗正在研制，安全性和有效性正在评估。

（五）转院标准

HBsAg 携带者重叠感染 HEV 后病情加重，临床状况可突然恶化，继而可发生肝衰竭，此时应转院治疗。

（六）预后评估

临床上戊型肝炎是一种典型自限性疾病，多数患者预后较好。

（白　扬）

第三节　肝性脑病

肝性脑病（HE）过去称肝性昏迷，是由严重肝病引起的以代谢紊乱为基础、中枢神经系统功能失调的综合征。其主要临床表现为意识障碍、行为失常和昏迷。

一、病因

导致 HE 的原发疾病包括肝硬化、重症肝炎、肝癌、妊娠期急性脂肪肝、严重胆管感染、门腔静脉分流术后或其他弥漫性肝病的终末期。其中肝硬化最为多见，可达 70%，其中又以肝炎后肝硬化最多见。肝性脑病的常见诱因有：①低钾性碱中毒，因进食量减少、呕吐、腹泻、排钾利尿、放腹水、继发性醛固酮增多症等引起低钾血症及代谢性碱中毒。②氨摄入过多，如摄入过多的含氮食物、药物或因上消化道出血致大量血浆蛋白在肠内分解产氨。③低血容量与缺氧，如上消化道出血、放腹水、利尿等。④便秘。⑤感染。⑥低血糖。⑦其他，如镇静安眠药、手术和麻醉等。

二、发病机制

肝性脑病的发病机制尚未完全阐明，其病理生理基础是由于肝功能衰竭和门腔静脉间的侧支循环形成，来自肠道的有害物质（主要是含氮物质）未能经肝细胞代谢解毒和（或）经侧支循环绕过肝进入体循环。关于 HE 的发病机制目前有如下假说。

（一）氨中毒学说

氨是促发 HE 的主要神经毒素。虽然肾脏、肌肉均可产氨，但肠道是氨产生的主要部位。正常人胃肠道每日可产氨 4 g，大部分由尿素经肠道细菌的尿素酶分解产生，小部分由食物中的蛋白质被肠道细菌的氨基酸氧化酶分解产生。氨在肠道的吸收主要以非离子型氨（NH_3）弥散进入肠黏膜，其吸收率比离子型氨（NH_4^+）高得多。游离的 NH_3 有毒性，且能透过血－脑屏障；NH_4^+呈盐类形式存在，相对无毒，不能透过血脑屏障。NH_3与NH_4^+的互相转化受 pH 影响。当结肠内 pH > 6 时，NH_3大量弥散入血；pH < 6 时，则NH_3从血液转至肠腔，随粪便排泄。健康的肝脏能将来自门静脉血流的氨转变为尿素和谷氨酰胺，使之极少进入体循环。肝功能衰竭时，肝脏对氨的代谢能力明显减退；当有门体分流存在时，肠道的氨不经肝脏代谢而直接进入体循环，血氨升高。上述多种诱因均可致氨的生成和吸收增加，使血氨进一步升高。

氨对脑功能的影响是多方面的：①干扰脑细胞三羧酸循环，使脑细胞的能量供应不足。②增加脑对芳香氨基酸如酪氨酸、苯丙氨酸、色氨酸的摄取，这些物质对脑功能有抑制作用。③脑星形胶质细胞含有谷氨酰胺合成酶，可促进氨与谷氨酸合成谷氨酰胺，谷氨酰胺是一种很强的细胞内渗透剂，如合成过多可导致星形胶质细胞肿胀，形成脑水肿。④氨还可直接干扰神经细胞的电活动。

（二）假神经递质学说

神经冲动的传导是通过神经递质来完成的。神经递质分兴奋和抑制两类，正常两者保持生理平衡。兴奋性神经递质有儿茶酚胺中的多巴胺和去甲肾上腺素、乙酰胆碱、谷氨酸和门冬氨酸等。食物中的芳香族氨基酸如酪氨酸、苯丙氨酸等经肠菌脱羧酶的作用分别转变为酪胺和苯乙胺。若肝对酪胺和苯乙胺的清除发生障碍，此两种胺可进入脑组织，在脑内经 β 羟化酶的作用分别形成多巴胺和苯乙醇胺。后两者的化学结构与正常的神经递质去甲肾上腺素相似，但不能传递神经冲动或作用很弱，因此称为假性神经递质。当假性神经递质被脑细胞摄取并取代了突触中的正常递质，则神经传导发生障碍。

（三）γ－氨基丁酸/苯二氮䓬（GABA/BZ）复合体学说

大脑神经元表面 GABA 受体与 BZ 受体及巴比妥受体紧密相连，组成 GABA/BZ 复合体，共同调节氯离子通道。复合体中任何一个受体被激活均可促使氯离子内流而使神经传导被抑制。研究表明，尽管 HE 脑内抑制性递质 GABA/BZ 未增加，但在氨的作用下，脑星形胶质细胞 BZ 受体表达上调。BZ 受体拮抗剂对部分 HE 患者有苏醒作用，支持这一假说。

（四）色氨酸

正常情况下色氨酸与清蛋白结合不易进入血－脑屏障，肝病时清蛋白合成降低，加之血浆中其他物质对清蛋白的竞争性结合造成游离的色氨酸增多，游离的色氨酸可通过血－脑屏障，在大脑中代谢生成 5- 羟色胺（5-HT）及 5- 羟吲哚乙酸（5-HITT），二者都是抑制性神经递质，参与肝性脑病的发生，与早期睡眠方式及昼夜节律改变有关。

三、临床表现

肝性脑病的临床表现因原有肝病的性质、肝细胞损害的轻重缓急以及诱因的不同而很不一致。急性肝性脑病常见于急性重型肝炎所致的急性肝功能衰竭，诱因不明显，患者在起病数周内即进入昏迷直至死亡，昏迷前可无前驱症状。慢性肝性脑病多是门体分流性脑病，由于大量门体侧支循环和慢性肝功能衰竭所致，以慢性反复发作性木僵与昏迷为突出表现，常有诱因。根据意识障碍程度，神经系统表现和脑电图改变，将肝性脑病分为四期。

一期（前驱期）：有轻度性格、行为失常，常表现为欣快激动、焦虑、淡漠少语、健忘等。可有扑翼样震颤（即当患者两臂向前平伸手指分开时，可见两上肢向外偏斜并有急促而不规则扑翼样抖动；让患者紧握医生手一分钟，可感到患者的手在抖动）。此期脑电图一般正常。常因症状不明显被忽视。

二期（昏迷前期）：嗜睡、行为异常（衣冠不整或随地便溺）、言语不清、书写障碍及定向力障碍。体检时有腱反射亢进、肌张力增高、踝阵挛、锥体束征阳性等。扑翼样震颤阳性，脑电图可见特征性的异常波形。

三期（昏睡期）：以昏睡、精神错乱、神志不清为主，大部分时间处于昏睡状态，强烈刺激可唤醒。可有精神错乱和严重幻觉，有扑翼样震颤，各种神经体征持续或加重，脑电图明显异常。

四期（昏迷期）：昏迷状态，任何刺激都不能唤醒。由于患者不能合作，扑翼样震颤无法引出。深昏迷时各种反射消失、肌张力下降、瞳孔散大。锥体束征呈阳性，脑电图明显异常。

以上各期界限不十分明显，其临床表现亦有重叠，在病情进展或经治疗好转时分期也随之变化。有少数患者可出现暂时或永久的智能减退、共济失调或截瘫，其原因是肝硬化、慢性肝性脑病并发中枢神经系统器质性损害。

亚临床或隐性肝性脑病是指患者的症状不明显，仅在做精细的智力试验或电生理检测时，可做出诊断的肝性脑病，也称此期为0期。

四、辅助检查

（一）血氨

慢性肝性脑病、门体分流性脑病多伴有血氨增高，而急性肝性脑病血氨可正常。

（二）脑电图

脑电图是大脑细胞活动时所发出的电活动，正常人的脑电图呈α波，每秒8～13次。肝性脑病患者的脑电图表现为节律变慢。Ⅱ～Ⅲ期患者表现为δ波或三相波，每秒4～7次；昏迷时表现为高波幅的δ波，每秒少于4次。脑电图的改变特异性不强，尿毒症、呼吸衰竭、低血糖亦可有类似改变。此外，脑电图对亚临床肝性脑病和Ⅰ期肝性脑病的诊断价值较小。

（三）诱发电位

诱发电位是大脑皮质或皮质下层接收到由各种感觉器官受刺激的信息后所产生的电位，其有别于脑电图所记录的大脑自发性电活动。诱发电位检查多用于轻微肝性脑病的诊断和研究。

（四）心理智能测验

心理智能测验的方法有多种，但临床常用数字连接试验和数字符号试验。数字连接试验是让患者将随机印在纸上的 25 个阿拉伯数字从小到大用笔快速连接起来，并记录所用的时间（包括连错后纠正的时间），超过 30 s 即为异常。数字符号试验是将 1 ~ 9 的数字与九个不同的符号相对应，让患者在 90 s 内尽快写出与随机排列数字相对应的符号。这两种试验方法简便，结果容易计量，对亚临床肝性脑病的诊断和随访很有帮助。

（五）其他

肝功能检查、B 超及 CT 检查等，对肝性脑病的病因诊断和鉴别诊断有意义。

五、诊断及鉴别诊断

肝性脑病的主要诊断依据为：①有严重肝病和（或）广泛门体侧支循环形成的基础。②有诱发肝性脑病的诱因。③有意识障碍、精神失常、昏睡或昏迷的临床表现，体检可见扑翼样震颤。④肝功能异常、血氨升高。⑤脑电图异常。对肝硬化患者进行简易智力测验和（或）诱发电位检查可发现亚临床型肝性脑病。

有少部分 HE 患者肝病史不明确，以精神症状为突出表现，易被误诊。因此对精神错乱患者，应警惕肝性脑病的可能性。肝性脑病还应与可引起昏迷的其他疾病，如糖尿病、低血糖、尿毒症、脑血管意外、脑部感染和镇静药过量等相鉴别。进一步追问肝病病史，检查肝脾大小、肝功能、血氨、脑电图等将有助于诊断与鉴别诊断。

六、治疗

根据患者病因和发病机制，采取综合性的治疗措施，总体的原则是去除引起肝性脑病发作的诱因，保护肝功能，治疗氨中毒和调节神经递质。

（一）去除诱因

（1）慎用镇静药和对肝细胞有损害的药物：因肝病严重时，肝细胞代谢解毒能力下降，延长了药物在体内的半衰期，同时肝性脑病者大脑对药物的敏感性亦增强，一般不能耐受麻醉、镇痛、镇静等药物，易诱发肝昏迷，应尽量避免使用。如患者出现精神亢奋、烦躁症状可试用小剂量地西泮、异丙嗪、氯苯那敏等，而禁用鸦片类、巴比妥类、苯二氮䓬类镇静药。

（2）纠正电解质和酸碱平衡紊乱：肝硬化患者由于进食量少，利尿过度，大量排放腹水等造成低钾性碱中毒，诱发或加重肝性脑病。因此利尿药的剂量不宜过大，大量排放腹水时应静脉输入足量的清蛋白以维持有效血容量和防止电解质紊乱。肝性脑病患者应经常检测血清电解质、血气分析等，如有低血钾或碱中毒应及时纠正。

（3）止血和清除肠道积血：上消化道出血是肝性脑病的重要诱因。因此，食管静脉曲张破裂出血者应采取各项紧急措施进行止血，并输入血制品以补充血容量。清除肠道积血可采取以下措施：乳果糖、乳梨醇或 25％硫酸镁口服或鼻导泻；用生理盐水或弱酸液（如醋酸）进行灌肠。

（4）积极防治感染：失代偿期肝硬化患者易并发感染，必要时给予抗生素预防性治疗。一旦发生感染应积极控制，选用对肝损害小的广谱抗生素静脉给药。

（5）其他：如患者有缺氧应予吸氧，低血糖者及时纠正，注意防治便秘。

（二）减少肠内有毒物质的生成和吸收

（1）限制蛋白质的摄入：起病数日内禁食蛋白质。Ⅰ～Ⅱ期患者应限制蛋白质在 20 g/d 之内，如病情好转，每 3 ～ 5 d 可增加 10 g 蛋白质，待患者完全恢复后可摄入 0.8 ～ 1.0 g/（kg·d）蛋白质。由于植物蛋白质富含支链氨基酸和非吸收纤维，后者可促进肠蠕动，被细菌分解后还可降低结肠的 pH，可以加速毒物排出和减少氨吸收。因此，肝性脑病患者应首选植物蛋白。限制蛋白质的同时应保证热量供给和各种维生素的补充。

（2）灌肠或导泻清除肠内积食及积血：方法如前。

（3）口服抗生素：可抑制肠道产尿素酶的细菌，减少氨的生成。常用新霉素，口服或鼻饲，1.0 ～ 2.0 g，每日 4 次。因长期使用新霉素可引起听力和肾功能损害，服用时间一般不超过 1 个月。甲硝唑每次 200 mg，口服，每日 4 次，疗效与新霉素相似，但对胃肠反应较大，可引起呕吐、恶心等症状，胃肠疾病较重者慎用。利福昔明口服，每日 1.2 g。氨卡西林也可选用。

（4）乳果糖或乳梨醇：乳果糖口服到达结肠被细菌分解成乳酸和醋酸，使肠腔内呈酸性，能减少氨的形成和吸收，并有轻度导泻作用。临床常用剂量为每日 30 ～ 60 g，分 3 次口服，调整剂量以每日 2 ～ 3 次软便为宜。不良反应有腹胀或腹痛、恶心、呕吐等。乳梨醇的疗效与乳果糖相似，但其甜度低，口感好，不良反应亦少。其剂量为每日 30 ～ 40 g，分 3 次口服。

（三）促进体内氨的代谢

L- 鸟氨酸 -L- 门冬氨酸是一种鸟氨酸和门冬氨酸的混合制剂，能促进体内的尿素循环（鸟氨酸循环）而降低血氨。每日静脉注射 20 g 可降低血氨，改善症状，不良反应为恶心、呕吐。鸟氨酸 -α- 酮戊二酸降氨机制与 L- 鸟氨酸 -L- 门冬氨酸相同，但其疗效相对较差。谷氨酸钠或钾、精氨酸等药物理论上有降氨的作用，但至今为止无证据肯定其疗效，故近年已较少用于临床。

（四）GABA/BZ 复合受体拮抗剂

氟马西尼可以拮抗内源性苯二氮䓬所致的神经抑制。对于 Ⅱ～Ⅳ 期患者具有促醒作用。静脉注射氟马西尼起效快，往往在数分钟之内，但维持时间很短，通常在 4 h 之内。其用量为 0.5 ～ 1 mg 静脉注射或 1 mg/h 持续静脉滴注。

（五）减少或拮抗假性神经递质

支链氨基酸制剂是一种以亮氨酸、异亮氨酸、缬氨酸等为主的复合氨基酸。其机制为竞争性抑制芳香族氨基酸进入大脑，减少假神经递质的形成，其疗效尚有争议，但对于不能耐受蛋白质的营养不良者，补充支链氨基酸有助于改善氮平衡。

（六）人工肝

用分子吸附剂再循环系统，血液灌流、血液透析等方法可清除血氨和其他毒性物质，对于急、慢性肝性脑病均有一定疗效。

（七）肝移植

肝移植是治疗各种终末期肝病的一种有效手段，严重和顽固性的肝性脑病有肝移植的指征。

七、预后

肝性脑病的诱因明确且易消除者预后良好。肝功能较好，且门腔静脉分流术后进高蛋白饮食引起的肝性脑病经适当处理恢复者预后较好。如肝功能甚差又出现腹水、黄疸、出血倾向者预后较差。而急性重型肝炎伴肝性脑病患者预后最差。

八、预防

积极防治各种肝病。肝病患者应避免一切诱发肝性脑病的因素。严密观察肝病患者，及时发现肝性脑病的前驱期和昏迷期的表现，并进行适当治疗。

（白　扬）

第四节　肝衰竭

一、概述

肝是人体最大的实质性脏器，担负着重要而复杂的生理功能，不仅在糖、脂类、蛋白质、维生素、激素等物质代谢中具有重要作用，而且还有分泌、合成、解毒及免疫等方面的功能，如：代谢功能；排泄功能；合成功能；解毒功能。急性肝衰竭是由于各种病因致肝细胞严重损害，使其代谢、分泌、合成、解毒及免疫等功能发生严重障碍而引起的临床综合征。肝损害的各种病因作用于肝组织后，导致上述任何一种或数种肝细胞功能丧失，均可引起不同程度的肝细胞损伤与肝功能障碍，产生肝功能不全，最终发展为肝衰竭。按病情经过可分为，①急性肝衰竭：起病急，进展快，有明显黄疸和出血倾向，很快进入昏迷状态。常见于重型病毒性肝炎、中毒性肝炎等。②慢性肝衰竭：病情进展缓慢，病程较长，往往在某些诱因（如上消化道出血、感染等）作用下病情突然加剧而进入昏迷状态。

常见于肝硬化失代偿期和肝癌晚期。

肝衰竭对机体的影响是多方面的，主要临床表现为肝性脑病和肝性肾衰竭。

（一）肝衰竭的病因学

肝衰竭的病因颇为复杂，不同地区其病因构成存在很大差异。在欧美等发达国家，药物是导致急性肝衰竭的主要病因。在发展中国家，尤其是在我国，急性肝衰竭常见的原因主要是病毒性肝炎。

（二）肝衰竭的概念、发展过程和分类

1. 肝衰竭的概念

凡各种致肝损伤因素使肝细胞（包括肝实质细胞和库普弗细胞）发生严重损害，使其代谢、排泄、合成、解毒与免疫功能发生严重障碍，机体往往出现黄疸、出血、腹水、继发性感染、肝性脑病、肾功能障碍等一系列临床表现，称之为肝衰竭。

2. 肝衰竭发生、发展的过程

肝实质细胞首先发生的是代谢排泄功能障碍（高胆红素血症、胆汁淤积症），其后为合成功能障碍（凝血因子合成减少、低蛋白血症），最后发生解毒功能障碍（激素灭活功能低下，血氨、胺类与芳香族氨基酸水平升高等）。

3. 肝衰竭的分类

按病情进程可分为急性和慢性肝衰竭。

（1）急性肝衰竭：主要由病毒性肝炎或药物性肝炎等急性肝损害病情恶化所引起。其中，起病2周内，以发生肝性脑病为突出特点者称为暴发性肝衰竭；起病2周以上，以发生肝性脑病或重度黄疸和腹水为特征的称为亚急性肝衰竭。

（2）慢性肝衰竭：病情进展缓慢，病程较长，往往在某些诱因作用下病情突然加剧，反复发生慢性肝性脑病。主要由各类失代偿性肝硬化发展而来。

（三）肝衰竭的诊断和治疗

1. 诊断

（1）转氨酶可增高，但发生弥漫的重型肝炎时可不增高。

（2）血胆红素增高。

（3）血小板常减少；白细胞常增多。

（4）血肌酐或尿素氮可增高（肾功能降低所致）。

（5）血电解质紊乱如低钠、高钾或低钾、低镁等。

（6）酸碱失衡，多为代谢性酸中毒，早期可能有呼吸性或代谢性（低氧、低钾等）碱中毒。

（7）出现DIC时，凝血时间、凝血酶原时间或部分凝血活酶时间延长，纤维蛋白原可减少，而其降解物（FDP）增多，优球蛋白试验等可呈阳性。

2．治疗方案

（1）改变营养方法，可用葡萄糖和支链氨基酸，葡萄糖液可配用少量胰岛素和胰高糖素；不用脂肪乳剂，限用一般的氨基酸合剂。

（2）口服乳果糖，以排软便 2 ～ 3 次 / 天为度；也可灌肠。择肠道抗菌药，以减少肠内菌群，如用新霉素和甲硝唑。

（3）静脉滴注醋谷胺（乙醚谷醚胺）、谷氨酸（钾或钠）或氨酪酸，以降低血氨。

（4）静脉滴注左旋多巴，可能有利于恢复大脑功能。

（5）注意抗感染治疗，除了要处理感染病灶，还因为肝衰竭后免疫能力降低，而且来自肠道，门静脉的细菌毒素可进入全身血流。

（6）防治 MODS：意识障碍并有视盘水肿时需用甘露醇等脱水药；呼吸加快、口唇发绀等可能为 ARDS 表现，应做血气分析和增加氧吸入、用呼吸机等；尿量过少时需用利尿药。

（7）直接支持肝功能的方法：将患者的血液通过体外的动物肝灌流，或用活性炭等吸附作用和半透膜透析作用（类似"人工肾"），以清除肝衰竭患者血中有害物质，均尚未取得较成熟的经验，需要继续研究。

（四）肝肾综合征

1．肝肾综合征的概念

肝衰竭晚期常伴有肾衰竭，以往称之为肝肾综合征。肝肾综合征是指由于肝硬化、继发于肝衰竭基础上的功能性肾衰竭（又称肝性功能性肾衰竭）。近年来把肝肾综合征分为真性和假性两种。所谓真性肝肾综合征是指肝硬化患者在失代偿期所发生的功能性肾衰竭及重症肝炎所伴随的急性肾小管坏死，即肝性肾衰竭。而同一病因使肝和肾同时受损，属假性肝肾综合征。肝硬化患者在失代偿期发生的少尿与氮质血症是功能性的，根据是：①死于肾衰竭的肝硬化患者，肾经组织学检查未见有何异常；②把死于肾衰竭患者的肾移植给尿毒症患者，被移植的肾可迅速发挥正常功能；③把功能正常的肝移植给已发生肾衰竭的肝硬化患者，肾的功能可恢复正常。肝性肾衰竭无论是功能性肾衰竭还是器质性肾衰竭都有少尿和氮质血症，但病因不同处理原则迥异，应注意鉴别。

2．肝肾综合征的分型

肝性肾衰竭分为两种类型。

（1）肝性功能性肾衰竭：大多数肝硬化晚期或少数暴发型肝炎患者除有肝衰竭的表现外，常伴有功能性肾衰竭，肾虽无器质性病变，但由于肾血管持续收缩，使肾血流量明显减少，肾小球滤过率降低，肾小管功能正常。

（2）肝性器质性肾衰竭：此型多见于急性肝衰竭伴有肾小管坏死，主要是肠源性内毒素血症所致。

3. 肝肾综合征的发病机制

（1）交感－肾上腺髓质系统兴奋。

（2）肾素－血管紧张素系统兴奋。

（3）激肽释放酶－激肽系统活性降低。

（4）花生四烯酸代谢异常：前列腺素（PG）是一组具有多种生理活性的物质，其中 PGE_2、PGI_2 和 PGF_2 具有扩张血管的作用，PGH_2 和 TXA_2 则具有收缩血管的作用。肝硬化患者前列腺素代谢异常，当缩血管物质多于扩张血管物质时，可促使肾衰竭的发生。

肝硬化或肝衰竭时，肝对白三烯（LTs）的摄取、灭活和 LTs 从胆汁排泄发生障碍，血中 LTs 浓度增高，使 LTs 经肾排泄途径增加。肾有丰富的 LTs 受体，LTs 浓度升高可导致肾血管收缩，肾血流量减少和肾内血流重新分布，使肾小球滤过率急剧下降，从而导致功能性肾衰竭。

（5）内毒素血症：内毒素血症在功能性肾衰竭的发病中具有重要作用。肝硬化伴有内毒素血症患者大多出现功能性肾衰竭，肝硬化不伴有内毒素血症患者则肾功能大多正常。目前认为，内毒素可直接引起肾血管阻力增大、肾血浆流量减少而导致功能性肾衰竭。

4. 肝肾综合征的临床表现

肝肾综合征的主要表现为：失代偿性肝硬化患者具有黄疸、肝脾增大、低白蛋白血症及门脉高压等症状，突然或逐渐发生少尿与氮质血症。

5. 肝肾综合征的治疗

肝肾综合征是严重肝功能损害继发急性肾衰竭，所以在治疗上关键是严重肝病本身及其并发症。至于肾衰竭，应从其可能的诱因和发病机制设法治疗。

（1）防治肾衰竭的诱因，禁用肾毒性、肝毒性及降低肾血流量的药物、避免过量利尿和大量放腹水、防治消化道出血及感染、防治电解质失衡、肝性脑病、低血压及高血钾。

（2）支持疗法，优质低蛋白、高糖及高热量饮食，禁食植物蛋白。静脉滴注组合氨基酸（含 8 种必需氨基酸和组氨酸）0.25 L，每日 1 次，或六合氨基酸（含赖氨酸、缬氨酸、亮氨酸、异亮氨酸、精氨酸、谷氨酸）0.25 L，每日 1 次。

（3）应用改善肾血流量的药物。

①血管紧张素Ⅱ（ATⅡ）转化酶抑制药及血管紧张素Ⅱ受体抑制药：卡托普利 25 mg，每日 3 次；或贝那普利 500 mg，每日 1 次，可扩张血管，降低血管阻力，同时可降低肝脏摄取肾素的 60% 及抑制 ATⅡ的形成。氯沙坦 50 mg/d，同贝那普利一样可改善肾功能（BUN↑、SCr↓、肾小球滤过率↑）。

②前列腺素 E_1（PGE_1）：其剂量为 0.1 μg/（kg·min）静脉滴注可扩张血管，改善血流量。但需防止低血压。

③八肽加压素：是一种合成的血管加压药，可使动脉压升高，肾血管扩张，肾皮质血流量增加，剂量为 0.000 1 Umin 静脉滴注。

④间羟胺：适用于高排血量、低阻力型功能性肾衰患者，剂量为 200 ~ 1000 μg/min

静脉滴注，使血压较治疗前上升 4 ~ 5 kPa，可使心排血量降低，末梢阻力增加，尿量排钠量增多，肾功能改善。

（4）内毒素血症的治疗在肝硬化时，肠道内菌丛产生的内毒素不能被肝脏灭活。它既可使肝功能进一步恶化，又可做用于肾小动脉，引起急性肾衰竭。口服氨苄西林可减少肠道内毒素的生成，剂量为 1 g，每日 3 次。

（5）血液净化疗法腹膜透析、血液透析等均曾用于 FIRS 之治疗，理论上既可除去内毒素及代谢产物，又可改善水及电解质紊乱。但文献报道多数患者仍死于消化道出血、低血压及肝性脑病。

（6）手术疗法

①门 – 腔静脉吻合术，或腹膜颈静脉分流术，文献报道可获得可逆性恢复，但有待更多的临床实践。

②肝移植为理想的治疗方法，术后肝功能及肾功能均可迅速恢复，1984 年以来不断有成功的报道。

二、急性肝衰竭

急性肝衰竭是原来无肝病者肝脏受损后短时间内发生的严重临床综合征，病死率高。最常见的病因是病毒性肝炎。脑水肿是最主要的致死原因。除少数中毒引起者可用解毒药外，目前无特效疗法。原位肝移植是目前最有效的治疗方法，生物人工肝支持系统和肝细胞移植治疗急性肝衰竭处在研究早期阶段，是很有前途的新方法。

（一）概念

1970 年，Trey 等提出暴发性肝衰竭（FHF）一词，是指严重肝损害后发生的一种有潜在可逆性的综合征。其后有人提出迟发性或亚暴发性肝衰的概念。最近 O'Grady 等主张分为 3 个亚型。

1. 超急性肝衰竭型

指出现黄疸 7 d 内发生肝性脑病者。

2. 急性肝衰竭型

指出现黄疸 8 ~ 28 d 发生肝性脑病者。

3. 亚急性肝衰竭型

指出现黄疸 29 ~ 72 d 发生肝性脑病者。"急性肝衰竭"一词应该是一个比较宽泛的概念，它至少应该包括临床上大家比较熟悉的暴发性肝衰竭和亚暴发性肝衰竭。

（二）病因

1. 嗜肝病毒感染及其他病原体感染

所有嗜肝病毒都能引起 ALF。急性病毒性肝炎是 ALF 最常见的原因，占所有病例的72%，但急性病毒性肝炎发生 ALF 者少于 1%。

2. 损肝药物

损肝药物种类繁多，药源性 ALF 的发生率有增高趋势。据报道，对乙酰氨基酚过量是英国 ALF 的主要病因；印度 4.5％的 ALF 由抗结核药引起；日本 25％的特发性 ALF 系服用托屈嗪（乙肼屈嗪，todralazine）所致。

3. 毒物中毒

种类也很多，如毒蕈、四氯化碳、磷等。美国和法国报道，每年都有业余蘑菇采集者因毒蕈中毒引起 ALF 而死亡。

4. 其他

如肝豆状核变性、Budd–Chiari 综合征、Reye 综合征、妊娠期脂肪肝、转移性肝癌、自身免疫性肝炎、休克、过高温及过低温等。

（三）症状

早期症状缺乏特异性，可能仅有恶心、呕吐、腹痛、脱水等表现。随后可出现黄疸、凝血功能障碍、酸中毒或碱中毒、低血糖和昏迷等。精神活动障碍与凝血酶原时间（PT）延长是 ALF 的特征。肝性脑病可分 4 期：Ⅰ期表现精神活动迟钝，存活率约为 70％；Ⅱ期表现行为失常（精神错乱、欣快）或嗜睡，存活率约为 60％；Ⅲ期表现昏睡，存活率约为 40％；Ⅳ期表现不同程度的昏迷，存活率约为 20％。

（四）治疗措施

ALF 的临床过程为进行性多器官功能衰竭，除中毒引起者可用解毒药外，其余情况均无特效疗法。治疗目标是维持生命功能，期望肝功能恢复或有条件时进行肝移植。

1. 一般措施

密切观察患者精神状态、血压、尿量。常规给予 H_2 受体拮抗药以预防应激性溃疡。皮质类固醇、肝素、胰岛素、胰高血糖素无明显效果。抗病毒药未被用于治疗 ALF，近期有报道试用拉米夫定者。

2. 肝性脑病和脑水肿

肝性脑病常骤起，偶可发生于黄疸之前。常有激动、妄想、运动过度，迅速转为昏迷。有报道氟马西尼至少能暂时减轻昏迷程度。Ⅳ期肝性脑病患者 75％～80％发生脑水肿，是 ALF 的主要死因。提示颅内压增高的临床征兆有：①收缩期高血压（持续性或阵发性）；②心动过缓；③肌张力增高，角弓反张，去皮质样姿势；④瞳孔异常（对光反射迟钝或消失）；⑤脑干型呼吸，呼吸暂停。颅内压可在临床征兆出现前迅速增高，引起脑死亡，应紧急治疗。

过去常规从胃管注入乳果糖，但在 ALF 未证实有肯定疗效。新霉素可能加速肾衰竭的发展。甘露醇可提高 ALF 并发Ⅳ期肝性脑病患者的存活率，有颅内压增高的临床征兆或颅内压超过 2.7 kPa（20 mmHg）者，可用甘露醇 0.5～1.0 g/kg（20％溶液）静脉滴注，20 min 内注完；如有足够的利尿效应，血清渗透压仍低于 320 mmol，可在需要时重复给药。据报道 N- 乙酰半胱氨酸（NAC）对所有原因引致的 ALF 都有效，它能通过增加脑血流和提高组织氧消耗而减轻脑水肿。

3. 预防和控制感染

早期预防性应用广谱抗生素无效，而且会引致有多种抵抗力的细菌感染。部分（30%以上）并发感染者无典型临床征兆（如发热、白细胞增多），应提高警觉，早期发现感染并给予积极治疗是改善预后的关键。

4. 治疗凝血功能障碍

ALF 患者几乎都有凝血功能障碍。由于应用 H_2 受体拮抗药和硫糖铝，最常见的上消化道出血已显著减少。预防性应用新鲜冷冻血浆并不能改善预后，只有在明显出血、准备外科手术或侵入性检查时才用新鲜冷冻血浆或其他特殊因子浓缩物。血小板少于 50 000/mm^3 者，可能需要输血小板。

5. 处理肾衰竭

约 50% ALF 患者发生少尿型肾衰竭。对乙酰氨基酚诱发的肾衰竭可无肝衰竭，预后良好。非对乙酰氨基酚 ALF 发生肾衰竭，通常伴有肝性脑病、真菌感染等，预后不良。常用低剂量多巴胺维持肾的灌注，但疗效未得到对照研究的证实。血肌酐 > 400 μmol/L、液体过量、酸中毒、高钾血症和少尿型肾衰竭合用甘露醇者，要选用肾替代疗法。持续性血液滤过（动脉 – 静脉或静脉 – 静脉）优于间歇性血液滤过。由于衰竭的肝合成尿素减少，血浆尿素监测不是 ALF 肾功能的良好观察指标。

6. 处理心血管异常

ALF 心血管异常的临床表现以低血压为特征。其处理措施是在肺动脉楔压和心排血量监测下补液，如补液改善不明显要用血管加压药。肾上腺素和去甲肾上腺素最常用；血管紧张素 II 用于较难治病例。尽管血管加压药有维持平均动脉压的疗效，但减少组织氧消耗，其应用受到明显限制（可同时应用微循环扩张药前列环素等）。

7. 处理代谢紊乱

ALF 患者通常有低血糖。中枢呼吸性碱中毒常见，低磷血症、低镁血症等也不少见。对乙酰氨基酚过量代谢性酸中毒与肾功能无关，是预测预后的重要指标。

8. 肝移植（OLT）

肝移植（OLT）是目前治疗 AFL 最有效的方法。OLT 患者选择非常重要，O'Grady 等根据病因提出的 ALF 患者做 OLT 的适应证，可供参考。OLT 绝对禁忌证为不能控制的颅内高压、难治性低血压、脓毒血症和成年人呼吸窘迫综合征（ARDS）。

9. 辅助肝移植

即在患者自身肝旁置入部分肝移植物（辅助异位肝移植），或切除部分自身肝后在原位置入减少体积的肝移植物（辅助原位肝移植）。移植技术困难，术后并发症发生率高。

10. 生物人工肝（BAL）

理论上启用人工肝支持系统帮助患者渡过病情危急阶段是最好的治疗方法。非生物人工肝支持系统疗效不理想。BAL 已试用于临床，疗效显著。

11. 肝细胞移植

肝细胞移植治疗 ALT 是可行和有效的。需进一步研究如何保证肝细胞的高度生存力和代谢活力，并了解最适合的细胞来源（人、动物或胎肝细胞）和置入途径（腹腔内、脾内或经颈静脉的门静脉内置入）。

（五）预防措施

急性肝衰竭的病死率较高，应尽量防止其发生。临床上能做到的是用药时注意对肝的不良作用。例如，结核病用利福平、乙硫异烟胺或吡嗪酰胺等治疗时，应检查血转氨酶、胆红素等，如发现肝功能有改变，应及时更改药物。外科施行创伤性较大的手术，术前应重视患者的肝功能情况，尤其对原有肝硬化、肝炎、黄疸、低蛋白血症等病变者，要有充分的准备。麻醉应避免用肝毒性药物。手术和术后过程中要尽可能防止缺氧、低血压或休克、感染等，以免损害肝细胞；术后要根据病情继续监测肝功能，保持呼吸循环良好、抗感染和维持营养代谢，对肝起良好作用。

（六）急性肝衰竭的治疗展望

1. 针对病因和发病机制的治疗展望

在欧美国家，约50%的急性肝衰竭为药物的肝毒性作用，其中40%为对乙酰氨基酚中毒，约20%的患者不明原因。未来的应对策略是通过立法限制对乙酰氨基酚的过量应用，减少由其引起的 FHF 发病率；寻找不明原因 FHF 的致病因子；开发更有效的人工肝系统，使患者获得自发性肝再生或接受肝移植。在东南亚，HBV 感染是 FHF 最重要的原因。慢性HBV 携带者或慢性乙型肝炎可以自发性地或在应用免疫抑制药后诱导再活动和 FHF。在中国港台地区，新生儿普遍接种乙型肝炎疫苗后，婴儿死于 FHF 的比例下降。对 HBsAg 阳性的同种异体骨髓移植和肾移植患者在手术前后预防性应用拉米夫定可降低术后 HBV 再活动和 FHF 的发病率。严重肝病特别是 FHF 时常出现"全身炎症反应综合征（SIRS）"。在欧美国家，接近80%的对乙酰氨基酚中毒所致的 FHF 在肝功能进一步恶化之前存在明确的SIRS，SIRS 与肝性脑病脑水肿的恶化和死亡直接相关。因此，防治 FHF 患者发生 SIRS 对缓解病情、争取治疗机会将大有裨益。FHF 患者常存在肝大块坏死、凋亡，对病毒或药物介导的肝细胞死亡相关信号通路进行深入研究并直接加以阻断将有助于防止病情恶化。核转录因子 NF2κB 与多种细胞因子和炎症介质的合成有关，应用 NF2κB 钓饵寡脱氧核苷酸能明显减轻 FHF 小鼠肝损伤，提高其存活率。小双链干扰 RNA（siRNA）是使哺乳动物细胞基因沉默的强大工具。粒细胞集落刺激因子亦能增强 FHF 大鼠肝再生，改善肝性脑病。上述实验结果有助于开辟新型的基因治疗途径。

2. 人工肝支持系统（ALSS）

ALSS 简称人工肝（AL），它通过体外循环方式为肝衰竭患者代偿肝功能，直至自体肝恢复或获得肝移植机会。AL 通常分非生物型（物理型、中间型）、生物型和混合型。

近年来采用新型生物材料和技术，研制出一些新的装置和联合方法，如 Biologic2DT 系统、分子吸附再循环系统（MARS）、连续性血液透析滤过和连续性血液净化疗法等。尤其是 MARS 通过类似血液透析中的"高智能"膜来转运处理肝衰竭患者体内的水溶性毒素，选择性地清除白蛋白结合毒素，该系统已进入Ⅲ期临床。生物人工肝（BAL）的核心成分是肝细胞，核心装置是生物反应器。然而，单纯靠 BAL 支持治疗后能存活的 FHF 患者为数极少。研究 BAL 与偏重解毒的物理人工肝和（或）中间型人工肝联合起来的混合型 AL，显示了比生物型、非生物型人工肝更好的临床效果，可能代表人工肝将来的发展方向。

3. 肝细胞移植

肝细胞移植（HCT）能在短时间内替代病肝功能。用于 HCT 的细胞来源包括人原代肝细胞和胎肝细胞、异种肝细胞、人源性永生化肝细胞、肝癌细胞株及肝干细胞。虽然在动物肝衰竭模型中已证实 HCT 能减轻重型肝炎和延长存活期，但现在还没有任何一种肝细胞是理想的、可供移植的"金标准"细胞来源。目前肝干细胞的研究只是证实了它的存在及可能的组成，对强大的增殖及多向分化能力有所了解，但在多种生理和病理过程中的作用远未阐明，用于 FHF 的临床治疗尚需时日。今后研究的方向是利用基因修饰技术在体外建立稳定表达的罗恩肝细胞株；抑制参与诱发、递呈免疫反应的某些抗原基因的表达或上调肝细胞抗排异反应的细胞因子基因的表达；将调控细胞增殖和凋亡的外源基因导入培养的肝细胞或利用基因剔除技术下调抑制细胞增殖基因的表达。

4. 肝移植

自从开展原位肝移植以后，FHF 患者的预后显著改善，生存率达 60%～80%。但在东南亚地区，每年每百万人口中能提供全肝移植的供体只有 1～5 个。为了克服肝供体严重短缺的矛盾，这些地区相继开展了活体亲体肝移植（LRLT），接受 LRLT 的 FHF 患者存活率达到 56% 以上。除了传统的左外叶、左全叶肝移植，日本等国率先开展右叶肝移植并使术后存活率达 87.5%。但由于 FHF 进展极快，要在短时间内选择合适供体和理想的移植时间困难较大。在远东地区，接受肝移植的 FHF 患者中，2/3 以上为 HBV 感染导致的急性重型肝炎，术后远期再感染、复发率达 70%。术前预防性应用大剂量 HBIG 与拉米夫定联合治疗可有效降低术后复发率，延长存活期，但治疗费用高昂，长期应用并发症较多。最近有报道，无 HBV 感染或已产生抗 HBs 阳性的供体可能使 HBsAg 阳性肝移植受体产生针对 HBV 的过继性免疫转移，此现象一旦得到明确将是肝移植后复发的 HBV 感染者的福音。总之，今后应加强对 FHF 的发生、发展、恶化的机制以及肝自发再生、恢复的条件做深入研究；努力开展随机、对照的临床研究；创造更多肝移植的机会；研究出类似于人工肾的人工肝系统，使其与原来的生物器官接近或类似，基本上能担任正常肝的工作；积极开展基因治疗研究。

（白　扬）

第五节　肝脓肿

一、细菌性肝脓肿

（一）流行病学

细菌性肝脓肿通常指由化脓性细菌引起的感染，故亦称化脓性肝脓肿。本病病原菌可来自胆管疾病（占16%～40%），门静脉血行感染（占8%～24%），经肝动脉血行感染报道不一，最多者为45%，直接感染者少见，隐匿感染占10%～15%。致病菌以革兰阴性菌最多见，其中2/3为大肠埃希菌，粪链球菌和变形杆菌次之；革兰阳性球菌以金黄色葡萄球菌最常见。临床常见多种细菌的混合感染。细菌性肝脓肿70%～83%发生于肝右叶，这与门静脉分支走行有关。左叶者占10%～16%；左右叶均感染者为6%～14%。脓肿多为单发且大，多发者较少且小。少数细菌性肝脓肿患者的肺、肾、脑及脾等亦可有小脓肿。尽管目前对本病的认识、诊断和治疗方法都有所改进，但病死率仍为30%～65%，其中多发性肝脓肿的病死率为50%～88%，而孤立性肝脓肿的病死率为12.5%～31%。本病多见于男性，男女比例约为2∶1。但目前的许多报道指出，本病的性别差异已不明显，这可能与女性胆管疾病发生率较高，而胆源性肝脓肿在化脓性肝脓肿发生中占主导地位有关。本病可发生于任何年龄，但中年以上者约占70%。

（二）病因

肝由于接受肝动脉和门静脉双重血液供应，并通过胆管与肠道相通，发生感染的机会很多。但是在正常情况下由于肝的血液循环丰富和单核吞噬细胞系统的强大吞噬作用，可以杀伤入侵的细菌并且阻止其生长，不易形成肝脓肿。但是如各种原因导致机体抵抗力下降时，或当某些原因造成胆管梗阻时，入侵的细菌便可以在肝内重新生长引起感染，进一步发展形成脓肿。化脓性肝脓肿是一种继发性病变，病原菌可由下列途径进入肝。

1. 胆管系统

这是目前最主要的侵入途径，也是细菌性肝脓肿最常见的原因。当各种原因导致急性梗阻性化脓性胆管炎，细菌可沿胆管逆行上行至肝，形成脓肿。胆管疾病引起的肝脓肿占肝脓肿发病率的21.6%～51.5%，其中肝胆管结石并发肝脓肿更多见。胆管疾病引起的肝脓肿常为多发性，以肝左叶多见。

2. 门静脉系统

腹腔内的感染性疾病，如坏疽性阑尾炎、内痔感染、胰腺脓肿、溃疡性结肠炎及化脓性盆腔炎等均可引起门脉属支的化脓性门静脉炎，脱落的脓毒性栓子进入肝形成肝脓肿。近年来由于抗生素的应用，这种途径的感染已大为减少。

3. 肝动脉

体内任何部位的化脓性疾病，如急性上呼吸道感染、亚急性细菌性心内膜炎、骨髓炎和痈等，病原菌由体循环经肝动脉侵入肝。当机体抵抗力低下时，细菌可在肝内繁殖形成多发性肝脓肿，多见于小儿败血症。

4. 淋巴系统

与肝相邻部位的感染如化脓性胆囊炎、膈下脓肿、肾周围脓肿、胃及十二指肠穿孔等，病原菌可经淋巴系统进入肝，亦可直接侵及肝。

5. 肝外伤后继发感染

开放性肝外伤时，细菌从创口进入肝或随异物直接从外界带入肝引发脓肿。闭合性肝外伤时，特别是中心型肝损伤患者，可在肝内形成血肿，易导致内源性细菌感染。尤其是合并肝内小胆管损伤，则感染的机会更高。

6. 医源性感染

近年来，由于临床上开展了许多肝脏手术及侵入性诊疗技术，如肝穿刺活检术、经皮肝穿刺胆管造影术（percutaneous transhepatic cholangiography，PTC）、内镜逆行胰胆管造影术（endoscopic retrograde cholangiopancreatography，ERCP）等，操作过程中有可能将病原菌带入肝形成肝的化脓性感染。肝脏手术时由于局部止血不彻底或术后引流不畅，形成肝内积血积液时均可引起肝脓肿。

7. 其他

有一些原因不明的肝脓肿，如隐源性肝脓肿，可能肝内存在隐匿性病变。当机体抵抗力减弱时，隐匿病灶"复燃"，病菌开始在肝内繁殖，导致肝的炎症和脓肿。Ranson 指出，25% 隐源性肝脓肿患者伴有糖尿病。

（三）病理

细菌性肝脓肿的病理变化与细菌的感染途径、种类、数量、毒性、患者全身情况和治疗及时与否等因素密切相关。化脓性细菌侵入肝脏后，发生炎症反应，或形成许多小脓肿，在适当的治疗下，散在的小脓肿多能吸收机化，但在病灶较密集部位由于肝组织的破坏，小的脓肿可融合成一个或数个较大的脓肿。细菌性肝脓肿可以是多发的，也可以是单发的。从病因角度来看，血源性感染者常至多发性，病灶多见于右叶或累及全肝；胆源性肝脓肿亦常为多发且与胆管相通；外伤性和隐源性脓肿多属单发性。细菌性肝脓肿常有肝增大，重量增加，肝包膜有炎性改变，常与周围脏器如膈肌、网膜粘连，脓腔大小不一，相互融合，坏死区域可构成蜂窝状外观。显微镜下见门脉炎症，静脉壁有圆形细胞浸润，管腔内存在白细胞及细胞碎片，脓腔内含有坏死组织。由化脓性胆管炎所致的多发性脓肿，脓腔内有胆汁性脓液。当脓肿转为慢性后，周围肉芽组织和纤维组织增生，脓肿周围形成一定厚度的纤维组织膜。肝脓肿可侵蚀并穿破邻近脏器，可向膈上穿入胸腔，造成脓肿 – 肺 – 支气管瘘；可穿入腹腔导致化脓性腹膜炎；胆源性脓肿可并发胆管出血，脓肿愈合后，可能因门静脉血栓形成而导致门静脉高压症。由于肝脏血供丰富，肝脓肿形成发展过程中，大量细菌毒素被吸收，临床上可表现为严重的全身毒血症，如寒战、高热甚至中毒性休克等一系列全身性感染的表现。

（四）临床表现

细菌性肝脓肿并无典型的临床表现，急性期常被原发性疾病的症状所掩盖，一般起病较急，全身脓毒性反应显著。

1. 寒战和高热

多为最早也是最常见的症状。患者在发病初期骤感寒战，继而高热，热型呈弛张型，体温在 38 ~ 40℃，最高可达 41℃，伴有大量出汗，脉率增快，一日数次，反复发作。

2. 肝区疼痛

由于肝增大和肝被膜急性膨胀，肝区出现持续性钝痛；出现的时间可在其他症状之前或之后，亦可与其他症状同时出现，疼痛剧烈者常提示单发性脓肿；疼痛早期为持续性钝痛，后期可呈剧烈锐痛，随呼吸加重者提示脓肿位于肝膈顶部；疼痛可向右肩部放射，左肝脓肿也可向左肩部放射。

3. 乏力、食欲缺乏、恶心和呕吐

由于伴有全身毒性反应及持续消耗，患者可出现乏力、食欲缺乏、恶心、呕吐等消化道症状。少数患者还出现腹泻、腹胀及顽固性呃逆等症状。

4. 体征

肝区压痛和肝增大最常见。右下胸部和肝区叩击痛；若脓肿移行于肝表面，则其相应部位的皮肤呈红肿，且可触及波动性肿块。右上腹肌紧张，右季肋部饱满，肋间水肿并有触痛。左肝脓肿时上述症状出现于剑突下。并发于胆管梗阻的肝脓肿患者常出现黄疸。其他原因的肝脓肿，一旦出现黄疸，表示病情严重，预后不良。少数患者可出现右侧反应性胸膜炎和胸腔积液，可查及肺底呼吸音减弱、啰音和叩诊浊音等。晚期患者可出现腹水，这可能是由于门静脉炎以及周围脓肿的压迫影响门静脉循环及肝受损，长期消耗导致营养性低蛋白血症引起。

（五）诊断及鉴别诊断

1. 病史及体征

在急性肠道或胆管感染的患者中，突然发生寒战、高热、肝区疼痛、压痛和叩击痛等，应高度怀疑本病的可能，做进一步详细检查。

2. 实验室检查

白细胞计数明显升高，总数达（1 ~ 2）×10^{10}/L 或以上，中性粒细胞在90%以上，并可出现核左移或中毒颗粒，谷丙转氨酶、碱性磷酸酶升高，其他肝功能检查也可出现异常。

3. B超检查

B超检查是诊断肝脓肿最方便、简单又无痛苦的方法，可显示肝内液性暗区，区内有

"絮状回声"并可显示脓肿部位、大小及距体表深度，并用以确定脓腔部位作为穿刺点和进针方向，或为手术引流提供进路。此外，还可供术后动态观察及追踪随访。能分辨肝内直径 2 cm 以上的脓肿病灶，可作为首选检查方法，其诊断阳性率可达 96% 以上。

4. X 线片和 CT 检查

X 线片检查可见肝阴影增大、右侧膈肌升高和活动受限，肋膈角模糊或胸腔少量积液，右下肺不张或有浸润，以及膈下有液气面等。肝脓肿在 CT 图像上均表现为密度减低区，吸收系数介于肝囊肿和肝肿瘤之间。CT 可直接显示肝脓肿的大小、范围、数目和位置，但费用昂贵。

5. 其他

如放射性核素肝扫描（包括 ECT）、选择性腹腔动脉造影等对肝脓肿的诊断有一定价值。但这些检查复杂费时，因此在急性期患者最好选用操作简便、安全、无创伤性的 B 超检查。

（六）鉴别诊断

1. 阿米巴性肝脓肿

阿米巴性肝脓肿的临床症状和体征与细菌性肝脓肿有许多相似之处，但两者的治疗原则有本质上的差别，前者以抗阿米巴和穿刺抽脓为主，后者以控制感染和手术治疗为主，故在治疗前应明确诊断。阿米巴肝脓肿常有阿米巴肠炎和脓血便的病史，发生肝脓肿后病程较长，全身情况尚可，但贫血较明显。肝显著增大，肋间水肿，局部隆起和压痛较明显。若粪便中找到阿米巴原虫或滋养体，则更有助于诊断。此外，诊断性肝脓肿穿刺液为"巧克力"样，可找到阿米巴滋养体。

2. 胆囊炎、胆石症

此类病有典型的右上部绞痛和反复发作的病史，疼痛放射至右肩或肩胛部，右上腹肌紧张，胆囊区压痛明显或触及增大的胆囊，X 线检查无膈肌抬高，运动正常。B 超检查有助于鉴别诊断。

3. 肝囊肿合并感染

这些患者多数在未合并感染前已明确诊断。对既往未明确诊断的患者合并感染时，需详细询问病史和仔细检查，亦能加以鉴别。

4. 膈下脓肿

膈下脓肿往往有腹膜炎或上腹部手术后感染史，脓毒血症和局部体征较化脓性肝脓肿为轻，主要表现为胸痛，深呼吸时疼痛加重。X 线检查见膈肌抬高、僵硬、运动受限明显，或膈下出现气液平。B 超可发现膈下有液性暗区。但当肝脓肿穿破合并膈下感染者，鉴别诊断就比较困难。

5. 原发性肝癌

巨块型肝癌中心区液化坏死而继发感染时易与肝脓肿相混淆。但肝癌患者的病史、发病过程及体征等均与肝脓肿不同，如能结合病史、B 超和 AFP 检测，一般不难鉴别。

6. 胰腺脓肿

有急性胰腺炎病史，脓肿症状之外尚有胰腺功能不良的表现；肝无增大，无触痛；B 超以及 CT 等影像学检查可辅助诊断并定位。

（七）并发症

细菌性肝脓肿如得不到及时、有效的治疗，脓肿破溃后向各个脏器穿破可引起严重并发症。右肝脓肿可向膈下间隙穿破形成膈下脓肿；亦可再穿破膈肌而形成脓肿；甚至能穿破肺组织至支气管，脓液从气管排出，形成支气管胸膜瘘；如脓肿同时穿破胆管则形成支气管胆瘘。左肝脓肿可穿破入心包，发生心包积脓，严重者可发生心脏压塞。脓肿可向下穿破入腹腔引起腹膜炎。有少数病例，脓肿穿破入胃、大肠，甚至门脉、下腔静脉等；若同时穿破门静脉或胆管，大量血液由胆管排出十二指肠，可表现为上消化道大出血。细菌性肝脓肿一旦出现并发症，病死率成倍增加。

（八）治疗

细菌性肝脓肿是一种继发疾病，如能及早重视治疗原发病灶可起到预防的作用。即便在肝脏感染的早期，如能及时给予大剂量抗生素治疗，加强全身支持疗法，也可防止病情进展。

1. 药物治疗

对急性期，已形成而未局限的肝脓肿或多发性小脓肿，宜采用此法治疗。即在治疗原发病灶的同时，使用大剂量有效抗生素和全身支持治疗，以控制炎症，促使脓肿吸收自愈。全身支持疗法很重要，由于本病的患者中毒症状严重，全身状况较差，故在应用大剂量抗生素的同时应积极补液，纠正水、电解质紊乱，给予维生素 B、维生素 C、维生素 K，反复多次输入少量新鲜血液和血浆以纠正低蛋白血症，改善肝功能和输注免疫球蛋白。目前多主张有计划地联合应用抗生素，如先选用对需氧菌和厌氧菌均有效的药物，待细菌培养和药敏结果再选用敏感抗生素。多数患者可望治愈，部分脓肿可局限化，为进一步治疗提供良好的前提。多发性小脓肿经全身抗生素治疗不能控制时，可考虑在肝动脉或门静脉内置管滴注抗生素。

2. B 超引导下经皮穿刺抽脓或置管引流术

适用于单个较大的脓肿，在 B 超引导下以粗针穿刺脓腔，抽吸脓液后反复注入生理盐水冲洗，直至抽出液体清亮，拔出穿刺针。亦可在反复冲洗吸净脓液后，置入引流管，以备术后冲洗引流之用，至脓腔直径小于 1.5 cm 时拔除。这种方法简便，创伤小，疗效亦满意。特别适用于年老体虚及危重患者。操作时应注意：①选择脓肿距体表最近点穿刺，同时避开胆囊、胸腔或大血管；②穿刺的方向对准脓腔的最大径；③多发性脓肿应分别定位穿刺。但是这种方法并不能完全替代手术，因为脓液黏稠，会造成引流不畅，引流管过粗易导致组织或脓腔壁出血，对多分隔脓腔引流不彻底，不能同时处理原发病灶，厚壁脓肿经抽脓或引流后，脓壁不易塌陷。

3. 手术疗法

（1）脓肿切开引流术：适用于脓肿较大或经非手术疗法治疗后全身中毒症状仍然较重或出现并发症者，如脓肿穿入腹腔引起腹膜炎或穿入胆管等。常用的手术途径有以下几种。①经腹腔切开引流术，取右肋缘下斜切口，进入腹腔后，明确脓肿部位，用湿盐水垫保护手术区四周以免脓液污染腹腔。先试穿刺抽得脓液后，沿针头方向用直血管钳插入脓腔，排出脓液，再用手指伸进脓腔，轻轻分离腔内间隔组织，用生理盐水反复冲洗脓腔。吸净后，脓腔内放置双套管负压吸引。脓腔内及引流管周围用大网膜覆盖，引流管自腹壁戳口引出。脓液送细菌培养。这种入路的优点是病灶定位准确，引流充分，可同时探查并处理原发病灶，是目前临床最常用的手术方式。②腹膜外脓肿切开引流术，位于肝右前叶和左外叶的肝脓肿，与前腹膜已发生紧密粘连，可采用前侧腹膜外入路引流脓液。方法是做右肋缘下斜切口或右腹直肌切口，在腹膜外间隙，用手指推开肌层直达脓肿部位。此处腹膜有明显的水肿，穿刺抽出脓液后处理方法同上。③后侧脓肿切开引流术，适用于肝右叶膈顶部或后侧脓肿。患者左侧卧位，左侧腰部垫一沙袋。沿右侧第 12 肋稍偏外侧做一切口，切除一段肋骨，在第 1 腰椎棘突水平的肋骨床区做一横切口，显露膈肌，有时需将膈肌切开到达。肾后脂肪囊区。用手指沿肾后脂肪囊向上分离，显露肾上腺与肝下面的腹膜后间隙直达脓肿。将穿刺针沿手指方向刺入脓腔，抽得脓液后，用长弯血管钳顺穿刺方向插入脓腔，排出脓液。用手指扩大引流口，冲洗脓液后，置入双套管或多孔乳胶管引流，切口部分缝合。

（2）肝叶切除术：适用于，①病期长的慢性厚壁脓肿，切开引流后脓肿壁不塌陷，长期留有无效腔，伤口经久不愈合者；②肝脓肿切开引流后，留有窦道长期不愈者；③合并某肝段胆管结石，因肝内反复感染、组织破坏、萎缩，失去正常生理功能者；④肝左外叶内多发脓肿致使肝组织严重破坏者。肝叶切除治疗肝脓肿应注意术中避免炎性感染扩散到术野或腹腔，特别对肝断面的处理要细致妥善，术中的引流要通畅，一旦局部感染，将导致肝断面的胆瘘、出血等并发症。肝脓肿急诊切除肝叶，有使验证扩散的危险，应严格掌握手术指征。

（九）预后

本病的预后与年龄、身体素质、原发病、脓肿数目、治疗及时与合理以及有无并发症等密切相关。有人报道多发性肝脓肿的病死率明显高于单发性肝脓肿。年龄超过 50 岁者的病死率为 79%，而 50 岁以下则为 53%。手术病死率为 10%～33%。全身情况较差，肝明显损害及合并严重并发症者预后较差。

二、阿米巴性肝脓肿

（一）流行病学

阿米巴性肝脓肿是肠阿米巴病最多见的主要并发症。本病常见于热带与亚热带地区。好发于 20 ~ 50 岁的中青年男性，男女比例约为 10∶1。脓肿以肝右后叶最多见，占 90% 以上，左叶不到 10%，左右叶并发者亦不罕见。脓肿单腔者为多。国内临床资料统计，肠阿米巴病并发肝脓肿者占 1.8% ~ 20%，最高者可达 67%。综合国内外报道 4819 例中，男性为 90.1%，女性为 9.9%。农村高于城市。

（二）病因

阿米巴性肝脓肿是由溶组织阿米巴原虫所引起；有的在阿米巴痢疾期间形成，有的发生于痢疾之后数周或数月。据统计，60% 发生在阿米巴痢疾后 4 ~ 12 周，但也有在长达 20 ~ 30 年或之后发病者。

溶组织阿米巴是人体唯一的致病型阿米巴，在其生活史中主要有滋养体型和虫卵型。前者为溶组织阿米巴的致病型，寄生于肠壁组织和肠腔内，通常可在急性阿米巴痢疾的粪便中查到，在体外自然环境中极易破坏死亡，不易引起传染；虫卵仅在肠腔内形成，可随粪便排出，对外界抵抗力较强，在潮湿低温环境中可存活 12 d，在水中可存活 9 ~ 30 d，在低温条件下其寿命可为 6 ~ 7 周。虽然没有侵袭力，但为重要的传染源。当人吞食阿米巴虫卵污染的食物或饮水后，在小肠下段，由于碱性肠液的作用，阿米巴原虫脱卵而出并大量繁殖成为滋养体，滋养体侵犯结肠黏膜形成溃疡，常见于盲肠、升结肠等处，少数侵犯乙状结肠和直肠。寄生于结肠黏膜的阿米巴原虫，分泌溶组织酶，消化溶解肠壁上的小静脉，阿米巴滋养体侵入静脉，随门静脉血流进入肝；也可穿过肠壁直接或经淋巴管到达肝内。进入肝的阿米巴原虫大多数被肝内单核 – 吞噬细胞消灭；仅当侵入的原虫数目多、毒力强而机体抵抗力降低时，其存活的原虫即可繁殖，引起肝组织充血炎症，继而原虫阻塞门静脉末梢，造成肝组织局部缺血坏死；又因原虫产生溶组织酶，破坏静脉壁，溶解肝组织而形成脓肿。

（三）病理

进入肝内的阿米巴原虫，大部分在小叶间静脉内被消灭，在此过程中只出现肝轻度到中等度增大、肝区隐痛而无明显局限性病变。少量未被消灭的原虫，于门静脉小支内继续繁殖，阻塞了门静脉小支末梢，因原虫不断分泌溶组织酶，使肝细胞溶解破坏，致肝组织呈点状或片状坏死，周围充血，以后坏死斑点逐渐融合成团块样病变，此即所谓阿米巴性肝炎或肝脓肿前期。此期若能得到及时有效治疗，坏死灶可被吸收，代以纤维结缔组织。若得不到及时治疗，病情继续发展，使已变性的肝细胞进一步溶解液化形成肝脓肿；脓肿呈巧克力色（即果酱色），较黏稠、无臭味、脓液中除含有变性坏死的肝细胞外，还有红细胞、白细胞、脂肪、阿米巴滋养体及麦克 – 雷登结晶等，一般是无菌的。原虫在脓液中很难发现，但在脓肿壁上搔刮则容易找到。除肝脏外，原虫还可经过肝静脉进入体循环，停留在肺、脑等器官，形成阿米巴性肺脓肿或脑脓肿。自阿米巴原虫进入肝脏到脓肿形成，平均需要1个月。脓肿可分3层：外层早期系炎性肝细胞，随后有纤维结缔组织伸入，最后形成纤维膜；中层为间质；内层中央区为脓液。脓肿部位以肝右叶居多，尤其是右肝的顶部最为多见，或在其下面近结肠肝曲处，这可能与肝的门静脉血流有关。结肠阿米巴病变以右半结肠为主，而右半结肠的血流通过肠系膜上静脉多沿门静脉主干的右侧流入右半肝，故原虫可随静脉血流进入右半肝。据报道阿米巴性肝脓肿位于右肝者占81%～96%，国内资料为90%～94%。典型的阿米巴性肝脓肿多为单发，文献报道一组3406例阿米巴性肝脓肿中，单发脓肿占83%。脓肿如不及时治疗，可逐渐增大，最大者可容纳数百至上千毫升脓液。慢性脓肿常合并有大肠埃希菌、葡萄球菌、链球菌、变形杆菌、产气杆菌等的继发性感染，如发生穿破则感染率更高。如继发细菌感染，则脓液多呈黄色或绿色，并有臭味，患者可有发热等脓毒血症表现。

（四）临床表现

本病的发展过程一般比较缓慢，急性阿米巴肝炎期较短暂，如不能及时治疗，继之为较长时期的慢性期。其发病可在肠阿米巴病数周至数年之后，甚至可长达30年后才出现阿米巴性肝脓肿。

1. 急性肝炎期

在肠阿米巴病过程中，出现肝区疼痛、肝增大、压痛明显，伴有体温升高（持续在38～39℃），脉速、大量出汗等症状亦可出现。此期如能及时、有效治疗，炎症可得到控制，避免脓肿形成。

2. 肝脓肿期

临床表现取决于脓肿的大小、位置、病程长短及有无并发症等。但大多数患者起病比较缓慢，病程较长，此期间主要表现为发热、肝区疼痛及肝增大等。

（1）发热：大多起病缓慢，持续发热（38～39℃），常以弛张热或间歇热为主；在慢性肝脓肿患者体温可正常或仅为低热；如继发细菌感染或其他并发症时，体温可高达40℃以上；常伴有畏寒、寒战或多汗。体温大多晨起低，在午后上升，夜间热退时大汗淋漓；患者多有食欲缺乏、腹胀、恶心、呕吐甚至腹泻、痢疾等症状；体重减轻、虚弱乏力、消瘦、精神不振、贫血等亦常见。

（2）肝区疼痛：常为持续性疼痛，偶有刺痛或剧烈疼痛；疼痛可随深呼吸、咳嗽及体位变化而加剧。疼痛部位因脓肿部位而异，当脓肿位于右膈顶部时，疼痛可放射至右肩胛或右腰背部；也可因压迫或炎症刺激右膈肌及右下肺而导致右下肺肺炎、胸膜炎，产生气急、咳嗽、肺底湿啰音等。如脓肿位于肝的下部，可出现上腹部疼痛症状。

（3）局部水肿和压痛：较大的脓肿可出现右下胸、上腹部膨隆，肋间饱满，局部皮肤水肿发亮，肋间隙因皮肤水肿而消失或增宽，局部压痛或叩痛明显。右上腹部可有压痛、肌紧张，有时可扪及增大的肝脏或肿块。

（4）肝增大：肝往往呈弥漫性增大，病变所在部位有明显的局限性压痛及叩击痛。右肋缘下常可扪及增大的肝，下缘钝圆有充实感，质中坚，触痛明显，且多伴有腹肌紧张。部分患者的肝有局限性波动感，少数患者可出现胸腔积液。

（5）慢性病例：慢性期疾病可迁延数月甚至1～2年。患者呈消瘦、贫血和营养性不良性水肿甚至胸积液和腹水；如不继发细菌性感染发热反应可不明显。上腹部可扪及增大坚硬的包块。少数患者由于巨大的肝脓肿压迫胆管或肝细胞损害而出现黄疸。

（五）并发症

1. 继发细菌感染

多见于慢性病例，致病菌以金黄色葡萄球菌和大肠埃希菌多见。患者表现为症状明显加重，体温上升至40℃以上，呈弛张热，白细胞计数升高，以中性粒细胞为主，抽出的脓液为黄色或黄绿色，有臭味，光镜下可见大量脓细胞。但用抗生素治疗难以奏效。

2. 脓肿穿破

巨大脓肿或表面脓肿易向邻近组织或器官穿破。向上穿破膈下间隙形成膈下脓肿；穿破膈肌形成脓胸或肺脓肿；也有穿破支气管形成肝–支气管瘘，常突然咳出大量棕色痰，伴胸痛、气促，胸部X线检查可无异常，脓液自气管咳出后，增大的肝可缩小；肝右叶脓肿可穿破至心包，呈化脓性心包炎表现，严重时引起心脏压塞；穿破胃时，患者可呕吐出血液及褐色物；肝右下叶脓肿可与结肠粘连并穿入结肠，表现为突然排出大量棕褐色黏稠脓液，腹痛轻，无里急后重症状，肝迅速缩小，X线显示肝脓肿区有积气影；穿破至腹腔引起弥漫性腹膜炎。Warling等报道1122例阿米巴性肝脓肿，破溃293例，其中穿入胸腔29%、肺27%、心包15.3%、腹腔11.9%、胃3%、结肠2.3%、下腔静脉2.3%、其他9.25%。国内资料显示，发生破溃的276例中，破入胸腔37.6%、肺27.5%、支气管10.5%、腹腔16.6%、其他7.6%。

3. 阿米巴原虫血行播散

阿米巴原虫经肝静脉、下腔静脉到肺，也可经肠道下至静脉或淋巴道入肺，双肺呈多发性小脓肿。在肝或肺脓肿的基础上易经血循环至脑，形成阿米巴性脑脓肿，其病死率极高。

（六）辅助检查

1. 实验室检查

（1）血液常规检查：急性期白细胞总数可达（10～20）×10⁹/L，中性粒细胞在80%以上，明显升高者应怀疑合并有细菌感染。慢性期白细胞升高不明显。病程长者贫血较明显，血沉可增快。

（2）肝功能检查：肝功能多数在正常范围内，偶见谷丙转氨酶、碱性磷酸酶升高，血浆清蛋白下降。少数患者血清胆红素可升高。

（3）粪便检查：仅供参考，因为阿米巴包囊或原虫阳性率不高，仅少数患者的新鲜粪便中可找到阿米巴原虫，国内报道阳性率约为14%。

（4）血清补体结合试验：对诊断阿米巴病有较大价值。有报道结肠阿米巴期的阳性率为15.5%，阿米巴肝炎期为83%，肝脓肿期可为92%～98%，且可发现隐匿性阿米巴肝病，治疗后即可转阴。但由于在流行区内无症状的带虫者和非阿米巴感染的患者也可为阳性，故诊断时应结合具体患者进行分析。

2. 超声检查

B超检查对肝脓肿的诊断有肯定的价值，准确率在90%以上，能显示肝脓性暗区。同时B超定位有助于确定穿刺或手术引流部位。

3. X线检查

由于阿米巴性肝脓肿多位于肝右叶膈面，故在X线透视下可见到肝阴影增大，右膈肌抬高，运动受限或横膈呈半球形隆起等征象。有时还可见胸膜反应或积液，肺底有云雾状阴影等。此外，如在X线片上见到脓腔内有液气面，则对诊断有重要意义。

4. CT

可见脓肿部位呈低密度区，造影强化后脓肿周围呈环形密度增高带影，脓腔内可有气液平面。囊肿的密度与脓肿相似，但边缘光滑，周边无充血带；肝肿瘤的CT值明显高于肝脓肿。

5. 放射性核素肝扫描

可发现肝内有占位性病变，即放射性缺损区，但直径小于2 cm的脓肿或多发性小脓肿易被漏诊或误诊，因此仅对定位诊断有帮助。

6. 诊断性穿刺抽脓

这是确诊阿米巴肝脓肿的主要证据，可在B超引导下进行。典型的脓液呈巧克力色或咖啡色，黏稠无臭味。脓液中查滋养体的阳性率很低（为3%～4%），若将脓液按每毫升加入链激酶10 U，在37℃条件下孵育30 min后检查，可提高阳性率。从脓肿壁刮下的组织中，几乎都可找到活动的阿米巴原虫。

7. 诊断性治疗

如上述检查方法未能确定诊断，可试用抗阿米巴药物治疗。如果治疗后体温下降，肿块缩小，诊断即可确立。

（七）诊断及鉴别诊断

对中年男性患有长期不规则发热、出汗、食欲缺乏、体质虚弱、贫血、肝区疼痛、肝增大并有压痛或叩击痛，特别是伴有痢疾史时，应疑为阿米巴性肝脓肿。但缺乏痢疾史，也不能排除本病的可能性，因为40%阿米巴肝脓肿患者可无阿米巴痢疾史，应结合各种检查结果进行分析。应与以下疾病相鉴别。

1. 原发性肝癌

同样有发热、右上腹痛和肝大等，但原发性肝癌常有传染性肝炎病史，并且合并肝硬化占 80% 以上，肝质地较坚硬，并有结节。结合 B 超检查、放射性核素肝扫描、CT、肝动脉造影及 AFP 检查等，不难鉴别。

2. 细菌性肝脓肿

细菌性肝脓肿病程急骤，脓肿以多发性为主，且全身脓毒血症明显，一般不难鉴别。

3. 膈下脓肿

常继发于腹腔继发性感染，如溃疡病穿孔、阑尾炎穿孔或腹腔手术之后。本病全身症状明显，但腹部体征轻；X 线检查肝向下推移，横膈普遍抬高和活动受限，但无局限性隆起，可见膈下发现液气面；B 超提示膈下液性暗区而肝内则无液性区；放射性核素肝扫描不显示肝内有缺损区；MRI 检查在冠状切面上能显示位于膈下与肝间隙内有液性区，而肝内正常。

4. 胰腺脓肿

本病早期为急性胰腺炎症状。脓毒症状之外可有胰腺功能不良，如糖尿、粪便中有未分解的脂肪和未消化的肌纤维。肝增大亦甚轻，无触痛。胰腺脓肿时膨胀的胃挡在病变部前面。B 超扫描无异常所见，CT 可帮助定位。

（八）治疗

本病的病程长，患者的全身情况较差，常有贫血和营养不良，故应加强营养和支持疗法，给予高糖类、高蛋白、高维生素和低脂肪饮食，必要时可补充血浆及蛋白，同时给予抗生素治疗，最主要的是应用抗阿米巴药物，并辅以穿刺排脓，必要时采用外科治疗。

1. 药物治疗

（1）甲硝唑：为首选治疗药物，视病情可给予口服或静滴，该药疗效好，毒性小，疗程短，除妊娠早期均可适用，治愈率 70% ~ 100%。

（2）依米丁：由于该药毒性大，目前已很少使用。对阿米巴滋养体有较强的杀灭作用，为根治肠内阿米巴慢性感染。本品毒性大，可引起心肌损害、血压下降、心律失常等。此外，还有胃肠道反应、肌无力、神经疼痛、吞咽和呼吸肌麻痹。故在应用期间，每天测量血压。若发现血压下降应停药。

（3）氯喹：本品对阿米巴滋养体有杀灭作用。口服后肝内浓度高于血液 200 ~ 700 倍，毒性小，疗效佳，适用于阿米巴性肝炎和肝脓肿。成人口服第 1、第 2 天每天 0.6 g，以后每天服 0.3 g，3 ~ 4 周为 1 个疗程，偶有胃肠道反应、头痛和皮肤瘙痒。

2. 穿刺抽脓

经药物治疗症状无明显改善者，或脓腔大或合并细菌感染病情严重者，应在抗阿米巴药物应用的同时，进行穿刺抽脓。穿刺应在 B 超检查定位引导下和局部麻醉后进行，取距脓腔最近部位进针，严格无菌操作。每次尽量吸尽脓液，每隔 3 ~ 5 d 重复穿刺，穿刺术后应卧床休息。如合并细菌感染，穿刺抽脓后可于脓腔内注入抗生素。近年来也加用脓腔内放置塑料管引流，收到良好疗效。患者体温正常，脓腔缩小为 5 ~ 10 mL 后，可停止穿刺抽脓。

3. 手术治疗

常用术式有 2 种。

（1）切开引流术：下列情况可考虑该术式，①经抗阿米巴药物治疗及穿刺抽脓后症状无改善者；②脓肿伴有细菌感染，经综合治疗后感染不能控制者；③脓肿穿破至胸腔或腹腔，并发脓胸或腹膜炎者；④脓肿深在或由于位置不好不宜穿刺排脓治疗者；⑤左外叶肝脓肿，抗阿米巴药物治疗不见效，穿刺易损伤腹腔脏器或污染腹腔者。在切开排脓后，脓腔内放置多孔乳胶引流管或双套管持续负压吸引。引流管一般在无脓液引出后拔除。

（2）肝叶切除术：对慢性厚壁脓肿，引流后腔壁不易塌陷者，遗留难以愈合的死腔和窦道者，可考虑做肝叶切除术。手术应与抗阿米巴药物治疗同时进行，术后继续抗阿米巴药物治疗。

（九）预后

本病预后与病变的程度、脓肿大小、有无继发细菌感染或脓肿穿破以及治疗方法等密切相关。根据国内报道，抗阿米巴药物治疗加穿刺抽脓，病死率为 7.1%，但在兼有严重并发症时，病死率可增加 1 倍多。本病是可以预防的，主要在于防止阿米巴痢疾的感染。只要加强粪便管理，注意卫生，对阿米巴痢疾进行彻底治疗，阿米巴肝脓肿是可以预防的；即使进展到阿米巴肝炎期，如能早期诊断、及时彻底治疗，也可预防肝脓肿的形成。

（白　扬）

第六节　酒精性肝病

一、病因

正常人 24 h 内体内可代谢酒精 120 g，而酒精性肝病（ALD）是由于长期大量饮酒，超过机体的代谢能力所导致的疾病。临床上分为轻症酒精性肝病（AML）、酒精性脂肪肝（AFL）、酒精性肝炎（AH）、酒精性肝纤维化（AF）和酒精性肝硬化（AC）不同阶段。严重酗酒时可诱发广泛肝细胞坏死甚至急性肝功能衰竭。因饮酒导致的 ALD 在西方国家已成为常见病、多发病，占中年人死因的第 4 位。我国由酒精所致肝损害的发病率亦呈逐年上升趋势，酒精已成为继病毒性肝炎后导致肝损害的第二大病因，严重危害人民健康。

ALD 的发病机制较为复杂，目前尚不完全清楚。可能与酒精及其代谢产物对肝脏的毒性作用、氧化应激、内毒素、细胞因子（TNF-α、TGF-β 等）产生异常、免疫异常、蛋氨酸代谢异常、酒精代谢相关酶类基因多态性、细胞凋亡等多种因素有关。

二、诊断

（一）酒精性肝病临床诊断标准

（1）有长期饮酒史，一般超过 5 年，折合酒精量男性不低于 40 g/d，女性不低于 20 g/d，或 2 周内有大量饮酒史，折合酒精量超过 80 g/d。但应注意性别、遗传易感性等因素的影响。酒精量换算公式为：酒精量（g）＝饮酒量（mL）× 酒精含量（%）× 0.8。

（2）临床症状为非特异性，可无症状，或有右上腹胀痛、食欲不振、乏力、体重减轻、黄疸等；随着病情加重，可有神经精神、蜘蛛痣、肝掌等症状和体征。

（3）血清门冬氨酸氨基转移酶（AST）、丙氨酸氨基转移酶（ALT）、γ-谷氨酰转肽酶（GGT）、总胆红素（TBIL）、凝血酶原时间（PT）和平均红细胞容积（MCV）等指标升高，禁酒后这些指标可明显下降，通常 4 周内基本恢复正常，AST/ALT > 2，有助于诊断。

（4）肝脏 B 超或 CT 检查有典型表现。

（5）排除嗜肝病毒的感染、药物和中毒性肝损伤等。

符合第（1）（2）（3）项和第（5）项或第（1）（2）（4）项和第（5）项可诊断酒精性肝病；仅符合第（1）（2）项和第（5）项可疑诊酒精性肝病。

（二）临床分型诊断

1. 轻症酒精性肝病

肝脏生物化学、影像学和组织病理学检查基本正常或轻微异常。

2. 酒精性脂肪肝

影像学诊断符合脂肪肝标准，血清 ALT、AST 可轻微异常。

3. 酒精性肝炎

血清 ALT、AST 或 GGT 升高，可有血清 TBIL 增高。重症酒精性肝炎是指酒精性肝炎中，合并肝昏迷、肺炎、急性肾衰竭、上消化道出血，可伴有内毒素血症。

4. 酒精性肝纤维化

症状及影像学无特殊。未做病理检查时，应结合饮酒史、血清纤维化标志物（透明质酸、Ⅲ型胶原、Ⅳ型胶原、层粘连蛋白）、GGT、AST/ALT、胆固醇、载脂蛋白-A1、TBIL、α_2 巨球蛋白、铁蛋白、稳态模式胰岛素抵抗等改变，这些指标十分敏感，应联合检测。

5. 酒精性肝硬化

有肝硬化的临床表现和血清生物化学指标的改变。

三、鉴别诊断

鉴别诊断见表 4-1。

表4-1　酒精性肝病的鉴别诊断

	病史	病毒学检查
非酒精性肝病	多发于肥胖、2型糖尿病患者	肝炎标志物阴性
病毒性肝炎	无长期饮酒史	肝炎标志物阳性
酒精性肝病	有长期饮酒史	肝炎标志物阴性

四、治疗

(一)治疗原则

治疗包括戒酒、改善营养、治疗肝损伤、防治并发存在的其他肝病、阻止或逆转肝纤维化的进展、促进肝再生、减少并发症、提高生活质量、终末期肝病进行肝移植等措施。

1. 戒酒

其中戒酒是ALD治疗的最关键措施，戒酒或显著减少酒精摄入可显著改善所有阶段患者的组织学改变和生存率；Child's A级的ALD患者戒酒后5年生存率可超过80%；Child's B、C级患者在戒酒后也能使5年生存率从30%提高至60%，除戒酒以外尚无ALD特异性治疗方法。戒酒过程中应注意戒断综合征（包括酒精依赖者，神经精神症状的出现与戒酒有关，多呈急性发作过程，常有四肢抖动及出汗等症状，严重者有戒酒性抽搐或癫痫样痉挛发作）的发生。

2. 营养支持

ALD患者同时也需良好的营养支持，因其通常并发热量、蛋白质缺乏性营养不良，而营养不良又可加剧酒精性肝损伤。因此，宜给予富含优质蛋白和维生素B类、高热量的低脂饮食，必要时适当补充支链氨基酸为主的复方氨基酸制剂。酒精性肝病患者的饮食治疗原则可参考表4-2。

表4-2　酒精性肝病患者的饮食治疗原则

蛋白质=1.0～1.5/kg体重
总热量=1.2～1.4（休息状态下的能量消耗最少）126 kJ/kg，体重50%～55%为糖类，最好是复合型糖类
30%～35%为脂肪，最好不饱和脂肪酸含量高并含有足量的必需脂肪酸
营养最好是肠内或口服/或经小孔径喂食给予；部分肠道外营养为次要选择；全肠外营养为最后的选择水、盐摄入以保持机体水，电解质平衡
多种维生素及矿物质
支链氨基酸的补充通常并不需要

许多患者能耐受标准的氨基酸补充
若患者不能耐受标准氨基酸补充仍可补充支链氨基酸
避免仅仅补充支链氨基酸，支链氨基酸并不能保持氮的平衡
有必要补充必需氨基酸，必需氨基酸指正常时可从前体合成而在肝硬化患者不能合成，包括胆碱、胱氨酸、氨基乙磺酸、酪氨酸

3. 维生素及微量元素

慢性饮酒者可能因摄入不足、肠道吸收减少、肝内维生素代谢障碍、疾病后期肠道黏膜屏障衰竭等导致维生素（B_1、B_6、A、E、叶酸等）、微量元素（锌、硒）的严重缺乏。因此适量补充上述维生素和微量元素是必需的，尤其是补充维生素 B_1（目前推荐应用脂溶性维生素 B_1 前体苯磷维生素 B_1）和补锌在预防和治疗 ALD 非常重要。而维生素 E 是临床上使用较早的抗氧化剂，脂溶性的维生素 E 可以在细胞膜上积聚，结合并清除自由基，减轻肝细胞膜及线粒体膜的脂质过氧化。Sokol 等发现维生素 E 能明显减轻胆汁淤积时疏水性胆汁酸所引起的肝细胞膜脂质过氧化，从而减轻肝细胞损伤。

（二）药物治疗

1. 非特异性抗感染治疗

（1）糖皮质激素：多项随机对照研究和荟萃分析，使用糖皮质激素治疗 ALD 仍有一些争议，对于严重 AH 患者，糖皮质激素是研究得最多也可能是最有效的药物。然而，接受激素治疗的患者病死率仍较高，特别在伴发肾衰竭的患者。激素是否能延缓肝硬化进展及改善长期生存率尚不明确。并发急性感染、胃肠道出血、胰腺炎、血糖难以控制的糖尿病者为应用皮质激素的禁忌证。

（2）己酮可可碱（PTX）：PTX 是一种非选择性磷酸二酯酶抑制剂，具有拮抗炎性细胞因子的作用，可降低 TNF-α 基因下游许多效应细胞因子的表达。研究表明 PTX 可以显著改善重症 AH 患者的短期生存率，但在 PTX 成为 AH 的常规治疗方法之前，还需进行 PTX 与糖皮质激素联合治疗或用于对皮质激素有禁忌证的 AH 患者的临床试验。

2. 保肝抗纤维化

（1）还原型谷胱甘肽：还原型谷胱甘肽由谷氨酸、半胱氨酸组成，具有广泛的抗氧化作用，可与酒精的代谢产物乙醛、氧自由基结合，使其失活，并加速自由基的排泄，抑制或减少肝细胞膜及线粒体膜过氧化脂质形成，保护肝细胞。此外，还可以通过 γ- 谷氨酸循环，维护肝脏蛋白质合成。目前临床应用比较广泛。

（2）多稀磷脂酰胆碱（易善复）：多稀磷脂酰胆碱是由大豆中提取的磷脂精制而成，其主要活性成分是 1，2- 二亚油酰磷脂酰胆碱（DLPC）。DLPC 可将人体内源性磷脂替换，结合并进入膜成分中，增加膜流动性，同时还可以维持或促进不同器官及组织的许多膜功能，包括可调节膜结合酶系统的活性；能抑制细胞色素 P4502E1（CYP2E1）的含量及活性，减少自由基；可增强过氧化氢酶活性、超氧化物歧化酶活性和谷胱甘肽还原酶活性。研究表明，多稀磷脂酰胆碱可提高 ALD 患者治疗的有效率，改善患者的症状和体征，并提高生存质量，但不能改善患者病理组织学，只能防止组织学恶化的趋势。常用多稀磷脂酰胆碱 500 mg 静脉给药。

（3）丙硫氧嘧啶（PTU）：多个长期疗效的观察研究提示 PTU 对重度 ALD 有一定效果，而对于轻、中度 ALD 无效。RambaldiA 通过随机、多中心、双盲、安慰剂对照的临床研究，发现 PTU 与安慰剂相比，在降低病死率、减少并发症及改善肝脏组织学等方面没有显著差异。由于 PTU 能引起甲状腺功能减退，因此应用 PTU 治疗 ALD 要慎重选择。

（4）腺苷蛋氨酸：酒精通过改变肠道菌群，使肠道对内毒素的通透性增加，同时对内毒素清除能力下降，导致高内毒素血症，激活库弗细胞释放 TNF-α、TGF-β、IL-1、IL-6、IL-8 等炎症细胞因子，使具有保护。作用的 IL-10 水平下调。腺苷蛋氨酸能降低 TNF-α 水平，下调 TGF-β 的表达，抑制肝细胞凋亡和肝星状细胞的激活，提高细胞内腺苷蛋氨酸 /S- 腺苷半胱氨酸比值，并能够去除细胞内增加的 S- 腺苷半胱氨酸，提高肝微粒体谷胱甘肽贮量从而阻止酒精性肝损发生，延缓肝纤维化的发生和发展的作用。

（5）硫普罗宁：含有巯基，能与自由基可逆性结合成二硫化合物，作为一种自由基清除剂在体内形成一个再循环的抗氧化系统，可有效清除氧自由基，提高机体的抗氧化能力，调节氧代谢平衡，修复乙醇引起的肝损害，对抗酒精性肝纤维化。临床试验显示，硫普罗宁在降酶、改善肝功能方面疗效显著，对抗酒精性肝纤维化有良好的作用。

（6）美他多辛：是由维生素 B_6 和吡咯烷酮羧酸组成的离子对化合物，作为乙醛脱氢酶激活剂，通过增加细胞内乙醇和乙醛脱氢酶活性，加快血浆中乙醇和乙醛的消除，减少乙醇及其代谢产物对肝脏或其他组织的毒性作用时间；在 HepG2 细胞中可预防由乙醇和乙醛引起的谷胱甘肽耗竭和脂质过氧化损害的增加，可预防乙醛引起的胶原增加并减少 TNF-α 的分泌，可提高肝脏 ATP 浓度，加快细胞内氨基酸转运，拮抗乙醇对色氨酸吡咯酶的抑制作用。研究发现，无论戒酒与否，美他多辛用药 6 周均能显著改善肝脏生化功能，试验组影像学改善的总有效率有高于安慰剂组的趋势，但组间比较并无统计学差异。

（7）二氯醋酸二异丙胺：是维生素 B_{15} 的有效成分，通过抑制合成胆固醇的限速酶——HMG-CoA 还原酶的活性，减少胆固醇的合成；促进肝细胞内线粒体上的脂肪酸与葡萄糖的氧化，抑制糖异生，减少外周血甘油和游离脂肪酸的浓度，有效抑制肝脏三酰甘油的合成；同时还促进胆碱合成，磷脂合成，增加肝细胞膜流动性，加速脂质转运。研究表明二氯醋酸二异丙胺可显著调节血脂代谢，降低血清胆固醇和三酰甘油水平，能明显改善肝功能，对 AFL 有较好的疗效，且具有不良反应少，患者耐受好的特点。

（8）复方甘草酸苷：为含半胱氨酸、甘草酸的甘草酸铵盐制剂，具有保护肝细胞膜、抗感染、调节免疫、预防纤维化和皮质激素样作用。实验结果显示，复方甘草酸苷可降低转氨酶，改善临床症状及体征，对控制 ALD 病情发展、减轻肝纤维化程度有较好的疗效。另外，本实验中治疗组仅 1 例出现轻度水肿，经对症治疗后逐渐恢复正常，无须减药或停药，且不良反应不影响临床疗效。

（9）水飞蓟宾：氧应激是 ALD 发生的重要机制。研究证实，水飞蓟宾为重要的抗氧化剂，具有保护细胞膜及其他生物膜的稳定性、清除自由基、抑制肝纤维化、刺激蛋白质合成和抑制 TNF-α 的产生等作用。可用于酒精性肝纤维化、肝硬化的长期治疗。

（三）肝移植

晚期 ALD 是原位肝移植的最常见指征之一。ChildC 级酒精性肝硬化患者的 1 年生存率为 50%～85%，而 ChildB 级患者 1 年生存率为 75%～95%。因此，如果不存在其他提示病死率增高的情况如自发性细菌性腹膜炎、反复食管胃底静脉曲张出血或原发性肝细胞癌等，肝移植应限于 ChildC 级肝硬化患者。虽然大多数移植中心需要患者在移植前有一定的戒酒期（一般为 6 个月），但移植后患者再饮酒的问题及其对预后的影响仍值得重视。目前统计的移植后再饮酒的比例高达 35%。大多数移植中心为戒酒后 Child-Pugh 积分仍较高的患者提供肝移植治疗。多项研究显示，接受肝移植的酒精性肝硬化患者的生存率与其他病因引起的肝硬化患者相似，5 年和 10 年生存率介于胆汁淤积性肝病和病毒性肝病之间。移植后生活质量的改善也与其他移植指征相似。

（丁　信）

第七节　原发性肝癌

一、原发性肝癌的病因学

目前认为肝炎病毒有 A、B、C、D、E、G 等数种及 TTV。已经有大量的研究证明，与肝癌有关的肝炎病毒为乙、丙型肝炎病毒，即 HBV 与 HCV 慢性感染是肝癌的主要危险因素。

（一）乙型肝炎病毒与肝癌发病的关系

HBV 与肝癌发病间的紧密联系已得到公认，国际癌症研究中心已经确认了乙型肝炎在肝癌发生中的病因学作用。据估计，全球有 3.5 亿慢性 HBV 携带者。世界范围的乙型肝炎表面抗原（HBsAg）与肝癌关系的生态学研究发现，HBsAg 的分布与肝癌的地理分布较为一致，即亚洲、非洲为高流行区。当然在局部地区，HBsAg 的分布与肝癌的地理分布不一致，例如格陵兰 HBsAg 的流行率很高，但肝癌发病率却很低。病例研究发现，80% 以上的肝癌患者都有 HBV 感染史。分子生物学研究发现，与 HBV 有关的 HCC 中，绝大多数的病例可在其肿瘤细胞 DNA 中检出 HBV DNA 的整合。研究发现，慢性 HBV 感染对肝癌既是启动因素，也是促进因素。

（二）丙型肝炎病毒（HCV）与肝癌发病的关系

据估计全球有 1.7 亿人感染 HCV。丙型肝炎在肝癌发生中的重要性首先是由日本学者提出的。IARC 的进一步研究也显示了肝癌与丙型肝炎的密切的联系。

但有研究发现，HCV 在 HCC 及正常人群中的感染率并不高，因此 HCV 可能不是肝癌的主要病因。最近启动的病例对照研究显示，HCV 在 HBsAg 携带者中的流行率也不高（2.02%），HBsAg 携带者中肝癌病例与对照的 HCV 阳性率并无显著差别。

二、诊断和分期

（一）肝癌的分期

原发性肝癌的临床表现因不同的病期而不同，其病理基础，对各种治疗的反应及预后相差较大，故多年来许多学者都曾致力于制定出一个统一的分型分期方案，以利于选择治疗、评价结果和估计预后。与其他恶性肿瘤一样，对肝癌进行分期的目的是：①指导临床制定合理的治疗计划。②根据分期判断预后。③评价治疗效果并在较大范围内进行比较。因此，理想的分期方案应满足以下两个要求：其一，分期中各期相应的最终临床结局差别明显。其二，同一分期中临床结局差别很小。

1. Okuda 分期标准

日本是肝癌高发病率国家。Okuda 等根据 20 世纪 80 年代肝癌研究和治疗的进展，回顾总结了 850 例肝细胞肝癌病史与预后的关系，认为肝癌是否已占全肝的 50%、有无腹水、清蛋白是否大于 30 g/L 及胆红素是否少于 30 mg/L 是决定生存期长短的重要因素，并以此提出三期分期方案（表 4-3）。

表 4-3　Okuda 肝癌分期标准

分期	肿瘤大小		腹水		清蛋白		胆红素	
	> 50%（+）	< 50%（-）	（+）	（-）	< 0.3 g/L（3 g/dL）（+）	> 0.3 g/L（3 g/dL）（-）	> 0.175 μ mol/L（3 mg/dL）（+）	< 0.175 μ mol/L（3 mg/dL）（-）
Ⅰ	（-）		（-）		（-）		（-）	
Ⅱ			1 或 2 项（+）					
Ⅲ			3 或 4 项（+）					

与非洲南部的肝癌患者情况不同，日本肝癌患者在确诊前大多已经合并了肝硬化，并有相应的症状。而且随着 20 世纪 80 年代诊断技术的提高，小肝癌已可被诊断和手术切除。因此，Okuda 等认为以清蛋白指标替代 Primack 分期中的门脉高压和体重减轻来进行分期的方案更适用于日本的肝癌患者。Okuda 称Ⅰ期为非进展期，Ⅱ期为中度进展期，Ⅲ期为

进展期。对 850 例肝癌患者的分析表明，Ⅰ、Ⅱ、Ⅲ期患者中位生存期分别为 11.5、3.0 和 0.9 个月，较好地反映了肝癌患者的预后。

2. 国际抗癌联盟制定的 TNM 分期

根据国际抗癌联盟（UICC）20 世纪 80 年代中期制定并颁布的常见肿瘤的 TNM 分期，肝癌的 TNM 分期如表 4-4。

表 4-4　UICC 肝癌 TNM 分期

分期	T	N	M
Ⅰ	T1	N0	M0
Ⅱ	T2	N0	M0
Ⅲ A	T3	N0	M0
Ⅲ B	T1 ～ T3	N1	M0
Ⅳ A	T4	N0，N1	M0
Ⅳ B	T1 ～ T4	N0，N1	M1

表中，T：原发肿瘤、适用于肝细胞癌或胆管（肝内胆管）细胞癌。

Tx：原发肿瘤不明。

T0：无原发病证据。

T1：孤立肿瘤，最大直径在 2 cm 或以下，无血管侵犯。

T2：孤立肿瘤，最大直径在 2 cm 或以下，有血管侵犯；或孤立的肿瘤，最大直径超过 2 cm，无血管侵犯；或多发的肿瘤，局限于一叶，最大的肿瘤直径在 2 cm 或以下，无血管侵犯。

T3：孤立肿瘤，最大直径超过 2 cm，有血管侵犯；或多发肿瘤，局限于一叶，最大的肿瘤直径在 2 cm 或以下，有血管侵犯；或多发肿瘤，局限于一叶，最大的肿瘤直径超过 2 cm，有或无血管侵犯。

T4：多发肿瘤分布超过一叶；或肿瘤侵犯门静脉或肝静脉的一级分支；或肿瘤侵犯除胆囊外的周围脏器；或穿透腹膜。

注：依胆囊床与下腔静脉之投影划分肝脏之两叶。

N：区域淋巴结，指肝十二指肠韧带淋巴结。

Nx：区域淋巴结不明。

N0：区域淋巴结无转移。

N1：区域淋巴结有转移。

M：远处转移。

Mx：远处转移不明。

M0：无远处转移。

M1：有远处转移。

3. 我国通用的肝癌分型分期方案

根据肝癌的临床表现，1977年全国肝癌防治研究协作会议上通过了一个将肝癌分为3期的方案。该方案如下。

Ⅰ期：无明确的肝癌症状与体征者。

Ⅱ期：介于Ⅰ期与Ⅲ期之间者。

Ⅲ期：有黄疸、腹水、远处转移或恶病质之一者。

此项方案简单明了，便于掌握，在国内相当长的时间内被广泛采用，并于1990年被收录入中华人民共和国卫生部医政司编制的《中国常见恶性肿瘤诊治规范》，作为我国肝癌临床分期的一个标准。

4. 1999年成都会议方案

1977年的3个分期的标准虽简便易记，但Ⅰ～Ⅱ期跨度过大，大多数患者集中在Ⅱ期，同期中病情有较大出入。因此中国抗癌协会肝癌专业委员会1999年在成都第四届全国肝癌学术会议上提出了新的肝癌分期标准（表4-5），并认为大致可与1977年标准及国际TNM分期相对应。

表4-5　成都会议原发性肝癌的分期标准

分期	数量、长径、位置	门静脉癌栓（下腔静脉、胆管癌栓）	肝门，腹腔淋巴结肿大	远处转移	肝功能Child分级
Ⅰ	1或2个，<5 cm，在1叶	无	无	无	A
Ⅱa	1或2个，5～10 cm，在1叶，或<5 cm，在2叶	无	无	无	A或B
Ⅱb	1或2个，>10 cm，或3个、<10 cm，在1叶，或1或2个，5～10 cm，在2叶	无或分支有	无	无	A或B
Ⅲ	癌结节>3个，或>10 cm，或在2叶，或1或2个，>10 cm，在2叶	门静脉主干	有	有	C

此分期的特点是：①未采用国际TNM分期中关于T的划分，认为小血管有无侵犯是一个病理学分期标准，肝癌诊断时多数不能取得病理学检查，难以使用此项标准。②肝功能的好坏明显影响肝癌的治疗选择与预后估计，因而肝功能分级被列入作为肝癌分期的一个重要指标。严律南等分析504例肝切除患者资料，认为此分期与国际TNM分期在选择治疗方法、估计预后方面作用相同，且应用简便，值得推广。

5. 2001 年广州会议方案

在 1999 年成都会议肝癌分期标准的基础上，中国抗癌协会于 2001 年底广州全国肝癌学术会议提出了新的分期标准，建议全国各肝癌治疗中心推广使用。分期方案如下。

Ⅰa：单个肿瘤直径小于 3 cm，无癌栓、腹腔淋巴结及远处转移；ChildA。

Ⅰb：单个或两个肿瘤直径之和小于 5 cm，在半肝，无癌栓、腹腔淋巴结及远处转移；ChildA。

Ⅱa：单个或两个肿瘤直径之和小于 10 cm，在半肝或两个肿瘤直径之和小于 5 cm，在左右两半肝，无癌栓、腹腔淋巴结及远处转移；ChildA。

Ⅱb：单个或多个肿瘤直径之和大于 10 cm，在半肝或多个肿瘤直径之和大于 5 cm，在左右两半肝，无癌栓、腹腔淋巴结及远处转移；ChildA。

有门静脉分支、肝静脉或胆管癌栓和（或）ChildB。

Ⅲa：肿瘤情况不论，有门脉主干或下腔静脉癌栓、腹腔淋巴结或远处转移之一；ChildA 或 B。

Ⅲb：肿瘤情况不论，癌栓、转移情况不论；ChildC。

（二）肝癌的临床表现

1. 首发症状

原发性肝癌患者首先出现的症状多为肝区疼痛，其次为食欲缺乏、上腹肿块、腹胀、乏力、消瘦、发热、腹泻、急腹症等。也有个别患者以转移灶症状为首发症状，如肺转移出现咯血，胸膜转移出现胸痛，脑转移出现癫痫、偏瘫，骨转移出现局部疼痛，腹腔淋巴结或胰腺转移出现腰背疼痛等。肝区疼痛对本病诊断具有一定的特征性，而其他症状缺乏特征性，常易与腹部其他脏器病变相混淆而延误诊断。

2. 常见症状

（1）肝区疼痛：最为常见的症状，主要由肿物不断增长，造成肝被膜张力增大所致。肿瘤侵及肝被膜或腹壁、膈肌是造成疼痛的直接原因。肝区疼痛与原发性肝癌分期早晚有关，早期多表现为肝区隐痛或活动时痛，中、晚期疼痛多为持续性胀痛、钝痛或剧痛。疼痛与肿瘤生长部位有关，右叶肿瘤多表现为右上腹或右季肋部痛，左叶肿瘤可表现为上腹偏左或剑突下疼痛。当肿瘤侵及肝被膜时，常常表现为右肩背疼痛。当肿瘤突然破裂出血时，肝区出现剧痛，迅速波及全腹，表现为急腹症症状，伴有生命体征变化。

（2）消化道症状：可出现食欲减退、腹胀、恶心、呕吐、腹泻等。食欲减退和腹胀较为常见。食欲减退多为增大的肝脏或肿物压迫胃肠道及患者肝功能不良所致。全腹胀往往为肝功能不良伴有腹水所致。腹泻多较为顽固，每日次数可较多，为水样便或稀软便，易与慢性肠炎相混淆。大便常规检查常无脓血。

（3）发热：大多为肿瘤坏死后吸收所致的癌热，表现为午后低热，无寒战，小部分患者可为高热伴寒战。吲哚美辛可暂时退热。部分患者发热为合并胆管、腹腔、呼吸道或泌尿道感染所致。经抗生素治疗多可控制。

（4）消瘦、乏力、全身衰竭：早期患者可无或仅有乏力，肿瘤组织大量消耗蛋白质及氨基酸，加之患者胃肠道功能失调特别是食欲减退、腹泻等，使部分患者出现进行性消瘦才引起注意。当患者进入肿瘤晚期，可出现明显的乏力，进行性消瘦，直至全身衰竭出现恶病质。

（5）呕血、黑便：较为常见，多与合并肝炎后肝硬化、门静脉高压有关，也可为肿瘤侵入肝内门静脉主干造成门静脉高压所致。食管、胃底静脉曲张破裂出血可引起呕血，量较大。门脉高压所致脾肿大、脾亢引起血小板减少是产生出血倾向的重要原因。

（6）转移癌症状：肝癌常见的转移部位有肺、骨、淋巴结、胸膜、脑等。肿瘤转移到肺，可出现咯血；转移至胸膜可出现胸痛、血性胸水；骨转移常见部位为脊柱、肋骨和长骨，可出现局部明显压痛、椎体压缩或神经压迫症状；转移至脑可有神经定位症状和体征。肿瘤压迫下腔静脉的肝静脉开口时可出现 Budd-Chiari 综合征。

3. 常见体征

（1）肝大与肿块：肝大与肿块是原发性肝癌最主要、最常见的体征。肿块可以在肝脏局部，也可全肝大。肝表面常局部隆起，有大小不等的结节，质硬。当肝癌突出于右肋下或剑突下时，可见上腹局部隆起或饱满。当肿物位于膈顶部时，X 线可见膈局部隆起，运动受限或固定。少数肿物向后生长，在腰背部即可触及肿物。

（2）肝区压痛：当触及肿大的肝脏或局部性的肿块时，可有明显压痛，压痛的程度与压迫的力量成正比。右叶的压痛有时可向右肩部放射。

（3）脾肿大：常为合并肝硬化所致。部分为癌栓进入脾静脉，导致脾瘀血而肿大。

（4）腹水：多为晚期征象。当肝癌伴有肝硬化或癌肿侵犯门静脉时，可产生腹水，多为漏出液。当肿瘤侵犯肝被膜或癌结节破裂时，可出现血性腹水。肝癌组织中的肝动脉-门静脉瘘引起的门脉高压症临床表现以腹水为主。

（5）黄疸：多为晚期征象。当肿瘤侵入或压迫大胆管时或肿瘤转移至肝门淋巴结而压迫胆总管或阻塞时，可出现梗阻性黄疸，黄疸常进行性加重，B 超或 CT 可见肝内胆管扩张。当肝癌合并较重的肝硬化或慢性活动性肝炎时，可出现肝细胞性黄疸。

（6）肝区血管杂音：肝区血管杂音是肝癌较特征性体征。肝癌血供丰富，癌结节表面有大量网状小血管，当粗大的动脉突然变细，可听到相应部位连续吹风样血管杂音。

（7）胸腔积液：常与腹水并存，也可为肝肿瘤侵犯膈肌，影响膈肌淋巴回流所致。

（8）Budd-Chiari 综合征：当肿物累及肝静脉时，可形成癌栓，引起肝静脉阻塞，临床上可出现肝大、腹水、下肢肿胀等，符合 Budd-Chiari 综合征。

（9）转移灶体征：肝癌肝外转移以肺、骨、淋巴结、脑、胸膜常见，转移至相应部位可出现相应体征。

4. 影像学检查

（1）肝癌的超声诊断：肝癌根据回声强弱（与肝实质回声相比）可分为如下 4 型。①弱回声型，病灶回声比肝实质为低，常见于无坏死或出血、质地相对均匀的肿瘤，提示癌组织血供丰富，一般生长旺盛。该型较常见，约占32.1%。②等回声型，病灶回声强度与同样深度的周围肝实质回声强度相等或相似，在其周围有明显包膜或者晕带围绕，或出现邻近结构被推移或变形时，可有助于病灶的确定。该型最少见。约占5.6%。③强回声型，其内部回声比周围实质高。从组织学上可有两种不同的病理学基础，一种是回声密度不均匀，提示肿瘤有广泛非液化性坏死或出血，或有增生的结缔组织；另一种强回声密度较均匀，是由其内弥漫性脂肪变性或窦状隙扩张所致。强回声型肝癌最常见，约占42.7%。④混合回声型，瘤体内部为高低回声混合的不均匀区域，常见于体积较大的肝癌，可能是在同一肿瘤中出现各种组织学改变所致。此型约占15.5%。

肝癌的特征性图像：①晕征，大于2cm的肿瘤随着肿瘤的增大，周边可见无回声晕带，一般较细而规整，晕带内侧缘清晰是其特征，是发现等回声型肿块的重要指征。声晕产生的原因之一为肿瘤周围的纤维结缔组织形成的假性包膜；也可能是肿块膨胀性生长，压迫外周肝组织形成的压缩带；或肿瘤本身结构与正常肝组织之间的声阻差。彩超检查显示，有的晕圈内可见红、蓝彩色动静脉血流频谱，故有的声晕可能由血管构成。声晕对于提示小肝癌的诊断有重要价值。②侧方声影，上述晕征完整时，声束抵达小肝癌球体的侧缘容易发生折射效应而构成侧方声影。③镶嵌征，在肿块内出现极细的带状分隔，把肿瘤分成地图状，有时表现为线段状，此特征反映了癌组织向外浸润性生长与纤维结缔组织增生包围反复拮抗的病理过程，多个癌结节也可形成这样的图像。镶嵌征是肝癌声像图的重要特征，转移癌则罕见此征象。④块中块征，肿块内出现回声强度不同、质地不同的似有分界的区域，反映了肝癌生长发育过程中肿块内结节不同的病理组织学表现，如含肿瘤细胞成分、脂肪、血供等不同的结构所形成的不同回声的混合体。

（2）肝癌的CT表现：现在从小肝癌和进展期肝癌的CT表现及肝癌的CT鉴别诊断三方面分别讲述。小肝癌的CT表现：小肝癌在其发生过程中，血供可发生明显变化。增生结节、增生不良结节及早期分化好的肝癌以门脉供血为主，而明确的肝癌病灶几乎均仅以肝动脉供血。其中，新生血管是肝癌多血供的基础。因此，肝脏局灶性病变血供方式的不同是CT诊断及鉴别诊断的基础。小的明确的肝癌表现为典型的高血供模式，即在动脉期出现明显清晰的增强，而在门静脉期对比剂迅速流出。早期分化好的肝癌、再生结节或增生不良结节均无此特征，而表现为与周围肝组织等密度或低密度。形态学上，小肝癌直径小于3cm，呈结节状，可有假包膜。病理上50%~60%的病例可见假包膜。由于假包膜较薄，其CT检出率较低。CT上假包膜表现为环形低密度影，在延迟的增强影像上表现为高密度影。

进展期肝癌的CT表现：进展期肝癌主要可分为3种类型（巨块型、浸润型和弥漫型）。①巨块型肝癌边界清楚，常有假包膜形成。CT可显示70%~80%的含有假包膜的病例，表现为病灶周围环形的低密度影，延迟期可见其增强；癌肿内部密度不均，尤其在分化较好的肿瘤有不同程度的脂肪变性。②浸润型肝癌表现为不规则、边界不清的肿瘤，肿瘤突入周围组织，常侵犯血管，尤其是门静脉分支，形成门脉瘤栓。判断有无门脉瘤栓对于肝癌的分期及预后至关重要。③弥漫型肝癌最为少见，表现为肝脏多发的、弥漫分布的小癌结节，这些结节大小和分布趋向均匀，彼此并不融合，平扫为低密度灶。

（3）肝癌的 MRI 表现：肝癌可以是新发生的，也可以由不典型增生的细胞进展而来。在肝硬化的肝脏，肝癌多由增生不良结节发展而来。近来，一个多中心的研究结果显示，增生不良结节为肝癌的癌前病变。过去肝癌在诊断时多已为进展期病变，但近年来随着对肝硬化及病毒性肝炎患者的密切监测、定期筛查，发现了越来越多的早期肝癌。

组织学上，恶性细胞通常形成不同厚度的梁或板，由蜿蜒的网状动脉血管腔分隔。肝癌多由肝动脉供血，肝静脉和门静脉沿肿瘤旁增生，形成海绵状结构。

影像表现：肝癌的 MRI 表现可分为三类。孤立结节 / 肿块的肝癌占 50%，多发结节 / 肿块的肝癌占 40%，而弥漫性的肝癌占不到 10%。肿瘤内部有不同程度的纤维化、脂肪变、坏死及出血等。使肝癌 T_1、T_2 加权像的信号表现多种多样。肝癌最常见的表现是在 T_1 加权像上为略低信号，在 T_2 加权像上为略高信号，有时在 T_1 加权像上也可表现为等信号或高信号。有文献报道 T_1 加权像上表现为等信号的多为早期分化好的肝癌，而脂肪变、出血、坏死、细胞内糖原沉积或铜沉积等均可在 T_1 加权像上表现为高信号。此外，在肝血色病基础上发生的肝癌亦表现为在所有序列上相对的高信号。T_2 加权像上高信号的多为中等分化或分化差的肝癌。有文献报道 T_2 加权像上信号的高低与肝硬化结节的恶性程度相关。肝癌的继发征象有门脉瘤栓或肝静脉瘤栓、腹水等，在 MRI 上均可清晰显示。

早期肝癌常在 T_1 加权像上表现为等 / 高信号，在 T_2 加权像上表现为等信号。可能是由于其中蛋白含量较高所致。直径小于 1.5 cm 的小肝癌常在 T_1 加权像和 T_2 加权像上均为等信号，因此只有在针剂动态增强的早期才能发现均匀增强的病变。肝动脉期对于显示小肝癌最为敏感，该期小肿瘤明显强化。但此征象并不特异，严重的增生不良结节也表现为明显强化。比较特异的征象是增强后 2 min 肿瘤信号快速降低，低于正常肝脏的信号，并可在晚期显示增强的假包膜。有学者报道，肝硬化的实质中出现结节内结节（nodule-in-nodule）征象提示早期肝癌，表现为结节外周低信号的铁沉积和等信号的含铁少的中心。

肝癌多血供丰富。对比剂注射早期的影像观察有助于了解肿瘤的血管结构。由于 MRI 对针剂比 CT 图像对碘剂更加敏感，所以 MRI 有助于显示肝癌，尤其是直径小于 1.5 cm 的肿瘤。Oi 等比较了多期螺旋 CT 和动态针剂增强的 MRI，结果显示早期针剂增强影像检出 140 个结节，而早期螺旋 CT 发现 106 个结节。在动态增强的 MRI 检查中，肝细胞特异性对比剂的应用改善了病变的显示情况。如 Mn-DP 的增强程度与肝癌的组织分化程度相关，分化好的比分化差的病变强化明显，良性的再生结节也明显强化。而在运用单核 - 吞噬细胞系统特异性对比剂 SPIO 时，肝实质的信号强度明显降低，肝癌由于缺乏 Kupffer 细胞，在 T_2 加权像上不出现信号降低，相对表现为高信号。

（4）肝癌的 DSA 表现：我国原发性肝癌多为肝细胞癌（HCC），多数有乙肝病史并合并肝硬化。肝癌大多为富血管性的肿块，少数为乏血管性。全国肝癌病理协作组依据尸检大体病理表现，将肝癌分为三型：①巨块型，为有完整包膜的巨大瘤灶，或是由多个结节融合成的巨块，直径多在 5 cm 以上，占 74%。②结节型，单个小结节或是多个孤立的大小不等的结节，直径小于 3 cm 者称为小肝癌，约占 22%。③弥漫型，病灶占据全肝或某一叶，肝癌常发生门静脉及肝静脉内瘤栓，分别占 65% 和 23%。也可长入肝胆管内。

肝脏 DSA 检查可以确定肿块的形态、大小和分布，显示肝血管的解剖和供血状态，为外科切除或介入治疗提供可靠的资料。由于肝癌的供血主要来自肝动脉，故首选肝动脉DSA，对已疑为结节小病变者可应用慢注射法肝动脉 DSA，疑有门静脉瘤栓者确诊需门静脉造影。

肝癌的主要 DSA 表现是：①异常的肿瘤血管和肿块染色，这是肝癌的特征性表现。肿瘤血管表现为粗细不等、排列紊乱、异常密集的形态，主要分布在肿瘤的周边。造影剂滞留在肿瘤毛细血管内和间质中，则可见肿块"染色"，密度明显高于周边的肝组织。肿瘤较大时，由于瘤体中心坏死和中央部分的血流较少，肿瘤中心"染色"程度可减低。②动脉分支的推压移位，瘤体较大时可对邻近的肝动脉及其分支造成推移，或形成"握球状"包绕。瘤体巨大时甚至造成胃十二指肠动脉、肝总动脉或腹腔动脉的推移。弥漫型肝癌则见血管僵直、间距拉大。③"血管湖"样改变，其形成与异常小血管内的造影剂充盈有关，显示为肿瘤区域内的点状、斑片状造影剂聚积、排空延迟，多见于弥漫型肝癌。④动 – 静脉瘘形成，主要是肝动脉 – 门静脉瘘，其次是肝动脉 – 肝静脉瘘。前者发生率很高，有作者统计高达 50% 以上，其发生机制在于肝动脉及分支与门静脉相伴紧邻，而肿瘤导致两者沟通。DSA 可检出两种类型。一为中央型，即动脉期见门脉主干或主枝早期显影；一为外周型，即肝动脉分支显影时见与其伴行的门脉分支显影，出现"双轨征"。下腔静脉的早期显影提示肝动 – 静脉瘘形成。⑤门静脉瘤栓，依瘤栓的大小和门静脉阻塞程度出现不同的征象，如腔内局限性的充盈缺损、门脉分支缺如、门脉不显影等。

上述造影征象的出现随肿瘤的病理分型而不同。结节型以肿瘤血管和肿瘤染色为主要表现，肿块型则还有动脉的推移，而弥漫型则多可见到血管湖和动 – 静脉瘘等征象。

5. 并发症

（1）上消化道出血：原发性肝癌多合并有肝硬化，当肝硬化或门静脉内癌栓引起门静脉高压时，常可导致曲张的食管胃底静脉破裂出血。在手术应激状态下或化疗药物作用下，门静脉高压性胃黏膜病变可表现为大面积的黏膜糜烂及溃疡出血。上消化道出血往往加重患者的肝性脑病，成为肝癌患者死亡的原因之一。上消化道出血经保守治疗可有一部分患者症状缓解，出血得到控制。

（2）肝癌破裂出血：为肿瘤迅速增大或肿瘤坏死所致，部分为外伤或挤压所致肿瘤破裂出血，常出现肝区突发剧痛。肝被膜下破裂可出现肝脏迅速增大、肝区触痛及局部腹膜炎体征，B 超或 CT 可证实。肝脏完全破裂则出现急腹症，可引起休克，出现移动性浊音，腹穿结合 B 超、CT 检查可证实。肝癌破裂出血是一种危险的并发症，多数患者可在短时间内死亡。

（3）肝性脑病：常为终末期表现，多由肝硬化或肝癌多发引起门静脉高压、肝功能失代偿所致，也可因上消化道出血、感染或电解质紊乱引起肝功能失代偿所致，常反复发作。

（4）旁癌综合征：原发性肝癌患者由于肿瘤本身代谢异常而产生或分泌的激素或生物活性物质引起的一组症候群称为旁癌综合征。了解这些症候群，对于肝癌的早期发现有一定现实意义。治疗这些症候群，有利于缓解患者痛苦，延长患者生存期。当肝癌得到有效治疗后，这些症候群可消失或减轻。

低血糖症：原发性肝癌并发低血糖的发生率达 8% ~ 30%。按其临床表现和组织学特征大致分为两型。A 型为生长快、分化差的原发性肝癌病程的晚期，患者有晚期肝癌的典型临床表现，血糖呈轻中度下降，低血糖易控制；B 型见于生长缓慢、分化良好的原发性肝癌早期，患者无消瘦、全身衰竭等恶病质表现，但有严重的低血糖，而且难以控制，临床上需长期静点葡萄糖治疗。发生低血糖的机制尚未完全明确，可能包括：①葡萄糖利用率增加，如肿瘤释放一些体液性因素具有类似胰岛素样作用，或肿瘤摄取过多的葡萄糖。②肝脏葡萄糖产生率降低，如肿瘤置换大部分正常肝组织或肝癌组织葡萄糖代谢改变，并产生抑制正常肝脏代谢活性的物质。

红细胞增多症：原发性肝癌伴红细胞增多症，发生率为 2% ~ 12%，肝硬化患者出现红细胞生成素增多症被认为是发生癌变的较敏感指标。其与真性红细胞增多症的区别在于白细胞与血小板正常、骨髓仅红系增生、动脉血氧饱和度减低。红细胞增多症患者，外周血象红细胞（男性高于 6.5×10^{12}/L，女性高于 6.0×10^{12}/L）、血红蛋白（男性高于 175 g/L，女性高于 160 g/L）、红细胞比容（男性超过 54%，女性超过 50%）明显高于正常人。少数肝硬化伴晚期肝癌患者红细胞数不高，但血红蛋白及红细胞比容相对增高，可能与后期血清红细胞生成素浓度增高，反馈抑制红细胞生成有关，患者预后较差。原发性肝癌产生红细胞增多症机制不明，可能的解释为：①肝癌细胞合成胚源性红细胞或红细胞生成素样活性物质。②肝癌产生促红细胞生成素原增多，并释放某种酶，把促红细胞生成素转变为有生物活性的红细胞生成素。

高钙血症：肝癌伴高血钙时，血钙浓度大多超过 2.75 mmol/L，表现为虚弱、乏力、口渴、多尿、厌食、恶心，如血钙超过 3.8 mmol/L 时，可出现高血钙危象，造成昏迷或突然死亡。此高血钙与肿瘤骨转移时的高血钙不同，后者伴有高血磷，临床上有骨转移征象。高血钙症被认为是原发性肝癌旁癌综合征中最为严重的一种。高血钙产生的可能原因为：①肿瘤分泌甲状旁腺激素或甲状旁腺激素样多肽，它通过刺激成骨细胞功能，诱导骨吸收增强，使骨钙进入血流。它能使肾排泄钙减少而尿磷增加，因此出现高血钙与低磷血症。②肿瘤和免疫炎症细胞产生的许多细胞活素具有骨吸收活性。③肿瘤可能制造过多的活性维生素 D 样物质，它们促进肠道钙的吸收而导致血钙增高。

高纤维蛋白原血症：高纤维蛋白原血症可能与肝癌有异常蛋白合成有关，约有 1/4 可发生在 AFP 阴性的肝癌患者中。当肿瘤被彻底切除后，纤维蛋白原可恢复正常血清水平，故可以作为肿瘤治疗彻底与否的标志。

血小板增多症：血小板增多症的产生机制可能与促血小板生成素增加有关。它和原发性血小板增多症的区别在于血栓栓塞、出血不多见，无脾肿大，红细胞计数正常。

高脂血症：高脂血症可能与肝癌细胞自主合成胆固醇有关。伴有高脂血症的肝癌患者，血清胆固醇水平与 AFP 水平平行，当肿瘤得到有效治疗后，血清胆固醇与 AFP 可平行下降，当肿瘤复发时，可再度升高。

降钙素增高：肝癌患者血清及肿瘤中降钙素含量可增高，可能与肿瘤异位合成降钙素有关。当肿瘤切除后，血清降钙素可恢复至正常水平。肿瘤分化越差，血清降钙素水平越高。伴高血清降钙素水平的肝癌患者，生存期较短，预后较差。

性激素紊乱综合征：肝癌组织产生的绒毛膜促性腺激素，导致部分患者血清绒毛膜促性腺激素水平增高。原发性肝癌合并的性激素紊乱综合征主要有肿瘤性青春期早熟、女性化和男性乳房发育。性早熟可见于儿童患者，几乎均发生于男性，其血清及尿中绒毛膜促性腺激素活性增高。癌组织中可检出绒毛膜促性腺激素，血中睾酮达到成人水平，睾丸正常大小或轻度增大，Leydig 细胞增生，但无精子形成。女性化及乳房发育的男性患者，血中催乳素及雌激素水平可增高，这与垂体反馈调节机制失常有关。当肿瘤彻底切除后，患者所有女性的特征均消失，血清中性激素水平恢复正常。

三、治疗

（一）治疗原则
原发性肝癌采用以手术为主的综合治疗。

（二）具体治疗方法

1. 手术切除
手术切除是目前治疗肝癌最有效的方法。

（1）适应证：肝功能无显著异常，肝硬化不严重，病变局限，一般情况尚好，无重要器官严重病变。

（2）禁忌证：黄疸、腹水、明显低蛋白血症和肝门静脉或肝静脉内癌栓的晚期肝癌患者。

（3）手术方式：局限于一叶，瘤体直径小于 5 cm，并超越癌边缘 2 cm，非规则的肝切除与解剖性肝切除，可获得同样的治疗效果。伴有肝硬化时，应避免肝三叶的广泛切除术。全肝切除原位肝移植术不能提高生存率。非手术综合治疗后再行二期切除或部分切除，可以获得姑息性效果。

2. 肝动脉插管局部化疗和栓塞术
目前多采用单次插管介入性治疗方法。

（1）适应证及禁忌证：癌灶巨大或弥散不能切除；或术后复发的肝癌，肝功能尚可，为最佳适应证，或作为可切除肝癌的术后辅助治疗。对不可切除的肝癌先行局部化疗及栓塞术，肿瘤缩小后再争取二期手术切除。亦可用于肝癌破裂出血的患者。严重黄疸、腹水和肝功能严重不良应视为禁忌证。

（2）插管方法：经股动脉，选择性肝动脉内置管。

（3）联合用药：顺铂（80 mg/m^2）、多柔比星（50 mg/m^2）、丝裂霉素（10 mg/m^2）、替加氟（500 mg/m^2）等。

（4）栓塞剂：采用碘油或吸收性明胶海绵并可携带抗癌药物，或用药微球作栓塞剂。

（5）局部效应：治疗后肿瘤可萎缩（50%～70%）。癌细胞坏死，癌灶有假包膜形成，瘤体或变为可切除，术后患者可有全身性反应，伴有低热，肝区隐痛和肝功能轻度异常，1 周内均可恢复。

3. 放射治疗

放射治疗适用于不宜切除、肝功能尚好的病例。有一定姑息疗效，或结合化疗提高疗效，对无转移的局限性肿瘤也有根治的可能。亦可作为转移灶的对症治疗。

4. 微波、射频、冷冻及乙醇注射治疗

这些方法适用于肿瘤较小而又不宜手术切除者。在超声引导下进行，优点是安全、简便、创伤小。

5. 生物学治疗

生物学治疗主要是免疫治疗。方法很多，疗效均不确定，可作为综合治疗中的一种辅助疗法。

（三）治疗注意事项

（1）肝癌术后是否给予预防性介入治疗，存在争议。

（2）目前手术是公认的治疗肝癌最有效的方法，要积极争取手术机会，可以和其他治疗方法配合应用。

（3）肝癌的治疗要遵循适应患者病情的个体化治疗原则。

（4）各种治疗方法要严格掌握适应证，综合应用以上治疗方法可以取得更好的疗效。

（5）肝癌患者治疗后要坚持随访，定期行 AFP 检测及超声检查，以早期发现复发转移病灶。

（丁　信）

第八节　脂肪肝

脂肪肝（fatty liver）是指各种原因引起的肝细胞内脂肪堆积，最早于 1842 年由 W. Bowman 提出，随后的研究资料主要来自肝活检病理学报道。20 世纪 80 年代起，随着 B 超和 CT 检查的普及，脂肪肝作为一种常见的影像学发现而渐引起临床关注，但真正将脂肪肝作为一种临床综合征或者独立性疾病来对待，还是在 1986 年 F. Schaffner 等提出脂肪性肝病（fatty liver disease，FLD）概念之后。病理上，FLD 指病变主体位于肝小叶。并以肝细胞大疱性脂肪变性和脂肪贮积为主要改变的广泛疾病谱，包括单纯性脂肪肝、脂肪性肝炎、脂肪性肝硬化三种主要类型。

脂质是生物体内的一类重要物质，主要分为脂肪和类脂两大类。前者即中性脂肪——甘油三酯（triglyceride，TG），后者包括磷脂、胆固醇 / 胆固醇酯、类固醇及糖脂。正常人每 100 g 肝脏湿重约含 4 ～ 5 g 脂质，主要用于构成生物膜的脂质双层结构，其中磷脂占 50％以上，TG 占 20％，游离脂肪酸（free fatty acid，FFA）占 20％，胆固醇占 7％，其余为胆固醇酯等。

急性脂肪肝非常少见，普通人群患病率一般低于 10/100 000，但其分布国家和地区广泛。1984 年美国产妇妊娠急性脂肪肝发病率为 1/13 328，怀孕双胞胎、初产妇及后代为男性者发病率相对较高，病因不明，部分病例可能与静滴大剂量四环素有关。1973 年美国报道 Reye 综合征 2900 例，其中 800 例死亡，并且 98％患者年龄小于 20 岁，当时推测其发病率为 2.8％～ 4.7％。流感病毒、水痘病毒感染和（或）服用阿司匹林以及宿主的易感性可能与其发病有关。近来随着对其发病危险因素的控制，Reye 综合征发病率明显下降，在 1980—1997 年间新发 Reye 综合征 1207 例。我国仅有妊娠急性脂肪肝、Reye 综合征及四氯化碳中毒性脂肪肝的零星报道。

通常流行病学所调查的脂肪肝为慢性脂肪肝。在西欧、日本和美国，B 超普查显示普通成人脂肪肝检出率高达 25％，脂肪肝现已成为健康体检人群血清转氨酶升高的常见原因，嗜酒和肥胖与脂肪肝的高发密切相关，地理分布和尸体解剖学显示，肝硬化的流行率在肥胖的嗜酒者中最高，提示长期饮酒和肥胖对脂肪肝的发病有协同作用。目前脂肪肝的起病渐趋低龄化，日本儿童脂肪肝的患病率高达 2.6％。

我国目前已有多篇通过 B 超调查脂肪肝患病率的报道，由于所调查人群的样本对象、年龄和性别构成比不同，各组报道结果差异较大。有学者曾对上海市 4009 名机关职员进行调查，结果脂肪肝患病率为 12.9％，随着年龄增大，脂肪肝患病率增加，50 岁以前男性脂肪肝患病率显著高于女性，其后性别差异不明显。相关分析表明，肥胖（特别是内脏性肥胖）、高血脂、高血糖、高血压以及年老等指标与脂肪肝密切相关；而血清 HBsAg 阳性率与脂肪肝患病率之间虽有相关性，但随着年龄增大，两者的发展趋势正好相反。进一步的病例对照研究显示，嗜酒、高脂高蛋白饮食、临睡前加餐、睡眠过多或白天精神萎靡、嗜睡，以及有肥胖症和（或）糖尿病、脂肪肝家族史等为脂肪肝的危险因素；而有一定的工作节奏和劳动强度，经常参加体育锻炼，以及少量饮酒则为脂肪肝的保护因素。

一、病因

（一）大疱性脂肪肝

大疱性脂肪肝的主要病因包括：①营养缺乏，如恶性营养不良病（Kwashiorkor）、消瘦、全胃肠外营养（total parenteral nutrition，TPN）、热带儿童肝硬化、重度贫血、低氧血症以及短期饥饿、体重急剧下降等。②营养过剩，包括肥胖、2 型糖尿病、高脂血症及短期内体重增长过快等。③药物性，包括氮丝氨酸、博来霉素、嘌呤霉素、四环素等抗生素，天冬酰胺、氮胞苷、氮尿苷、氨甲蝶呤等细胞毒性药物，以及华法林、二氯乙烷、乙硫胺酸、溴乙烷、雌激素、糖皮质激素、酰肼、降糖氨酸、雄激素、黄樟醚等其他药物。④中毒性，包括锑、钡盐、硼酸盐、二硫化碳、铬酸盐、低原子量的稀土、铊化物、铀化物、有机溶剂、毒性蘑菇以及乙醇及其代谢产物乙醛等。⑤先天代谢性疾病，如脂质萎缩性糖尿病、家族性肝脂肪变、半乳糖血症、糖原累积病、遗传性果糖不耐受、高胱氨酸尿症、系统性肉碱缺乏症、高酪氨酸血症、Resfum 病、Schwach-man 综合征、Weber-Christian 综合征、Wilson 病等。⑥其他，如丙型肝炎、炎症性肠病、胰腺疾病、获得性免疫缺陷综合征、结核病，以及空 - 回肠旁路术、胃成形术、广泛小肠切除术、胆胰转流术等外科手术。其中肥胖症、空 - 回肠短路手术、TPN、糖尿病、乙醇、大剂量雌激素等因素可引起脂肪性肝炎，而其他因素一般只引起单纯性脂肪肝。

（二）小疱性脂肪肝

小疱性脂肪肝的主要病因有妊娠急性脂肪肝，Reye 综合征，牙买加人呕吐病，丙戊酸钠、四环素、水杨酸、fialuridine 等药物中毒，磷、蜡样芽孢杆菌毒素中毒，先天性尿素酶缺乏症，线粒体脂肪酸氧化基因缺陷，乙醇性泡沫样脂肪变性，以及丁型肝炎等。

（三）肝素沉积症（hepatic phospholipidosis）

肝素沉积症主要由于溶酶体内磷脂内堆积，常见病因包括 Wolman 病，胆固醇酯贮积病，以及胺碘酮、环己哌啶等药物中毒，后者尚可引起脂肪性肝炎。

各种致病因素与其肝脂肪变类型之间虽有一定相关性，但有时并不尽然。例如，酗酒主要引起大疱性脂肪肝，但偶亦可导致小疱性脂肪肝，同样妊娠和 AIDS 既可引起小疱性脂肪肝也可导致大疱性脂肪变。就肝病理学改变而言，至今无法准确区分酒精性和非酒精性 FLD。尽管现有检测手段十分先进，但至今仍有 20% 左右的脂肪肝病因不明。

二、发病机制

脂肪肝的发病机制复杂，主要涉及正常的肝细胞发生 TG 堆积、脂肪变性的肝细胞发生气球样变和点状坏死、小叶内炎症及脂肪肝并发纤维化等诸方面。

（一）单纯性脂肪肝

各种致病因素可通过影响以下一个或多个环节导致肝细胞 TG 堆积。①由于高脂饮食、高脂血症以及外周脂肪组织动员增加导致脂肪的合成原料 FFA 输送入肝增多。②线粒体功能障碍导致肝细胞 FFA 氧化磷酸化及 β 氧化减少。③肝细胞合成 TG 能力增强或从碳水化合物转化为 TG 增多，或肝细胞从肝窦乳糜微粒残核内直接摄取 TG 增多。④极低密度脂蛋白（very low density lipoprotein，VLDL）合成及分泌减少导致 TG 转运出肝障碍。

小疱性脂肪肝主要由于线粒体功能障碍导致 FFA 氧化利用减少所致，而大疱性脂肪肝则与肝细胞脂质合成与排泄失衡有关，其中胰岛素抵抗相关的营养过剩性脂肪肝主要由于脂肪合成显著增多所致，而营养不良以及某些药物和毒性物质则主要通过影响 VLDL 的合成与分泌而诱发脂肪肝。肝脏局部血流供应异常可能与局灶性脂肪肝以及弥漫性脂肪肝伴正常肝岛有关。

（二）脂肪性肝炎

单纯性脂肪肝是 FLD 的早期阶段，尽管脂肪变性的肝细胞尚能存活，但其对各种继发打击特别敏感。单纯性脂肪肝时伴存或继发的胰岛素抵抗、FFA 增多、肝脏细胞色素 P450（cytochrome P450，CYP）2E1 和 CYP4A 表达增强、氧应激和脂质过氧化损伤、肠源性内毒素血症或肝脏对内毒素敏感性增强、库普弗细胞激活及其释放的炎性细胞因子和介质等，均可导致脂肪变的肝细胞发生气球样变性、点状坏死，同时吸引中性粒细胞和淋巴细胞趋化至肝小叶内，从而形成脂肪性肝炎。此外，氧应激可通过形成活性氧引起肝细胞内蛋白质、DNA 和脂质变性并积聚，进而形成 Mallory 小体并激发自身免疫反应。因此，氧应激 / 脂质过氧化损伤在脂肪性肝炎的发生中可能起重要作用。

（三）脂肪性肝纤维化

与酒精性脂肪肝可直接导致肝纤维化不同，非酒精性脂肪肝必须通过脂肪性肝炎这一中间阶段过渡才能进展为肝硬化，提示导致脂肪性肝炎的各种因素及其所致炎症本身为脂肪性肝纤维化发生的前提条件。脂肪肝是肝组织内异常增加的脂质（特别是过氧化脂质）、FFA，以及可能并存的铁负荷过重和高瘦素血症，均可通过增强脂质过氧化反应和（或）刺激 Kupffer 细胞释放炎症介质，进而促进肝星状细胞激活、转化及合成大量细胞外基质，从而诱发进展性肝纤维化。肝微循环障碍、肝细胞缺血缺氧等因素也参与脂肪性肝纤维化的发病。

临床病理研究表明，绝大多数 FLD 处于单纯性脂肪肝阶段，仅有部分病例并发脂肪性肝炎，而进展性肝纤维化和肝硬化者则更少见。为此，Day 和 James 的"多重打击（multiplehit）"学说认为，胰岛素抵抗等初次打击主要导致肝细胞脂肪变性并启动细胞适应程序，而这些适应反应可增加细胞对其他应激的反应性，结果通过氧应激 / 脂质过氧化损伤等二次打击诱发肝细胞坏死和炎症浸润。而接着增加的炎症介质可激活肝星状细胞诱发肝纤维化。除非能够及时阻止炎症易坏死循环，引起细胞外基质的降解超过合成，否则将会发生肝硬化。

肝脏是人体内脂质代谢最为活跃的器官，肝细胞在体内脂质的摄取、转运、代谢及排泄中起着重要作用。在正常肝组织内，仅贮存维生素 A 的肝星状细胞胞浆内含有少量脂滴，而肝细胞由于其脂质合成与排泄保持动态平衡，一般并无脂质堆积，仅偶见营养良好者肝小叶内散在性肝细胞脂滴存在（一般不超过 5%）。

当肝内脂肪含量超过肝脏湿重的 5%，或肝组织切片光镜下每单位面积见 30% 以上肝细胞有脂滴存在时，称为脂肪肝。脂肪肝时肝细胞内异常蓄积的脂质 50% 以上为 TG，其他脂类成分、糖原含量、蛋白质及水分也相应增加，但磷脂 / 胆固醇酯比例常下降。

绝大多数的脂肪肝是由于 TG 在肝内积聚所致；但也可由其他脂质引起，如由于脂代谢酶的遗传性缺陷而导致类脂在单核巨噬细胞系统异常沉积的类脂质沉积病、Wolman 病、胆固醇酯贮积病、Gaucher 病（葡萄糖脑苷脂堆积）等，以及由于胺碘酮、环己哌啶（哌克昔林）等药物诱发的肝细胞溶酶体磷脂沉积病。通常所述脂肪肝主要指肝细胞胞质内 TG 堆积，根据其脂滴大小不同分为小疱性、大疱性及混合性脂肪肝三种类型，前者因呈急性经过故有急性脂肪肝或特殊类型脂肪肝之称，狭义的脂肪肝即 FLD 主要指慢性大疱性或大疱性为主的混合性脂肪肝。丙型肝炎、自身免疫性肝病、Wilson 病等有时虽也可引起肝细胞内 TG 异常堆积，但因其有特定疾病命名，故亦不属于 FLD 范畴。

三、病理学

大体观察脂肪肝的肝脏外形常呈弥漫性肿大，边缘钝而厚，质如面团，压迫时可出现凹陷，表面色泽苍白或带灰黄色，切面呈黄红或淡黄色，有油腻感。肝组织切片 HE 染色或油红 O 染色光镜下示肝细胞肿大，胞质内含有数量不等及大小不一的脂滴或脂肪空泡。多数病例脂滴首先累及肝腺泡 3 区，但亦有以肝腺泡 1 区病变为主者，严重时脂滴弥漫累及整个肝腺泡。

根据肝脏脂肪含量占肝湿重的比例，或肝组织切片 HE 染色或脂肪染色光学显微镜下脂肪变性肝细胞占视野内总体肝细胞的百分比，可将脂肪肝分为轻度、中度和重度三种类型（表 4-6）。光镜下肝小叶内不足 30% 视野的肝细胞内有脂滴存在称为肝细胞脂肪变性。根据肝细胞脂肪变性累及的范围可将脂肪肝分为常见的弥漫性脂肪肝和弥漫性脂肪肝伴正常肝岛以及少见的局灶性脂肪肝（focal fatty liver）。

表 4-6　脂肪肝的组织学分类

类型	脂肪 / 肝重 %	脂变肝细胞 / 总的肝细胞
轻度	≥ 5	≥ 30%
中度	≥ 10	≥ 50%
重度	≥ 25（~ 50）	≥ 70%

起初肝细胞内蓄积的脂质呈多个无膜包绕的微球状，直径 1 ~ 3 μm，位于肝细胞质无结构区域，胞核居中。当脂滴数量增多、直径增大至 5 μm 时，光镜下可见脂滴呈串珠状聚集在肝细胞窦面，进而细胞质内充满这些微小脂滴，此即小疱性脂肪变（microsteatosis）。随着肝内脂肪含量增加，微小脂滴大小可保持不变或迅速融合成单个或多个直径大于 25 μm 的大脂滴，将细胞核和细胞器挤压至细胞边缘，此即大疱性脂肪变（macrosteatosis）。大疱性脂肪变在吸收消散时往往先变成多个小的脂滴。因此，小疱性脂肪变可为大疱性脂

肪变的轻型、前期或恢复期的表现形式。

小疱性脂肪肝一般不伴有肝细胞坏死和炎症，但其线粒体损害明显。而大疱性脂肪肝常呈慢性经过，病程早期表现为单纯性脂肪肝（simple fatty liver），肝活检仅示肝细胞脂肪变性；进一步发展为脂肪性肝炎（steatohepatitis），即在脂肪变的基础上合并肝细胞气球样变、小叶内炎症，并常伴有肝细胞点状坏死及肝纤维化；晚期可通过进展性肝纤维化最终发生脂肪性肝硬化。

四、临床表现

脂肪肝的临床表现与其病因、病理类型及其伴随疾病状态密切相关。根据起病方式可将脂肪肝分为急性和慢性两大类。前者病理上多表现为小疱性脂肪肝，而后者则为大疱性或以大疱性为主的混合性脂肪肝。

（一）急性脂肪肝

急性脂肪肝临床表现类似急性或亚急性重症病毒性肝炎，但愈合后一般不会发展为慢性肝病。患者常有疲劳、恶心、呕吐和不同程度的黄疸，甚至出现意识障碍和癫痫大发作。严重病例短期内迅速发生低血糖、肝性脑病、腹水、肾衰竭及弥散性血管内凝血（disseminated intravascular coagulation，DIC），最终可死于脑水肿和脑疝。当然，也有部分急性脂肪肝病例临床表现轻微，仅有一过性呕吐及肝功能损害的表现。

妊娠期急性脂肪肝一般发生于妊娠第7~9个月，常于上呼吸道感染后起病，主要表现为伴有出血倾向和暴发性肝功能衰竭的多脏器功能不全，常伴有高血压、蛋白尿、少尿以及急性胰腺炎。尽管黄疸明显但罕见皮肤瘙痒。

Reye综合征主要见于儿童，多在流行性感冒或水痘后出现，某些患者有近期服用水杨酸盐类药物史。患儿在出现剧烈的恶心、呕吐后迅速发生昏迷。肝脏可肿大，但无黄疸和局灶性神经体征。

（二）慢性脂肪肝

慢性脂肪肝主要为肥胖、糖尿病和慢性酒精中毒所致的FLD，起病隐匿，临床症状轻微且缺乏特异性。即使已发生脂肪性肝炎甚至肝硬化，有时症状仍可缺如，故多在评估其他疾病或健康体做作肝功能及影像学检查时偶然发现。肝肿大为慢性脂肪肝的常见体征，发生率可高达75%以上，多为轻至中度肿大，表面光滑、边缘圆钝、质地正常或稍硬而无明显压痛。门静脉高压等慢性肝病体征相对少见，脾肿大检出率中脂肪性肝炎病例一般不超过25%。局灶性脂肪肝由于病变范围小，临床表现多不明显。

部分慢性脂肪肝患者在其漫长病程中，除有其原发疾病表现外，可出现肝区疼痛、腹胀、乏力、纳差等主诉，主要与肝脂肪浸润导致肝大、肝包膜过度伸张有关。在肝内脂肪浸润消退、肝大回缩后，相关症状可缓解。极少数酒精性和糖尿病性脂肪肝因肝细胞脂肪迅速沉积或并发脂肪性肝炎，可出现右上腹疼痛、局部肌紧张和反跳痛，同时伴发热、外周血白细胞总数增加以及中性粒细胞核左移等全身炎症反应表现，易误诊为外科急腹症。

像大多数其他慢性肝病一样，FLD 患者的临床表现与其组织学改变相关性差。在 FLD 某一阶段缺乏肝病相关征象并不提示其预后良好，因为许多脂肪性肝炎甚至肝硬化患者在肝功能衰竭和门脉高压并发症发生之前往往呈"良性"临床经过。

恶性营养不良病引起的脂肪肝一般见于饮食中蛋白质摄入不足的儿童，常有右上腹触痛、水肿、腹水和生长发育迟缓，可出现肝纤维化但不会进展为肝硬化。饮食中补充蛋白质后肝脏病变可迅速逆转。蛋白质 – 热量营养不良引起的脂肪肝见于饥饿状态或某些胃肠道疾病，如严重的吸收不良，多仅表现为转氨酶轻度升高。肥胖者行空回肠旁路减肥手术引起的脂肪肝部分是因蛋白质 – 热量不足所致，常发生亚急性脂肪性肝炎，如果不加干预则病变可迅速进展为失代偿期肝硬化。

皮质类固醇等药物引起的单纯性脂肪肝，临床表现轻如，停药后病变恢复，临床意义不大；但胺碘酮、氨甲蝶呤等药则易导致脂肪性肝炎，并可发生亚急性肝功能衰竭和失代偿期肝硬化。

五、辅助检查

（一）实验室检查

脂肪肝实验室改变与肝活检结果相关性差，仅 20% ~ 30% 肝活检证实的脂肪肝有 1 项或多项肝功能指标异常，且至今尚无反映脂肪肝有无及其程度的理想实验室指标，但对影像学检出的脂肪肝，实验室检查有助于判断其病因、病理类型及预后。

急性脂肪肝可出现 DIC 所致的血液学改变，血氨、脂肪酸及转氨酶、碱性磷酸酶和胆红素可不同程度增高，并常伴有低血糖和血浆蛋白水平下降。

慢性脂肪肝可出现血清转氨酶、碱性磷酸酶、γ – 谷氨酰转肽酶（GGT）等轻度升高，转氨酶水平一般不超过正常值上限 2 ~ 4 倍；血清总胆红素、清蛋白和凝血酶原时间（prothrombin time，PT）一般正常。血清转氨酶持续升高或明显异常提示并发脂肪性肝炎，伴胆红素升高和 PT 延长则提示病情严重。Ⅲ型前胶原肽、Ⅳ型胶原 –7S 成分、透明质酸等血清纤维化指标可反映是否合并肝纤维化。

营养过剩性脂肪肝血清 AST/ALT 比值多小于 1（并发脂肪性肝硬化时例外），伴空腹血糖、血脂、尿酸和胆碱酯酶活性增高；而低蛋白（包括清蛋白、转铁蛋白）血症、低胆固醇血症、营养性贫血则提示营养不良性脂肪肝；AST/ALT 比值大于 2，线粒体 AST（ASTm）和 GGT 显著升高提示酒精性脂肪肝。此外，平均红细胞容积和免疫球蛋白 A 选择性升高（IgA1/IgA2 比值降低），以及血清糖类缺乏性转铁蛋白（carbohydrate deficient transferrin，dTF）升高等亦有助于酒精性肝病的诊断。血清铜蓝蛋白浓度降低，而尿铜含量增加提示 Wilson 病，嗜肝病毒血清学标记物检测则可明确有无慢性病毒性肝炎。

(二)影像学检查

脂肪肝的诊断主要依靠影像学检查,超声和 CT 可粗略判断脂肪肝的有无及其程度,并反映肝内脂肪分布类型,提示是否存在肝硬化、肝内占位性病变及胆管病变。缺点为敏感性和特异性不高,无法反映肝内炎症和纤维化的有无,不能提示脂肪肝的病因。

实时超声对弥漫性脂肪肝诊断的敏感性高于 CT,当脂肪变性累及 30% 以上肝细胞时,B 超即可做出脂肪肝诊断。主要依据为:①肝区近场弥漫性点状高回声,回声强度高于肾脏(明亮肝)。②远场回声衰减,光点稀疏。③肝内管道结构显示不清。④肝脏轻度或中度肿大,肝前缘变钝。CT 诊断脂肪肝的特异性高于 B 超,但价格昂贵,诊断依据为肝脏密度普遍低于脾脏或肝 / 脾 CT 比值小于等于 1。根据肝 / 脾 CT 比值可粗略判断脂肪肝程度,肝脏 CT 值稍低于脾脏,肝 / 脾 CT 比值小于等于 1.0 者为轻度;肝 / 脾 CT 比值小于等于 0.7,肝内血管显示不清者为中度;肝脏密度显著降低甚至呈负值,肝 / 脾 CT 比值小于等于 0.5,肝内血管清晰可见者为重度。

MRI 对脂肪肝的确诊并不敏感,无论从信号强度,还是计算弛豫时间,均难以将脂肪肝与正常肝组织相区分,这与脂肪肝肝脏含水量不增加有关。临床上利用这一缺点,可鉴别 CT 上难以与肝脏恶性肿瘤区分的局灶性脂肪肝和弥漫性脂肪肝伴正常肝岛,其中位相磁共振(phase-contrast MRI)的诊断价值最大。

影像学发现肝裂增宽、肝包膜厚度增加,肝表面不规则、肝内回声 / 密度不均匀、各肝叶比例失常、门脉主干内径增粗、脾脏体积增大、胆囊壁增厚等,提示可能发生肝硬化。

六、诊断及鉴别诊断

临床上,脂肪肝的诊断应包括脂肪肝的病因及其诱因、程度和分期、并发症以及伴随疾病诊断等诸方面。随着影像检测技术发展,单纯依赖影像学技术一般可检出脂肪肝;结合临床资料的进一步实验室检查可推测其病因、是否合并肝功能损害(脂肪性肝炎)和肝纤维化,对于急性脂肪肝则可明确有无多脏器功能衰竭征象。但脂肪肝的确诊及其程度和分期的准确判断则需依靠肝活检,完整的病理学评估包括肝细胞脂变类型,累及肝腺泡部位,伴同病变,以及脂肪肝的分型和分期。

由于伴随于肝活检的费用和危险性等原因,目前肝活检仅用于某些特殊的临床情况(表4-7)。

表 4-7　肝活检在诊断 NAFLD 中的作用

支持肝活检的观点	反对进行肝活检的观点
排除其他肝病	NAFLD 通常预后良好
鉴别 NASH 与单纯性脂肪变	缺少有效的治疗措施
根据纤维化的程度评估预后	肝活检伴有的风险和效益比不佳
判断纤维化的进展	

例如：①局灶性脂肪肝或弥漫性脂肪肝伴正常肝岛难以与恶性肿瘤相区别。②探明Wolman 病、Wilson 病、肝糖原贮积症等引起脂肪肝的少见病因。③无症状性可疑的非酒精性脂肪性肝病。④疑似酒精性肝病但有不能解释的临床或实验室改变者，以及酒精性肝炎考虑皮质类固醇治疗前不能排除活动性嗜肝病毒感染者。⑤肥胖引起的脂肪肝在体重下降10％后，肝功能酶学指标仍持续异常者。肝活检显示，FLD 的肝细胞损害、炎症和纤维化主要位于肝小叶内，并且病变常以肝腺泡 3 区为重；而慢性病毒性肝炎、自身免疫性肝炎、Wilson 病等尽管偶尔可有明显肝细胞脂肪变，但肝组织学改变主要位于汇管区，且常有其特征改变，据此可做出鉴别诊断。

七、治疗

（一）治疗原则及预后

1. 治疗原则

急性脂肪肝一旦确诊需立即给予综合性抢救措施，防治多器官功能衰竭；妊娠期急性脂肪肝应及时终止妊娠。慢性脂肪肝宜采取调整饮食、增加运动、修正不良行为并辅以各种中西药物等综合性防治措施。局灶性脂肪肝除针对其可能的病因进行治疗外，一般无须特殊处理。病毒性肝炎合并脂肪肝可根据其临床类型而采取相应的治疗措施。对于 FLD 合并亚临床型慢性 HBV 或 HCV 感染，治疗的重点为脂肪肝及其基础疾病——肥胖，并强调戒酒的重要性，多数患者无须抗病毒治疗。病毒性肝炎性脂肪肝则需按病毒性肝炎常规处理，但应避免过分强调休息及营养。病毒性肝炎合并 FLD，应兼顾防治病毒性肝炎和脂肪肝，建议先通过戒酒和控制体重、改善胰岛素抵抗和降低血糖等措施治疗脂肪性肝炎，其后再考虑是否需要抗病毒治疗。

2. 预后和转归

脂肪肝患者的临床病程和预后取决于引起脂肪肝的基础病因、病理类型和起病方式，大多数情况下，随着原发疾病控制并停止接触和应用有害药物，肝内脂肪沉积可消退。急性小疱性脂肪肝病情严重，预后差。近来由于及时终止妊娠和妥善处理，妊娠期急性脂肪肝母婴死亡率已从原先的 90％、70％分别降至 10％～35％和 7％～50％，再次妊娠一般不再发病。Reye 综合征死亡率 30％～50％，出现颅内压明显增高者预后极差。大多数酒精性泡沫样变性患者戒酒后病变消失，但也可能死于肝功能衰竭。绝大多数慢性脂肪肝近期预后良好，但远期预后不容乐观。酒精性肝病患者多数死于肝病相关并发症，偶尔可死于脂肪栓塞、低血糖和重症胰腺炎。NAFLD 预后优于酒精性肝病，肝病相关残疾和死亡主要见于 NASH 病例，但伴随于 NAFLD 的动脉硬化性心脑血管疾病和恶性肿瘤可影响其远期预后。局灶性脂肪肝常为一可逆性改变，在随访中常可见病灶形态改变或消失，故其对患者健康并不构成危害。肝炎后脂肪肝预后主要取决于病毒性肝炎本身的进程，但并存的脂肪肝可促进其肝纤维化进展。

（二）非酒精性脂肪性肝病的治疗

大量研究显示，NAFLD 不仅可导致肝病相关残疾和死亡，而且与动脉粥样硬化性心脑血管事件的高发密切相关。为此，必须重视 NAFLD 的有效防治，遗憾的是至今尚缺乏治疗 NAFLD 的特效药物，现主要根据患者的具体病情采取个体化的三阶梯疗法。第一阶梯为基础治疗，适用于各种类型的 NAFLD，具体包括：①改变生活方式，如节食、运动、禁酒、戒烟。②去除病因和诱因，停用肝毒药物和避免接触肝毒物质，并纠正可能存在的肠道菌群紊乱。③控制原发基础疾病或伴随疾病，旨在通过上述措施减少肝内脂肪含量，促进脂肪肝消退。第二阶梯为保肝药物辅助治疗，主要用于 NASH 患者，旨在防治肝内炎症、坏死和纤维化以阻止肝病进展。第三阶梯为失代偿期肝硬化和肝功能衰竭及其并发症的处理，此时肝移植可能是挽救生命唯一有效的治疗选择。有学者总结 NAFLD 的治疗措施见表 4-8。

1. 去除病因及诱因，治疗原发基础疾病

NAFLD 与肥胖、2 型糖尿病、高脂血症等代谢综合征关系密切，是代谢综合征在肝脏的一种病理表现。由于代谢综合征极易并发动脉粥样硬化性心脑血管疾病，而这些疾病的防治往往比脂肪肝本身的治疗更为重要，因此从整体出发，加强原发基础疾病及其并发症的治疗，以维持理想体重和血糖、血脂水平，而随着原发疾病的控制，脂肪肝常可自行缓解。

（1）改变生活方式、控制体重肥胖是 NAFLD 最常见的危险因素，因此减肥是防治肥胖性脂肪肝必不可少的手段。

①改变生活方式：处理肥胖的措施之一是改变生活方式。其包括三大手段：饮食治疗、体育锻炼和行为修正。由于肥胖是能量稳态平衡被破坏（能量摄入超过能量消耗）所导致，因此所有的患者都需要了解何时摄入和如何摄入能量（节制饮食），何时或如何消耗能量（运动疗法），并学会如何改正其不良生活方式（行为修正）。目前对于减肥，推荐女性每日摄入 4180 ~ 5016 kJ（1000 ~ 1200 kcal），男性每日摄入 5016 ~ 6688 kJ（1200 ~ 1600 kcal）的能量，其目的是减少每日能量的摄入量来达到减肥的目的。饮食治疗的另外两个措施是采用低能量食物和食物替代品。但在减肥中需要注意如果体重减少超过 1.5 kg/ 周，则发生胆结石和脂肪性肝炎的危险性增高，而服用熊去氧胆酸（600 mg/d）可以预防胆结石的发生。因此，对于减肥目标的确定以 6 个月以上减轻原有体重的 10% 为宜，不宜减肥过速，这一目标比较合理、可操作和具有显著的临床意义。尽管运动本身对于减肥仅仅具有中等度的作用，然而节食和运动相结合是肥胖最有效的治疗措施。额外的运动对于改善心血管疾病和减少癌症的发病率均具有一定的效果。目前对体重超重和肥胖者推荐的运动量为进行中等强度劳动，每周累计时间不少于 150 min。为了维持体重的持续下降，推荐更大强度的运动，通常推荐每周的运动时间为 200 ~ 300 min。行为修正的目的是达到增加运动量、改善静坐的生活方式。其措施包括自我监测（对自己的体重、饮食和

运动进行记录）、强化管理（stress management）、意识性控制（stimulus control）（如用小盘、不在看电视和坐车时吃零食）、社会支持（如帮助肥胖者制订出更健康和现实的目标）等。

表 4-8　NAFLD 的治疗措施

1. 控制体重，减少腰围	7. 胆碱、磷脂
2. 改善胰岛素抵抗	甜菜碱
脂联素	胆碱
二甲双胍	亚油酸磷脂酰胆碱（必需磷脂）
罗格列酮	8. 减少肠源性内毒素血症
3. 减少肝脏脂质蓄积	抗生素和（或）乳酸杆菌
贝特类降血脂药	VSL#3
HMACoA 还原酶抑制剂	9. 拮抗炎性细胞因子
4. 可能具肝脏保护作用的药物	减少炎症和促纤维化细胞因子的产生
熊去氧胆酸	抗 TNF 抗体、TNF 受体拮抗剂
5. 减少肝脏铁蓄积	增加抗炎和抗纤维化细胞因子的产生
6. 抗氧化剂	10. 减少 CYP2E1 的活化
维生素 B	11. 苯扎贝特治疗他莫昔芬诱导的 NASH
乙酰半胱氨酸	12. 排除病毒性肝炎
丙硫氧嘧啶	13. 定期监测酒精滥用的情况
S 腺苷蛋氨酸	14. 避免酒精、毒物和肝毒性药物的应用
硒	
水飞蓟宾	
维生素 E	

　　②药物治疗：对于体重指数（BMI）≥ 30 kg/m^2 或者 BMI > 27 kg/m^2，同时伴有肥胖相关危险因素或疾病的发生率增加，而节食、运动和行为修正效果不佳的病例，可以考虑应用减肥药物。常用的减肥药物包括两大类：作用于中枢神经的食欲抑制药，如西布曲明（诺美亭、曲美）；作用于外周的减肥药，如奥利斯他（赛尼可，一种脂蛋白脂酶抑制剂）。此外正在进行 3 期临床试验的药物还有 141716（阻断中枢神经系统中大麻酯受体来抑制饥饿感达到节食的目的）、重组人睫状体神经营养因子变构体（ciliary neurotrophicfactor，CNTF，又名 Axokine），后者与 CTNF 受体结合活化下丘脑食欲控制中心神经元的信号传导通路，二期临床试验结果令人鼓舞，可能是将来减肥非常有希望的药物。

最近美国 JAMA 杂志上公布了几项减肥的 RCT 结果，提示减轻体重对于减轻内脏脂肪含量和体内的炎症水平具有重要价值。Berkowitz 等用行为修正和西布曲明联合治疗对 82 例成人（BMI：32 ～ 44 kg/m^2）进行为期 12 个月的减肥试验，结果表明在行为修正的基础上［每日摄取热量 5016 ～ 6270 kJ（1200 ～ 1500 kcal），35% 由脂肪提供，15% 为蛋白质，剩下的由碳水化合物提供，加上每周至少累计达到 120 min 的中等量运动］，西布曲明组在治疗 6 个月时 BMI 减低了 8.5%（体重减轻 7.8 kg），而行为修正加安慰剂组体重仅仅减低了 4%（体重减轻 3.2 kg）。六个月后所有的患者均使用西布曲明，结果安慰剂组患者体重进一步减轻 1.3 kg，而此前已使用西布曲明组体重增加了 0.8 kg。结果提示行为修正加用西布曲明可以明显提高减肥计划的效果。

Esposito 等用减轻体重和改善生活方式来研究其对肥胖女性血管炎症标记物的影响，试验采用单盲随机法，共有 60 位女性分配到干预组，对其采用低热卡饮食和增加运动来达到减轻 10% 的体重目的；对照组（60 人）给予普通的关于健康饮食和运动的建议。2 年后试验结果显示，干预组体重较对照组减轻明显，且血清中血管炎症标记物 IL-6、IL-18 和 C-反应蛋白均较对照组明显降低；而与 IR 密切相关的游离脂肪酸水平下降，脂联素含量升高。多因素分析显示游离脂肪酸改变和脂联素水平是与胰岛素敏感性改变密切相关的因素。结果提示减肥可以降低血管炎症标记物的表达并改善胰岛素抵抗。

Irwin 等进行了运动对绝经后女性总脂肪含量和腹腔内脏脂肪含量影响的试验，试验采用随机对照双盲法进行。共有 173 位体重超重（BMI ≥ 24 和体脂 > 33% 体重）的女性（50 ～ 75 岁）参加了这次试验，运动组 87 人，对照组 86 人。运动组每周累计运动量达到 176 min，对照组为 91 min/周，12 个月后结束试验，测定两组的腰/臀比值、体重、腹腔内和皮下脂肪含量。结果发现，运动持续时间与减轻脂肪含量之间具有明显的剂量效应关系。提示常规进行运动（如轻度的步行）可以减轻绝经期后超重或肥胖女性的体脂和腹腔内脏脂肪含量。

③减肥手术：主要为 Roux-en-Y 胃短路术。Solga 等报告用 Roux-en-Y 胃短路术治疗 99 例病理性肥胖（其中 12 人进行肝活检随访）的经验，术后患者的 BMI 从 52 kg/m^2 减少到 34 kg/m^2。12 例具有手术前肝活检的患者，术前肝活检发现肝脂肪变的发生率为 87%，炎症为 72%，纤维化为 40%。肝脏炎症和损伤等级、肝纤维化分期在手术后随访肝活检中均有明显的改善，提示 Roux-en-Y 胃短路术可作为病理性肥胖合并脂肪肝的一个有效的治疗。此外，还有 U 型胃成型术和可调整性胃捆绑术治疗肥胖，三种术式的共同目的都是减少胃容积，进而达到控制热量摄入的作用。在 2002 年美国共进行了 63 000 例减肥手术，估计今年可以达到 98 000 例，其价值逐渐得到认可。但目前减肥手术仅仅推荐用于那些病理性肥胖者或者肥胖同时伴有其他危险因素的患者：体重超过理想体重 100% 或是 BMI 大于 40 kg/m^2；BMI 大于 35 但已合并有高血压、糖尿病等肥胖相关疾病；至少 5 年以上的肥胖，同时有肥胖引起的不适症状；曾经尝试保守治疗失败（半年以上）；无嗜酒或主要的精神障碍；年龄在 18 至 55 岁，且无内分泌系统的问题。

节制饮食、增加运动和行为修正是减肥的基本方法，也是预防和控制 NAFLD 进展的重要措施。对于大多数病情较轻的肥胖性 NAFLD 患者经上述治疗后，在体重减轻的同时，胰岛素敏感性改善，血清转氨酶下降，肝脂肪变程度减轻。而中重度肥胖症患者需根据其具体情况制订切实可行的减肥计划，避免过度节食等减肥措施导致体重下降过快（每月体重下降超过 5 kg），其原因在于减肥虽可改善肝内脂肪浸润，但易引起体重反跳，且由于体内脂肪分解过快，反而诱发或加剧肝脏的炎症浸润或纤维化。对空 - 回肠旁路手术治疗肥胖症后体重显著下降的个体，给予营养支持治疗似可阻止 NAFLD 快速进展。最近 Stephen 等对 10 例肥胖同时具有的 NASH 的病例服用奥利斯他（赛尼可）进行治疗的预实验表明，结合该药和饮食控制，可以达到明显的减轻体重效果，同时血清糖化血红蛋白、ALT、AST 水平明显下降，6 例患者转氨酶恢复正常。二次肝活检发现肝脏脂肪变性程度明显改善，炎症轻度减低，部分患者纤维化程度也减轻，但是本实验的一个最大问题在于其不是一个随机对照双盲的临床试验，因此其结果是否具有可信性需要慎重对待。

（2）脂肪细胞因子的应用：近年研究发现，脂肪组织可分泌瘦素（leptin）、脂联素（adiponectin）等一系列肽类激素，调节脂肪代谢、摄食行为及胰岛素敏感性，并可维持能量的平衡。

瘦素是一种由白色脂肪产生的脂源性激素，ob/ob 小鼠因遗传性瘦素缺乏而易患肥胖，同时伴有胰岛素抵抗、高脂血症乃至脂肪肝。补充瘦素后的小鼠体重明显下降，高胰岛素血症、胰岛素抵抗和脂肪肝等症亦同时消失。但研究发现，肥胖患者及部分 NASH 患者血清瘦素水平明显升高，故此推断，这部分患者存在瘦素抵抗，这种高水平的内源性瘦素不仅无助于肥胖患者的体重控制，还可引起胰岛素抵抗，刺激巨噬细胞分泌 TNF-α 及 IL-6、IL-12，促进肝星状细胞分化及内脏脂肪积聚，从而使单纯性脂肪肝发展为脂肪性肝炎、肝纤维化。因此，关于瘦素对于肥胖及 NASH 的作用，还有待于更进一步的研究。

脂联素也是一种脂源性激素，在肥胖、2 型糖尿病的动物模型或患者血浆中，脂联素水平明显下降。补充生理剂量的脂联素可降低血糖及三酰甘油及游离脂肪酸的水平，明显改善胰岛素抵抗，而与瘦素合用时可使胰岛素抵抗完全逆转。但目前尚无该药用于治疗合并肥胖、2 型糖尿病的 NASH 的报道。

（3）改善胰岛素抵抗：胰岛素抵抗时，胰岛素分泌增多而敏感性下降，导致脂肪大量分解，游离脂肪酸生成增多，促使 NAFLD 的发展；反之 NAFLD 又可加剧胰岛素抵抗，从而形成恶性循环。因此，提高胰岛素敏感性理论上可阻止 NASH 进展。

①噻唑烷二酮类药物（Thiazolidinedione，TZDs）：是一类新型降糖药（包括 Troglitazone，Rosiglita-zone，Pioglitazone），可提高胰岛素敏感性、抑制脂质过氧化及 TNF-α 活性、调节血糖及游离脂肪酸水平。10 例经肝活检证实为 NASH 的患者在 Troglitazone 服用 6 个月后，有 70%的患者血清转氨酶恢复正常，但肝组织学检查仍表现为持续性脂肪性肝炎，电子显微镜检查示线粒体明显增大畸形。由于部分患者应用该药后出现严重的肝功能损害而被迫进行肝移植，目前该药在美国已停止应用。最近 Neuschwander 等用罗格列酮对 30

例 NASH 患者进行治疗，剂量为 4 mg/ 次，2 次 / 天给药，计划治疗 48 周。中期治疗（24 周）结果发现罗格列酮可以降低 NASH 患者的转氨酶水平（ALT 从 86 U/L 降至 37 U/L，P < 0.01），并且可以降低淤胆相关指标碱性磷酸酶（ALP）和 γ- 谷氨酰转肽酶（GGT）的水平，ALP 从平均 96 U/L 降到 68 U/L，GGT 从 91 U/L 降到 36 U/L，两者的降低均具有统计学意义（P < 0.000 1），但没有发现肝脏脂质水平的减少。日本学者 Toshifumi 等对 7 例具有糖耐量异常患者给予吡格列酮（pioglitazone）治疗（15 mg/d，疗程三个月），治疗结束时，所有患者的 ALT 水平恢复正常，同时伴有血清胰岛素和低密度脂蛋白水平的改善，对高密度脂蛋白和 TG 则无明显影响，并且实验中没有发现吡格列酮导致的肝脏损伤。最近 Promat 等用吡格列酮治疗了 18 例 NASH 患者（7 例体重超重，11 例为肥胖者），给药剂量是 30 mg/d，持续 48 周。结果发现在治疗起始的 8 周内患者血清转氨酶水平逐渐下降，于 8 周时恢复正常，随后肝活检证实肝脂肪变性、肝实质损伤甚至纤维化程度均有改善。但 TZD 类药物治疗的一个明显不良反应是体重的增加，治疗结束后患者的体重与治疗前相比约增加 4%，同时其体重增加主要以体脂含量增加为主（尽管肝脏脂肪含量下降，经肝活检和 MRI 证实）。

②二甲双胍：二甲双胍是双胍类降糖药物的代表，且二甲双胍可以活化脂蛋白脂酶，降低血脂。长期服用二甲双胍治疗糖尿病的研究发现，该药可以使体重每年减轻约 1.5 kg。在抗糖尿病的研究中发现，二甲双胍可以降低脂肪细胞分泌肿瘤坏死因子 -α，进而减轻炎症反应，且其通过调节胰岛素受体底物 2（IRS-2）和葡萄糖转运子 -4（GLUT-4）来改善胰岛素抵抗，而胰岛素抵抗在 NASH 发病中起核心作用。因此，服用二甲双胍治疗 NASH 可能具有一定的效果。Giulio 用二甲双胍治疗 20 例 NASH 患者的研究中，给药方案为 500 mg/ 次，每天三次，治疗 4 个月，结果 50% 病例的转氨酶恢复正常，同时肝脏体积减小 20% 左右。肝体积缩小、转氨酶水平降低间接反映了肝脂肪化及炎症程度的下降，但其中有 6 例出现血清乳酸升高，且有 1 例超出正常范围（> 2 mmol/L）。尽管由于二甲双胍半衰期较短、对肝脏代谢影响较小，且试验样本量小、治疗持续时间短，目前尚无发生乳酸酸中毒的报道，但对于 NAFLD 伴有肝功能损害的患者，服药期间应密切监测其血中的乳酸盐浓度。有学者用二甲双胍治疗 NASH 的结果显示，其可以减轻 NASH 大鼠肝脂肪变性程度、肝脏炎症和纤维化评分，并可以使肝脏重量和腹腔内脏脂肪含量分别减少 7% 和 13%。在血清学方面，发现二甲双胍干预可以降低 AST、TG。

（4）调整血脂紊乱：据统计，20%～81% 的 NASH 患者同时合并有高脂血症，而并存的血脂紊乱又是 NAFLD 进展以及发生心脑血管事件的重要危险因素。但由于许多降血脂药可促使血脂更集中于肝脏进行代谢，反而可能促进脂质在肝内的蓄积，并进一步损害肝功能。因此，对 NASH 患者是否应用降血脂药物仍有争论。目前临床上用于高脂血症性脂肪肝的降血脂药物有以下三类。

①苯氧乙酸类药物：该类药物可促进脂肪酶的活性，降低造模大鼠肝脏中的三酰甘油含量。但实验研究发现，苯扎贝特并不能减轻高脂饮食饲养大鼠脂肪肝的程度，部分大鼠

肝内脂质含量甚至呈增加趋势。

NASH 患者在应用氯贝丁酯（2 g/d）治疗 1 年后，其肝功能检查、脂肪化程度、炎症或纤维化均无明显变化。最近，有学者应用吉非罗齐治疗 46 例 NASH 患者，发现血清转氨酶水平明显下降，并可增加三酰甘油排泄、减少脂肪组织动员从而改善肝内脂肪积聚。

②HMG-CoA 还原酶抑制剂：包括洛伐他丁、辛伐他丁、普伐他丁、氟伐他丁等。该类药物能抑制肝内胆固醇的合成，对血浆三酰甘油也有一定降低作用，其中普伐他汀可显著降低高脂饮食饲养家兔的血脂水平，使肝内的脂肪沉积得到改善，但光镜下未见肝组织脂肪变程度下降。尽管大多降血脂药物具有肝毒性，如可导致胆汁淤积、黄疸、药物性肝炎、肝硬化或急性肝功能衰竭等，但 Keith 认为，降血脂药所引起的血清转氨酶升高是血清胆固醇下降所致的药效学特征，而非药物的毒性作用，且持续应用一段时间后多可恢复正常。因此，目前认为不伴有高脂血症的 NAFLD，原则上不用降血脂药物，伴有高脂血症者在综合治疗的基础上可应用降血脂药物，但需适当减量和监测肝功能，必要时联用保肝药物。

③丙丁酚：是一种降血脂药物，同时具有抗氧化和延迟动脉粥样硬化的作用，目前被认为是抗动脉粥样硬化最有希望的药物。其药理作用机制是：抑制 HMG-CoA 还原酶活性，使胆固醇生成减少；增加肝脏表面的 VLDL 受体数量，使 VLDL 清除增加；降低 HDL 含量，使其颗粒变小，但数目不减少，从而有利于发挥其转运功能；抑制氧自由基对 LDL 的修饰作用，从而抑制其致动脉粥样硬化作用；可以抑制泡沫细胞的形成，并进一步延迟动脉粥样硬化的形成。最近 Merat 等用普罗布考治疗 17 例经肝活检证实的 NASH 患者（500 mg/次，每日 1 次），疗程 6 个月，试验结束后发现患者的转氨酶水平明显降低，ALT 从治疗前的 93.5 U/L 降到 41.8 U/L，AST 从治疗前的 80.4 U/L 恢复到 35.9 U/L。此外发现其还可以降低血清胆固醇水平。随后有学者进行了一个随机对照双盲的临床试验，共纳入 30 例患者，其中普罗布考治疗组 20 例，对照组 10 例，试验结束所得结果与原先结果基本一致，提示普罗布考是 NASH 治疗非常有希望的一个药物。

2. 阻止慢性肝病进展

尽管肥胖、2 型糖尿病、高脂血症与脂肪肝关系密切，通过治疗上述基础疾病有助于阻止 NAFLD 的进展。但快速减肥有时反而导致肝内炎症、坏死和纤维化加剧，而单纯依靠控制血脂和血糖等措施亦很难逆转 NAFLD。因此，对于合并肝损害的 NAFLD 病例（主要为 NASH），必须在综合治疗基础上加用去脂保肝抗氧化类药物，以阻止慢性肝病进展。此外，对于不能减重或不能长期维持体重减轻的大多数肥胖者以及缺乏相关危险因素的 NAFLD 病例，针对肝病的药物治疗可能特别重要。

（1）减少肝脏脂质沉积：脂质代谢障碍引起大量脂肪积聚于肝脏，当超过肝脏的代谢能力时引起肝脂肪变，这是脂肪肝形成的"第一次打击"，脂肪变性的肝脏可给活性氧 / 脂质过氧化提供足够的反应底物，因此脂肪肝较正常肝脏更易发生脂质过氧化损伤，而通过熊去氧胆酸（ursodeoxy cholicalid，UDCA）等药物减少肝脏脂质含量可能有助于 NAFLD

的防治。

UDCA 是鹅脱氧胆酸的异构体，可改善胆流、增加胆汁中脂质的分泌、稳定细胞膜、保护肝细胞功能、抗凋亡及调节免疫。应用 UDCA ［10 mg/（kg·d）］治疗 13 例 NASH 患者 6 个月，结果发现肝功能酶学指标及肝脂肪化程度较氯贝丁酯对照组（n = 13）明显改善。而 31 例转氨酶异常、B 超示"明亮肝"的肥胖儿童应用 UDCA 联合饮食控制的疗效并不优于单纯节食组。最近，Lindor 和 UDCA/NASH 研究会用 UDCA 干预 NASH，同时设立安慰剂对照组，在为期两年的时间里共有 168 位患者进行试验，所有患者均经肝活检证实肝脏脂肪变程度大于 10% 且具有炎症，UDCA 的给药剂量为 13 ~ 15 mg/（kg·d），共有 109 位患者完成治疗，其结果显示与安慰剂相比，UDCA 并不能够使 NASH 患者受益。

（2）抗氧化剂：如前所述，只有部分单纯性脂肪肝可发生炎症、坏死及纤维化，故认为在脂肪肝发展过程中存在"第二次打击"氧化应激及脂质过氧化。脂质过氧化可直接损伤肝细胞膜，且可促进肝纤维化的形成，因此抑制氧应激及脂质过氧化可阻止 NASH 的进展。

①维生素类：维生素 A、C、E 及 β–胡萝卜素均为抗氧化剂，可抑制脂质过氧化、参与肝脂肪代谢、保护肝细胞、阻止单核细胞和（或）库普弗细胞过度表达 TNF-α、IL-1、IL-6、IL-8 及肝胶原蛋白 α_1。Strauss 等研究发现，肥胖儿童血中维生素 E、β–胡萝卜素水平明显低于正常体重儿童。因此，补充维生素 A、C、E 及 β–胡萝卜素似有助于 NASH 的治疗。给 12 例肝活检证实为 NASH 的患者应用维生素 E 治疗 1 年后发现在血清转氨酶、肝组织学明显改善的同时，血清转化生长因子 β 显著降低，说明维生素 E 还可抑制肝纤维化。而 11 例 NASH 儿童在补充维生素 E 后虽然肝功能指标有所改善，但 B 超示肝组织学无明显变化，且在停药后转氨酶反跳至治疗前水平。另外，维生素 A、E 均属于脂溶性维生素，大剂量补充易产生蓄积中毒而加重肝损害。因此，对于这些抗氧化类维生素的疗效及安全性，尚需进一步观察。

②还原型谷胱甘肽及其前体物质：还原型谷胱甘肽（GSH）是由谷氨酸、半胱氨酸和甘氨酸组成的三肽，可对抗自由基的攻击、抗脂质过氧化、保护肝细胞膜；恢复肝脏内各种酶的活性；保护机体免受外源性有毒物质的损害；促进肝脏的合成功能；激活胆酸活性，促进胆酸的排泄。因此，可用于各种原因所致的肝损伤，包括脂肪肝、脂肪性肝炎等的治疗。

N-乙酰半胱氨酸（N-acetylcysteine，NAC）是 GSH 的前体物质，可增加肝细胞内 GSH 含量，从而起到抗氧化、保护肝细胞膜的作用。Gulbahar 等给 11 个 NASH 患者应用 N-乙酰半胱氨酸治疗 3 个月可明显改善血清转氨酶水平，但由于未行肝活检，故尚不了解 NAC 对肝组织学的影响。

磷脂酰胆碱（必需磷脂）是细胞膜的重要组成部分，其含量及比例决定了细胞膜的稳定性，且可修复已损伤的肝细胞膜。胆碱、蛋氨酸、S-腺苷蛋氨酸为形成卵磷脂的重要物质，且可参与脂蛋白代谢，肝内脂肪酸氧化，促进 GSH、牛磺酸、半胱氨酸、辅酶 A 的合

效应细胞因子的表达，在 NASH 的治疗中有效。我们的动物实验结果也提示该药对 NASH 效果比较理想。这提示己酮可可碱可能会成为 NASH 治疗的一个新希望。

3. 肝移植治疗终末期肝病

当 NASH 发展至肝硬化时，治疗措施同其他原因性肝硬化。对于终末期失代偿性肝硬化患者进行原位肝移植是唯一可行的方法，但临床发现 NASH 患者在移植后又发生肝脂肪变，部分甚至出现 NASH 复发。其原因仍不明确，考虑是由于持续性高三酰甘油血症、糖尿病及应用类固醇皮质激素治疗等引起。

（丁　信）

第九节　门静脉高压症

门静脉高压症是由不同原因所致肝硬化及一些非肝硬化病因造成的门静脉系统回流受阻、内脏血流量增加、内脏血管床扩张、血流淤滞使门静脉压力超过正常范围 [1.27 ~ 2.35 kPa（13 ~ 24 cmH$_2$O），一般可为 2.942 ~ 4.903 kPa（30 ~ 50 cmH$_2$O）] 而表现出来的一组综合征，临床上主要表现为门体循环间侧支循环大量开放形成静脉曲张、腹水、脾肿大、脾功能亢进，最主要的并发症是食管胃底静脉曲张破裂出血，常因此导致患者死亡，这也是目前外科治疗门脉高压症重点要解决的问题。

造成门静脉高压症患者食管胃底静脉曲张破裂出血的因素是多方面的，既与门脉压力升高的程度有关，也与反流性食管炎等因素有关，目前尚不能准确预测哪部分患者将发生曲张静脉破裂出血，但普遍认为门静脉压力低于 2.452 kPa（25 cmH$_2$O）时一般不会发生曲张静脉破裂出血。另有研究表明，门静脉与腔静脉系统压力梯度低于 1.6 kPa（12 mmHg）时，不会形成食管胃底静脉曲张；即使压力梯度高于 1.6 kPa（12 mmHg）时，这种压力梯度与食管胃底静脉曲张的形成和破裂出血之间也没有很强的相关性。

一、肝硬化门静脉高压症

（一）病因及分类

按门静脉血流受阻部位不同，门静脉高压症可分为肝前型、肝内型和肝后型 3 类。肝内型在我国最常见，占 95% 以上。在肝内型，按病理形态的不同又可分为窦前阻塞、肝窦和窦后阻塞 3 种。窦前型及窦后型梗阻可以发生在肝内或肝外。这种分类方法的实用价值在于将非肝硬化性门脉高压症（窦前型）与肝细胞损害造成的门脉高压症（窦型和窦后型）区别开来。

1. 肝前型

肝前型主要病因是门静脉主干的血栓形成（或同时有脾静脉血栓形成存在），在儿童约占 50%，这种肝前阻塞同样使门静脉系的血流受阻，门静脉压增高。

（1）腹腔内的感染，如阑尾炎、胆囊炎等或门静脉、脾静脉附近的创伤都可引起门静脉主干的血栓形成。门静脉血栓形成后，在肝门区形成大量侧支循环血管丛，加之门静脉主干内的血栓机化、再通，状如海绵，因而称为门静脉海绵样变。

（2）先天性畸形，如门静脉主干的闭锁、狭窄或海绵窦样病变，也是肝前型门静脉高压症的常见病因。

（3）单纯脾静脉血栓形成常继发于胰腺炎症或肿瘤，结果是胃脾区的静脉压力增高，而此时肠系膜上静脉和门静脉压力正常，左侧胃网膜静脉成为主要侧支血管，胃底静脉曲张较食管下段静脉曲张更为显著，单纯脾切除即可消除门静脉高压，这是一种特殊类型的门静脉高压症，称为左侧门静脉高压症。

这种肝外门静脉阻塞的患者，肝功能多正常或轻度损害，预后较肝内型好。在成年人，最常见的原因是恶性肿瘤引起的门静脉内血栓形成，其他引起门静脉内血栓形成的原因有，红细胞增多症、胰腺炎、门脉周围淋巴结病。这种患者直接门静脉压升高，而肝静脉楔压正常，肝实质无损害。另外由于凝血机制未受损害，这种患者如发生食管静脉曲张破裂出血，往往可以通过非手术治疗得到控制。

2. 肝后型

肝后型是由于肝静脉和（或）其开口及肝后段下腔静脉阻塞性病变引起的，其典型代表就是巴德 - 吉利亚综合征，这是由肝静脉、下腔静脉直至下腔静脉汇入右心房处任何水平的梗阻引起的一组症候群。其病因不明，但往往与肾上腺和肾肿瘤、创伤、妊娠、口服避孕药、肝细胞瘤、静脉阻塞性疾病、急性酒精性肝炎及肝静脉内膜网状组织形成有关。临床上首先表现为腹水，伴有轻度肝功能异常。由于肝尾叶静脉多独立于肝内其他静脉汇入下腔静脉，病变往往不累及此静脉，所以肝扫描仅见肝尾叶放射性密集。血管造影可以发现肝静脉或下腔静脉内血栓。肝活检表现为特征性的中央静脉扩张伴小叶中心性坏死。

3. 肝内型

肝内型包括窦前、肝窦和窦后阻塞 3 种。

（1）肝内窦前性梗阻：①最主要的病因是血吸虫病（世界范围内门脉高压症最常见的病因）。血吸虫病患者血吸虫卵沉积在肝内门静脉，引起门静脉壁肉芽肿性炎症反应，进而发生纤维化及瘢痕化，最终导致终末门静脉梗阻。而患有骨髓增殖性疾病时，原始细胞物质在门静脉区的沉积也可以造成窦前型门脉高压症。也表现为直接门静脉压升高，肝静脉楔压正常，肝实质无损害。食管静脉曲张破裂出血，也往往可以通过非手术治疗得到控制。②造成窦前型门脉高压症的另一个常见原因是先天性肝纤维化，这是由于广泛浓密的纤维索条包绕、压迫门静脉，导致其梗阻造成的。③慢性的氯乙烯和砷化物中毒也可以引起肝内门静脉纤维化、肉芽肿形成，压迫门静脉，导致窦前性梗阻。④原发性胆汁性肝硬化在形成再生结节以前，也是由肝内门静脉纤维化造成的窦前型梗阻。

（2）肝内窦型梗阻：肝内窦型梗阻往往是由乙型、丙型病毒性肝炎和急性酒精中毒引起的肝硬化发展而来，一般不仅仅是窦型梗阻，多表现为窦前型、窦型、窦后型的复合型梗阻，只是为区别于单独的窦前型梗阻和窦后型梗阻而称之为窦型梗阻。主要病变是肝小叶内纤维组织增生和肝细胞再生。由于增生纤维索和再生肝细胞结节（假小叶）的挤压，使肝小叶内肝窦变或闭塞，以致门静脉血不易流入肝小叶的中央静脉或小叶下静脉，血流淤滞，门静脉压就增高。又由于很多肝小叶内的肝窦变窄或闭塞，导致部分压力高的肝动脉血流经肝小叶间汇管区的动静脉交通支而直接反注入压力低的门静脉小分支，使门静脉压增高。由于患者往往表现为不同程度的肝损害及凝血机制障碍，食管静脉曲张破裂出血，故一般较难通过非手术治疗控制。

（3）肝内窦后型梗阻：肝内窦后型梗阻往往不是一个独立的现象，其处理也往往很困难。其病因包括酒精性和坏死后性肝硬化及血红蛋白沉着症。病理表现主要是酒精性肝炎引起中心玻璃样硬化及再生节压迫肝实质导致小叶内肝小静脉消失。

另外，肝内淋巴管网同样可被增生纤维索和再生肝细胞结节压迫而扭曲、狭窄，导致肝内淋巴回流受阻。肝内淋巴管网的压力显著增高，这对门静脉压的增高也有影响。

（二）病理

门静脉高压症形成后，可以发生下列病理变化。

1. 脾肿大、脾功能亢进

门静脉系压力增高，加之其本身无静脉瓣，血流淤滞，可出现充血性脾肿大。长期的脾窦充血引起脾内纤维组织增生和脾组织再生继而发生不同程度的脾功能亢进。长期的充血还可引起脾周围炎，发生脾与膈肌间的广泛粘连和侧支血管形成。

2. 交通支扩张

由于正常的肝内门静脉通路受阻，门静脉又无瓣膜，为了疏通淤滞的门静脉血到体循环去，门静脉系和腔静脉系间存在的上述4个交通支（胃底、食管下段交通支，直肠下端、肛管交通支，前腹壁交通支，腹膜后交通支）大量开放，并扩张、扭曲形成静脉曲张。临床上特别重要的是胃冠状静脉、胃短静脉与奇静脉分支间的交通支，也就是食管胃底静脉丛的曲张。它离门静脉和腔静脉主干最近，压力差最大，因而受门静脉高压的影响也最早、最显著。由于静脉曲张导致黏膜变薄所以易被粗糙食物所损伤；又由于胃液反流入食管，腐蚀已变薄的黏膜；特别在恶心、呕吐、咳嗽等使腹腔内压突然升高，门静脉压也随之突然升高时，就有可能引起曲张静脉的突然破裂，导致急性大出血。其他交通支也可以发生扩张，如直肠上、下静脉丛的扩张可以引起继发性痔；脐旁静脉与腹上、下深静脉交通支的扩张，可以引起腹壁脐周静脉曲张，所谓海蛇头症；腹膜后静脉丛也明显扩张、充血。

3. 腹水

门静脉压力升高，使门静脉系统毛细血管床的滤过压增加，组织液吸收减少并漏入腹腔而形成腹水。特别在肝窦和窦后阻塞时，肝内淋巴液产生增多，而输出不畅，因而促使大量肝内淋巴自肝包膜表面漏入腹腔，是形成腹水的另一原因。但造成腹水的主要原因还是肝损害，血浆清蛋白的合成减少，引起血浆胶体渗透压降低，而促使血浆外渗。肝损害时，肾上腺皮质的醛固酮和垂体后叶的抗利尿激素在肝内分解减少，血内水平升高，促进肾小管对钠和水的再吸收，因而引起钠和水的潴留。以上多种因素的综合，就会形成腹水。

4. 门静脉高压性胃病

约20%的门静脉高压症患者并发门静脉高压性胃病，并且占门静脉高压症上消化道出血的5%。在门静脉高压时，胃壁瘀血、水肿，胃黏膜下层的动-静脉交通支广泛开放，胃黏膜微循环发生障碍，导致胃黏膜防御屏障的破坏，形成门静脉高压性胃病。

5. 肝性脑病

门静脉高压症是由于自身门体血流短路或手术分流，造成大量门静脉血流绕过肝细胞或因肝实质细胞功能严重受损，导致有毒物质（如氨、硫醇和 γ-氨基丁酸）不能代谢与解毒而直接进入人体循环，从而对脑产生毒性作用并出现精神神经综合征，称为肝性脑病，或称门体性脑病。门静脉高压症患者自然发展成为肝性脑病的不到10%，常因胃肠道出血、感染、过量摄入蛋白质、镇静药、利尿药而诱发。

（三）临床表现

门静脉高压症多见于中年男子，病情发展缓慢。症状因病因不同而有所差异，但主要是脾肿大和脾功能亢进、呕血或黑便、腹水。

1. 脾肿大和脾功能亢进

所有患者都有不同程度的脾肿大，大者脾可达盆腔。巨型脾肿大在血吸虫病性肝硬化中尤为多见。早期，脾质软、活动；晚期，由于纤维组织增生而脾的质地变硬，如脾周围发生粘连可使其活动度减少。脾肿大常伴有脾功能亢进，白细胞计数降至 3×10^9/L 以下，血小板计数减少至 $(70 \sim 80) \times 10^9$/L，逐渐出现贫血。

2. 食管静脉曲张、破裂出血

呕血和（或）黑便，半数患者有呕血或黑便史，出血量大且急。由于肝损害使凝血酶原合成发生障碍，又由于脾功能亢进使血小板减少，以致出血不易自止。患者耐受出血能力远较正常人差，约25%患者在第1次大出血时可直接因失血引起严重休克或因肝组织严重缺氧引起肝急性衰竭而死亡。由于大出血引起肝组织严重缺氧，容易导致肝性脑病。部分患者出血虽然自止，但常又复发，约半数患者在第1次出血后1～2年可再次大出血。

3. 腹水

约1/3患者有腹水，腹水是肝损害的表现。大出血后，往往因缺氧而加重肝组织损害，常引起或加剧腹水的形成。有些"顽固性腹水"很难消退。此外，部分患者还有黄疸、肝大等症状。

体检时如能触及脾，就可能提示有门静脉高压。如有黄疸、腹水和前腹壁静脉曲张等体征，表示门静脉高压严重。如果能触到质地较硬、边缘较钝而不规整的肝脏，肝硬化的诊断即能成立，但有时肝硬化缩小而难以触及。还可有慢性肝病的其他征象，如蜘蛛痣、肝掌、男性乳房发育、睾丸萎缩等。

（四）诊断及鉴别诊断

根据病史（肝炎或血吸虫）和 3 个主要临床表现：脾肿大和脾功能亢进，呕血或黑便及腹水，一般诊断并不困难。但由于个体反应的差异和病程的不同，实验室检查和其他辅助检查有助于确定诊断。下列辅助检查有助于诊断。

1. 血液学检查

脾功能亢进时，血细胞计数减少，以白细胞和血小板计数减少最为明显。出血、营养不良、溶血或骨髓抑制都可以引起贫血。

2. 肝功能检查

肝功能检查结果常为血浆清蛋白降低而球蛋白增高，清蛋白、球蛋白比例倒置。由于许多凝血因子在肝合成，加上慢性肝病患者有原发性纤维蛋白溶解，所以凝血酶原时间可以延长。天冬氨酸转氨酶和丙氨酸转氨酶超过正常值的 3 倍，表示有明显肝细胞坏死。碱性磷酸酶和 γ - 谷氨酸转肽酶显著增高，表示有淤胆。在没有输血因素影响的情况下，血清总胆红素超过 51 μmol/L（3 mg/dL），血浆清蛋白低于 30 g/L，说明肝功能严重失代偿。

肝功能检查并进行分级，可评价肝硬化的程度和肝储备功能，还应做乙型肝炎病原免疫学和甲胎蛋白检查。肝炎后肝硬化患者，HBV 或 HCV 常为阳性。

3. B 超检查

B 超检查可以帮助了解肝硬化的程度、脾是否增大、有无腹水及门静脉内有无血栓等。门静脉高压时，门静脉内径通常不小于 1.3 cm，半数以上患者肠系膜上静脉和脾静脉内径不小于 1.0 cm。通过彩色多普勒超声测定门静脉血流量是向肝血流还是逆肝血流，对确定手术方案有重要参考价值。Child 肝功能分级 ABC；血清胆红素（μmol/L）低于 34.2、34.2 ~ 51.3、超过 51.3；血浆清蛋白（g/L）高于 35，30 ~ 35、低于 30；腹水无、易控制、难控制；肝性脑病无、轻昏迷、重昏迷；营养状态优、良、差。

4. 食管钡剂 X 线造影检查

在食管为钡剂充盈时，曲张的静脉使食管的轮廓呈虫蚀状改变；排空时，曲张的静脉表现为蚯蚓样或串珠状负影，阳性发现率为 70% ~ 80%。

5. 腹腔动脉造影的静脉相或直接肝静脉造影

腹腔动脉造影的静脉相或直接肝静脉造影可以使门静脉系统和肝静脉显影，确定静脉受阻部位及侧支回流情况，对于预备和选择分流手术术式等有参考价值。

6. 胃镜检查

胃镜检查能直接观察到曲张静脉情况及是否有胃黏膜病变或溃疡等，并可拍照或录影。

7. CT、MRI 扫描和门静脉造影

如病情需要，患者经济情况许可，可选择 CT、MRI 和门静脉造影检查。

（1）螺旋 CT 扫描：可用于测定肝的体积，肝硬化时肝体积明显缩小，如小于 750 cm^3，分流术后肝性脑病发生率比肝体积大于 750 cm^3 者高 4.5 倍。

（2）MRI 扫描：不仅可以重建门静脉、准确测定门静脉血流方向及血流量，还可将门静脉高压患者的脑生化成分做出曲线并进行分析，为制定手术方案提供依据。

（3）门静脉造影及压力测定：经皮肝穿刺门静脉造影，可以确切地了解门静脉及其分支情况，特别是胃冠状静脉的形态学变化，并可直接测定门静脉压。经颈内静脉或股静脉穿刺，将导管置入肝静脉测定肝静脉楔入压（WHVP），同时测定下腔静脉压（IVP），计算肝静脉压力梯度（HVPG）。由于肝窦和门静脉均无瓣膜，因此肝静脉 WHVP 可以较准确地反映门静脉压，而 HVPG 则反映门静脉灌注压。

当急性大出血时，应与胃十二指肠溃疡大出血等鉴别。

（五）治疗

治疗门静脉高压症，主要是针对门静脉高压症的并发症进行治疗。

1. 非外科治疗

肝硬化患者中仅有 40% 出现食管胃底静脉曲张，而有食管胃底静脉曲张的患者中有 50% ~ 60% 并发大出血。这说明有食管胃底静脉曲张的患者不一定发生大出血。临床上还看到，本来不出血的患者，在经过预防性手术后反而引起大出血。尤其鉴于肝炎后肝硬化患者的肝损害多较严重，任何一种手术对患者来说都有伤害，甚至引起肝衰竭。因此，对有食管胃底静脉曲张但并没有出血的患者，不宜做预防性手术，重点是内科的护肝治疗。外科治疗的主要目的在于紧急制止食管胃底静脉曲张破裂所致的大出血，而决定食管胃底曲张静脉破裂出血的治疗方案，要依据门静脉高压症的病因、肝功能储备、门静脉系统主要血管的可利用情况和医师的操作技能及经验。评价肝功能储备，可预测手术的后果和非手术患者的长期预后。目前常用 Child 肝功能分级来评价肝功能储备。ChildA 级、B 级和 C 级患者的手术病死率分别为 0 ~ 5%、10% ~ 15% 和超过 25%。

（1）非手术治疗的禁忌证和适应证：①对于有黄疸、大量腹水、肝严重受损的患者发生大出血，如果进行外科手术，病死率可为 60% ~ 70%。对这类患者应尽量采用非手术疗法。②上消化道大出血一时不能明确诊断者，要一边进行积极抢救，一边进行必要的检查，以明确诊断。③作为手术前的准备工作。食管胃底静脉曲张破裂出血，尤其是对肝功能储备 ChildC 级的患者，尽可能采用非手术治疗。

（2）初步处理：①输血、输液、防止休克，严密观测血压、脉搏变化。如果收缩压低于 10.7 kPa（80 mmHg），估计失血量以达 800 mL 以上，应立即快速输血。适当地输血是必要的，但切忌过量输血，更不能出多少输多少，绝不能认为输血越多越好，因为过多过快地输血，使血压迅速恢复到出血前水平，常可使因低血压已暂时停止出血的曲张静脉再次出血。必要时可输入新鲜冷冻血浆、血小板，但应避免使用盐溶液，这是因为肝硬化患者多表现为高醛固酮血症，水盐代谢紊乱，盐溶液的输入可以促进腹水的产生。患者如在加强监护病房（ICU）监护及处理，必要时放置 Swan-Ganz 管，以监测患者的循环状态，指导输液。②血管升压素，可使内脏小动脉收缩，血流量减少，从而减少了门静脉血的回流量，短暂降低门静脉压，使曲张静脉破裂处形成血栓，达到止血作用。常用剂量，每分钟 0.2 ~ 0.4 U 持续静脉滴注，出血停止后减至每分钟 0.1 U，维持 24 h。使门静脉压力下降约 35%，一半以上的患者可控制出血。对高血压和有冠状血管供血不足的患者不适用。如必要，可联合应用硝酸甘油以减轻血管升压素的不良反应。特利加压素的不良反应较轻，近年来较多采用。生长抑素能选择性地减少内脏血流量，尤其是门静脉系的血流量，从而降低门静脉压力，有效地控制食管胃底曲张静脉破裂大出血，而对心排血量及血压则无明显影响。首次剂量为 250μg 静脉冲击注射，以后每小时 250μg 持续滴注，可连续用药 3 ~ 5 d。生长抑素的止血率（80% ~ 90%）远高于血管升压素（40% ~ 50%），不良反应较少，是目前治疗食管胃底静脉破裂出血的首选药物。③三腔管压迫止血，原理是利用充气的气囊分别压迫胃底和食管下段的曲张静脉，以达止血目的。通常用于对血管升压素或内镜治疗食管胃底曲张静脉出血无效的患者。该管有三腔，一通圆形气囊，充气 150 ~ 200 mL 后压迫胃底；一通椭圆形气囊。充气 100 ~ 150 mL 后压迫食管下段；一通胃腔，经此腔可行吸引、冲洗和注入止血药。Minnesota 管还有第 4 个腔，用以吸引充气气囊以上口咽部的分泌物。

三腔管压迫止血法：先将 2 个气囊各充气约 150 mL，气囊充盈后，应是膨胀均匀，弹性良好。将气囊置于水下，证实无漏气后，即抽空气囊，涂上液状石蜡，从患者鼻孔缓慢地把管送入胃内；边插边让患者做吞咽动作，直至管已插入 50 ~ 60 cm，抽到胃内容物为止。先向胃气囊充气 150 ~ 200 mL 后，将管向外提拉，感到管子不能再被拉出并有轻度弹力时予以固定，或利用滑车装置，在管端悬以重量约 0.5 kg 的物品，做牵引压迫。接着观察止血效果，如仍有出血，再向食管气囊注气 100 ~ 150 mL［压力 1.3 ~ 5.3 kPa（10 ~ 40 mmHg）］。放置三腔管后，应抽除胃内容物，并用生理盐水反复灌洗，观察胃内有无鲜血吸出。

如能清除胃内积血及血凝块，则可利于早期的内镜检查和采取进一步的止血治疗。如无鲜血，同时脉搏、血压渐趋稳定，说明出血已基本控制。有人认为洗胃时加用冰水或血管收缩药有利于止血，但近来普遍认为这并不能起到止血作用。

三腔管压迫可使 80% 的食管胃底曲张静脉出血得到控制，但约一半的患者排空气囊后又立即再次出血。再者，即使技术熟练的医师使用气囊压迫装置，其并发症的发生率也有 10% ~ 20%，并发症包括吸入性肺炎、食管破裂及窒息。故应用三腔管压迫止血的患者，应放在监护室里监护，要注意下列事项：患者应侧卧或头部侧转，便于吐出唾液，吸尽患者咽喉部分泌物，以防发生吸入性肺炎；要严密观察，谨防气囊上滑堵塞咽喉引起窒息；三腔管一般放置 24 h，如出血停止，可先排空食管气囊，后排空胃气囊，再观察 12 ~ 24 h，如确已止血，才将管慢慢拉出。放置三腔管的时间不宜持续超过 5 d，否则，可使食管或胃底膜因受压迫太久而发生溃烂、坏死、食管破裂。因此，每隔 12 h 应将气囊放空 10 ~ 20 min；如有出血即再充气压迫。

（3）内镜治疗：经纤维内镜将硬化剂（国内多选用鱼肝油酸钠）直接注射到曲张静脉腔内，使曲张静脉闭塞，其黏膜下组织硬化，以治疗食管静脉曲张出血和预防再出血。纤维内镜检查时可以见到不同程度的食管静脉曲张。曲张静脉表面黏膜极薄，有多个糜烂点处极易发生破裂大出血。硬化剂的注射可在急性出血期或在出血停止后 2 ~ 3 d 内进行。注射后如出血未止，24 h 内可再次注射。注射疗法只有短暂的止血效果，近期效果虽较满意，但再出血率较高，可高达 45%，且多发生在治疗后 2 个月内。对于急性出血的疗效与药物治疗相似，长期疗效优于血管升压素和生长抑素。主要并发症是食管溃疡、狭窄或穿孔。食管穿孔是最严重的并发症，虽然发生率仅 1%，但病死率却高达 50%。比硬化剂注射疗法操作相对简单和安全的是经内镜食管曲张静脉套扎术。方法是经内镜将要结扎的曲张静脉吸入到结扎器中，用橡皮圈套扎在曲张静脉基底部。最近发现，此法治疗后近期再出血率也较高。硬化剂注射疗法和套扎术对胃底曲张静脉破裂出血无效。

（4）经颈静脉肝内门体分流术：经颈静脉肝内门体分流术（TIPS）是采用介入放射方法，经颈静脉途径在肝内肝静脉与门静脉主要分支间建立通道，置入支架以实现门体分流，展开后的支架口径通常为 7 ~ 10 mm。TIPS 实际上与门静脉 – 下腔静脉侧 – 侧吻合术相似，只是操作较后者更容易、更安全，能显著地降低门静脉压，控制出血，特别对顽固性腹水的消失有较好的效果。TIPS 适用于食管胃底曲张静脉破裂出血经药物和内镜治疗无效，肝功能失代偿（ChildC 级）不宜行急诊门体分流手术的患者。TIPS 最早用于控制食管胃底曲张静脉破裂出血和防止复发出血。特别适用于出血等待肝移植的患者。

TIPS 的绝对禁忌证包括右心衰竭中心静脉压升高、严重的肝衰竭、没有控制的肝性脑病、全身细菌或真菌感染及多囊肝。TIPS 的相对禁忌证包括肝肿瘤和门静脉血栓。

对于经内镜硬化或结扎治疗效果不满意，肝功能储备较差（ChildB 或 C 患者）或不能耐受手术治疗的患者，可采用 TIPS 治疗。TIPS 治疗的目的是：控制出血和作为将来肝移植的过渡治疗。

TIPS 用于控制出血的目的主要是改善患者的生存质量，对于延长生存期并没有帮助。其存在的问题主要是再出血率较高，原因主要是支架管堵塞或严重的狭窄。TIPS1 年内支架狭窄和闭塞发生率高达 50%。为什么在有些患者支架管可长期保持通畅，而在有些患者很快堵塞？因此，研究方向主要是如何改进支架管及放置技术，保证其长期通畅。

对于适合进行肝移植的患者，作为过渡性治疗方法，TIPS 可以使患者有机会等待供体，同时由于降低了门脉压力可减少肝移植术中出血。但为这部分患者进行 TIPS，技术要求更高，应当保证支架管位于肝实质内，避免其迷走进入肝上下腔静脉、门静脉甚至肠系膜上静脉内，否则将对日后的肝移植带来很大的困难。

2. 手术疗法

对于没有黄疸和明显腹水的患者（ChildA、B 级）发生大出血，应争取及时手术；或经非手术治疗 24 ~ 48 h 无效者即行手术。因为，食管胃底曲张静脉一旦破裂引起出血，就会反复出血，而每次出血必将给肝带来损害。积极采取手术止血，不但可以防止再出血，而且是预防肝性脑病的有效措施。可在食管胃底曲张静脉破裂出血时急诊施行，也可为预防再出血择期手术。手术治疗可分为分流术和断流术，目前仍是国内治疗门静脉高压症最为常用和经典的 2 种手术方法。通过各种不同的分流手术，以降低门静脉压力；通过阻断门奇静脉间的反常血流，从而达到止血目的。

（1）门体分流术：门体分流术可分为非选择性分流、选择性分流和限制性分流 3 类。

①非选择性门体分流术：是将入肝的门静脉血完全转流入体循环，代表术式是门静脉与下腔静脉端侧分流术，将门静脉肝端结扎，防止发生离肝门静脉血流；门静脉与下腔静脉侧侧分流术是离肝门静脉血流一并转流入下腔静脉，降低肝窦压力，有利于控制腹水形成。

采用非选择性门体分流术治疗食管胃底曲张静脉破裂出血效果好，但肝性脑病发生率为 30%～50%，易形成肝衰竭。由于破坏了第一肝门的结构，给日后肝移植造成了困难。

非选择性门体分流术还包括肠系膜上静脉与下腔静脉"桥式"（H 形）分流术和中心性脾 - 肾静脉分流术（切除脾，将脾静脉近端与左肾静脉端侧吻合）等，但术后血栓形成发生率高。上述任何一种分流术，虽然一方面降低了门静脉的压力，但另一方面也会影响门静脉血向肝的灌注，术后肝性脑病的发生率仍达 10% 左右。现已明确，肝性脑病与血液中氨、硫醇和 γ - 氨基丁酸等毒性物质升高有关。例如，分流术后由于肠道内的氨（蛋白质的代谢产物）被吸收后部分或全部不再通过肝进行解毒、转化为尿素，而直接进入血液循环，影响大脑的能量代谢，从而引起肝性脑病，且病死率高。

②选择性分流术：选择性门体分流术旨在保存门静脉的入肝血流，同时降低食管胃底曲张静脉的压力，以预防或治疗出血。

以远端脾 - 肾静脉分流术为代表，即将脾静脉远端与左肾静脉进行端侧吻合，同时离断门 - 奇静脉侧支，包括胃冠状静脉和胃网膜静脉。但国内外大量临床应用结果表明这种术式的治疗之良好效果难以被重复，故已极少应用。并且有大量腹水及脾静脉口径较小的患者，一般不选择这一术式。

③限制性门体分流术：目的是充分降低门静脉压力，制止食管胃底曲张静脉出血，同时保证部分入肝血流。代表术式是限制性门 - 腔静脉分流（侧侧吻合口控制在 10 mm）和门 - 腔静脉"桥式"（H 形）分流（桥式人造血管口径为 8～10 mm）。前者随着时间的延长，吻合口径可扩大，如同非选择性门体分流术；后者，近期可能形成血栓，需要取出血栓或溶栓治疗。

附加限制环、肝动脉强化灌注的限制性门腔静脉侧侧分流术是限制性门体分流术的改进与发展，有保持向肝血流、防止吻合口扩大、降低门静脉压、保肝作用和肝性脑病发生率均较低等多种效果。

（2）断流术：手术阻断门奇静脉间的反常血流，同时切除脾，以达到止血的目的。手术的方式也很多，阻断部位和范围也各不相同，如食管下端横断术、胃底横断术、食管下端胃底切除术及贲门周围血管离断术等。在这些断流术中，食管下端横断术、胃底横断术，阻断门奇静脉间的反常血流不够完全，也不够确切；而食管下端胃底切除术的手术范围大，并发症多，病死率较高。其中以贲门周围血管离断术开展的较为普遍，近期效果不错。这一术式还适合于门静脉循环中没有可供与体静脉吻合的通畅静脉，肝功能差（ChildC 级），既往分流手术和其他非手术疗法失败而又不适合分流手术的患者。在施行此手术时，了解贲门周围血管的局部解剖十分重要。贲门周围血管可分为4组。

①冠状静脉：包括胃支、食管支及高位食管支。胃支较细，沿着胃小弯行走，伴行着胃右动脉。食管支较粗，伴行着胃左动脉，在腹膜后注入脾静脉；其另一端在贲门下方和胃支汇合而进入胃底和食管下段。高位食管支源自冠状静脉食管支的凸起部，距贲门右侧3～4 cm处，沿食管下段右后侧行走，于贲门上方3～4 cm或更高处进入食管肌层。特别需要提出的，有时还出现"异位高位食管支"，它与高位食管支同时存在，起源于冠状静脉主干，也可直接起源于门静脉左干，距贲门右侧更远，在贲门以上5 cm或更高处才进入食管肌层。

②胃短静脉：一般胃3或4支，伴行着胃短动脉，分布于胃底的前后壁，注入脾静脉。

③胃后静脉：起始于胃底后壁，伴着同名动脉下行，注入脾静脉。

④左膈下静脉：可单支或分支进入胃底或食管下段左侧肌层。

门静脉高压症时，上述静脉都显著扩张，高位食管支的直径常为0.6～1.0 cm，彻底切断上述静脉，包括高位食管支或同时存在的异位高位食管支，同时结扎、切断与静脉伴行的同名动脉，才能彻底阻断门奇静脉间的反常血流，达到即刻而确切的止血，这种断流术称为"贲门周围血管离断术"。

贲门周围血管离断术后再出血发生率较高，主要原因有二。首先是由于出血性胃黏膜糜烂引起。这种患者，大多有门静脉高压性胃病。手术后患者处于应激状态，导致胃黏膜的缺血、缺氧、胃黏膜屏障破坏，门静脉高压性胃病加重，发生大出血。对于这一类的出血，原则上采用非手术疗法止血。其次是第1次手术不彻底，遗漏了高位食管支或异位高位食管支，又引起了食管胃底静脉的曲张破裂。对于这种情况要争取早期手术，重新离断遗漏了的高位食管支或异位高位食管支。最重要的是断流后门静脉高压仍存，但交通支出路已断，没有出路，这就必然发生离断后的再粘连、交通血管再生。另外需要指出的是，在选择手术方式时还要考虑到每个患者的具体情况及手术医师的经验和习惯。

（3）分流加断流的联合术：由于分流术和断流术各有特点，治疗效果因人而异，难以判断孰优孰劣。不同学者各有偏好，也存在着争议。近年来，分流加断流的联合术式，如贲门周围血管离断加肠腔静脉侧侧分流术，脾次全切除腹膜后移位加断流术等，正引起人们的浓厚兴趣。初步的实验研究和临床观察显示，联合术式既能保持一定的门静脉压力及门静脉向肝的血供，又能疏通门静脉系统的高血流状态，是一种较理想的治疗门静脉高压症的手术方法。

既往对于术式的改进一直困于在确切止血的基础上尽可能地保留门静脉的向肝血流方面，未能取得突破性的进展。近年来，有学者基于"门脉高压症的本在于肝硬化"的认识，并提出应注意增加肝动脉血流，提高肝供氧量以达到保护肝的目的，为门脉高压症术后肝功能保护提供了一种新的思路。而单纯的分流术或断流术很难满足上述要求，故有关单一术式的研究报道已相对减少，而分流加断流的联合术式正引起人们的浓厚兴趣。常见的术式有贲门周围血管离断加肠腔静脉侧侧分流术、脾次全切除腹膜后移位加断流术、门腔静脉侧分流加肝动脉强化灌注术等。

附加限制环、肝动脉强化灌注的门腔静脉侧侧分流术就是一个很好的开端。通过附加限制环的门腔静脉侧分流，取得理想的门脉减压效果并可防止吻合口扩大；而通过结扎胃左、右动静脉、胃十二指肠动脉和脾动脉（脾切除），使腹腔动脉的全部血流都集中供给肝动脉。这就增加了肝血、氧供给而起到了保肝作用。因此，它在一定程度上克服了传统门腔分流术的不足。它在集分流术和断流术优点的同时，使其对于肝血流动力学的改变趋于合理。通过强化肝动脉血流灌注改善肝血供，利于术后恢复，又不影响肠系膜静脉区向肝血流，相对增加了来自胰腺和胃肠道的营养物质对肝的供给；对肝功能起到一定的维护作用，能明显改善术后肝纤维化的程度。另外，本术式在分流术基础上，结扎胃左、右动静脉、胃十二指肠动脉，没有增加手术难度。

（4）肝移植：上述的各种治疗方法均是针对门静脉高压症食管胃底曲张静脉破裂出血的措施，对导致门静脉高压症的根本原因肝硬化则无能为力，甚至可能导致进一步的肝损害。肝移植手术无疑是治疗门静脉高压症最为彻底的治疗方法，既替换了病肝，又使门静脉系统血流动力学恢复到正常。在过去的 20 年，肝移植已经极大地改变了门静脉高压症患者的治疗选择。同其他器官移植所面临问题一样，目前影响肝移植发展的主要障碍是供肝严重不足，尽管劈离式肝移植技术可以部分缓解肝供需间的矛盾，但仍难以彻底解决供肝紧张的局面。目前，全球等待肝移植的患者每年增加达 15 倍之多，而实施肝移植者只增加 3 倍，供肝严重缺乏。活体肝移植虽然也有较大发展，仅我国自 1995 年 1 月 ~ 2008 年 8 月，活体肝移植已达 925 例，但也只是杯水车薪。亲属部分肝移植由于存在危及供者健康和生命的危险，病例选择不得不慎之又慎。利用转基因动物进行异种肝移植的研究虽有希望彻底解决供肝来源的问题，但由于涉及技术和伦理学方面的问题，短时间内难以应用于临床。

影响肝移植术对肝硬化门静脉高压症治疗效果的另一因素是移植肝病毒性肝炎复发。尽管近年来抗病毒药物研究的进展已使病毒性肝炎的复发率明显降低，但其仍是每一个从事肝移植工作的外科医师必须认真对待的问题。

肝移植手术高昂的治疗费用也是影响其广泛应用的因素之一。即使在一些发达国家，肝移植手术的费用亦非普通患者个人所能轻易负担。在我国目前的经济发展水平下，这一因素甚至已成为影响肝移植手术临床应用的首要因素。肝移植手术无疑是治疗门脉高压症最为彻底的治疗方法，是今后发展的方向。但在目前情况下，是否将我们有限的医疗卫生资源用于肝硬化的预防上，值得认真思考。

综上所述不难发现，门静脉高压症的外科治疗取得了很大进展，但仍存在诸多不足之处。保护肝功能、微创外科的应用及肝移植的研究将是门静脉高压症外科在今后相当长的一个时期内研究的难点和重点。必须指出的是，事实上我国人口众多，肝炎患者多乃至肝硬化、门静脉高压症、食管静脉曲张破裂出血的患者也相应较多。相比之下肝源极少，因此今后在相当长的时期内，非肝移植的上述治疗诸法仍然是主要治疗的手段。

（5）严重脾增大，合并明显的脾功能亢进的外科治疗：最多见于晚期血吸虫病，也见于脾静脉栓塞引起的左侧门静脉高压症。对于这类患者单纯行脾切除术效果良好。

（6）肝硬化引起的顽固性腹水的外科治疗：有效的治疗方法是肝移植。其他疗法包括 TIPS 和腹腔 – 静脉转流术。放置腹腔 – 静脉转流管，有窗孔的一端插入腹腔，通过一个单向瓣膜，使腹腔内的液体向静脉循环单一方向流动，管的另一端插入上腔静脉。尽管放置腹腔静脉转流管并不复杂，然而有报道手术后的病死率高达 20%。放置腹腔 – 静脉转流管后腹水再度出现说明分流闭塞。如果出现弥散性血管内凝血、曲张静脉破裂出血或肝衰竭，就应停止转流。

3. 食管胃底静脉曲张破裂大出血非手术治疗失败的治疗原则

食管胃底静脉曲张破裂大出血非手术治疗包括狭义的内科药物、物理等方法治疗；广义还包括了内镜下套扎、注射，经股动脉、颈静脉置管介入等治疗。

食管胃底静脉曲张破裂大出血非手术治疗失败，能否手术？手术条件、手术时期和手术方式如何掌握和选择？

食管胃底静脉曲张破裂大出血非手术治疗失败，也就是又发生了无法控制的大出血时就必须实施紧急止血手术或于静止期择期手术。

急诊手术的病死率要高出择期手术数倍，20 世纪 80 年代经统计发现急诊手术病死率是择期手术的 10 倍。因此，还是尽可能地选择择期手术治疗。

主要手术方式有分流手术、断流术和肝移植。

（1）分流手术：分流手术是采用门静脉系统主干及其主要分支与下腔静脉及其主要分支血管吻合，使较高压力的门静脉血液分流入下腔静脉中去，由于能有效地降低门静脉压力，是防治大出血的较为理想的方法。

分流的方式很多，如较为经典的门腔静脉吻合术、脾肾静脉吻合术、肠系膜上静脉下腔静脉吻合术。目前应该说既有止血效果又有一定保肝作用的"附加限制环及肝动脉强化灌注的门腔静脉侧侧吻合术"的效果最为满意。

（2）断流术：一般包括腔内食管胃底静脉结扎术、贲门周围血管离断术、冠状静脉结扎术。因一般只要能够掌握胃大部切除术的外科医师即使能实施贲门周围血管离断术，故此，目前此种手术的开展最为普及。

（3）肝移植：这是治疗终末期肝病的（不包括晚期肿瘤）好办法，在西方已被普遍采用。但在我国，因乙丙型肝炎后肝硬化、门静脉高压症、食管胃底静脉曲张破裂出血的患者较多，而供肝者少，故不能广泛开展，仍以分流术及断流术为主。

内镜下套扎、注射，经股动脉、颈静脉置管介入等治疗属非手术治疗范畴，这里不予赘述。

二、肝后型门静脉高压症

肝后型门静脉高压症，又称巴德 – 吉利亚综合征，由先天或后天性原因引起肝静脉和

（或）其开口以上的下腔静脉段狭窄或阻塞所致。1845年和1899年Budd和Chiari分别描述了本病，故称Budd-Chirsyndrome。在欧美国家，多因血液高凝状态导致肝静脉血栓形成所致，常不涉及下腔静脉。在亚洲国家，则以下腔静脉发育异常为多见。其他原因尚有真性红细胞增多症、非特异性血管炎、腔外肿瘤、肥大的肝尾叶压迫等。我国河南、山东两省发病率较高，个别地区高达6.4/10万人口。

本病分为3种类型：Ⅰ型约占57％，以下腔静脉隔膜为主的局限性狭窄或阻塞；Ⅱ型约38％，下腔静脉弥漫性狭窄或阻塞；Ⅲ型仅占5％，主要为肝静脉阻塞。以男性患者多见，男女比例约为2：1。单纯的肝静脉阻塞者，以门静脉高压的症状为主；合并下腔静脉阻塞者，同时可有门静脉高压症和下腔静脉阻塞综合征的临床表现。下腔静脉回流受阻可引起双侧下腔静脉曲张、色素沉着，甚至经久不愈的溃疡；严重者双侧小腿皮肤成树皮样改变。下腔静脉阻塞后，胸、腹壁及腰部静脉扩张扭曲，以部分代偿下腔静脉的回流。晚期患者出现顽固性腹水、食管胃底曲张静脉破裂出血或肝、肾衰竭。

有上述临床表现者，应高度怀疑为布加综合征，并做进一步检查。B型超声或彩色多普勒检查诊断准确率达90％以上。诊断本病的最好方法为下腔静脉造影，可清楚地显示病变部位、梗阻的程度、类型及范围，对治疗具有指导意义。经皮肝穿刺肝静脉造影可显示肝静脉有无梗阻。CT及MRI也可采用，但不如上述方法准确。

关于治疗，如果同时有下腔静脉阻塞的临床表现，原则上应采用同时缓解门静脉和下腔静脉高压的方案。当两者不能兼顾时，则首先治疗门静脉高压症，然后再解决下腔静脉阻塞问题。治疗方法选择上，现在主张首选介入法，或介入与手术联合治疗。例如，对于下腔静脉局限性阻塞或狭窄者，可做经皮球囊导管扩张，如有必要，可同时安装内支撑架。当阻塞不能通过介入法穿破时，不要强行穿破，应联合采用手术方式经右心房破膜。治疗本病常用的手术有贲门周围血管离断术、脾肺固定术、肠系膜上静脉和（或）下腔静脉与右心房之间的转流术、局部病变根治性切除术等。

（丁　信）

病例一：慢性乙型病毒性肝炎

一、基本信息

姓名：彭××　　性别：男　　年龄：34岁

主诉：身目黄染2周余。

过敏史：否认食物及药物过敏。

现病史：患者因"慢性乙肝病毒性肝炎"于2010年开始服用富马酸替诺福韦二吡呋酯片抗病毒药治疗，3月前自行停药，2周余前开始出现全身皮肤及巩膜黄染，伴尿黄、厌油、食欲缺乏，有恶心、呕吐非咖啡样胃内容物，伴反酸、嗳气，偶有皮肤瘙痒，无排白陶土样大便，无畏寒、发热，无腹痛，2022-02-25 至我院门诊查：ALT 3445 U/L，AST 2234 U/L，总胆红素 195.1μmol/L，直接胆红素 177.2μmol/L，AFP 17.0 ng/mL，HBV-DNA 1.46×10^7 IU/mL，予抗病毒、护肝对症治疗后，患者胆红素仍持续升高，2022-03-03 复查：总胆红素 322.5μmol/L，直接胆红素 271.6μmol/L；现为求进一步诊治入院。

既往史：有"乙肝"病史 10 余年，2010 年开始予抗病毒药治疗，2021 年 8 月门诊查 HBV-DNA 阴性，2021 年 12 月底自行停用抗乙肝病毒药物。

二、查体

体格检查：T 36.5℃，P 88 次／分，R 20 次／分，BP 133/80 mmHg，神志清，全身皮肤及巩膜黄染，肝掌、蜘蛛痣（-），心肺（-），腹平软，腹部无压痛，无反跳痛，全腹未及包块，肝脾肋下未及，Murphy's 征（-），肝肾区无叩痛，肠鸣音正常。

辅助检查：2022-02-25 门诊肝功，ALT 3445 U/L，AST 2234 U/L，总胆红素 195.1μmol/L，直接胆红素 177.2μmol/L，AFP 17.0 ng/mL，HBV-DNA 1.46×10^7 IU/mL，2022-03-03 复查肝功能：ALT 944 U/L，AST 667 U/L，ALP 185 U/L，总胆红素 322.5μmol/L，直接胆红素 271.6μmol/L。

三、诊断

初步诊断：黄疸查因，慢性乙型病毒性炎？

鉴别诊断：

（1）胆总管结石并梗阻性黄疸。支持点：患者以身目黄染为主要临床表现，肝酶及胆红素升高，以直接胆红素升高为主。不支持点：患者无腹痛，无发热。结论：可能性小，完善 MRCP 检查进一步排除。

（2）病毒性肝炎重叠感染。支持点：患者有慢性乙肝肝病病史，目前黄疸入院。不支持点：无其他病毒学检查依据，近期有停药抗乙肝病毒药物病史。结论：可能性小，完善甲戊肝抗体检查。

最终诊断：①慢性乙型病毒性肝炎急性加重；②胆囊炎。

四、诊疗经过

入院后完善相关检查：2022-03-04 感染八项，HBsAg（+）、HBsAb（-）、HBeAg（-）、HBeAb（+）、HBcAg（+）、HCV（-）、PRP（-）、HIV（-）。生化 37 项：丙氨酸氨基转移酶 835 U/L、白蛋白 36.60 g/L、总胆红素 346.10μmol/L、直接胆红素 219.40μmol/L、间接胆红素 126.70μmol/L、总胆汁酸 535.90μmol/L、肌酐 48μmol/L、尿酸 122μmol/L、甘油三酯 2.80 mmol/L、葡萄糖 7.09 mmol/L、钾 3.38 mmol/L、钠 134 mmol/L、碱性磷酸酶 163 U/L、肌酸激酶同工酶（活性）35 U/L、乳酸脱氢酶 275 U/L；消化道肿瘤六项：异常凝

血酶原 69.09 mAU/mL，甲胎蛋白 671.60 ng/mL；凝血四项：凝血酶原时间 19.40 秒、凝血酶原时间比值 1.73、凝血酶时间 18.60 秒、纤维蛋白原定量 1.60 g/L；降钙素原 0.58 ng/mL；尿液分析 + 沉渣：胆红素 3、尿蛋白 +-；血常规五分类、血浆氨测定、大便常规未见异常。2022-03-07 肝吸虫 IgG 抗体：阴性。2022-03-08 凝血四项：凝血酶原时间 15.70 秒、凝血酶原时间比值 1.40、纤维蛋白原定量 1.91 g/L；肝胆十六项 + 离子六项：丙氨酸氨基转移酶 467 U/L、天冬氨酸氨基转移酶 397 U/L、钠 134 mmol/L、总胆红素 333.30 μmol/L、直接胆红素 213.30 μmol/L、间接胆红素 120 μmol/L、总胆汁酸 594.90 μmol/L、腺苷脱氨酶 29 U/L、甘胆酸 105.15 mg/L、γ - 谷氨酰转肽酶 84 U/L；HAV-IgM 及 HEV-IgM：阴性。2022-03-07 mRCP：①肝脏信号欠均匀，肝内未见明确占位性病变，建议保肝治疗后增强进一步检查。肝右后叶下段钙化灶。②上段胆囊管轻度扩张；胆囊壁厚，考虑胆囊炎。2022-03-15 HBV-DNA（乙肝病毒核酸测定）：乙型肝炎病毒脱氧核糖核酸 1.93 × 10³ IU/mL；肝胆十六项 + 肾功六项 + 离子六项：肌酐 50 μmol/L、丙氨酸氨基转移酶 198 U/L、天冬氨酸氨基转移酶 181 U/L、钠 135 mmol/L、尿酸 136 μmol/L、总胆红素 439.80 μmol/L、直接胆红素 276 μmol/L、间接胆红素 163.80 μmol/L、甘胆酸 51.88 mg/L；血常规：血红蛋白量 123 g/L；凝血四项：凝血酶原时间 16.20 秒、凝血酶原时间比值 1.45。

五、出院情况

患者复查 HBV-DNA 下降，胆红素较前升高，建议患者继续住院治疗，患者及家属经商量后要求出院回当地医院继续治疗，告知目前病情及出院可能导致的不良后果，予办理出院，出院时再次嘱咐勿停用抗乙肝病毒药物。

六、讨论

（一）慢性乙型病毒性肝炎的治疗

1. 治疗目标

最大限度地长期抑制 HBV 复制，减轻肝细胞炎症坏死及肝脏纤维组织增生，延缓和减少肝功能衰竭、肝硬化失代偿、HCC 和其他并发症的发生，改善患者生命质量，延长其生存时间。

2. 抗病毒治疗

抗病毒治疗是慢性 HBV 感染者最重要的治疗措施，可降低 HBV 相关并发症的发生率，降低 HBV 相关 HCC 的发生率，提高患者生存率。抗病毒药物启用时应选择强效低耐药药物，推荐恩替卡韦（ETV）、富马酸替诺福韦酯（TDF）、富马酸丙酚替诺福韦片（TAF）。对非肝硬化者也可选用干扰素治疗。

3. 其他治疗

抗炎、抗氧化、保肝治疗、抗纤维化治疗，酌情使用，不建议多个药物联用。

（二）抗病毒治疗的时机

目前主要根据患者血清 HBV-DNA、ALT 水平和肝脏疾病严重程度，同时需结合年龄、家族史和伴随疾病等因素，综合评估患者疾病进展风险，决定是否需要启动抗病毒治疗。

（1）血清 HBV-DNA 阳性的慢性乙型肝炎（CHB）患者，若 ALT 持续异常（> 1 倍 ULN）且排除其他原因导致的 ALT 升高，均应考虑开始抗病毒治疗。

（2）肝硬化：代偿期肝硬化，HBV-DNA 阳性，建议积极抗病毒治疗。对失代偿期肝硬化者，HBsAg 阳性者，建议抗病毒治疗。

（3）血清 HBV-DNA 阳性、ALT 正常，如有以下情形之一，则疾病进展风险较大，建议抗病毒治疗：①肝组织学存在明显的肝脏炎症（G2 级及以上）或肝纤维化（S2 级及以上）；②肝硬化或肝癌家族史且年龄 > 30 岁；③无肝硬化或肝癌家族史且年龄 > 30 岁，肝纤维化无创检查提示存在明显肝脏炎症或纤维化；④有 HBV 相关的肝外表现（肾小球肾炎、血管炎、结节性多动脉炎、周围神经病变等）。

但随着研究的深入，抗病毒治疗适应证也在逐步放宽，但仍有一部分不符合现有指南抗病毒治疗适应证的患者，导致病情进展，发生乙肝后肝硬化、HCC 或疾病进展而导致死亡。近年来，我国强效低耐药的口服抗 HBV 药物价格大幅降低，聚乙二醇化干扰素的可及性也不断提高，扩大抗病毒治疗的最大经济学障碍已经基本消除。为此，中华医学会肝病学分会组织有关专家，根据我国慢性乙型肝炎的现状，结合国内外诊治发展趋势，提出了扩大慢性乙型肝炎抗病毒治疗的专家意见。

（三）抗乙肝病毒停止治疗的时机

1. 长期核苷（酸）类似物（NAs）治疗

对于乙肝后肝硬化患者，推荐长期适用强效低耐药抗病毒治疗。

2. 停止治疗

鉴于目前强效低耐药的口服抗 HBV 药物价格大幅降低，且停药后可能出现停药病毒反跳，有诱发肝衰竭等风险，建议与肝病科医师共同讨论后慎重决定，如停用抗病毒药物，停药后应长期严密随访。

3. 再治疗

停止应用 NAs 治疗后，可能复发，如果有再活动的迹象（HBsAg 或 HBeAg 转为阳性，ALT 水平升高或 HBV-DNA 再次转为阳性），推荐再治疗。

七、参考文献

中华医学会肝病学分会，中华医学会感染病学分会. 慢性乙型肝炎防治指南（2019 年版）［J］. 临床肝胆病杂志，2019：2648-2661.

（丁　信）

病例二：戊型病毒性肝炎

一、基本信息

姓名：李××　　性别：男　　年龄：36 岁

过敏史：否认食物及药物过敏。

主诉：尿黄、身目黄染 3 天，加重 1 天。

现病史：患者 1 周前因干咳服用"复方鱼腥草、氨溴索"等药物治疗，3 天前发现尿黄、身目黄染，无伴皮肤瘙痒、发热，无腹泻、腹痛、腰痛、酱油色尿等，未予重视及治疗，1 天前自觉症状加重，伴厌油、食欲缺乏、乏力，无呕吐，急诊查肝酶 > 20 倍高值，总胆红素 > 10 倍高值，以直接胆红素升高为主。新冠病毒核酸检测结果未出，暂予隔离治疗。

既往史：自诉 20 余年前诊断"蚕豆病"，予对症治疗后未复发（具体诊治不详）。约 4 年前诊断"脂肪肝"，长期予"阿托伐他汀钙片"降脂治疗。1 月余前在外院行肾穿刺活检诊断"IGA 肾病"，术后予"百令胶囊和缬沙坦钾片"护肾、降蛋白治疗。

二、查体

体格检查：T 36.5℃，P 93 次 / 分，R 20 次 / 分，BP 118/98 mmHg，神志清晰，皮肤、巩膜黄染，浅表淋巴结未扪及肿大，腹平软，腹部无压痛及反跳痛，全腹未及包块，肝脾肋下未及，Murphy's 征（–），肝肾区无叩痛，肠鸣音正常，双下肢无水肿。

辅助检查：2022–02–02 我院急诊查肝功能，ALT 4935 U/L，AST 3515 U/L，TBIL 304.3 μmol/L，DBIL 248.6 μmol/L，IBIL 55.7 μmol/L，TBA 489.6 μmol/L；血常规：白细胞 7.49×10^9/L，血红蛋白量 148 g/L，血小板计数 365×10^9/L；尿常规，尿胆红素 3+，尿蛋白 2+，尿潜血 2+，尿胆原（–）。上腹部 + 胸部 CT，①胸部平扫未见明显异常。②肝脏密度略减低，轻度脂肪变性可能。慢性胆囊炎。余上腹部平扫未见明显异常。

三、诊断

初步诊断：①黄疸查因，药物性肝损害？病毒性肝炎？②IgA 肾病；③脂肪肝；④蚕豆病。

鉴别诊断：

（1）梗阻性黄疸。支持点：青年男性，尿黄、皮肤黄染入院，急诊肝功能提示总胆红素升高，且直接胆红素 > 间接胆红素。不支持点：无发热，无腹痛，急诊入院时腹部 CT 未见胆道结石及肝内外胆管扩张等胆道梗阻征象。结论：可能性小。

（2）溶血性黄疸。支持点：有皮肤巩膜黄染，尿黄。不支持点：无腰痛、酱油色尿，急诊肝功能提示直接胆红素 > 间接胆红素。结论：排除。

最终诊断：①戊型病毒性肝炎急性黄疸型；② IgA 肾病；③脂肪肝；④蚕豆病。

四、诊疗经过

入院完善相关检查，2022-02-03 随机葡萄糖测定：葡萄糖 5.74 mmol/L；抗人球蛋白试验二项：阴性。DIC 检测六项：凝血酶原时间 14.70 秒、凝血酶原时间比值 1.31、D- 二聚体 2.55 mg/L、纤维蛋白（原）降解产物 6.60 mg/L；抗人球蛋白试验二项：直接及间接抗人球蛋白试验阴性（−）；肾功六项 + 血脂五项 + 心酶七项：天冬氨酸氨基转移酶 2922 U/L、甘油三酯 2.17 mmol/L、乳酸脱氢酶 1102 U/L、高密度脂蛋白胆固醇 0.47 mmol/L、超敏 C- 反应蛋白 19.60 mg/L。尿微量白蛋白肌酐比值测定：尿白蛋白 / 肌酐比值 249.80 mg/g、尿微量白蛋白 558 mg/L；感染八项：HBsAg（−）、HBsAb（＋）、HBeAg（−）、HBeAb（−）、HBcAg（−）、HCV（−）、PRP（−）、HIV（−）。2022-02-04 24 小时尿微量白蛋白测定：尿微量白蛋白 232 mg/L、24 小时尿微量白蛋白 371.20 mg/24 h；2022-02-08 HAV-IgM+HEV-IgM：甲肝抗体 IgM 阳性（−），戊肝抗体 IgM 阳性（＋）COI 消化道肿瘤六项、自身抗体检测十五项、自身免疫性肝脏疾病抗体谱六项、粪便常规分析五项、溶血四项、肝吸虫 IgG 抗体、集卵法找虫卵：阴性。磁共振胆胰管成像（MRCP）：肝脏 Glission 鞘增宽、渗出，胆囊壁增厚、水肿，符合肝损表现。入院后予护肝退黄、降酶等治疗，2022-02-11 离子六项 + 肾功六项 + 肝胆十六项：丙氨酸氨基转移酶 250 U/L、天冬氨酸氨基转移酶 58 U/L、钠 136 mmol/L、总胆红素 232.30 μmol/L、直接胆红素 160.10 μmol/L、间接胆红素 72.20 μmol/L、总胆汁酸 199 μmol/L；血常规五分类 + 血清淀粉样蛋白 A：血红蛋白量 122 g/L、血小板计数 365×10⁹/L；2022-02-18 血常规五分类：血红蛋白量 128 g/L、血小板计数 497×10⁹/L；凝血四项：凝血酶原时间 10.70 秒、国际标准化比值 0.96、纤维蛋白原定量 4.58 g/L、活化部分凝血酶原时间 36.6 秒；肝胆十六项：丙氨酸氨基转移酶 99 U/L、天冬氨酸氨基转移酶 97 U/L、总胆红素 179.40 μmol/L、直接胆红素 120.80 μmol/L、间接胆红素 58.60 μmol/L、碱性磷酸酶 143 U/L。2022-02-25 肝胆十六项：丙氨酸氨基转移酶 120 U/L、天冬氨酸氨基转移酶 122 U/L、总胆红素 91.30 μmol/L、直接胆红素 60.60 μmol/L、间接胆红素 30.70 μmol/L、总胆汁酸 19.80 μmol/L、α-L- 岩藻糖苷酶 57 U/L、甘胆酸 7.57 mg/L、γ- 谷氨酰转肽酶 277 U/L、碱性磷酸酶 157 U/L；凝血四项：纤维蛋白原定量 4.27 g/L；经治疗后动态复查肝功能提示胆红素及肝酶逐步下降，现复查胆红素较前明显下降，患者进食后无腹部不适，今予办理出院，门诊随诊。

五、出院情况

患者黄疸及肝酶较入院时明显下降，凝血功能正常，消化道及全身症状消失（如厌油、恶心、乏力），生命体征平稳，巩膜轻度黄染，心肺腹查体未见异常，移动性浊音阴性，双下肢无水肿。

六、讨论

（一）黄疸的原因及鉴别

1. 溶血性黄疸

包括先天性溶血性黄疸及后天获得性溶血性黄疸，临床急性溶血时有发热、腰痛、酱油色尿，不同程度贫血，严重者有急性肾损害；慢性溶血者常有贫血、脾大。肝功能以间接胆红素升高为主，本例患者入院肝功能提示急性肝损害，胆红素以直接胆红素升高为主，且无贫血及溶血临床症状，溶血性黄疸不支持。

2. 肝细胞黄疸

各种原因使肝细胞广泛受损而发生的黄疸，如感染（嗜肝病毒、细菌性肝脓肿、血吸虫病、阿米巴脓肿等）、酒精性肝病、药物性肝病、代谢与营养因素、心源性黄疸及肝小静脉阻塞性疾病等，临床皮肤巩膜黄染，伴食欲缺乏、乏力、疲乏等，肝功能提示直接胆红素及间断胆红素均升高，黄疸性肝炎时直接胆红素增加幅度多高于间断胆红素，尿常规尿胆红素及尿胆原阳性。

3. 胆汁淤积性黄疸

根据引起淤胆的解剖部位，可分为肝外阻塞、肝内阻塞和肝内胆汁淤积三种。肝外阻塞见于肝外胆道系统机械性梗阻，如胆道结石、寄生虫、肿瘤、炎症狭窄、邻近器官病变压迫等。肝内阻塞与肝外阻塞病因类似，而肝内胆汁淤积多见于胆汁淤积型病毒性肝炎、药物性肝炎及酒精性肝炎、良性家族性复发性肝内胆汁淤积、妊娠期复发性肝内胆汁淤积等。

4. 先天性非溶血性黄疸

由先天性酶缺陷所致肝细胞对胆红素的摄取、结合及排泄障碍，临床上少见，大多于小儿和青年期发病，有家族史。

（二）戊肝的治疗及临床体会

戊型病毒性肝炎目前无特异的治疗药物和方法，主要是对症治疗，如护肝退黄、纠正凝血功能等，以减轻患者临床症状为主。急性戊型病毒性肝炎治疗及住院时间相对长，可能需要治疗 1 ~ 2 月，肝功能（肝酶及胆红素）的变化如同"爬山"过程一样，先上山后登顶再下山。急性戊型病毒性肝炎患者入院时多处于疾病早期（即"登山"阶段），住院初期患者黄疸表现及食欲缺乏、乏力等临床症状加重，复查肝酶及胆红素处于上升阶段，此时患者及家属难以理解治疗后病情反而加重，易产生矛盾及对治疗产生不信任，临床工作中患者入院时及诊断后需反复与患者及家属沟通，告知此疾病发生发展的规律及预期住院时间，增加患者对此疾病的了解，减轻疾病初期因临床症状加重及肝功能指标变化带来的担心及焦虑情绪，告知注意手卫生减少再感染发生。尤其对孕妇及老年患者、儿童或慢性 HBV 感染合并戊肝者，病情较重，病死率增加，可能出现肝衰竭、肝性脑病、腹水、感染等并发症，治疗时及时与患者及家属沟通，尽早干预减少并发症发生。

（丁　信）

病例三：肝硬化合并食管胃底静脉曲张破裂出血

一、基本信息

姓名：彭××　　性别：男　年龄：34岁

主诉：反复腹胀3年，黑便、呕血半天。

过敏史：否认食物及药物过敏。

现病史：患者3年前开始出现腹胀，伴双下肢水肿，查CT提示"肝硬化、脾大；门静脉高压，食管下段及胃底静脉曲张；腹腔积液"，诊断"乙肝肝硬化失代偿期"，长期规律口服恩替卡韦抗乙肝病毒，半天前患者无明显诱因开始排柏油样大便，随后呕暗红色血，量约400 mL，伴头晕、乏力、出冷汗，并晕厥1次，无口吐白沫，无肢体抽搐及大小便失禁，急诊测血压60/38 mmHg，血常规HB 86 g/L，予补液扩容等处理后，拟"消化道出血"收入院。

既往史：有"乙肝"病史多年，既往未抗病毒治疗。3年前诊断"乙肝肝硬化失代偿期"后开始服用抗乙肝病毒至今。

二、查体

体格检查：T 36.5℃，P 85次/分，R 20次/分，BP 105/56 mmHg，神志清，慢性肝病面容，中度贫血貌，巩膜无黄染，肝掌、蜘蛛痣（－），心肺（－），腹平软，腹部无压痛，无反跳痛，全腹未及包块，肝脾肋下未及，移动性浊音（＋），肠鸣音活跃，双下肢轻度水肿。

辅助检查：2022-04-12急诊查血气分析，pH 7.44，二氧化碳分压31 mmHg，氧分压78 mmHg，Na^+ 133 mmol/L，K^+ 4.0 mmol/L，Ca^{2+} 1.11 mmol/L，乳酸1.4 mmol/L，碱剩余 −2.5 mmol/L，氧饱和度96%。凝血四项：凝血酶原时间21.6秒、凝血酶原时间比值1.93、活化部分凝血活酶时间36.3 s、凝血酶时间19.6秒、纤维蛋白原定量1.60 g/L；血常规：白细胞计数8.07×10^9/L，中性粒细胞百分数77.3%，血红蛋白量86 g/L，平均红细胞血红蛋白量24.1 pg，平均红细胞血红蛋白浓度316 g/L，血小板计数94×10^9/L。生化：丙氨酸氨基转移酶18 U/L，天冬氨酸氨基转移酶34 U/L，碱性磷酸酶140 U/L，总蛋白750.3 g/L，白蛋白25.8 g/L，球蛋白24.5 g/L，白蛋白/球蛋白1.1，前白蛋白55 mg/L，总胆红素21.1 μmol/L，直接胆红素11.7 μmol/L，总胆汁酸51.1 μmol/L，胆碱酯酶2033 U/L，甘胆酸10.83 mg/L。血钾4.20 mmol/L，血钠136 mmol/L，钙1.78 mmol/L，镁0.66 mmol/L，无机磷酸盐0.53 mmol/L。肌酐65 μmol/L，尿素氮6.14 mmol/L。感染八项：HBsAg（＋）、HBsAb（－）、HBeAg（－）、HBeAb（＋）、HBcAg（＋）、HCV（－）、PRP（－）、HIV（－）。2022-04-12胸部、上腹部CT：双侧乳腺发育。胸部CT平扫未见异常。肝硬化，少量腹

水，脾大；门静脉高压，食管下段及胃底静脉曲张，建议增强检查排除肝占位可能。

三、诊断

初步诊断：①上消化道出血查因，食管胃底静脉曲张破裂出血？门脉高压性胃病？②乙肝肝硬化失代偿期；③门静脉高压；④腹腔积液；⑤脾大；⑥失血性休克；⑦中度贫血。

鉴别诊断：

（1）消化性溃疡并出血。支持点：中年男性，有黑便、呕血，急诊查血常规提示中度贫血。不支持点：无周期性腹痛，无服用非载体抗炎药物。结论：不排除，待胃镜检查明确。

（2）贲门黏膜撕裂综合征。支持点：有黑便、呕血，急诊查血常规提示中度贫血。不支持点：患者有门静脉高压并食管胃底静脉曲张影像学表现，呕血前无呕吐胃内容物动作，无饮酒等。结论：可能性小。

（3）消化道肿瘤并出血。支持点：有黑便、呕血，急诊查血常规提示中度贫血。不支持点：病史时间短，无体重明显下降，CT未见明显占位表现。结论：可能性小。

最终诊断：①肝硬化合并食管胃底静脉曲张破裂出血；②失血性休克；③原发性肝癌；④乙肝肝硬化失代偿期；⑤门静脉高压；⑥腹腔积液；⑦低蛋白血症；⑧脾功能亢进；⑨中度贫血；⑩肺部感染；⑪男性乳腺发育症；⑫电解质紊乱。

四、诊疗经过

入院后完善相关检查：2022-04-12血浆氨测定，血氨80.10μmol/L；血常规五分类：嗜中性粒细胞百分数87.80%、淋巴细胞百分数6.20%、嗜酸性粒细胞百分数0.30%、嗜中性粒细胞绝对值7.96×10^9/L、淋巴细胞绝对值0.56×10^9/L、红细胞计数3.12×10^{12}/L、血红蛋白量75 g/L、血小板计数77×10^9/L；葡萄糖4.45 mmol/L；2022-04-13重症感染二项：白细胞介素-6 16.57 pg/mL、降钙素原0.16 ng/mL；C-反应蛋白6 mg/L；尿液分析+沉渣：上皮细胞5.70/μL、小圆细胞4.20/μL；2022-04-14血常规五分类+血清淀粉样蛋白A：血清淀粉样蛋白A 12.62 mg/L、白细胞计数14.99×10^9/L、嗜中性粒细胞百分数81.10%、淋巴细胞百分数9.60%、红细胞计数3.38×10^{12}/L、血红蛋白量90 g/L、血小板计数62×10^9/L；粪便常规分析五项：潜血试验阳性；凝血四项：凝血酶原时间19.10秒、凝血酶原时间比值1.71、凝血酶时间21.70秒、纤维蛋白原定量1.18 g/L；葡萄糖4.45 mmol/L；糖化血红蛋白A1c 4.40%；入院后予禁食、制酸、止血、降低门静脉压力、输血纠正贫血、输注血浆改善凝血功能、补充维生素K$_1$、抗感染等治疗，复查血常规、凝血功能等指标，血红蛋白逐步上升，凝血功能改善，征得患者及家属同意，于2022-04-15静脉麻下行胃镜检查示（图4-1）：食管胃底静脉曲张（重度）并胃底静脉曲张，同时见胃底静脉有破口提示近期出血，予行食管曲张静脉套扎术及胃底曲张静脉组织胶注射术。

术后予禁食、制酸、止血、补液、生长抑素降低门静脉压力等治疗，逐步开放饮食，

2022-04-16 上腹部螺旋增强：①肝硬化，肝内多发结节考虑肝癌。②脾大，食管下段及胃底静脉曲张，食道静脉套扎术后改变。大量腹水。③较高层面示双侧胸腔少量积液，双下肺条片状渗出实变。2022-04-17 糖类抗原 125 236.30 U/mL；肝胆十六项 + 离子六项：钾 3.26 mmol/L、钙 1.78 mmol/L、镁 0.55 mmol/L、无机磷酸盐 0.71 mmol/L、总蛋白 47.50 g/L、白蛋白 24.50 g/L、白蛋白 / 球蛋白 1.10、前白蛋白 19 mg/L、总胆红素 33.90 μmol/L、直接胆红素 16.50 μmol/L、间接胆红素 17.40 μmol/L、胆碱酯酶 1729 U/L；凝血四项：凝血酶原时间 18.90 秒、凝血酶原时间比值 1.69、凝血酶时间 19 秒、纤维蛋白原定量 1.31 g/L；患者进食后大便色黄，腹围逐渐增大，腹胀明显，CT 增强提示肝癌及大量腹腔积液，复查生化提示电解质紊乱及低蛋白血症，予纠正电解质紊乱及输注白蛋白、适当利尿，2022-04-18 局麻下行腹腔穿刺引流术，腹水常规为漏出液，并予多学科会诊后建议介入及肿瘤内科抗肿瘤治疗，患者及家属商量后表示待腹水消退后将来出院后自行前往介入科治疗，2022-04-19 血培养：经 5 天培养无见细菌、酵母菌及真菌生长。2022-04-20 血常规五分类：嗜中性粒细胞百分数 71.80%、淋巴细胞百分数 12.30%、单核细胞百分数 12.80%、红细胞计数 3.63×10^{12}/L、血红蛋白量 95 g/L、红细胞比积 0.29、平均红细胞体积 79.90 fL、平均红细胞血红蛋白量 26.20 pg；血气分析：pH 7.4550、PCO_2 27.90 mmHg、氧分压 89.3 mmHg、实际碳酸氢根 19.20 mmol/L、血液剩余碱 −3.60 mmol/L、细胞外液剩余碱 −4.80 mmol/L；离子六项 + 肝胆十六项：钠 136 mmol/L、钙 1.84 mmol/L、无机磷酸盐 0.74 mmol/L、总蛋白 58.10 g/L、白蛋白 31.80 g/L、前白蛋白 38 mg/L、直接胆红素 10.50 μmol/L、总胆汁酸 27.30 μmol/L、胆碱酯酶 1831 U/L、甘胆酸 6.20 mg/L；血氨 95.70 μmol/L。2022-04-22 高敏 HBV-DNA < 10 IU/mL；2022-04-23 腹水培养：未见细菌及厌氧菌生长。现患者进食后无腹部不适，大便正常，无腹胀，拔除腹腔引流管后办理出院。

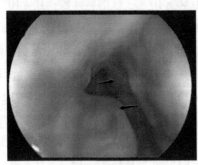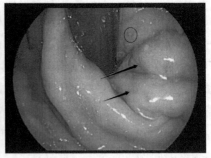

食管静脉曲张（黑色箭头所示）　　胃底静脉曲张（黑色箭头所示，黑圈内为小白色血栓）

图 4-1　胃镜检查

五、出院情况

患者进食后大便色黄，胃纳可，无腹胀，无发热。查体：生命体征平稳，神志清，肝病面容，轻度贫血貌，巩膜无黄染，腹平软，腹部无压痛、反跳痛，全腹未触及包块，肝脾肋下未及，Murphy's征（-），肝肾区无叩痛，移动性浊音阳性，肠鸣音正常。双下肢无水肿。

六、讨论

（一）肝硬化患者伴上消化道出血的鉴别诊断

上消化道出血常见病因为消化性溃疡并出血、食管胃底静脉曲张破裂出血、急性胃黏膜病变、消化道肿瘤等，可分为非静脉曲张性出血及静脉曲张性出血两种类型，肝硬化伴门静脉高压者，常见消化道出血原因为门静脉高压导致的食管胃底静脉曲张破裂出血，但亦有一部分患者并非为静脉曲张性出血，有可能为消化性溃疡或贲门黏膜撕裂导致的出血，尤其是服用非甾体抗炎药物者或饮酒者亦出现此种情况。因此肝硬化伴上消化道出血患者，亦需要对消化道出血进行鉴别诊断，如无禁忌，胃镜检查对明确肝硬化伴上消化道出血病因尤为重要。

此患者胃镜检查见食管胃底静脉曲张明确，且于胃底曲张静脉上见到一白色血栓，考虑其近期出血，检查未见消化性溃疡等导致上消化道出血病变，并在内镜下对其进行消化道出血二级预防，减少再出血风险。

（二）肝硬化的常见并发症

肝硬化失代偿患者由于肝功能减退及门静脉高压双方面作用，容易发生以下并发症：①肝硬化消化道出血，其中以食管胃底静脉曲张破裂出血常见，另有消化性溃疡、急性糜烂性胃炎、门脉高压性胃病、门脉高压性肠病、内痔出血等亦会导致消化道出血；②自发性细菌性腹膜。在肝硬化基础上发生的腹腔感染，除此外肝硬化患者亦可出现泌尿系、胆系、胃肠道、呼吸道、皮肤软组织感染及脓毒症等感染；③原发性肝癌；④肝性脑病；⑤肝肾综合征；⑥肝肺综合征；⑦门静脉血栓；⑧浆膜腔积液。包括腹水、胸水及心包积液；⑨电解质及酸碱平衡紊乱；⑩胆石症等。

（三）肝硬化上消化道出血的治疗

（1）维持生命体征平稳，要针对纠正低血容量休克、防止消化道出血相关并发症（感染、电解质酸碱平衡紊乱、肝性脑病等）、有效控制出血、监护生命体征和尿量。

（2）药物治疗，降低门静脉压力（生长抑素、奥曲肽、特利加压素等）、抑酸、抗感染、维持水电解质平衡，纠正贫血、改善凝血功能等。患者生命体征稳定后需对因治疗，如抗乙肝/丙肝病毒、戒酒、驱铜、促进胆汁排泄、抗纤维化等对症治疗。

（3）三腔二囊管压迫止血。

（4）内镜下治疗，如食管胃底静脉曲张套扎术、硬化剂（组织胶）注射治疗。

（5）手术治疗，包括介入行TIPS术（断流术、分流术）、外科切除脾脏、肝移植等。

此患者入院后即予维持生命体征，补液扩容、输注红细胞纠正贫血、输注血浆改善凝血功能，维持电解质酸碱平衡紊乱，预防肝性脑病、感染发生，降低门静脉压力等治疗后患者出血好转，为内镜治疗提供机会，行内镜下消化道出血二级预防，为患者下一步肝癌的介入及抗肿瘤治疗提供保障，减少治疗过程中再出血风险。

（丁　信）

病例四：肝性脑病

一、基本信息

姓名：朱××　　性别：男　　年龄：53 岁

主诉：尿黄、双手震颤 8 月，再发 3 天。

过敏史：否认食物及药物过敏。

现病史：患者长期饮酒，8 月前开始出现尿黄，伴双手不自主震颤，家属诉其反应迟缓，记忆力减退，无肢体抽搐，无黑便，无发热，曾多次门诊就诊，查眼底检查、头颅 CT、铜蓝蛋白测定、甲功未见明显异常，拟"肝功能异常"对症治疗后症状可缓解，但间有反复，3 天前再次出现双手震颤，查腹部 CT 提示肝硬化、脾脏增大，肝周腹腔少量积液，脾周静脉曲张。测血氨 228.7 μmol/L，急诊拟"肝性脑病、酒精性肝硬化"收入院。

既往病：有"双眼白内障"病史多年。

个人史：吸烟 20 余年，每天 20 支，饮酒 20 余年，每日约 250 克，自诉戒烟酒半年余。

二、查体

体格检查：T 36.5℃，P 73 次 / 分，R 20 次 / 分，BP 138/78 mmHg。神志清，慢性肝病面容，蜘蛛痣（+），肝掌（-），扑翼样震颤（+），定向力正常，计算力下降，查体合作。巩膜轻度黄染，双肺呼吸音清，心律齐，腹软，膨隆，未见腹壁静脉曲张，腹部无压痛，无反跳痛，未触及包块，Murphy's 征（-），肝脾肋下未及，移动性浊音（-），肠鸣音正常。双下肢无水肿。

辅助检查：2021-10-23 门诊血常规，白细胞计数 5.59×10^9/L，中性粒细胞百分数 63.7%，血红蛋白量 138 g/L，平均红细胞血红蛋白量 34.2 pg，平均红细胞血红蛋白浓度 351 g/L，血小板计数 82×10^9/L。血氨 228.7 μmol/L。电解质 + 肾功能：血钾 2.22 mmol/L，无机磷酸盐 0.53 mmol/L，肌酐 71 μmol/L。肝功能：丙氨酸氨基转移酶 23 U/L，天冬氨酸氨基转移酶 38 U/L，碱性磷酸酶 140 U/L，乳酸脱氢酶 252 U/L，总蛋白 72.4 g/L，白蛋白 35.3 g/L，球蛋白 37.1 g/L，白蛋白 / 球蛋白 1.0，前白蛋白 97 mg/L，总胆红素 28.7 μmol/L，直接胆红素 14.9 μmol/L，总胆汁酸 73.8 μmol/L，胆碱酯酶 3898 U/L，甘胆酸 40.42 mg/L。感染八项：HBsAg（−）、HBsAb（+）、HBeAg（−）、HBeAb（+）、HBcAg（+）、HCV（−）、PRP（−）、HIV（−）。血气分析：pH 7.47，二氧化碳分压 33 mmHg，氧分压 86 mmHg，Na^+ 140 mmol/L，K^+ 2.1 mmol/L，Ca^{2+} 1.07 mmol/L，乳酸 1.4 mmol/L，碱剩余 1.3 mmol/L，氧饱和度 97%。上腹部 CT 平扫：肝硬化，脾脏增大，肝周腹腔少量积液，脾周静脉曲张。肝右后叶囊肿，直径约 14 mm；肝内外胆管未见明显扩张；胆囊底部附壁稍高密度影，息肉可能；双肾多发细小结石（直径约 2~5 mm）；余上腹部平扫未见明显异常。建议增强扫描进一步检查。胸部 CT：双肺未见明显异常。纵隔未见肿大淋巴结，双侧背侧胸膜稍增厚。余胸部平扫未见明显异常。

三、诊断

初步诊断：①肝性脑病；②酒精性肝硬化失代偿期；③低钾血症；④双眼白内障；⑤肝囊肿；⑥胆囊息肉？⑦双肾多发结石；⑧脾大；⑨腹腔积液。

鉴别诊断：

（1）甲状腺功能亢进。支持点：中年患者，双手震颤。不支持点：无多食、消瘦、突眼等表现，门诊查甲功正常。结论：排除。

（2）脑血管疾病。支持点：中年男性，有吸烟及饮酒病史，现双手震颤，计算力下降。不支持点：血氨明显升高，无肢体活动障碍，门诊颅脑 CT 未见明显异常。结论：排除。

最终诊断：①肝性脑病（Ⅰ期）；②酒精性肝硬化失代偿期；③食管静脉曲张（轻度）；④脾功能亢进；⑤低钾血症；⑥慢性萎缩性胃炎（C2）；⑦胃黏膜白斑；⑧胆囊腺肌症；⑨双眼白内障；⑩双肾多发结石；⑪腹腔积液。

四、诊疗经过

入院后完善相关检查：2021−10−24 免疫八项，免疫球蛋白 A 11.09 g/L，免疫球蛋白 G 19.63 g/L，补体 30.76 g/L；葡萄糖测定：葡萄糖 3.36 mmol/L；离子六项 + 肾功六项：尿素 2.55 mmol/L，钾 2.17 mmol/L，氯 111 mmol/L，无机磷酸盐 0.83 mmol/L；2021−10−25 尿液分析 + 沉渣：潜血 1+，沉渣红细胞 115/μL；粪便常规分析五项、HBV−DNA（乙肝病毒核酸测定）、免疫固定蛋白电泳测定未见异常。2021−10−28 24 小时尿 K、Na、Cl 测定：尿钾 11.7 mmol/L，尿氯化物 101 mmol/L，尿钠 91 mmol/L，24 小时尿氯 359 mmol/24 h，24 小时尿钠 323 mmol/24 h；胃镜：①食管静脉显露；②慢性萎缩性胃炎（C2）？③胃多发黏膜白斑。10−24 血培养标本：经 5 天培养未见细菌、酵母菌及真菌生长，2021−10−30 血清 K、Na、Cl：钾 4.15 mmol/L，钠 142 mmol/L，氯 113 mmol/L。2021−11−01 上腹部 MR 增强：①肝硬化，脾大，脾门区静脉曲张，少量腹水。②胆囊腺肌症可能。③双肾细小囊肿。入院予口服及静脉补钾，纠正低钾血症、降血氨、适当乳果糖通便等治疗，患者扑翼样震颤逐渐消失，复查血钾恢复正常。

五、出院情况

患者双手无震颤，无腹胀，胃纳可。生命征平稳，定向力、计算力正常，巩膜无黄染，腹部无压痛，无反跳痛，移动性浊音（−），下肢无水肿。扑翼样震颤（−）。

六、讨论

（一）肝性脑病的诱因

1. 感染

感染是肝性脑病（HE）最常见的诱发因素，包括腹腔、泌尿系统和呼吸道等感染，尤以腹腔感染最为重要。

2. 消化道出血

诱发低血容量及肠道积血时血氨等毒素升高。

3. 电解质和酸碱平衡紊乱

大量放腹水、利尿、腹泻、呕吐、进食减少等容易导致电解质紊乱，尤其容易出现低钾血症，引起低钾性碱中毒。

4. 高蛋白饮食

使肠内产氨增多。

5. 药物

苯二氮䓬类药物和麻醉剂等。

6. 其他

如便秘导致肠内氨等毒素吸收增多。

（二）肝性脑病的治疗

1. 去除肝性脑病的诱因

临床上，大多数肝性脑病存在诱发因素，寻找诱发肝性脑病的因素，并去除肝性脑病的诱因是治疗的关键，部分患者仅通过去除诱因则能起到立竿见影的临床疗效。

对于肝硬化 HE 患者，感染是最常见的诱发因素，应积极寻找感染源，即使没有明显感染灶，但由于患者腹腔积液、低蛋白血症、肠道细菌易位、内毒素水平等升高，存在潜在的炎症状态及感染危险因素，而抗菌药物治疗可减少这种炎症状态，临床中可尽早开始经验性抗菌药物治疗。

消化道出血及电解质紊乱也是诱发的常见因素，一旦发生，应尽快止血，并清除消化道内积血，纠正电解质紊乱，如本病例患者，经积极纠正低钾血症后，患者扑翼样震颤表现明显缓解至消失。

2. 药物治疗

①降氨治疗：目前氨中毒学说仍为肝性脑病的核心，高血氨是肝性脑病发生的重要因

素之一，因此降低氨的生成和吸收非常重要。降低血氨的主要药物有：乳果糖、拉克替醇、门冬氨酸鸟氨酸、抗生素、微生态制剂、精氨酸等。

②镇静药物的应用：对于有苯二氮䓬类或阿片类药物诱因的肝性脑病昏迷患者，可试用氟马西尼或纳洛酮。对肝性脑病伴对于严重精神异常，如躁狂及无法配合治疗者，在患者家属知情理解基础上，可使用苯二氮䓬类镇静药或丙泊酚等药物，首先控制症状。

3. 中医中药。

4. 营养支持治疗

多数肝硬化患者存在营养不良，长时间过度限制蛋白质摄入可加重肌肉群减少，更容易出现肝性脑病。临床中应尽早营养科评估患者的营养状态，早期营养干预。

5. 人工肝治疗

肝衰竭合并肝性脑病时，在内科治疗基础上，可针对肝性脑病采用一些可改善肝性脑病的人工肝模式，能在一定程度上清除部分炎症因子、内毒素、血氨、胆红素等，临床中多用于等待肝移植患者。

6. 肝移植

对内科治疗效果不理想，反复发作的肝性脑病伴有肝衰竭，可外科评估肝移植指征，行肝移植治疗。

7. 肝性脑病护理

三防三护，"三防"指防走失、防伤人、防自残。"三护"指床档、约束带（家属签知情同意书后）、乒乓球手套。

（三）个人体会

此病例中患者入院查感染指标及血培养未见升高，血红蛋白正常，无消化道出血表现，血钾 < 2.5 mmol/L，重度低钾血症，考虑为电解质紊乱（低钾血症）诱发肝性脑病，经积极口服及静脉补钾治疗，经治疗后患者血钾恢复正常，肝性脑病的扑翼样震颤症状消失。但患者低钾血症原因不明确，患者发病以来，无下肢水肿、腹水，否认服用利尿药物，完善 24 h 尿钾检测未见尿钾排出增多异常；平素胃纳可，无腹泻，无钾的摄入减少及排泄增多表现，患者低钾血症原因难以明确，如其导致的低钾血症的根源不能去除，此患者容易反复低钾血症诱发肝性脑病，再次追问病史及查看患者多次门诊就诊用药史，发现其门诊长期使用护肝药物中，经常使用"复方甘草酸苷胶囊"治疗，此药物中含有甘草酸苷，可增加体内甘草酸苷含量，容易出现假性醛固酮增多症，引起低钾血症，另此药物中含有蛋氨酸，其代谢产物可抑制尿素合成，因此对有血氨升高的肝硬化末期患者可加重氨中毒，应选用其他护肝药物治疗。此病例给我们的启发是临床中护肝药物如使用不当也有诱发或加重肝病可能，应予以重视。患者低钾血症的元凶明确后，嘱咐患者换用其他护肝药物治疗，随访患者再无低钾血症发生。

因此临床中我们要有寻根溯源、打破砂锅问到底的精神，努力寻找诱发肝性脑病的诱

因 / 病因，去除其诱因 / 病因，从根源上减少患者此类病因引起肝性脑病。

七、参考文献

中华医学会肝病学分会. 肝硬化肝性脑病诊疗指南［J］. 中华肝脏病杂志，2018.

（丁　信）

病例五：药物性肝炎

一、基本信息

姓名：李 × ×　　　性别：女　　年龄：25 岁

过敏史：无。

主诉：尿黄、身目黄染 10 余天。

现病史：患者 10 余天前出现尿黄，伴全身皮肤、巩膜黄染，感全身乏力，伴腹部胀痛、呕吐非咖啡色胃内容物数次，排白陶土样大便，稍厌油，无牙龈出血，无发热，在外院住院查肝功能示：ALT 2021.7 IU/L，AST 1586.2 IU/L，TBIL 185.9 μmol/L，DBIL 140.2 μmol/L，予"护肝、降酶、利胆退黄"对症治疗后复查肝功能示 ALT 601.5 IU/L，AST 197 IU/L，TBIL 272.8 μmol/L，为进一步诊治就诊于我院。患者另诉近 3 天有低热，T_{max}37.7℃，无畏寒、寒战、咳嗽、咳痰。

既往史：患者自诉 1 年前曾服用"中药（私人诊所开立，具体药物不详）"治疗脱发，服药后出现呕吐遂自行停药，无尿黄、身目黄染；此后于半年前及 1 月前分别再次服用此"中药"，服药过程中均出现恶心、呕吐，后自行停药。

二、查体

体格检查：T 36.5℃，P 90 次 / 分，R 20 次 / 分，BP 102/63 mmHg，神志清，全身皮肤及巩膜重度黄染，颈部、胸前、后背、双上肢可见散在红疹，部分融合成片，伴有瘙痒；双肺呼吸音清，心律齐，各瓣膜听诊区未闻及杂音；腹软，全腹无压痛及反跳痛，肝肾脾肋下未触及，未触及腹部包块，肠鸣音正常。

辅助检查：2021–06–16 急诊查凝血：PT 20.4 s，INR 1.78，APTT 46.8 s，FIB 1.34 g/L。生化：丙氨酸氨基转移酶 392 U/L，天冬氨酸氨基转移酶 209 U/L，钠 136 mmol/L，γ– 谷氨酰转肽酶 78 U/L，尿素 1.83 mmol/L，超敏 C– 反应蛋白 10.2 mg/L，碱性磷酸酶 131 U/L，β_2– 微球蛋白 4.20 mg/L，总蛋白 57.1 g/L，白蛋白 34.5 g/L，前白蛋白 31 mg/L，总胆红素 360.0 μmol/L，直接胆红素 350.8 μmol/L，总胆汁酸 254.4 μmol/L，胆碱酯酶 3376 U/L，甘胆酸 328.35 mg/L。感染八项：HBsAg（–）、HBsAb（＋）、HBeAg（–）、HBeAb（–）、

HBcAg（−）、HCV（−）、PRP（−）、HIV（−）。血常规：正常。胸部CT：①双下胸膜增厚并少量胸腔积液；右下肺少量索条纤维化；其余胸部平扫未见明显异常；②较低层面肝脾肿大。

三、诊断

初步诊断：①黄疸查因，药物性肝炎？病毒性肝炎？②急性肝衰竭；③双侧胸腔积液（少量）。

鉴别诊断：

（1）梗阻性黄疸。支持点：有尿黄、身目黄染；肝功能示胆红素明显升高，直接胆红素升高为主。不支持点：外院腹部CT未见胆道结石。结论：可能性小。

（2）溶血性黄疸。支持点：有皮肤巩膜黄染，尿黄。不支持点：无腰痛、酱油色尿，急诊肝功能提示直接胆红素＞间接胆红素。结论：排除。

最终诊断：①急性肝衰竭，药物性肝炎；②双侧胸腔积液（少量）；③腹腔积液；④药疹。

四、诊疗经过

入院后完善相关检查：2021-06-16 3P试验，3P试验阴性（−）；血浆氨测定，血氨42.4 μmol/L；降钙素原0.68 ng/mL；尿液分析＋沉渣，胆红素3+，尿蛋白1+，白细胞2+，沉渣白细胞26.2/μL，尿路感染信息UTI；血栓弹力图正常。06-17 HAV-IgM+HEV-IgM、自身免疫性肝炎抗体谱六项、自身抗体谱十二项：阴性（−）；血浆氨测定：血氨43.3 μmol/L；血气血氧离子分析：动脉血酸碱度7.404，氧分压92.8 mmHg，动脉血CO_2分压34.1 mmHg，钙离子1.09 mmol/L，钾3.49 mmol/L，实际碳酸氢根20.8 mmol/L，二氧化碳总量21.9 mmol/L，标准碳酸氢盐21.8 mmol/L，血液剩余碱−3.2 mmol/L，细胞外液剩余碱−3.9 mmol/L，动脉氧含量7.6%，红细胞比积36%，高铁血红蛋白0.2%，去氧血红蛋白2.6%；粪便常规分析五项（专用便杯）：颜色黄色，潜血试验阴性；2021-06-19离子六项＋肝胆十六项：无机磷酸盐0.84 mmol/L，丙氨酸氨基转移酶168 U/L，天冬氨酸氨基转移酶153 U/L，γ-谷氨酰转肽酶62 U/L，总蛋白60.2 g/L，白蛋白33.2 g/L，前白蛋白48 mg/L，总胆红素393.5 μmol/L，直接胆红素261.8 μmol/L，间接胆红素131.7 μmol/L，总胆汁酸633 μmol/L，胆碱酯酶4018 U/L，甘胆酸142.15 mg/L；MRCP：①急性胆囊炎，肝内外胆管未见扩张梗阻征象。②腹腔少量积液。双侧胸壁软组织肿胀。③扫描层面示：右侧胸腔积液。入院后予告病重、护肝、退黄、护胃、输注冰冻血浆纠正凝血功能、适当补充白蛋白等对症治疗，病程中监测凝血功能、肝功能等指标，复查凝血功能提示PT缩短，胆红素逐渐下降，2021-06-23血常规五分类：单核细胞百分数18.5%，单核细胞绝对值1.12×10^9/L，血红蛋白量110 g/L；粪便常规分析五项（专用便杯）：颜色黄色，潜血试验阴性；凝血四项：凝血酶原时间14.6秒，凝血酶原时间比值1.26，活化部分凝血活酶时间 42.2 秒，纤维蛋白原定量 1.54 g/L；肝胆十六项 + 离子六项：丙氨酸氨基转移酶 65 U/L，γ - 谷氨酰转肽酶 92 U/L，5'核苷酸酶 22 U/L，白蛋白 34.8 g/L，总胆红素 338.3 μmol/L，直接胆红素 233 μmol/L，间接胆红素 105.3 μmol/L，总胆汁酸 499.2 μmol/L，胆碱酯酶 4801 U/L，甘胆酸 265.55 mg/L；治疗过程中患者入院时皮疹经抗过敏治疗后无环节，皮疹范围增大，再次皮肤科会诊考虑药疹，于 2021-06-28 至 06-30 予甲强龙 40 mg 静脉滴注，同时外用激素涂抹等治疗皮疹明显好转，2021-06-29 复查凝血四项：凝血酶原时间 12.5 秒，活化部分凝血活酶时间 32.8 秒，纤维蛋白原定量 2.27 g/L；2021-07-05 血常规五分类：白细胞计数 8.34×10^9/L，血红蛋白量 119 g/L，血小板计数 318×10^9/L；肝胆十六项 + 离子六项：总胆红素 95.9 μmol/L，直接胆红素 64.9 μmol/L，间接胆红素 31 μmol/L，总胆汁酸 70.5 μmol/L，甘胆酸 20.55 mg/L；2021-07-05 肝胆十六项 + 离子六项：总胆红素 95.9 μmol/L，直接胆红素 64.9 μmol/L，甘胆酸 20.55 mg/L。患者食欲缺乏逐步好转，皮肤巩膜黄染较前明显消退，无皮疹，一般情况可，于 2021-07-06 带药出院。

五、出院情况

经治疗后患者黄疸及肝酶较入院时明显下降，凝血功能好转，食欲缺乏、恶心等消化道症状明显改善，生命体征平稳，皮肤巩膜轻度黄染，心肺腹查体未见异常，移动性浊音阴性，双下肢无水肿。出院后门诊随诊，2021-07-15 门诊复查肝功能：丙氨酸氨基转移酶 47 U/L，天冬氨酸氨基转移酶 56 U/L，胆碱酯酶 6670 U/L，总胆红素 66.1 μmol/L，直接胆红素 49.9 μmol/L，总蛋白 80.06 g/L，白蛋白 48.3 g/L。

六、讨论

（一）药物性肝炎的诊断

尚无明确的研究或实验手段可以证实某种药物是肝损伤的原因，根据病史、血液检查、肝脏成像和（或）肝活检排除其他可能的肝损伤原因对诊断药物性肝炎至关重要，其诊断的基本条件：①有药物暴露史。②可能有危险因素和药物以往的肝毒性信息。③肝脏损伤发生在相应的潜伏期，通常在 1 ~ 4 周。④排除其他原因或疾病所致的肝功能损伤。⑤停药后，肝功能指标有所改善。⑥偶尔再次给药，迅速激发肝损伤。其中①②是诊断药物性肝炎的必要条件，③ ~ ⑥是非必要条件。

（二）药物性肝炎的治疗

药物性肝炎的治疗原则是停用和防止再使用导致肝损伤的相关药物，早期清除和排泄体内的药物，尽可能避免使用药理作用或化学结构相同、相似的药物，其次对已有的肝损伤或肝衰竭的患者进行对症支持治疗。

1. 停药

停药是治疗药物性肝损害最重要的措施。临床怀疑药物导致肝脏损害，及时停药，大部分患者可在停药后自行缓解。药物引起肝损害时，应充分权衡停药引起原发病进展和继续用药导致肝损伤加重的风险，可换用其他类型药物针对原发病治疗。

2. 清除药物

对于误服大量肝损伤性药物，可以通过催吐、洗胃、导泻、灌肠等方法清除胃肠道残留的药物。对于已经入血的药物，可通过利尿、血液透析、血液灌注等方法加速体内药物的排泄。

3. 药物治疗

应根据药物性肝损害的临床类型选用适当的药物治疗。轻中度肝细胞损伤型和混合型药物性肝损害，炎症较轻者可试用水飞蓟宾，炎症较重者可试用甘草酸制剂，其他常用药物包括精氨酸谷氨酸注射液和双环醇；胆汁淤积型药物性肝损害可选用熊去氧胆酸，有报道腺苷蛋氨酸（SAMe）治疗胆汁淤积型药物性肝损害有效。

目前国内推荐在综合治疗的基础上加用 N- 乙酰半胱氨酸（NAC）治疗早期急性肝衰竭（ALF）。不建议 NAC 用于儿童非对乙酰氨基酚（APAP）所致药物性 ALF 的治疗。

4. 肝移植

对于出现肝性脑病、严重凝血障碍的 ALF/ 亚急性肝衰竭（SALF）及失代偿肝硬化的患者，可以考虑肝移植。

（三）个人临床体会

此患者多次服用同一种"中草药"后出现恶心、呕吐，本次再次服用此"中草药"后黄疸入院，PT 明显延长，排除病毒性肝炎、梗阻性黄疸等，急性肝衰竭、药物性肝损害明确，停用肝损害药物后护肝退黄、输注血浆等对症支持治疗约 2 周胆红素达到峰值，开始出现"拐点（胆红素由上升转为下降）"，临床中对药物性肝损害，能及时停用肝损害药物，积极治疗，大多数患者预后良好，但有少数患者病情重，甚至有生命危险。临床中对在慢性肝病基础上合并药物性肝损害者，胆红素上升达到峰值可能需 2 ~ 4 周，甚至更长时间，且出现"拐点"后胆红素下降缓慢，治疗过程中容易出现感染、腹水、肝性脑病等并发症，进一步增加治疗难度，导致住院时间较长，治疗过程中患者及家属容易产生对治疗效果不满，治疗过程中应及时反复沟通病情，向其说明病情发生发展规律，告知预后。

七、参考文献

［1］袁琳娜，那恒彬. 2021 年亚太肝病学会共识指南：药物性肝损伤（摘译）［J］. 临床肝胆病杂志，2021，37（6）：1291-1294.

［2］中华医学会，中华医学会杂志社，中华医学会消化病学分会，等. 药物性肝损伤基层诊疗指南（2019 年）［J］. 中华全科医师杂志，2020，19（10）：868-875.

（丁　信）

病例六：慢性肝衰竭

一、基本信息

姓名：黄××　　性别：男　　年龄：51 岁

主诉：身目黄染 1 年余，双下肢肿胀 1 周。

过敏史：否认食物及药物过敏。

现病史：患者长期饮酒，于 1 年余前开始身目黄染，伴尿黄，无厌油、纳差，无疲倦、乏力，无皮肤瘙痒，1 月前因"重度贫血、黄疸"住院治疗，查 MR 提示"肝脾肿大，少量腹腔积液"，凝血时间明显延长，诊断"酒精性肝硬化失代偿期；慢性肝衰竭；脾大；贫血"等疾病，经治疗后复查凝血功能及肝功能无好转，患者及家属签字出院，出院后未戒酒，1 周前尿黄加重，并有双下肢凹陷性肿胀，伴右小腿明显疼痛，皮温高，无水泡，无畏寒、发热。

个人史：吸烟 20 年，每日 10 支，饮酒 30 年，每日 1 斤白酒。

二、查体

体格检查：T 36.5℃，P 98 次 / 分，R 20 次 / 分，BP 138/59 mmHg，慢性肝病面容，结膜苍白，皮肤、巩膜黄染，肝掌、蜘蛛痣（＋），双肺呼吸音粗，腹膨隆，无压痛及反跳痛，肝剑突下 10 cm，质地硬，脾肋下触及，移动性浊音阴性，肠鸣音 4 次 / 分。双下肢凹陷性水肿，右小腿可见境界不清红斑、皮温高，无水泡，足背动脉可触及搏动。

辅助检查：2022–01–31 胸腹部 CT：①双上肺散在斑片、斑点模糊影，考虑炎症，建议抗感染治疗后复查。双肺上叶胸膜下小肺大疱。②双肺散在纤维增殖灶；心脏增大，心脏密度减低，考虑贫血；主动脉及冠脉硬化，同前相仿。③肝脏增大，肝右叶上段囊肿，其邻近肝内胆管轻度扩张，肠系膜水肿，少量腹水，以上同前相仿。脾脏增大。2022–01–31 血常规：白细胞 4.67×10^9/L，血红蛋白量 79 g/L，血小板 53×10^9/L；肝功能：总胆红素 208.50 μmol/L、直接胆红素 110.90 μmol/L，间接胆红素 97.60 μmol/L，白蛋白 30.40 g/L，球蛋白 36.5 g/L。DIC 六项：PT 34.9 s，APTT 58.5 s，INR 3.05，FIB 5.90 g/L。

三、诊断

初步诊断：①肝衰竭；②酒精性肝硬化失代偿期；③右下肢软组织感染；④脾功能亢进；⑤中度贫血；⑥低蛋白血症；⑦双侧肺炎。

鉴别诊断：

（1）病毒性肝炎。支持点：近期黄疸加重，查体有皮肤、巩膜黄染。不支持点：有"肝硬化"病史，无腹泻、发热，无病毒学检查证据。结论：不能排除，需进一步完善甲乙丙丁戊肝抗体检查。

（2）胆道梗阻。支持点：近期黄疸加重，查体有皮肤、巩膜黄染，入院时查胆红素升高，且直接胆红素＞间接胆红素。不支持点：无发热，无腹痛，急诊入院时腹部CT未见胆道结石、占位表现，无明显胆道扩张。结论：可能性小。

（3）溶血性黄疸。支持点：有皮肤巩膜黄染，尿黄。不支持点：无腰痛、发热，且直接胆红素＞间接胆红素。结论：排除。

最终诊断：①慢性肝衰竭；②酒精性肝硬化失代偿期；③脾功能亢进；④慢性胆囊炎；⑤腹腔积液；⑥中度贫血；⑦低蛋白血症；⑧右下肢软组织感染；⑨男性乳腺增生；⑩双侧肺炎。

四、诊疗经过

入院完善相关检查，2021-01-31消化道肿瘤六项、葡萄糖无异常。双下肢动静脉彩超提示：双下肢动脉血流通畅；双下肢深静脉血流通畅。2022-02-09离子六项＋肝胆十六项：总胆红素198.90μmol/L、直接胆红素93.40μmol/L、间接胆红素105.50μmol/L、总胆汁酸381.90μmol/L、碱性磷酸酶256 U/L、白蛋白32.90 g/L；凝血四项：凝血酶原时间24.40秒、凝血酶原时间比值2.18、活化部分凝血活酶时间48.70秒、凝血酶时间18.70秒、纤维蛋白原定量1.50 g/L；血浆氨测定（冰浴）：血氨65.50μmol/L。2022-02-15离子六项＋肝胆十六项：白蛋白/球蛋白0.90、前白蛋白80 mg/L、总胆红素199μmol/L、直接胆红素90.40μmol/L、间接胆红素108.60μmol/L、总胆汁酸464.60μmol/L、腺苷脱氨酶42 U/L、甘胆酸19.15 mg/L、氯98 mmol/L、镁0.60 mmol/L、碱性磷酸酶240 U/L、白蛋白37.20 g/L、球蛋白39.30 g/L；凝血四项：凝血酶原时间27秒、凝血酶原时间比值2.41、活化部分凝血活酶时间51秒、凝血酶时间18.20秒、纤维蛋白原定量1.46 g/L；血常规：白细胞计数2.60×10^9/L、嗜中性粒细胞百分数44.30%、红细胞计数2.21×10^{12}/L、血红蛋白量74 g/L、红细胞比积0.2340、平均红细胞体积105.90 fL、平均红细胞血红蛋白浓度316 g/L、血小板计数45×10^9/L；2022-02-18维生素B_{12}测定＋叶酸测定：叶酸＞20.0 ng/mL、维生素B_{12} 1416 pg/mL；感染八项：HBsAg（-）、HBsAb（+）、HBeAg（-）、HBeAb（-）、HBcAg（-）、HCV（-）、PRP（-）、HIV（-）。抗人球蛋白试验二项：阴性；血常规五分类＋血清淀粉样蛋白A（静脉血）＋全血超敏CRP：白细胞计数1.77×10^9/L、血红蛋白量76 g/L、血小板计数48×10^9/L；降钙素原检测：降钙素原0.24 ng/mL。2022-02-22 B超：双乳腺异常回声，拟男性乳腺发育可能。2022-02-24生化37项：天冬氨酸氨基转移酶44 U/L、球蛋白41.70 g/L、白蛋白/球蛋白、总胆红素250.90μmol/L、直接胆红素96.90μmol/L、间接胆红素154μmol/L、前白蛋白60 mg/L、总胆汁酸626.20μmol/L、腺苷脱氨酶42 U/L、胱抑素C 1.95 mg/L、β_2-微球蛋白3.10 mg/L、总胆固醇6.66 mmol/L、高密度脂蛋白胆固醇2.94 mmol/L、载脂蛋白B 0.58 g/L、葡萄糖3.38 mmol/L、钙2.75 mmol/L、碱性磷酸酶159 U/L、肌酸激酶同工酶（活性）27 U/L；凝血四项：凝血酶原时间30.40秒、凝血酶原时间比值2.71、活化部分凝血活酶时间55.60秒、凝血酶时间19.60秒、纤维蛋白原定量 1.38 g/L；血常规：白细胞计数 2.45×10^9/L、红细胞计数 1.89×10^{12}/L、血红蛋白量 66 g/L、红细胞比积 0.20、平均红细胞体积 105.80 fL、平均红细胞血红蛋白量 34.90 pg、血小板计数 39×10^9/L。变性珠蛋白小体检测：变性珠蛋白小体检测 0.10%；甲戊肝 IgM：阴性，血免疫固定蛋白电泳测定、自身抗体谱十二项 + 自身免疫性肝脏疾病抗体谱六项阴性；2022-02-27 凝血四项：凝血酶原时间 26.50 秒、凝血酶原时间比值 2.37、活化部分凝血活酶时间 52.60 秒、凝血酶时间 20.90 秒、纤维蛋白原定量 1.28 g/L；血常规五分类：白细胞计数 2.44×10^9/L、红细胞计数 2.06×10^{12}/L、血红蛋白量 68 g/L、平均红细胞体积 102.90 fL、血小板计数 31×10^9/L；血培养：未见细菌及真菌生长。铜蓝蛋白测定：正常。2022-03-02 骨髓涂片及急慢性白血病 /NHL/MDS 全面 CD 系列、高敏 PNH 全套未见明显异常。入院后予护肝退黄、利胆、抗感染、输注血浆纠正凝血功能、输注白蛋白纠正低蛋白血症，补充维生素 K_1 等治疗，经治疗后患者右下肢疼痛、红斑逐步消退，复查肝功能提示胆红素波动性升高，输注血浆后凝血功能改善不佳，病程中患者间有鼻腔出血及穿刺点瘀斑表现，经科内讨论及肝胆外科会诊患者有肝移植指征，征得患者及家属同意，患者于 2022-03-04 转入肝胆外科拟肝移植治疗。患者于 2022-03-06 行"背驮式肝移植术"，术中见肝呈颗粒状肝硬化改变，术后病肝病理提示：符合肝硬化（肝细胞明显变性、萎缩、消失）并肝囊肿。2022-03-25 B 超：移植肝血流测值：门静脉平均流速正常，肝动脉阻力指数正常。肝周积液。腹腔积液。双侧胸腔积液。2022-04-04 肝胆十六项：天冬氨酸氨基转移酶 17 U/L、总蛋白 61.3 g/L、白蛋白 38.0 g/L、总胆红素 43.2 μmol/L、直接胆红素 36.5 μmol/L、总胆汁酸 10.2 μmol/L、胆碱酯酶 4729 U/L；凝血四项：凝血酶原时间 12.5 秒、凝血酶原时间比值 1.12、活化部分凝血活酶时间 30.3 秒、凝血酶时间 16.0 秒、纤维蛋白原定量 2.33 g/L；血常规五分类：白细胞计数 8.40×10^9/L、血红蛋白量 100 g/L、血小板计数 160×10^9/L。

五、出院情况

患者黄疸消退，凝血功能恢复正常，无双下肢水肿。生命体征平稳，巩膜轻度黄染，无瘀斑、瘀点，心肺腹查体未见异常，移动性浊音阴性，双下肢无水肿。

六、讨论

（一）肝硬化的病因

肝炎病毒感染（慢性乙型肝炎、丙型肝炎）、药物或化学毒物（对乙酰氨基酚、抗结核药物、抗肿瘤药物、中药、四氯化碳等）、酒精性肝病、非酒精性脂肪性肝病、循环障碍（布-加综合征、右心衰）、代谢障碍（铜、铁、半乳糖等代谢障碍）、自身免疫性肝病、寄生虫感染等。

（二）肝硬化患者病情（黄疸）加重的原因

肝硬化患者，尤其是失代偿期肝硬化者，如病情加重时，临床中一定要思考使其病情加重的因素，努力寻找导致病情加重的原因是阻止其病情进一步加剧的关键。肝硬化患者黄疸加重的常见原因：①诱因/病因未控制或消除，如酒精性肝硬化者未严格戒酒，甚至自行服用"药酒"来治疗酒精性肝硬化，导致原有肝病基础上重叠药物性肝损害致使病情（黄疸）加重。询问病史时偶有患者担心家人会对其责骂而不能向临床医师提供真实的病史，临床工作中需要反复多次追问病史或向患者家属询问患者平时情况，来相会印证患者提供病史的真实性。另如乙肝肝硬化者，服用"恩替卡韦"治疗过程中，因担心药物副作用，擅自更改服药时间，选择宵夜之后服用，导致的 HBV-DNA 控制不佳或再激活，病情出现反弹等。②感染，肝硬化者低蛋白、腹水及营养状态不佳等导致其处于免疫功能缺陷状态，抵抗力下降，加之肠道屏障受损，增加细菌易位，细菌性感染机会增加，易出现自发性腹膜炎、肺炎、血流感染、皮肤软组织感染等，一旦感染对原本脆弱的肝脏功能导致再次打击，引起病情加重导致肝衰竭。除此也可合并有肝炎病毒感染、巨细胞病毒及单纯疱疹病毒、寄生虫等感染，因此病情稳定的肝硬化患者病情加重者，需要排查病情（黄疸）加重原因，不能一味地认为其病情加重是慢性肝衰竭缓慢发展的自然过程表现。③肝硬化并发症，肝硬化终末期者易合并消化道出血、肝性脑病、自发性腹膜炎、门静脉血栓等，每次并发症发生对原本"风雨飘摇"的肝脏再次给予一次严重打击，对肝衰竭的发生起到加速作用。

病例中此患者入院后完善甲乙丙戊肝抗体、自身抗体、铜蓝蛋白、血培养检查未见异常，抗感染治疗后右下肢软组织感染好转，输注血浆后黄疸及凝血功能无改善，且逐渐出现间接胆红素升高为主，溶血检查及骨髓检查，排除血液系统疾病，考虑其病情（黄疸）加重为慢性肝衰竭导致，肝功能 Child-Pugh 评分为 C 级，肝移植是其首选治疗方式，经肝胆外科会诊及家属协商，患者肝移植治疗后病情恢复良好，出院时肝功能指标明显好转，凝血功能恢复正常，移植肝 B 超提示：门静脉平均流速正常，肝动脉阻力指数正常。出院后随访肝功能进一步好转。

（三）肝衰竭的治疗

目前肝衰竭的内科治疗尚缺乏特效药物和手段。早期诊断、早期治疗，针对不同病因采取相应的病因治疗措施和综合治疗措施，并积极防治各种并发症。有条件者早期进行人工肝治疗，视病情进展情况进行肝移植前准备，尤其对中晚期肝衰竭患者是最有效的挽救性治疗手段。

（丁　信）

XH 第五章 胆道疾病

第一节 胆石症

一、病因

胆石症指胆囊、胆管等胆道系统的任何部位发生结石的疾病。本病随着年龄的增长发病率也增高，在同一年龄组中，女性患者发病率高于男性。目前主要以结石剖面结构和结石化学成分为基础分为胆固醇结石、胆色素结石及混合性结石。胆固醇结石质较硬，多发生在胆囊内，80%以上的胆囊结石为胆固醇结石。胆固醇结石的形成，主要是由于肝细胞合成的胆汁中胆固醇处于过饱和状态，以及胆汁中的蛋白质促胆固醇晶体成核作用，另外应归因于胆囊运动功能损害，它们共同作用，致使胆汁淤滞，促发胆石形成；胆色素结石多似泥沙状，好发于胆管系统，以肝内胆管较多见，细菌感染是原发性胆管结石形成的主要原因；混合性结石含钙较多，其剖面呈层状，可位于胆囊或胆管内。若按结石部位可分为胆囊结石，肝内、肝外胆管结石等类型。

二、临床表现

胆石症的三大主要症状是腹痛、发热与黄疸，临床表现常因患者胆结石发生的部位不同，而有所差异。

1. 胆囊结石

临床症状多与结石的大小、部位，是否有梗阻、伴发炎症等因素有关。①单发胆囊结石，多无症状。②当胆囊结石嵌顿于胆囊颈部、胆囊管时，可出现胆绞痛，当结石排入胆总管时，也可出现胆绞痛。疼痛多表现为右上腹、中上腹绞痛，疼痛向腰背部、右肩部、肩胛部放射，可伴有大汗，部分患者有恶心、呕吐等。疼痛一般呈阵发性，可持续 1 ~ 2 h，若持续 6 h 以上不缓解，多考虑有继发急性胆囊炎的可能。若结石嵌顿时间过长，胆囊内的胆汁由于出口受阻而淤滞，使内压增高，部分炎性介质参与使其黏膜损伤，若压迫到动脉可引致胆囊的坏死或穿孔。③发热：部分可伴有发热。④体检时，上腹部压痛，反跳痛，可有 Murphy 征阳性。

2. 肝外胆管结石

胆管结石可来自胆囊，亦可原发于胆管。多有症状，主要为胆道梗阻及继发胆道感染，部分患者可有以下症状。①胆绞痛：表现为右上腹、中上腹绞痛，疼痛可向腰背部、右肩部、右肩胛部放射。②发热：可伴有发热。③黄疸：黄疸的深浅与嵌顿程度有关。④体检时，右上腹压痛，肝区叩痛。

3. 肝内胆管结石

结石原发于左右肝管分叉以上处，临床表现常因结石出现部位不同而有所差异，散在于肝内胆管的小结石腹痛可不明显。

（1）右上腹疼痛：急性发作时，可有肝区疼痛，多呈持续性，常放射至右肩和右肩胛区。

（2）发热或黄疸：当结石引起局部梗阻及继发胆道感染时，部分患者可有一过性发热及黄疸。

（3）体检时，可有肝大，局部有压痛。若结石排入胆总管，其临床表现与肝外胆管结石相同。

4. Mirizzi 综合征

当结石在胆囊颈部或胆囊管嵌顿使胆总管、肝总管出现狭窄或梗阻时，可并发胆管炎、黄疸及肝功能损害。

5. Charcot 征

当结石阻塞胆管且继发有胆管炎时，可出现胆绞痛、发热寒战及黄疸三联征，重者可有全身的感染或感染性休克。

三、辅助检查

（一）影像学检查

1. B 超检查

B 超是最基本、最重要的检查，对直径大于 2 mm 的结石确诊率高，可显示为强回声光团，后方伴声影。

（1）胆囊结石：超声表现为胆囊内单个或多个实性强回声的光团，随体位可动，后方可有结石声影。

（2）肝外胆管结石：超声表现可为肝外胆管有不同程度的扩张，有时其强回声的光团不易动，其后方伴声影，与胆管壁分界清。

（3）肝内胆管结石：超声表现为肝内出现单个或多个强回声的光团或索条状光带，后方可有声影，若结石阻塞远端小胆管可显示为囊状、小管状或多叉样的扩张，可有胆管增厚、回声增强、肝实质不均匀增粗。由于 B 超是无创、经济、可重复的检查手段，常作为诊断胆囊结石的首选方法。

2. 胆囊造影

口服胆囊造影法，可显示出胆囊阴性结石，以及了解胆囊的大小、形状及收缩功能。胆囊造影法诊断胆囊结石准确率有 60%，目前，此法较少用。对肝内胆管结石并胆管梗阻者也不宜采用此方法。

3. 经内镜逆行性胆胰管造影（ERCP）

应用十二指肠镜插入至十二指肠降段，通过十二指肠乳头开口处插管，并经该导管逆行注入造影剂使胆管及胰管在 X 线下显影的技术，可以确定胆管远端梗阻的部位和原因。ERCP 是目前诊断胆总管结石准确性最高的方法之一，在检查诊断的同时可行内镜下的治疗。对于年轻女性、复发性胰腺炎、胆管直径小于 5 mm、Oddi 括约肌功能障碍等多种危险因素并存的患者，尽量避免诊断性 ERCP，而用 MRCP 或 CT 协助。

4. 磁共振胰胆管造影（MRCP）

磁共振胰胆管造影是利用磁共振成像技术使胰胆管显影，胆结石在磁共振胰胆管成像时表现为充盈缺损。MRCP 检查具有无创伤、不需造影剂、不需插管等优点，可以显示肝内胆管，检出结石的敏感性较高，对于肝内胆管结石的诊断，MRCP 检查是最理想的方法之一。目前，MRCP 成为胰胆管系统疾病诊断的首选方法。

5. 经皮肝穿刺胆道造影（PTC）

经穿刺针直接将胆道造影剂注入肝内胆管，能清晰地显示胆道系统的情况，可了解胆管内病变的部位、程度以及范围，有助于黄疸的鉴别。此方法用于肝内外胆管结石的定位，对于胆管有无梗阻的判断有重要价值，临床上逐渐替代静脉胆道造影。但 PTC 是一种损伤性检查方法，可能会出现胆汁外漏、出血、气胸及急性胆管炎等并发症，主要并发症是胆汁性腹膜炎和腹腔内出血。

6. 电子计算机 X 射线断层扫描（CT）

胆结石在 CT 检查中，可表现为高、中或低密度，为单发或多发，高密度结石多为胆色素结石，CT 值 50 Hu 以上，低密度结石多为胆固醇结石，CT 值在 40 Hu 以下。胆管结石可有胆管内异常密度的占位显示，有胆管扩张。

7. 超声内镜（EUS）

EUS 检查是将微型高频超声探头安置在内镜前端，是一种很有价值的非介入性诊断手段，采用微细超声探头，能通过普通胃镜活检孔插入到十二指肠乳头开口及胆总管或胰管内进行管腔内超声内镜检查。EUS 在胆总管结石诊断方面，不论胆管是否扩张，不论结石大小，都明显优于 B 超和 CT，尤其是小结石的诊断，而比 ERCP 更少侵袭性，更安全。

8. 术中或术后直接胆道造影

胆道手术中可用胆囊穿刺法、经胆囊管插管法、胆总管穿刺法，可经胆囊管或直接穿刺胆总管，注入造影剂，显示肝内、肝外胆管影像，可显示胆管有无结石影及胆管有无狭窄，以决定是否需要探查胆总管。若术前未行 ERCP 或 PTC，则术中胆道造影很有必要。

术毕在拔除 T 形管前，行 T 管逆行胆道造影，可了解胆道有无残余结石影及有无狭窄或梗阻。术中胆道造影的价值在于造影正常可避免不必要的胆总管切开，减少胆道残余结石率，正确判断胆道解剖关系，避免胆道损伤。

9. 胆道镜

在胆道手术中，从探查胆总管的切口处插入胆道镜，观察胆总管下端有无结石等，可了解胆总管下端出口的方位及形态，将胆道镜向上导入肝内，观察肝内胆管有无结石等情况。术后可经 T 管或皮下空肠盲袢等插入胆道镜观察胆管内有无狭窄、梗阻或残余结石等情况。胆道镜在诊断方面的优点是能够直视胆管内部真实面貌，并对可疑病灶取活体组织以行病理确诊。

（二）实验室检查

当胆石症患者有胆道梗阻及并发胆道感染时，则胆红素代谢、血清酶学、肝功能等表现为异常。一般出现血白细胞计数、胆红素升高，常伴一过性 ALT、AST 升高，AKP、γ–GT 亦升高，若并发急性胰腺炎时，血、尿淀粉酶可升高。

四、诊断及鉴别诊断

（一）诊断

根据患者的病史、临床表现、体征及辅助检查等一般可做出诊断。

部分胆囊结石患者可无症状，在体检 B 超时被发现系胆囊结石而做出诊断。而部分患者有上腹痛，结合 B 超或 CT 可做出诊断。因胆总管结石诊断较为困难，B 超或 CT 诊断的敏感性较低，若行 MRCP 或 EUS 可明确诊断。疑胆总管结石并有感染者，可行 ERCP 以明确诊断并治疗。

（二）鉴别诊断

1. 先天性胆总管扩张

由于胆总管扩张、胆管远端狭窄并继发感染，可有右上腹疼痛、恶心呕吐、黄疸、发热等，与胆石症相似，行 B 超检查易做出鉴别诊断；通过 ERCP 术，可显示出扩张的胆总管。

2. 急性胰腺炎

有上腹部疼痛，伴恶心呕吐或黄疸，症状有时类似胆石症。本病叫有血、尿淀粉酶升高，行 B 超检查有助于鉴别诊断。

3. 消化性溃疡并穿孔

胃、十二指肠溃疡穿孔的早期症状可类似于胆石症，表现为右上腹部剧烈疼痛，其腹痛范围较大，行腹部平片和腹腔穿刺术有助于明确诊断。

4. 急性肠梗阻

可有腹痛、恶心、呕吐或大便秘结，可与胆石症相鉴别。但急性肠梗阻有腹胀、肠鸣音高调或气过水音，腹部 X 线平面可见肠管积气及气液平面。

5. 肝脓肿

可有右肝区痛、发热及消化道症状，可类似胆石症。但肝脓肿的发热及寒战较为突出，有比较明显的全身消耗症状，B 超检查有助于鉴别诊断。

6. 胆道蛔虫症

常表现为突然发作的上腹部剧烈绞痛，可伴有钻顶感，间歇期可不痛，腹部柔软而疼痛不明显。

7. 右侧肾结石

常表现为肾绞痛，疼痛常自腰部或腹部开始，向大腿内侧或外生殖器放射，伴有排尿困难及血尿等症状，B 超检查有助于鉴别诊断。

8. 高位急性阑尾炎

右上腹疼痛或伴恶心、呕吐、发热。但高位阑尾炎的腹痛可能先始于上腹或中腹，右下腹也常有压痛，B 超检查有助于鉴别诊断。

9. 胰头癌、胆管癌及壶腹周围癌

以梗阻性黄疸为主要表现，黄疸呈进行性，超声显示无回声，CT、MRCP、ERCP 等可显示为胆管局部受浸润而狭窄。

10. 黄疸性肝炎

胆石症合并感染时多数病例有黄疸及丙氨酸转氨酶升高，在起病初期，尤其是在肝炎的病原学诊断未确立之前及病因未明的肝炎，临床上易与黄疸性肝炎相混淆，通过肝炎的有关病原学检验，B 超检查等有助于鉴别诊断。

11. 急性心肌梗死

其疼痛有时可放射至右上腹或中上腹，血液检查有心肌酶谱的升高，心电图检查见异常 Q 波，ST 段抬高、T 波倒置等有助于鉴别诊断。

五、治疗

（一）消炎利胆，解痉对症治疗

胆石症合并急性炎症时应卧床休息，禁食，必要时胃肠减压，静脉输液，补充维生素及电解质等。腹痛剧烈可用解痉止痛剂如硝酸甘油、阿托品或哌替啶等，一般禁用吗啡，它可使 Oddi 括约肌痉挛而增加胆管内的压力。消炎药可用头孢类、甲硝唑、奥硝唑等，可视血或胆汁培养及药物敏感试验情况应用抗生素。

若胆道无明显梗阻，可用分泌性利胆药，如茴三硫（国嘉胆维他）25 mg，3 次 / 天，可促进胆汁分泌增多。

（二）胆结石的非手术疗法

1. 口服药物溶石疗法

口服药物溶石并不能溶解所有的结石，对胆固醇结石有效，溶石治疗的药物有鹅去氧胆酸及其衍生物熊去氧胆酸，Rowachol，Pravastatin，Lovastatin。适应证为：①胆囊结石直径在 15 mm 以下。②胆囊结石为含钙较少的 X 线可透过的胆固醇结石。③胆囊管通畅，胆囊功能良好。④患者肝脏功能正常。⑤无妊娠；老年或其他疾病不能耐受手术的患者。禁忌证为胆结石伴有明显的胆绞痛、发热与黄疸等临床表现的患者，胆囊功能异常者，妊娠患者。

（1）鹅去氧胆酸（CDCA）：口服鹅去氧胆酸后，胆汁酸池可扩大，肝脏分泌胆固醇减少，胆囊内胆汁中胆固醇转为非饱和状态，使胆囊内胆固醇结石有可能得到溶解或消失。但该药对肝脏有一定的毒性反应，如谷丙转氨酶可升高，可有腹泻。常用剂量为每日10 ～ 15 mg/kg，分 3 ～ 4 次，于日间及睡前服用。

（2）熊去氧胆酸（UDCA）：口服熊去氧胆酸使胆汁中胆汁酸组分变化，可抑制HMG-CoA 还原酶的活性，使胆固醇分泌减少，还可使胆固醇与卵磷脂耦合形成多层的微脂粒，以液晶相方式溶解胆固醇，其溶解胆固醇能力较强。其溶石作用强于鹅去氧胆酸，不良反应少于鹅去氧胆酸。常用剂量为每日 8 ～ 13 mg/kg，分 3 ～ 4 次，于日间及睡前服用。

（3）乐活可：口服乐活可后，胆汁中胆固醇饱和指数下降，利于胆固醇结石溶解，也可抑制 HMG-CoA 还原酶的活性，其单独应用效果欠佳，若与鹅去氧胆酸或熊去氧胆酸合用，则有较好效果。

（4）他汀类：为 HMG-CoA 还原酶抑制剂，可抑制胆固醇的合成，对胆固醇结石有溶解作用。可用洛伐他汀 20 mg，1 ～ 2 次 / 天，普伐他汀 20 mg，1 ～ 2 次 / 天，辛伐他汀10 ～ 40 mg，1 ～ 2 次 / 天，氟伐他汀 20 ～ 40 mg，1 ～ 2 次 / 天。不良反应有胃肠道症状、失眠、皮疹和转氨酶增高等。

治疗期间每半年作 B 超或口服胆囊造影 1 次，以了解结石的溶解情况。由于此种溶石治疗的药物有一定的不良反应，服药时间长，如停药后 3 个月，胆汁中胆固醇又将重新变为过饱和状态，结石可复发；若结石溶解后突然停药，约 50% 患者的结石可复发。一般 6个月至 4 年可有复发。

2. 直接接触溶石法

将溶石治疗的药物直接注入结石局部，行灌注治疗溶石。常采用的有经皮经肝胆管插管或经肝胆囊插管方法、经鼻胆管灌注治疗、经 T 形管灌注治疗，可用于胆管结石。

最早使用的药物有胆酸钠、肝素、乙醚、氯仿等，因不良反应大而未广泛应用，目前采用的溶石药物因胆固醇结石及胆色素结石的成分不同而有以下几种。

（1）可溶解胆固醇结石的药物

①单辛酸甘油酯：主要用于胆管残余结石的治疗，溶石较慢，需数天到数周，主要不

良反应为腹痛、恶心、呕吐或腹泻等。

②甲基叔丁醚（MTBE）：快速的胆固醇溶解剂，溶石能力较单辛酸甘油酯强。MTBE有较多不良反应：进入十二指肠可引起十二指肠炎、溃疡或出血；进入血液可引起全身毒性，如嗜睡、恶心、呕吐等，重者可有低血压、溶血、肾功能损害等。甲基叔丁醚可使橡胶制品或导管溶解或软化，故不用橡胶类管。

③丙酸乙酯：丙酸乙酯对肠黏膜的毒性小于甲基叔丁醚，溶石效果优于甲基叔丁醚。

（2）可溶解胆色素结石的药物

①二甲基亚砜：是胆色素结石的主要溶解剂，未发现明显不良反应。

②依地酸二钠（EDTA）复合溶液：依地酸二钠能结合胆色素结石中的钙镁等多种金属离子，与胆红素结石形成可溶性复合物，分解胆石中的糖蛋白网状物质，使胆色素结石崩解，对人体无明显毒性，胃肠道只吸收微量，若长期使用可影响微量元素的吸收，常与胆酸、肝素等配合使用。

此类溶石治疗的药物均为溶液，是直接通过各种导管（如 PTCD 导管，T 管等）灌注而进入胆道系统，起溶石作用，不能口服，其效果不尽相同。

（三）胆结石的碎石治疗术

1. 体外冲击波震波碎石（ESWL）

ESWL 方法治疗胆囊结石的主要适应证为胆囊内胆固醇结石，口服胆囊造影显示为阴性结石，结石直径在 12 ~ 15 mm 者不超过 3 枚，直径在 25 mm 以下者仅 1 枚，胆囊收缩功能正常，通过此法，可使胆囊结石粉碎而排出。其禁忌证为胆囊造影阳性结石，胆囊萎缩、壁厚，胆囊急性炎症，胆囊畸形等使结石不易定位，严重的心、肺、肝、肾等疾病，有妊娠的患者。

ESWL 方法治疗胆管结石的主要适应证为胆管结石手术后残留结石或胆管结石引起腹痛、黄疸等，B 超等检查有胆管结石并予定位；其禁忌证为胆管结石充满，胆管急性炎症，胆管狭窄或畸形。

2. 体内碎石

应用胆道镜，十二指肠镜置管溶石或碎石。

（1）内镜下机械碎石术：通过内镜活检孔插入碎石器，在 X 线下，注意将碎石网篮通过结石处后，打开网篮套住结石，经手柄操作，使网篮夹碎结石并拉出。其适应证为肝外胆管残留或复发性结石，患者胆囊切除不带有 T 管；胆管残留结石，患者胆囊切除术后带有 T 管，T 管窦道未成或 T 管取石失败者；胆管结石患者，胆囊未切除，老年患者、外科手术高危人群，结石伴乳头嵌顿等。机械碎石时，应避免在胰腺段胆管内碎石，而应在胆总管中段进行。

（2）液电碎石术：胆道镜见结石后，在 X 线观察下，使电极接触结石，通过孔道应用盐水使胆道充满，调节碎石机功率使结石碎开。

（3）激光碎石术：胆道镜见较大结石，通过钳口使激光光导纤维对准结石发射使结石碎裂。

（四）胆总管结石的内镜下取石

胆总管结石的内镜下取石包含内镜下十二指肠乳头括约肌切开取石术（EST），内镜下乳头气囊扩张术（EPBD），内镜下鼻胆管引流术（ENBD）。

禁忌证为患者全身状况极差，心、肺、肝、肾及脑部病变或功能衰竭；食管、贲门、幽门或十二指肠球部狭窄，十二指肠镜难以通过者；有严重凝血机制障碍或出血性疾病患者。

EST是将十二指肠镜插入并观察患者十二指肠乳头及开口，经此插入导管注入造影剂，在X线透视下观察胰管、胆管及胆囊显影并拍片，以确定胆总管结石的大小、数量、部位和胆管狭窄程度等，进行十二指肠乳头括约肌切开术。插入乳头切开刀，将切开刀自乳头开口处沿胆总管方向插入并切开乳头，切开后，观察有无胆汁流出，有无结石排出。小于1 cm的结石可能自行排出，也可用EPBD气囊取出；小于1.5 cm的结石，应用碎石网篮夹碎结石并拉出；大于1.5 cm的结石，在机械碎石后，应用碎石网篮或气囊取出结石；胆总管的巨大结石，若机械碎石遇到困难，可用ENBD，行体外冲击波震波碎石，再用取石术。

EPBD是十二指肠镜进入十二指肠后经乳头向胆总管内插入柱状气囊导管，使气囊充盈，以一定的压力扩张胆总管下段及Oddi括约肌，再应用碎石、取石术将胆总管内结石取出。

ENBD是通过十二指肠镜，将鼻胆管置入胆管适当部位，从患者一侧鼻腔引出，使胆管阻塞处或病变部位胆汁引流至体外的内镜下治疗术。

（五）经皮经肝胆道镜取石（PTCS）

PTCS是指通过经皮肝穿胆道引流术（PTCD）所形成的窦道，插入胆道镜进行取石治疗的技术。

适应证为上部胆管或胆管末端狭窄，胆总管结石，肝内胆管结石，乳头周围憩室。

禁忌证为化脓性胆管炎，高度黄疸，严重心、肝、肾机能衰竭和大量腹水者，严重凝血机制障碍或出血性疾病患者。经皮经肝胆道镜取石术结石取净率达80%，严重的胆管狭窄是影响治疗效果的主要因素。

（六）经皮经肝胆囊镜取石

经皮经肝胆囊镜检查（PTCCS）是先在B超引导下行经皮经肝胆囊穿刺置管造影、引流术，待瘘管形成，可行胆囊胆道镜检查及取石治疗。

（七）T管取石术

包含X线下经T管窦道取石及T管胆道镜取石术。行T管造影，了解结石的部位、大小、形状与数量，在X线监视下，经T形管插入导丝，拔出T形管，再经导丝插入取石网篮。张开网篮，网住结石后收紧网篮，取出结石，再放置T形管进行引流。禁忌证：T形管道过长、过于弯曲或胆道急性炎症，严重心、肝、肾机能衰竭和大量腹水患者，严重凝血机制障碍或出血性疾病患者。

（八）手术疗法

外科治疗可依患者结石部位不同而采用不同术式。

（杨玉宇）

第二节　胆囊炎

一、急性胆囊炎

急性胆囊炎是指在某种致病因素的作用下所发生的急性炎症，可以是有菌性的，也可以是无菌性的；有结石同时存在者称为急性结石性胆囊炎，单有急性炎症而无结石者称为急性非结石性胆囊炎。两者在病因学上有所不同。

（一）急性结石性胆囊炎

1. 病因及发病机制

急性结石性胆囊炎的主要原因是结石阻塞胆囊胆汁排出通道导致胆汁淤滞及其后继发性细菌感染。这些细菌主要来源于肠道，以大肠杆菌最为常见，其他有肠球菌、绿脓杆菌等，常合并有厌氧菌感染，甚至有幽门螺杆菌，也可经血循环或淋巴途径进入胆囊。嵌顿于胆囊管或胆囊颈的结石，也可以直接损伤受压部位的黏膜引起炎症，严重者可引起坏死、穿孔；胆汁排出受阻，胆汁滞留于胆囊内而被高度浓缩，这种高浓度的胆汁酸盐是有细胞毒性的，能引起细胞损害，加重黏膜的炎症、水肿，甚至坏死，即所谓化学性炎症反应。

2. 病理

与其他空腔器官的炎症病变相似，根据其程度的不同可分为急性单纯性胆囊炎、急性化脓性胆囊炎、急性坏疽穿孔性胆囊炎以及胆囊周围脓肿。

病变开始时，胆囊管被结石梗阻，胆囊肥大，压力升高，黏膜充血水肿，胆囊壁炎性水肿而增厚，有大量的炎性细胞出现。随着病变的逐渐加重，黏膜和肌层有破坏，或因结石压迫引起黏膜溃疡，病变波及胆囊壁全层，出现囊壁增厚，血管扩张，甚至浆膜面也有纤维素和脓性渗出物，浆膜层可有纤维性或脓性渗出物与周围脏器相粘连。随着病变的进一步发展，胆囊内压力继续升高，胆囊壁张力增高，血管受压导致血供障碍，引起胆囊缺血坏疽或直接由于结石的压迫而坏死；坏死的胆囊壁常发生穿孔，流出的胆汁可被周围组织、器官或炎症渗出的纤维素包裹，也可流入腹腔引起严重的急性胆汁性弥漫性腹膜炎，若穿破周围空腔器官则可形成内瘘如胆囊胆总管瘘、胆囊十二指肠瘘、胆囊结肠瘘等，这种穿孔多发生在结石嵌顿的部位；内瘘发生后，胆囊得以减压，急性炎症症状常可迅速消退；急性胆囊炎时胆囊内脓液可进入胆管和胰管，引起胆管炎或胰腺炎。当胆囊梗阻解除，炎症消退，大部组织恢复原有结构，黏膜溃疡在愈合后形成瘢痕组织。如反复发作，胆囊壁纤维瘢痕化，肌纤维萎缩，胆囊黏膜消失，胆囊呈慢性胆囊炎改变，甚至萎缩，成为无功能胆囊。

3. 临床表现

急性结石性胆囊炎的发病情况与胆囊结石的发病情况相同。多数患者在急性发作前有上腹部不适的表现。急性胆囊炎的临床表现主要是疼痛，疼痛在发病的早期和晚期表现不一样。刚开始时，表现为持续性上腹区胀痛，稍后发生胆囊强烈收缩，出现阵发性绞痛；当炎症发展到胆囊浆膜层或影响到壁腹膜时，除了阵发性绞痛外，还有右上腹区的持续性剧烈疼痛。疼痛可放射到右肩部或右肩胛骨下。由于局部有炎性渗出，刺激了腹膜，患者在深呼吸时疼痛加剧而屏住呼吸。约25%的患者出现黄疸。黄疸一般不深，也不伴有瘙痒等症状，这是由于肿大的胆囊压迫胆总管或急性胆囊炎胆囊的严重感染波及肝胆管引起的，也可由于胆囊的严重炎症直接波及肝脏或细菌毒素、败血症、休克等对肝细胞的损害引起，这种黄疸在感染控制、胆囊炎症消退后多可自行消失。

4. 诊断及鉴别诊断

（1）体格检查：多数患者有局限性腹膜炎的表现，即右上腹肌紧张、不同程度和范围的压痛、反跳痛；肋缘下常可触及肿大而有触痛的胆囊，Murphy's 征阳性。如病情发展较慢，大网膜可粘连包裹胆囊，形成边界不清、固定的压痛性包块；如病变发展快，胆囊发生坏死、穿孔，可出现弥漫性腹膜炎表现。

（2）实验室检查：大部分患者具有急性细菌感染的血象，即外周血白细胞升高，分叶核左移，严重者可出现类白血病反应，血小板下降。血清学检查常见转氨酶，AKP升高，部分患者尚有血清胆红素、血清淀粉酶轻度升高。

（3）影像学检查：B超检查即可对95%以上的患者做出明确诊断，鉴别诊断则常需依赖 X 线、CT、ECT、MRI 等检查。

急性结石性胆囊炎在临床上常有典型的症状和体征，结合实验室及影像学检查，诊断一般不困难。需要与之鉴别的疾病主要有消化性溃疡穿孔、急性胰腺炎、高位阑尾炎、肝脓肿、结肠肝曲癌或憩室穿孔，以及右侧肺炎、胸膜炎和急性重症肝炎等。应该注意的是，对部分有黄疸的患者必须明确是否同时并存有肝内、外胆管结石。

5. 治疗

胆囊切除是治疗急性结石性胆囊炎的终极手段。手术时机及手术方法的选择应根据患者的具体情况而定。

（1）非手术治疗：发病早期、病程短、病情较轻时可在严密观察下先采用非手术治疗，原则是解痉、止痛、抗感染及对症处理，同时做好急诊手术的准备。包括留置胃管以减少胃及胰液对胆囊的刺激，充分的营养支持，维持水、电解质、酸碱平衡以减少痉挛的发作，给予足量的抗生素，选用对革兰阴性、阳性细菌及厌氧菌均有作用的广谱抗生素或联合用药。并补充足够的维生素 K，大多数患者经非手术治疗，病情能够控制，待以后行择期手术。经非手术治疗 24～48 h 病情无缓解甚至恶化者宜中转手术治疗。

（2）手术治疗：手术方法有胆囊切除术和胆囊造瘘术。两种手术均可在腹腔镜下完成，无条件的单位可按常规开腹手术。如患者的全身情况和胆囊局部及周围组织的病理改变允许，应行胆囊切除术，以根除病变。但对高危患者，或局部炎症水肿、粘连重，解剖关系不清者，特别是在急症情况下，则行胆囊切开取石、胆囊造瘘术；待 3 个月后，病情稳定，再根据患者情况及病情决定是否行胆囊切除术。

（二）急性非结石性胆囊炎

急性非结石性胆囊炎是指胆囊有明显的急性炎症改变而胆囊内无结石存在的胆囊炎，临床上比较少见，占急性胆囊炎的 4%～8%，男性多见，近年来，其发病率呈上升趋势。诊断比较困难，容易误诊与延误治疗，病程演变进展迅猛，并发症多，病死率高。

1. 病因

目前病因尚不十分清楚，可能为多种因素综合所致，但多与胆汁淤滞、细菌感染有关，而最根本的原因是胆囊缺血。本病易发生在严重创伤、烧伤或手术后；也易在危重患者中发生，如脓毒症、结节性多发性动脉炎、红斑性狼疮、多次输血和分娩后；长时间的 TPN、胆囊排空障碍者易并发本病，少数患者起因于胆管先天性异常、胰腺炎或因新生物、结缔组织增生、扭曲等引起的胆囊管阻塞，也可由恶性肿瘤等非结石性因素压迫导致胆囊管梗阻引起。老年或年幼患者较多，约半数以上的术后急性非结石性胆囊炎是发生在非胆系消化道手术以后，多见于 50 岁以上的男性患者，术后第 2、3 天最为多见。

2. 病理

本病与急性结石性胆囊炎相同，都是胆囊的急性炎症，它们在病理学方面并无区别。但本病病情发展速度极快，一般在 24 h 内即可发展成整个胆囊的坏死，并可穿孔导致急性弥漫性胆汁性腹膜炎，极易造成误诊延误治疗，病死率较高。

3. 临床表现

本病与急性结石性胆囊炎相似，但由于受原发病症状的干扰或在处理原发病时某些药物的使用（如镇痛剂），使其症状不如急性结石性胆囊炎典型，极易造成误诊和延误治疗。在因其他疾病住院的患者中，术前能获得明确诊断者只有一半左右，饱餐、油腻食物可诱发本病。

4. 诊断

首先强调对本病的警惕性与预见性，当易感患者出现右上腹疼痛，不明原因发热时应考虑本病。B 超可作为本病的首选检查工具，当 B 超发现胆囊肿大、胆囊壁增厚（＞3.5 mm）、不成影回声物质、胆汁淤积、胆囊周围积液或气肿样胆囊时诊断基本可以成立。肝胆系统核素扫描及 CT 检查对早期诊断有帮助。

5. 治疗

本病的治疗原则上与急性结石性胆囊炎相同。由于本病病程进展快，极易坏疽穿孔，并发症多，病死率高，故不少学者认为，本病一经诊断，应及早手术治疗。但对术前诊断不明确而行剖腹探查的患者，如果术中检查胆囊没有明显炎症、又无结石、吸出的胆汁正常时不要轻易地诊断为非结石性胆囊炎而切除胆囊，这类患者切除胆囊后无助于症状的改善。

二、慢性胆囊炎

慢性胆囊炎是指胆囊因长期或间断性地受到刺激而产生的明显慢性炎性改变。可以是胆囊炎反复发作的结果，也可以是整个病程均呈慢性炎症改变而无急性胆囊炎发作病史。超过85%的患者合并胆囊结石，故可将之分为慢性结石性和慢性非结石性胆囊炎。

（一）慢性结石性胆囊炎

1. 病因及发病机制

本病病因比较明确，可归纳为3个方面：①急性胆囊炎反复发作使病变呈慢性炎症改变；②结石直接刺激黏膜导致黏膜损伤，形成慢性炎症；③排空受阻继发细菌感染，胆囊内有结石存在、附近有外来压迫等，引起胆汁潴留，为细菌生长繁殖提供了条件，细菌可来自消化道、门静脉系统或附近淋巴结，感染导致黏膜损伤、溃疡形成，溃疡修复后瘢痕挛缩产生狭窄，又阻碍胆汁的排空。如此恶性循环，互为因果，但无急性发作而呈慢性过程。

2. 病理

由于急性炎症的反复发作，细菌感染、机械和化学的长期刺激，胆囊壁各层有明显的结缔组织增生和数量不等的慢性炎性细胞浸润，或同时还有血管的变形和减少，囊壁增厚，或周围组织粘连。病变严重者，胆囊瘢痕形成，可发生不同程度的萎缩，完全失去功能。有的慢性胆囊炎患者，胆囊管由于结石或炎症粘连而完全堵塞，在胆汁潴留而细菌被清除的情况下，胆囊内的胆汁由于胆红素被吸收，胆囊黏膜不断分泌黏液而逐渐形成黏稠透亮的白胆汁，胆囊因而逐渐肿大，称为胆囊积水。

3. 临床表现

多数患者有急性右上腹痛的病史，程度不剧烈，经抗感染、解痉、对症处理后缓解，日后反复出现腹胀、嗳气、呃逆、大便稀烂、消化不良等非特异性消化道症状，进油腻或高蛋白食物后出现右上腹隐痛，并向肩背部放射，体格检查时可无阳性体征或右上腹胆囊区有轻压痛和不适感，Murphys征多为阴性。

4. 诊断与鉴别诊断

有急性发作病史的患者诊断相对比较容易，B超作为首选检查可显示胆囊大小，胆囊壁增厚，胆囊内结石影，通过进食脂肪餐还可检测胆囊的收缩功能，从而推断胆汁排出是否通畅。口服胆囊造影或双剂量法胆囊造影可协助明确诊断。CT、MRI检查有助于本病与胰腺等实质性器官的疾病相鉴别。

本病需与消化性溃疡、胃炎、十二指肠憩室炎、肝炎、慢性胰腺炎等疾病鉴别，上消化道钡餐检查应成为术前常规。

5. 治疗

一旦诊断明确，手术切除胆囊是多年来外科医生治疗慢性结石性胆囊炎的唯一手段。近年有学者提出对胆囊功能良好者施行保胆取石术值得临床医生考虑。

对有右上腹不适或隐痛且B超发现胆囊结石患者，特别是年轻女性患者，胆囊无明显萎缩并具有功能者，不能简单地行胆囊切除术，必须排除消化性溃疡、胃炎、十二指肠憩室炎、慢性胰腺炎等疾病，否则术后症状将持续存在。对不能耐受手术者可采用非手术治疗，包括限制高脂、高蛋白饮食，适当使用制酸、消炎利胆、中医中药等治疗。

（二）慢性非结石性胆囊炎

1. 病因及发病机制

本病病因比较复杂而不明确，就目前的认识可将之归纳为三类。①感染性：反复的急性炎症发作，感染持续存在。②化学性：胆固醇代谢紊乱，胆固醇结晶沉积于胆囊黏膜而引起慢性胆囊炎。胆汁其他成分的改变对胆囊黏膜长期的刺激，产生慢性炎性变。③胆汁排出障碍：可由于胆囊的神经支配被破坏，如胃大切、食管胃底周围血管离断术等；或由于胆囊本身收缩功能障碍；或由于右上腹粘连导致胆囊管扭曲、狭窄等。过度浓缩的胆汁持续刺激黏膜、持续胆囊内高压影响血液循环均可导致慢性炎症。

2. 病理

病理改变与慢性结石性胆囊炎的病理相同。

3. 临床表现

临床症状常不典型，女性较为多见，多数患者无急性发作病史，而表现为腹胀、嗳气、呃逆、大便稀烂、消化不良等非特异性消化道症状，与多种消化道疾病症状重叠，偶尔进油腻或高蛋白食物后出现右上腹隐痛，并向肩背部放射，多可自行缓解，体格检查时可无阳性体征或右上腹胆囊区有轻压痛和不适感，Murphy's征多为阴性。

4. 诊断与鉴别诊断

本病的诊断及鉴别诊断与慢性结石性胆囊炎相比更为困难，也应该更为严谨；有的患者又因疼痛放射到胸骨后而需与"心脏病"相鉴别。

5. 治疗

非结石性慢性胆囊炎的转归，缺乏长期前瞻性研究资料。目前比较一致的看法是：只要诊断明确，手术切除胆囊是治疗慢性非结石性胆囊炎的唯一选择。但手术指征必须从严掌握。一般认为，病程在5年以上，年龄在50岁以上的患者，或年龄在45岁以上，B超提示胆囊内有息肉样物等占位性病变，或胆囊壁弥漫性和局限性增厚者，应考虑做手术；

如仅有 B 超发现胆囊壁粗糙，症状不明显，胆囊功能良好者，可定期 B 超检查，以观察胆囊的变化情况后再做决定。

（杨玉宇）

第三节　胆囊癌

胆囊癌为胆系原发性恶性肿瘤中最常见的疾病，占全部胃肠道腺癌中的 20%。其发病率占全部尸检中的 0.5%，占胆囊手术的 2%。主要发生在 50 岁以上的中老年人，发病率为 5%～9%，而 50 岁以下发病率为 0.3%～0.7%。女性多见，男女之比为 1：3。胆囊癌的病因并不清楚，一般认为与胆囊结石引起的慢性感染所造成的长期刺激有关。本病属于中医黄疸、胁痛、腹痛、积聚等范畴，其主要病因病机为肝气郁结，疏泄不利，脾气虚弱，水湿不化，致痰湿互结，湿热交蒸，瘀毒内阻，日久而形成。

一、诊断

（一）诊断要点

1. 病史

上腹部疼痛不适或有胆囊结石。胆囊炎病史。

2. 症状

主要表现为中上腹及右上腹疼痛不适，进行性加重，在后期可见持续性钝痛，腹痛可放射至右肩、背、胸等处。可有乏力、低热、食欲不振、嗳气、恶心、腹胀、体重减轻等，晚期可伴有恶病质表现。当癌肿侵犯十二指肠时可出现幽门梗阻症状。

3. 体征

腹胀：50% 以上有右上腹压痛。当胆囊管阻塞或癌肿转移至肝脏或邻近器官时，有时可在右上腹扪及坚硬肿块。

黄疸：晚期可见巩膜、皮肤黄染等。

4. 并发症

急性胆囊炎：因癌肿阻塞胆囊管引起的继发感染。

阻塞性黄疸：约 50% 患者癌肿侵犯胆总管可引起阻塞性黄疸。

5. 实验室检查

化验检查对早期诊断意义不大。口服胆囊造影剂 85% 以上不显影，仅 1%～2% 可有阳性征象，个别情况下 X 线平片发现"瓷胆囊"，则有诊断意义。

（1）生化检查：①血常规，可呈白细胞增高，中性粒细胞增高，有些病例红细胞及血红蛋白下降。②血沉，增快。③血生化，部分患者胆红素增高，胆固醇增高，碱性磷酸酶增高。④腹水常规，可呈血性。

（2）影像学检查：①胆囊造影，可通过口服法，静脉法或逆行胰胆管造影或经皮肝穿胆管造影法显示胆囊。如胆囊显影，则呈现胆囊阴影不完整，腔内可有充盈缺损，或有结石阴影，对诊断有一定价值。②B超检查，诊断率50%～90%，可发现胆囊内有实质性光团、无身影，或胆囊壁有增厚和弥漫性不规则低回声区，有时能发现肝脏有转移病灶，B超是早期发现胆囊癌的较好方法。③CT检查，可显示胆囊有无肿大及占位性病变影。诊断准确率约70%～80%。④PET、PET-CT检查，适用于胆囊肿块良、恶性的鉴别诊断、分期、分级以及全身状况的评估；治疗前后疗效评估；为指导组织学定位诊断及选择正确的治疗方案提供可靠依据。

（3）纤维腹腔镜检查：可见胆囊表面高低不平，或有结石，浆膜失去正常光泽，胆囊肥大或周围粘连，肝门区可有转移淋巴结肿大，但因胆囊区不宜做活检，同时周围粘连往往观察不够满意。所以此方法有一定局限性。

（4）病理学检查：手术探查中标本经病理切片，或腹腔穿刺活检以进行病理学诊断，证实胆囊癌。经腹穿胆囊壁取活组织做细胞学检查，对胆囊癌诊断正确率为85%左右。

（二）鉴别诊断

本病需与慢性胆囊炎、胆囊结石鉴别。

胆囊癌早期表现不明显或表现为右上隐痛、食欲不振等，与慢性胆囊炎和胆囊结石相似，可通过B超、CT检查明确诊断，必要时行腹腔镜检查、PET-CT检查，均有助于诊断。

二、综合治疗

胆囊癌的治疗方法有手术、化疗、放疗、介入治疗等。对Nevin Ⅰ、Ⅱ、Ⅲ、Ⅳ期的胆囊癌患者，手术是主要手段。即使是Nevin Ⅴ期患者，只要没有腹水、低蛋白血症、凝血障碍和心、肺、肝、肾的严重器质性病变，也不应放弃手术探查的机会。

（一）手术治疗

1. 纯胆囊切除术

纯胆囊切除术仅适用于术后病理报告胆囊壁癌灶局限于黏膜者或虽然累及肌层，但癌灶处于胆囊底、体部游离缘者。对位于胆囊颈、胆囊管的早期胆囊癌，或累及肌层而位于胆囊床部位者，应再次手术，将胆囊床上残留的胆囊壁、纤维脂肪组织清除，同时施行胆囊三角区和肝十二指肠韧带周围淋巴清除术。

2. 根治性胆囊切除术

根治性胆囊切除术适用于Nevin Ⅱ、Ⅲ期胆囊癌患者。切除范围包括：完整的胆囊切除；胆囊三角区和肝十二指肠韧带骨骼化清除；楔形切除胆囊床深度达2 cm的肝组织。

3. 胆囊癌扩大根治性切除术

胆囊癌扩大根治性切除术适用于Nevin Ⅴ期胆囊癌患者，手术方式视癌肿累及的脏器不同而异。

4. 胆囊癌姑息性手术

为解除梗阻性黄疸，可切开肝外胆管，于左、右肝管内植入记忆合金胆管内支架，或术中穿刺胆管外引流。为解除十二指肠梗阻，可施行胃空肠吻合术。

（二）放疗

为防止和减少局部复发，一些欧美国家积极主张将放疗作为胆囊癌的辅助治疗。国内已有少数报道，认为术前放疗可略提高手术切除率，且不会增加组织脆性和术中出血，术中放疗具有定位准确，减少或避免正常组织器官受放射损伤的优点，该方法对不能切除的晚期患者有一定的疗效，放疗被认为是最有希望的辅助治疗手段，放、化疗结合使用不仅可以控制全身转移，且放疗疗效可因一些放射增敏剂，如 5-Fu 的使用而改善。目前国内病例资料尚少，有待于不断地总结和积累经验。

日本学者高桥等对 14 例胆囊癌进行了总剂量为 30 Gy 的术前放疗，结果发现接受术前放疗者其手术切除率略高于对照组，且不会增加组织脆性和术中出血。术中放疗的优点是定位准确、减少邻近正常组织不必要的放射损伤。照射范围应包括手术切面、肝十二指肠韧带和可疑有残留癌组织的部位。外照射是胆囊癌放疗中最常用的方法。常在术后 13 ~ 39 d 进行。仪器包括 ^{60}Co，45 兆电子回旋加速器，直线加速器和光子治疗。照射范围为肿瘤周围 2 ~ 3 cm 的区域，包括胆囊床、肝门至十二指肠乳头胆管、肝十二指肠乳韧带、胰腺后、腹腔干和肠系膜上动脉周围淋巴结。常用总剂量为 40 ~ 50 Gy，共 20 ~ 25 次，每周 5 次。

Todoroki 等对 85 例Ⅳ期者行扩大切除术（包括肝叶切除和肝脏胰腺十二指肠切除术），12 例术后无残留（turnor residue，RT0），47 例镜下残留（RT1），26 例肉眼残留（RT2）。所有患者中有 9 例加外照射，1 例行近距放疗，37 例行术中放疗（平均剂量 21 Gy）。术中放疗的 37 例中有 9 例再加外照射。结果辅助性放疗组局部控制率比单纯手术组明显升高（59.1%∶36.1%），总的 5 年生存率明显增加（8.9%∶2.9%）。辅助性放疗对镜下残留（RT1）组效果最好（5 年生存率为 17.2%，而单纯手术组为 0），对无残留组（RT0）和肉眼残留组（RT2）无明显效果。

（三）化疗

1. 单药化疗

胆囊癌对多种传统的化疗药物均不敏感。如氟尿嘧啶（5-Fu）、丝裂霉素（MMC）、卡莫司汀（BCNU）和顺铂（DDP）等单药疗效都比较低，尚无公认的好的化疗药物，而新一代细胞毒性化疗药的相继问世正在改变这一局面。

鉴于吉西他滨（GEM）与胰腺和胆管组织具有亲和性及多篇报道 GEM 治疗胆囊癌或胆管癌有效，已经开展了多项Ⅱ期临床研究。一般采用常规剂量，即 800 ~ 1200 mg/m^2，静脉滴注 30 分钟，第 1、8、15 日，每 4 周重复；药物耐受性好，Ⅳ度血液学毒性 ≤ 5%，非血液学毒性不常见，相当比例的有症状患者症状减轻和（或）体重增加。

临床前研究显示伊立替康（CPT-11）对胆系肿瘤具有活性。因此，Alberts 等设计了一项 Ⅱ 期临床试验，以评估其临床价值。总共 39 例患者入选，36 例可以评价，均经病理组织学或细胞学检查确诊为局部晚期或转移的胆管癌或胆囊癌。CPT-11 125 mg/m^2，静脉滴注，每周 1 次，连续应用 4 周，间隔 2 周。结果：获得 CR 1 例，PR 2 例，ORR 8%。提示 CPT-11 单药对胆系肿瘤疗效欠佳。毒副反应发生率高，但无特殊和不可预期的毒副反应发生。

2. 联合化疗

如上所述，Ⅱ 期临床试验提示 GEM 单药对于胆系肿瘤安全有效，已经有报道 GEM 与 DDP、奥沙利铂（L-OHp）、多西他赛（DCT）、CPT-11、Cap、MMC 或 5-Fu 静脉持续滴注等组成联合方案，可以提高疗效，尚需进行随机研究证实联合化疗在疗效和生存上的优势。常用方案有 GP 方案和 MF 方案。

（四）介入胆道引流术

胆囊癌胆囊切除术后出现的阻塞性黄疸是难以手术治疗的，因为往往已有肝门的侵犯。通过内窥镜括约肌切开术放置引流管和金属支架管于胆总管的狭窄处可缓解胆道阻塞的症状。PTCD 方法也可缓解胆道阻塞的症状。施行肝内扩张胆管或胆总管与空肠吻合及做 U 管引流也是有效的减黄手术方法。

三、预防

（1）胆囊癌的病因尚不清楚，与胆囊癌发病相关的危险因素有油腻食物饮食、慢性胆囊炎、胆囊结石等，故应注意饮食，预防胆囊炎和胆囊结石。

（2）胆囊腺瘤、腺肌瘤、胰胆管连接异常、瓷性胆囊易伴发胆囊癌，故得此病的患者应积极治疗原发病。

（丁　信）

病例：胆总管结石合并急性梗阻性胆管炎

一、基本信息

姓名：雷 × ×　　　性别：男　　　年龄：66 岁

主诉：反复上腹痛 1 年，尿黄 10 天，发热 4 小时。

过敏史：否认食物及药物过敏。

现病史：患者 1 年前开始上腹间断性钝痛，程度轻可忍受，可自行缓解，未予诊治，10 天前进食后腹痛再发，伴尿黄，无恶心、呕吐，在外院查 MRCP 提示"胆总管下段结石、胆囊炎"，经治疗后腹痛缓解逐步恢复饮食，4小时前进食后腹痛再发，伴高热，体温达39℃，感腹胀，呕吐非咖啡色胃内容物，肛门排气减少，急诊拟"胆管炎"收入院。

既往史：有"高血压病"病史20年，有"甲亢"病史2年，服药治疗，具体药物不详。否认新冠肺炎相关流行病学史。

二、查体

体格检查：T 38.1℃，P 101次/分，R 20次/分，BP 125/71 mmHg，神志清，急性病容，突眼，巩膜黄染，双肺呼吸音清，心律齐，腹平软，上腹部中度压痛，无反跳痛，肝脾肋下未触及，肝肾区无叩痛，Murphy's征阴性，移动性浊音（－），肠鸣音3次/分。双下肢无水肿。

辅助检查：外院MRCP提示，胆总管下段结石、胆囊炎。ECG，①窦性心动过缓；②一度房室阻滞。

三、诊断

初步诊断：①腹痛、发热、黄疸查因，胆总管结石伴梗阻性胆管炎？急性胆源性胰腺炎？②高血压病；③甲状腺功能亢进。

鉴别诊断：

（1）胆囊结石并胆囊炎。支持点：老年男性，腹痛、发热、黄疸入院，有胆道感染表现。不支持点：右上腹无压痛，Murphy's征阴性，外院MRCP未见胆囊结石。结论：可能性小，必要时B超了解胆囊情况。

（2）消化道穿孔。支持点：老年男性，上腹痛、高热。不支持点：腹痛主要位于上腹部，无反跳痛。结论：可能性小，需完善腹部CT予排除。

（3）急性心肌梗死。支持点：老年男性，有高血压病史为心血管疾病高危人群，现上腹痛，程度剧烈。不支持点：无明显胸痛，腹痛病史时间长，心电图未见心肌梗塞表现。结论：排除。

最终诊断：①胆总管结石伴急性梗阻性胆管炎；②急性胆源性胰腺炎；③大肠埃希氏杆菌性败血症；④十二指肠降段憩室；⑤高血压病；⑥甲状腺功能亢进。

四、诊疗经过

入院后予完善相关检查，2022-05-22感染八项：HBsAg（－）、HBsAb（＋）、HBeAg（－）、HBeAb（－）、HBcAg（＋）、HCV（－）、PRP（－）、HIV（－）。甲胎蛋白测定+癌胚抗原测定+CA19-9测定：糖类抗原19-9 42.20 U/mL；降钙素原12.73 ng/mL；生化37项：丙氨酸氨基转移酶186 U/L、天冬氨酸氨基转移酶299 U/L、γ-谷氨酰转肽酶913 U/L、5'核苷酸酶27 U/L、碱性磷酸酶239 U/L、乳酸脱氢酶423 U/L、总蛋白60.80 g/L、白蛋白38.70 g/L、总胆红素70.10μmol/L、直接胆红素60.90μmol/L、总胆汁

酸 220.10 μ mol/L、总二氧化碳 22.30 mmol/L、高密度脂蛋白胆固醇 0.98 mmol/L、低密度脂蛋白胆固醇 3.47 mmol/L、载脂蛋白 A1 0.89 g/L、葡萄糖 8.19 mmol/L、钾 2.99 mmol/L、无机磷酸盐 0.59 mmol/L、超敏 C- 反应蛋白 16.10 mg/L；脂肪酶测定 + 淀粉酶测定：淀粉酶 2638.10 U/L、脂肪酶 8087.20 U/L；DIC 检测六项：凝血酶原时间 13.10 秒、凝血酶原时间比值 1.17、D- 二聚体 2.42 mg/L、纤维蛋白（原）降解产物 6 mg/L；血常规五分类：白细胞计数 20.41×10⁹/L、嗜中性粒细胞百分数 95.90％、嗜中性粒细胞绝对值 19.57×10⁹/L、血红蛋白量 131 g/L、血小板 231×10⁹/L。2022-05-22 上腹部螺旋平扫、胸部螺旋平扫提示：①双肺少许纤维化灶；冠状动脉、主动脉硬化。②胆囊炎症。胰腺周围脂肪间隙轻度模糊，需警惕胰腺炎。③肝左叶小囊肿。十二指肠降段憩室。左肾高密度小囊肿。2022-05-23 糖化血红蛋白 A1c 6.50％。05-24 血培养示：大肠埃希菌，对头孢菌素敏感。MRCP：①胆总管下段结石伴管壁稍厚，考虑合并慢性炎症，肝内外胆管轻度扩张。②十二指肠降段憩室（图 5-1）。

入院后予禁食、制酸、解痉、补液、纠正电解质紊乱、抑制胰酶分泌、头孢哌酮舒巴坦钠（3 g，ivgtt，q8 h）联合甲硝唑（0.5 g，ivgtt，bid）抗感染等治疗，患者考虑胆总管结石并梗阻性胆管炎，于 2022-05-24 静脉麻下行内镜逆行胰胆管造影（ERCP）+ 内镜下十二指肠乳头肌切开术（EST）+ 内镜下去除胆管结石 + 鼻胆管引流术（EBD），经内窥镜治疗，术中造影提示胆总管中下段一个充盈缺损影（图 5-2），予取石网篮取出胆总管结石（图 5-3），并见少量脓性分泌物从十二指肠乳头处流出。

术后继续抗感染等治疗，临床症状逐步缓解，2022-05-25 C- 反应蛋白测定：C- 反应蛋白 51.80 mg/L；脂肪酶测定 + 淀粉酶测定：脂肪酶 245.70 U/L。血常规五分类：白细胞计数 7.9×10⁹/L、嗜中性粒细胞百分数 72.6％、血红蛋白量 135 g/L、血小板 246×10⁹/L。肝胆十六项：丙氨酸氨基转移酶 85 U/L、γ- 谷氨酰转肽酶 534 U/L、碱性磷酸酶 240 U/L、总蛋白 64 g/L、白蛋白 35.30 g/L、前白蛋白 140 mg/L、总胆红素 30.10 μ mol/L、直接胆红素 17 μ mol/L。2022-05-30 C- 反应蛋白 51.80 mg/L；白细胞计数 6.65×10⁹/L、嗜中性粒细胞百分数 62.4％、血红蛋白量 133 g/L、血小板 255×10⁹/L。肝胆十六项：丙氨酸氨基转移酶 45 U/L、γ- 谷氨酰转肽酶 319 U/L、碱性磷酸酶 192 U/L、总蛋白 64.2 g/L、白蛋白 35.6 g/L、前白蛋白 230 mg/L、总胆红素 27.9 μ mol/L、直接胆红素 16.6 μ mol/L。PCT 0.22 ng/mL，拔除鼻胆管后患者无腹部不适，予带口服抗生素出院，门诊随诊。

五、出院情况

患者进食后无腹痛、腹胀，无发热、尿黄。查体：精神可，生命体征平稳，巩膜无黄染，腹软，无压痛及反跳痛，肠鸣音正常。

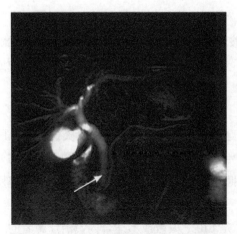 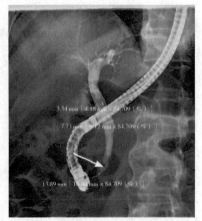

图 5-1　MRCP：胆总管下段结石（箭头所示）　图 5-2　ERCP 造影：胆总管下段充盈缺损（箭头所示）

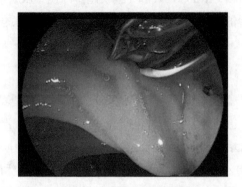

图 5-3　ERCP 网篮取石

六、讨论

（一）急性胆管炎的诊断标准

（1）全身炎症：①发热（体温 > 38℃）和（或）寒战；②实验室检查，白细胞计数 < 4×10⁹/L 或 > 10×10⁹/L，C- 反应蛋白 ≥ 1 g/L。

（2）胆汁淤积：①黄疸（总胆红素 ≥ 34.2 μmol/L）；②实验室检查，碱性磷酸酶（U/L）> 1.5× 正常值上限，γ 谷氨酰转肽酶（U/L）> 1.5× 正常值上限，AST（U/L）> 1.5× 正常值上限，ALT（U/L）> 1.5× 正常值上限。

（3）影像学检查：①胆道扩张；②影像学发现病因（狭窄、结石、肿瘤、支架等）。

怀疑诊断：（1）1 项 +（2）或（3）1 项确切诊断，（1）（2）（3）各 1 项。

（二）急性胆管炎的治疗

急性胆管炎必须早期识别和治疗，因为疾病死亡率随着治疗的延误而上升。治疗包括抗感染、胆道引流、全身支持治疗及病因治疗等。

1. 抗感染治疗

目前的指南建议使用青霉素/β-内酰胺酶抑制剂、第三代头孢菌素或碳青霉烯类抗生素治疗上行性胆管炎。在抗菌药物应用前尽量完成血培养或胆汁培养，为后续治疗或调整抗感染方案提供参考。

2. 胆道引流解除梗阻

（1）内镜手术治疗：2018年东京指南建议对中度和重度急性胆管炎进行紧急胆道引流，对于轻度急性胆管炎患者，初始只需要给予恰当的抗生素治疗，多数患者不需要胆道引流。ERCP是胆道引流的首选方式，通过胆道括约肌切开术、胆道支架植入术或鼻胆管置入术治疗梗阻。

（2）经皮肝穿刺胆道引流术（PTC）：是ERCP失败或不适合内镜治疗患者的二线治疗选择。因不需要静脉镇静或麻醉，因此对于临床病情不稳定者可能更安全。

（3）开放手术引流：当ERCP、PTC和（或）超声内镜（EUS）治疗不成功或禁忌使用时，开放手术引流是最后的治疗手段。可行腹腔镜胆囊切除术联合经胆囊管/导管腹腔镜胆管探查术。

（三）个人体会

此病例患者入院有腹痛、发热、黄疸，有Charcot三联征典型表现，结合肝功能及外院MRCP诊断胆总管结石并急性梗阻性胆管炎明确，按急性胆管炎严重程度分级为Grade Ⅱ（中度），入院予完善血培养，同时经验性选择头孢哌酮舒巴坦联合甲硝唑抗感染，积极完善术前检查，于入院48小时内行ERCP解除胆道梗阻，同时停留鼻胆管引流，术后患者临床症状（发热、腹痛、黄疸）明显缓解，血培养提示经验性使用抗生素敏感，复查感染指标及肝功能好转。个人体会在临床中对怀疑有胆管炎者使用抗生素前尽量完善血培养，尤其对有腹痛、黄疸，暂时无发热者也要尽快完成血培养，不必要等待患者发热时才抽取血培养，导致治疗滞后，延误抗感染战机，为此后调整抗生素方案无充分药敏学证据埋下隐患。在选择抗生素方面，应选择胆道浓度高的强效抗感染方案，避免抗感染疗效不佳频繁更改抗生素。对有胆道梗阻者，应尽快积极地与患者及家属沟通，征得同意后尽快解除胆道梗阻，避免患者因感染加重错失治疗时机。

七、参考文献

中华医学会外科学分会胆道外科学组. 急性胆道系统感染的诊断和治疗指南（2011版）[J]. 中华外科杂志，2021，59（6）：422-429.

（丁　信）

XH 第六章　胰腺疾病

第一节　急性胰腺炎

一、病因

急性胰腺炎（AP）是指多种病因引起的胰酶激活，继以胰腺局部炎症反应为主要特征，伴或不伴其他器官功能改变的疾病。临床可分为轻症急性胰腺炎（MAP）和重症急性胰腺炎（SAP），前者多呈自限性，预后良好；后者少见，但病情危重。AP 的病因众多，常见有胆石症（包括微小结石）、饮酒、高脂血症等，其发病与胰酶的激活、炎症介质的活化、胰腺血液循环紊乱、细胞凋亡等因素密切相关。

二、临床表现

（1）常因胆石症、大量饮酒或暴饮暴食发病。

（2）症状：突发中上腹持续性疼痛，伴阵发性加剧，可向腰背部放射，弯腰抱膝或前倾坐位时可减轻。伴恶心、呕吐，腹胀及中度以上发热，重症患者可出现休克和多器官功能衰竭。

（3）体征：轻症患者可仅有腹上区轻压痛，重症患者可出现腹膜刺激征，腹腔积液，胁腹部青紫斑（Grey-Turner 征），脐周青紫斑（Cullen 征）。部分患者可出现黄疸。少数患者可因脾静脉栓塞出现门静脉高压，脾脏肿大。罕见横结肠坏死。胰周脓肿或假性囊肿时腹上区可触及肿块。

三、辅助检查

（一）实验室检查

1. 血清酶学测定

血清淀粉酶一般在发病后 6 ~ 12 小时开始升高，48 ~ 72 小时开始下降，3 ~ 5 天恢复正常，重症患者持续时间更长。血清脂肪酶常在起病后 24 ~ 72 小时开始升高，持续

7 ~ 10 天，升高超过 1.5 U/mL。血清淀粉酶及脂肪酶活性与疾病严重程度无关。

2. 血清标志物

推荐使用 C- 反应蛋白（CRP），发病 72 h 后 CRP > 150 mg/L，提示胰腺组织坏死。

3. 周围血象

大部分患者在发病早期出现白细胞计数升高，伴有不同程度的核左移，当白细胞高于 $16 \times 10^9/L$，提示急性重症胰腺炎。部分患者血红蛋白和红细胞计数可下降，出现贫血。

4. 生化检查

暂时性血糖升高常见，无糖尿病患者，持久的空腹血糖高于 10 mmol/L，提示预后不良。部分患者胆红素、ALT、AST、LDH、ALP 可升高。人血白蛋白降低亦提示预后不良。急性胰腺炎时常有血清钙的轻度下降，当低于 1.75 mmol/L 时提示预后极差。

（二）影像学检查

（1）B 超是诊断胰腺疾病最常用的检查方法，对腺体增大、假性囊肿、胆囊结石、肝外胆管扩张等征象显示较明确，有利于胰腺炎的诊断。但其缺点在于易受肠胀气的影响。

（2）CT 是急性胰腺炎最佳影像学诊断方法，不仅能提供急性胰腺炎的可靠证据，还能显示其继发症，评价病情和估测预后，进行疗效观察等。

① CT 平扫：可见胰腺肿大、密度不均、轮廓不清等，还可见胰周的炎性渗液及腹腔积液。

② CT 增强扫描：主要用于诊断胰腺坏死。动态 CT 则能更精确地反映胰腺坏死。

四、诊断及鉴别诊断

（一）诊断

由于起病急、病程短，急性胰腺炎的诊断一般要在患者就诊后 48 小时内明确。

以下 3 条中，具备任意 2 条，可确诊急性胰腺炎。

（1）急性、持续性中上腹痛。

（2）血淀粉酶或脂肪酶 > 正常值上限 3 倍。

（3）有急性胰腺炎典型的影像学改变。

（二）鉴别诊断

（1）消化性溃疡急性穿孔，这种病变有较典型的溃疡病史，腹痛突然加剧，伴有腹肌的紧张、肝浊音界的消失，X 线腹部平片见膈下有游离气体，可以用来鉴别。

（2）胆石症和急性胆囊炎，常有胆绞痛病史，疼痛位于右上腹，常放射到右肩背部，血及尿淀粉酶轻度的升高，B 超和上腹部 CT，以及 X 线胆道造影可以明确诊断。

（3）急性肠梗阻，其疼痛为阵发性，伴有腹胀、呕吐、肠鸣音亢进，有气过水声，没有肛门排气，腹部可见肠型，腹部 X 线可见液气平面。

（4）心肌梗死，既往有冠心病病史，突然发病有时疼痛限于上腹部。心电图显示有心肌梗死的图像，心肌血清酶明显增高，血尿淀粉酶基本正常。

五、治疗

（一）一般治疗

常规禁食，持续胃肠减压。轻症患者可禁食、禁水 4 ~ 5 天，重症则根据病情需要 2 ~ 3 周。

（二）补液

补液量包括基础需要量（35 mL/kg）和流入组织间隙的液体量。应注意输注胶体物质和补充微量元素、维生素，并根据血电解质及酸碱度测定情况及时补充电解质及纠正酸碱失衡。

（三）镇痛

疼痛剧烈时考虑镇痛治疗，通常注射盐酸哌替啶对症治疗，不推荐应用吗啡或胆碱等受体拮抗剂。

（四）抑制胰腺分泌

生长抑素及其类似物可直接抑制胰腺外分泌，减轻局部的炎症反应和直接保护胰腺细胞。蛋白酶抑制剂主张早期、足量应用，如加贝酯。乌司他汀可有效抑制胰蛋白酶、弹性蛋白酶和各种蛋白水解酶、脂类水解酶，与生长抑素联合应用可阻止急性胰腺炎病程的发展，促进胰腺功能的恢复。此外，H_2 受体拮抗剂和质子泵抑制剂可通过抑制胃酸分泌间接抑制胰腺分泌，还可预防应激性溃疡的发生，主张在 SAP 时应用。

（五）控制胰腺感染

对于胆源性 MAP 或 SAP 应常规使用抗生素。胰腺感染的致病菌主要为革兰阴性菌和厌氧菌。抗生素的应用应遵循抗菌谱以革兰阴性菌和厌氧菌为主、脂溶性强、能有效通过血胰屏障等三大原则。

（六）营养支持

MAP 只需短期禁食，故不需肠道或肠外营养。SAP 应予全胃肠外营养或肠内营养，可经内镜或 X 线引导下放置鼻腔肠管于 Treitz 韧带远端，输注能量密度为 4.187 J/mL 的要素营养物质，如患者能耐受，则逐渐加大剂量。

（七）内镜治疗

已成为急性胆源性胰腺炎紧急处理措施之一。对怀疑或已证实的 AP（胆源性），如果符合重症指标，和（或）伴胆管炎、黄疸、胆总管扩张，或初诊 MAP 但病情恶化者，应行鼻胆管引流或内镜下乳头括约肌切开术。

（八）手术治疗

有感染症状及体征的感染性胰腺坏死是手术治疗的指征。无菌性胰腺坏死多不主张手术治疗。胰腺假性囊肿，若直径 > 6 cm，且有压迫症状和临床表现，可行穿刺引流或外科手术引流。常用手术方式有胰周围灌洗引流术、坏死组织清创术、网膜囊造袋术等。

（杨玉宇）

第二节　慢性胰腺炎

慢性胰腺炎（CP）是由于各种不同原因造成的胰腺组织和功能持续性损害，其特征为胰腺基本结构发生永久性改变，广泛纤维化，即使病因已去除仍常伴胰腺的功能性缺陷。临床表现为反复发作的腹痛，内、外分泌功能不全，以及后期的胰石和假性囊肿的形成。

一、病因

本病的病因与急性胰腺炎相似，有多种多样，在国外以慢性乙醇中毒为主要原因，而国内以胆石症为常见原因。

（一）胆管系统疾病

在我国，由各类胆管系统引起慢性胰腺炎占其总数的 47% ~ 65%。其中包括急慢性胆囊炎、胆管炎、胆石症、胆管蛔虫、Oddi 括约肌痉挛或功能障碍等。胆源性胰腺炎的发病机制主要是炎症感染或结石引起的胆总管开口部或胰胆管交界处狭窄或梗阻，胰液流出受阻，胰管内压力升高，导致胰腺腺泡、胰腺小导管破裂，损伤胰腺组织及胰导管系统，使胰管扭曲变形，造成胰腺慢性炎症或梗阻。

（二）慢性乙醇中毒

乙醇是西方国家慢性胰腺炎的主要原因，长期酗酒引起慢性胰腺炎的时间大约需要 8 ~ 10 年，乙醇引起胰腺损害的确切机制尚不十分清楚，可能是乙醇刺激促胃液素分泌，引起胃酸分泌增多，致使肠道的促胰液素和 CCK-PZ 分泌增加，致使肠道的促胰液素和胆囊收缩（CCK）分泌增多，进而引起胰液和胰酶分泌亢进；乙醇又能直接引起十二指肠乳头水肿，Oddi 括约肌痉挛，使胰管梗阻导致胰管内压力增高，从而引起胰腺炎症的反复发作，损害胰实质。乙醇引起胰酶的分泌多于胰液的分泌，高浓度胰酶能破坏胰管上皮细胞，引起胰液的蛋白质和钙浓度增高，两者结合形成蛋白栓子，引起胰管阻塞、腺泡组织破坏、炎症和纤维化。乙醇及其代谢产物对胰腺也有直接损伤。

（三）胰腺疾病

胰腺的结石、囊肿或肿瘤等导致胰管梗阻，胰管内压力增高引起胰小管破裂，胰酶流入间质并损害胰腺和邻近组织。

急性胰腺炎发作时可有间质坏死及小叶周围纤维化，反复发作的急性胰腺炎将损伤小叶内导管，导致小胰管梗阻和扩张，有利于蛋白质沉淀形成蛋白质栓子，并最终形成钙化，造成胰腺组织不可逆的损害，导致慢性胰腺炎的发生。

胰腺分裂症是常见的胰腺先天发育异常，由于胚胎发育过程中腹侧和背侧胰腺融合不良，分裂的背侧胰腺分泌的胰液通过副乳头排出，但常由于副乳头较狭小，易引起梗阻，造成炎症，从而诱发胰腺炎反复发作，最终发展为慢性胰腺炎。

（四）其他因素

1. 营养因素

严重蛋白质及营养不良的儿童可出现慢性胰腺炎，腺泡内酶原颗粒、内质网和线粒体均减少，腺泡萎缩，病程长者整个胰腺纤维化。

2. 遗传因素

有一些家族，幼年即出现反复发作的急性胰腺炎，最终引起显著的胰管扩张、弥散性胰腺钙化、脂肪泻，以及糖尿病。遗传方式为常染色体显性遗传。胰腺的囊性纤维化是儿童胰腺炎的最常见原因，也见于年轻的成年人，由于缺乏氯离子通道，引起胰腺分泌减少，导致胰液过饱和，在胰管内出现蛋白栓子的沉淀。

3. 甲状旁腺功能亢进和高钙血症

约 5% ~ 10% 甲状旁腺功能亢进患者并发本病，其理由是：①钙离子可以激活胰酶，破坏胰腺组织；②钙在碱性环境中易沉淀，一旦阻塞胰管，则使胰液引流不畅。

4. 高脂血症

家族性高脂血症易发生复发性胰腺炎。其原因尚不太清楚，可能由于脂肪微粒栓于胰毛细血管，由胰酶分解产生脂肪酸，对毛细血管有刺激作用，从而使胰腺血循环障碍，导致水肿甚至出血，可使炎症慢性化。

二、临床表现

本病病程常超出数年或十余年，表现为无症状期与症状轻重不等的发作期交替出现，其发作频率长短不一，主要表现为反复或持续发作的腹痛，也可无明显症状而仅表现为胰腺功能不全。

（一）腹痛

反复发作的上腹痛为慢性胰腺炎的主要症状，多见于病变早期，初为间歇性后转为持续性腹痛，多位于上腹正中或左、右腹上区，可放射至背、两肋、前胸、肾区及睾丸。轻者只有压重感或烧灼感，少有痉挛样感觉，重者需麻醉药方可止痛。腹痛多因饮酒、饱食或高脂肪餐诱发。疼痛和体位有关，平卧时加重，前倾位或弯腰或侧卧屈腿时可减轻。

（二）胰腺功能不全表现

1. 胰腺外分泌功能不全

当胰腺被广泛累及时，胰液分泌不足，即当脂酶和蛋白酶均分别降至正常值的 10% 以下时，食物不能充分消化吸收，表现为腹痛与腹泻，每日大便 3 ~ 4 次，量多，色淡，表面有光泽和气泡，恶臭，多呈酸性反应。由于脂肪的消化、吸收障碍，粪便中脂肪量增加。此外，粪便中尚有不消化的肌肉纤维。由于大量脂肪和蛋白质丢失，患者出现消瘦、无力和营养不良等表现，并可出现维生素 A、维生素 D、维生素 E、维生素 K 缺乏，表现为夜盲、皮肤粗糙、肌肉无力和出血倾向等。

2. 胰腺内分泌功能不全

约 50% 的患者发生隐性糖尿病，糖耐量试验结果异常，10% ~ 20% 患者有显性糖尿病，提示胰岛细胞分泌功能已严重受损。

（三）体征

腹部压痛与腹痛程度不相称，多仅有轻度压痛，当并发假性囊肿时，腹部可扪及表面光整包块。当胰头显著纤维化或假性囊肿压迫胆总管下段，可出现持续或逐渐加深的黄疸。

三、辅助检查

（一）胰腺外分泌功能试验

慢性胰腺炎时有 80% ~ 90% 患者胰外分泌功能异常。

1. 促胰液素试验、促胰液素 –CCK 试验

促胰液素可刺激胰腺腺泡分泌胰液和碳酸氢盐，促胰液素静脉点滴或注射后，插管收集十二指肠内容物，测定胰液分泌量及碳酸氢钠的浓度，以估计胰腺外分泌功能。正常情况下 60 分钟内胰液分泌量 > 2 mL/kg，碳酸氢盐浓度 > 90 mmol/L；而慢性胰腺炎患者胰液分泌量 < 2 mL/kg，碳酸氢钠浓度 < 90 mmol/L。此试验虽然较难操作及标准化，且费时费力，会给患者带来较大痛苦，但因为是直接检查胰液分泌的方法，所以至今还是胰腺外分泌功能试验的金标准。

2. Lundh 试验

1962 年 Lundh 首先创立该方法，至今仍在广泛应用。原理是基于采用试餐刺激胰腺分泌，摄入试餐后刺激十二指肠和空肠上段黏膜内 I 细胞和迷走神经，通过释放 CCK 和胆碱能神经作用刺激胰液分泌，收集十二指肠液测定胰蛋白酶或其他酶及电解质含量。正常人平均值为 310μg/mL，（范围 161 ~ 612μg/mL）。本试验对慢性胰腺炎诊断的敏感性为 75% ~ 85%，特异性为 75% ~ 85%。Lundh 试验可受一些非胰性因素影响，因为依赖促胰液素和 CCK 内源性释放，故肠病时肠黏膜释放激素受损时，可影响试验结果，胃肠手术后影响激素释放亦影响结果准确性。因此 Lundh 试验较促胰液素 –CCK 试验敏感性及特异性低且亦需要十二指肠插管，故建议还是用促胰液素 –CCK 试验。

3. 苯甲酰 – 酪氨酸 – 对氨基苯甲酸（BT-PABA）试验

BT-PABA 为一种人工合成的药物，口服到小肠后即被胰糜蛋白酶分解为 BZ-TY 与 PABA，PABA 经肠吸收，肝脏摄取并由肾脏排泄，所以尿中排出 PABA 可反映肠内胰酶活力。如胰腺功能障碍，分泌糜蛋白酶量减少，BT-PABA 不能被充分裂解，尿中 PABA 排泄量就减少，故测定尿中 PABA 含量可间接反映胰腺外分泌功能状态。由于试验中 PABA 需经小肠吸收、肝脏结合、肾脏排泄，故肝肾功能不全、炎性肠病、胃肠手术、糖尿病均会影响试验准确性。近来采用加对照试验日、单日对照试验等改良方法以减少假阴性，测定血 PABA 浓度，其准确性和尿试验相仿，倘同时测定血和尿的 PABA，还可提高试验的特异性。

4. 月桂酸荧光素试验（PLT）

PLT 试验的基本原理同 BT-PABA 试验。月桂酸荧光素由人工合成，口服后在肠内被胰腺分泌的芳香脂酶水解，生成游离荧光素，后再经小肠吸收和肝内结合，从尿中排泄。在慢性胰腺炎伴严重外分泌功能不全时，PLT 阳性率较高。敏感性可达 75% ～ 93%，特异性 46% ～ 97%。普遍认为，该试验检测轻度胰外分泌功能障碍和轻、中度慢性胰腺炎的敏感性只有 50%，在严重胰腺功能不足和重症胰腺炎中与 BT-PABA 相比其敏感性及特异性稍高，胃切除、肝胆疾病、炎性肠病均可致假阳性结果。

（二）吸收功能试验

1. 粪便脂肪和肌纤维检查

慢性胰腺炎患者由于胰酶分泌不足，脂肪与肌肉的消化不良，粪便中脂肪增多，肌纤维及氮含量增高。正常人进食含 100 g 脂肪的食物后，72 h 粪便中脂肪排泄量应 < 6 g/d。如果每天进食含 70 g 蛋白质食物后，正常人粪便含氮量 < 2 g/d。

2. 维生素 B_{12} 吸收试验

应用 ^{60}Co 维生素 B_{12} 吸收试验显示不正常时，口服碳酸氢钠和胰酶片能被纠正者，提示维生素 B_{12} 的吸收障碍与胰腺分泌不足有关。

（三）胰腺内分泌测定

1. 血清 CCK-PZ 测定

用放射免疫法测定血中 CCK-PZ 含量，对诊断慢性胰腺炎有帮助。正常空腹为 60 pg/mL，慢性胰腺炎患者，可达 8000 pg/mL，这是由于慢性胰腺炎时胰酶分泌减少，对于 CCK-PZ 分泌细胞的反馈抑制减弱所致。

2. 血浆胰多肽测定

血浆胰多肽（PP）主要由胰腺的 PP 细胞所产生，空腹血浓度正常为 8 ～ 313 pmol/L，餐后血浆 PP 迅速升高，慢性胰腺炎患者血浆 PP 水平明显下降。

3. 血浆胰岛素测定

本病患者空腹血浆胰岛素水平大多正常，口服葡萄糖或 D860、静脉注入胰高糖素后不上升者，反映胰腺内胰岛素储备减少。

（四）影像学检查

1. X 线检查

X 线腹部平片在部分病例可见位于第 1 ～ 3 腰椎邻近沿胰腺分布的钙化斑点或结石，是诊断慢性胰腺炎的重要依据。胃肠钡餐检查可发现肿大的胰腺头部或胰腺假性囊肿对胃十二指肠的压迫征象，如十二指肠曲扩大及胃移位等征象。

2. 逆行胰胆管造影（ERCP）

应用内镜逆行胰胆管造影检查（ERCP）以显示胰管情况，如见：①胰管及其分支不规则扩张、狭窄或扭曲变形且分布不均匀；②主胰管部分或完全阻塞，含有胰石或蛋白栓子，均有助于诊断。胰管内对比剂排空速度可提供胰液流出障碍存在的证据。ERCP 还能发现胰腺分裂症及胆管系统病变，因此 ERCP 结果不仅是确诊的主要依据，同时还能确定病变的程度，特别是胰管形态学改变。其在慢性胰腺炎诊断中的作用已越来越受到重视。

3. 超声及超声内镜检查

慢性胰腺炎时主要表现为胰腺轻度增大或缩小，胰纤维化时胰腺回声增强，胰管有不规则扩张及管壁回声增强；有结石及钙化时可见光团及声影；有囊肿时可见液性暗区等。超声内镜对胰腺疾病的诊断很有帮助，优于体表超声和其他检查方法。

4. 磁共振胰胆管造影（MRCP）

磁共振胰胆管造影是国内外近年来开展的胰胆管影像学检查的新技术，其多平面、多维成像能清晰显示正常和病变胰胆管结构，并具有无创伤、不用对比剂等特点，胰管扩张是慢性胰腺炎的影像学特征之一，MRCP 能显示胰管不同程度的扩张、胰管内结石和胰腺假性囊肿，但 MRCP 诊断胰管狭窄的假阳性率较高。

5. 血管造影

选择性腹腔动脉造影可见胰腺血管壁不整，并呈串珠状，同时有血管增生、不规则浓染，以及脾静脉及门静脉狭窄、闭塞等征象，对慢性胰腺炎与胰腺癌鉴别极有帮助。

四、诊断及鉴别诊断

对于反复发作的急性胰腺炎、胆管疾病或糖尿病患者，有反复发作性或持续性上腹痛、慢性腹泻、体重减轻不能用其他疾病解释，应怀疑本病。临床诊断主要根据病史、体格检查并辅以必要的 X 线、超声或其他影像学检查、上消化道内镜及有关实验室检查等。慢性胰腺炎的诊断标准如下。

有 CP 症状患者符合下列确诊标准之一，即可明确诊断，无症状者需在数月后复查。

（一）慢性胰腺炎确诊标准

（1）影像检查：①腹部 B 超，胰腺组织内有胰石存在。② CT，胰腺内钙化，证实有胰石。

（2）ERCP：胰腺组织内胰管及其分支不规则扩张并且分布不均匀；主胰管部分或完全阻塞，含有胰石或蛋白栓子。

（3）分泌试验：重碳酸盐分泌减少，伴胰酶分泌或排出量降低。

（4）组织学检查：组织切片可见胰腺外分泌组织破坏、减少，小叶间有片状不规则的纤维化，但小叶间纤维化并非慢性胰腺炎所特有。

（5）导管上皮增生或不典型增生、囊肿形成。

（二）慢性胰腺炎标准

（1）影像检查：①腹部B超，胰腺实质回声不均，胰管不规则扩张或胰腺轮廓不规整。②CT，胰腺轮廓不规整。

（2）ERCP：仅有主胰管不规则扩张，胰管内充盈缺损，提示有非钙化性胰石或蛋白栓子。

（3）实验室检查。分泌试验：①仅有重碳酸盐分泌减少；②胰酶分泌及排出减少。非插管试验：BT-PABA试验和粪糜蛋白酶试验在不同时间检查均异常。

（4）组织学检查：组织切片可见小叶间纤维化，以及有以下1项异常，外分泌组织减少、郎汉斯巨细胞团分离或假性囊肿形成。

五、并发症

（一）假性囊肿

由于胰管梗阻、胰液排泄不畅，10%～48%（平均25%）的慢性胰腺炎患者合并假性囊肿，多为单个，大小不一，小者无症状可自行消失，大者可占据胰腺大部。腔内所含胰液有高浓度淀粉酶。这是由于胰管狭窄阻塞，引起胰管囊性扩张。随着内部压力增大，胰管上皮压迫性萎缩，囊肿扩大，形成假性囊肿，由于不存在急性炎症，胰液较清亮。巨大假性囊肿压迫周围脏器可能引起肌道梗阻、门脉高压、十二指肠梗阻等并发症，假性囊肿可穿破胃或结肠形成内瘘。

（二）糖尿病

多数患者在晚期（5～10年）因胰岛素分泌减少而出现糖尿。糖耐量试验不正常者在非结石与结石性患者，分别为14%～65%及34%～90%。症状与一般糖尿病无异。但血糖容易波动，发生酮症者少见。

（三）脂肪泻

为慢性胰腺炎的常见并发症，占25%～33%。较糖尿病发病更晚。

（四）胆管梗阻及肝硬化

5%～10%的患者可出现黄疸、发热、白细胞升高等症状，这是由于胰腺肿胀、纤维化或假性囊肿压迫胆总管引起胆管梗阻和急性胆管炎所致。持续时间过长可形成胆汁性肝硬化（1%）。2%~3%的患者并发门脉性肝硬化，若用肝穿刺取活组织检查，发病率更高，原因不明。

（五）门脉高压

门静脉或脾静脉受压，可致脾大与脾静脉血栓形成，并出现肝前性门脉高压症。脾静脉血栓形成可能还与慢性胰腺炎的炎症急性发作和纤维化过程间接引起血管病变有关。临床可出现胃底或食管下段静脉曲张。

（六）消化道出血

慢性胰腺炎合并上消化道出血常见原因有：①胰腺分泌碳酸氢盐减少，有10%~20%患者并发消化性溃疡出血；②胰源性门脉高压引起胃底静脉曲张、胃黏膜糜烂；③出血性囊肿侵蚀胃十二指肠引致出血；④本病与嗜酒关系密切，可因乙醇性胃炎或Mallory-Weiss综合征导致出血。

（七）胰源性胸腹腔积液

慢性胰腺炎并发腹腔积液较少见。偶可见到胸腔积液，多发生在左侧，也可以是双侧。积液中含多量白蛋白、白细胞及淀粉酶。

（八）胰性脑病

患者出现抑郁、恐惧、狂躁、焦虑不安、定向力减退等精神症状，其原因尚不十分清楚。

（九）胰腺癌

慢性胰腺炎时胰腺癌的发生率比一般人高（1%~2%）。患者常诉顽固性疼痛，食欲缺乏，体重明显下降。若系胰头癌，则有渐进性梗阻性黄疸。

（十）其他

有假性血管瘤形成、血栓性静脉炎、骨髓脂肪坏死或皮下脂肪坏死、特发性股骨头坏死等。患者因免疫功能紊乱常易发生各种感染性疾病，并发糖尿病者还可产生视网膜病、神经病变及动脉粥样硬化等。

六、治疗

（一）治疗原则

慢性胰腺炎是不同病因长期存在的结果，去除病因常可制止慢性胰腺炎病理改变的发展，阻止中、晚期病例的恶化和复发。因此病因治疗更为重要，以控制症状、改善胰腺功能和治疗并发症为重点，强调以个体化治疗为原则的治疗方案，兼顾局部与全身治疗。

（二）一般治疗

对于没有并发症的慢性胰腺炎的治疗主要是解决慢性腹痛和治疗消化不良的胰酶治

疗。慢性胰腺炎所致糖尿病需要外源性胰岛素。

慢性胰腺炎患者需绝对戒酒、避免暴饮暴食，少量多餐可减轻胰腺分泌及其引起的胰性腹痛。慎用某些可能与发病有关的药物，如柳氮磺吡啶、雌激素、糖皮质激素、吲哚美辛、氢氯噻嗪、甲基多巴等。严格限制脂肪摄入，必要时给予静脉营养或肠内营养。对长期脂肪泻患者，应注意补充脂溶性维生素及维生素 B_{12}、叶酸，适当补充各种微量元素。

（三）胰腺外分泌功能不全的治疗

胰腺外分泌功能不全是胰腺炎晚期的主要表现之一。对于胰腺外分泌功能不足所致腹泻、腹胀者需用胰酶替代治疗。胰酶制剂对缓解胰性疼痛也有重要作用。胰酶制剂中的胰蛋白酶可通过负反馈作用抑制受损胰腺的分泌，使胰腺休息，并防止餐后疼痛的发生，又能帮助消化吸收营养物，从而保证摄入一定营养，因此胰酶制剂无论对早期还是后期衰竭的患者均有一定替代和治疗作用。

慢性胰腺炎时脂肪消化吸收不良较蛋白质或糖类出现得更早且较明显。这是因为：①小肠中脂肪消化完全依赖胰脂酶和它的辅酶如脂肪酶和胆盐，在胰脂酶缺乏时没有其他有效的代偿机制。而蛋白酶的消化则由胃蛋白酶、胰蛋白酶和小肠刷状缘的肽酶共同完成；②病程中胰脂酶的合成和分泌障碍较其他酶更早出现；③慢性胰腺炎时，胰液中 HCO_3^- 排出量减少，以致胰酶在十二指肠酸性环境中失活加快；④脂肪酶本身的稳定性差。

脂酶替代治疗较蛋白酶替代治疗的问题较多。这是因为补给的脂酶：①在胃内易被胃酸破坏；②在肠腔易被蛋白酶破坏；③如颗粒较大，不能与已消化的食糜同步通过幽门进入十二指肠；④如制剂的肠溶性差，脂酶释出缓慢，而不能适时地在肠腔发挥其消化作用。因此胰酶的剂型及其脂酶含量对疗效有明显影响。目前推荐应用肠溶性（防止胃酸破坏作用）、微粒型（直径为 1.4 ± 0.3 mm，以保证胰酶与食糜在消化期间同步进入十二指肠）、高脂酶含量（每次进餐服药后十二指肠内脂肪酶释出量为 2.5 万 ~ 4 万 U）、不含胆酸（以免引起胆汁性腹泻）的胰酶制剂。

有效地治疗脂肪泻通常需要在餐后 4 h 内至少给予脂肪酶 28 000 U 到十二指肠。所以应选择高活性脂肪酶、不含胆盐的肠溶胰酶制剂，肠溶制剂使药物不易被胃酸破坏失活。过去常用的胰酶制剂包装传统，在胃中即开始溶解，抑制了脂肪酶的活化，为预防这一现象，就必须用碳酸氢钠、H_2 受体拮抗药或奥美拉唑等使胃内 pH 保持在 4 以上。

目前常用的强力胰酶制剂有 combizym、复方消化酶和得每通等多种，其酶含量各有差异。得每通是肠溶胰酶超微微粒胶囊，每粒含脂肪酶 1 万 U，其微粒释放后与食糜充分均匀混合，在十二指肠内发挥消化作用，应在进餐时与食物同时服用。大多数患者经常规剂量胰酶制剂治疗后，腹痛、腹泻等症状得到控制，体重趋于稳定，少数则治疗无效，可能因为同时伴有非胰源性腹泻、胃酸的灭活作用或服药方法及剂量不当等，也有部分患者因对胰酶制剂产生速发性变态反应而禁用胰酶替代治疗。强力胰酶制剂的其他不良反应还有咽痛、肛周瘙痒、腹部不适、高尿酸血症等，偶有儿童患者用后发生末端回肠和右半结肠严重纤维化的报道。在应用肠溶胰酶胶囊时不应同时使用抑酸药物，因为胃内 pH 升高可使对 pH 敏感的肠溶胶囊在胃内即释放胰酶而不能发挥最佳消化作用。

对于重度脂肪泻患者，应限制患者脂肪摄入并提供高蛋白饮食，脂肪摄入量限制在总热量的 20% ~ 50% 以下，蛋白质宜在 24% 左右，糖类不应超过 40%。严重脂肪泻患者可给予中链三酰甘油（MCT）供机体利用，国外已制成含 MCT 的制剂。

（四）胰腺内分泌功能不全的治疗

慢性胰腺炎患者后期胰岛细胞严重受损甚至丧失，可并发糖尿病，并且胰腺内外分泌功能失调紧密相连，在治疗上有其特殊之处。对糖尿病的患者首先应控制饮食，结合胰腺外分泌功能不全的情况制定综合的饮食方案，还应配合胰酶制剂加强脂肪和蛋白质的吸收，根据每日尿糖检查结果，给予小剂量胰岛素治疗。此类患者口服降糖药仅短期有效，属胰岛素依赖性糖尿病，但治疗中对胰岛素敏感性强，易发生低血糖反应，故剂量以每日 20 ~ 30 U 为宜，适当控制即可。

（五）胰性疼痛的治疗

慢性胰腺炎疼痛的原因很多，故一种疗法不可能对所有的患者均有效。在制订治疗方案前应先对患者的疼痛性质有清楚的认识，如持续性或间歇性、严重程度、慢性胰腺炎的病因等。

1. 一般治疗

应鼓励患者戒酒，这样可以使疼痛减轻或缓解。持续腹痛者可采取禁食、胃肠减压和静脉营养。

2. 药物治疗

镇痛药：常需使用镇痛药，应首选非麻醉性镇痛药。如抗胆碱药物解痉和口服胰酶制剂等止痛，阿托品 0.5 mg 肌内注射。疼痛严重者可用小剂量麻醉药，如用 0.5% 普鲁卡因静脉滴注常可取得较好的镇痛效果，但应尽量少用具有成瘾性的麻醉镇静药。

抑酸药：在应用止痛药的同时，可配合使用 H_2 受体拮抗药或质子泵抑制药以抑制胃酸，起到镇痛作用，尤其对合并消化性溃疡者疗效更佳。

麻醉药：对于顽固性剧烈疼痛者可选用腹腔神经丛麻醉、阻滞的方法。以 1% 普鲁卡因对交感神经胸 6 ~ 10 进行封闭，或采取胰腺神经丛切除术及硬膜外麻醉的方法。

奥曲肽：使用生长抑素类似物奥曲肽开始为人们重视，这一药物似乎可以减少胰腺的分泌，可能是通过干扰缩胆囊素引起的分泌负反馈控制而起作用。个别报道提示一些患者可以缓解疼痛。美国多中心研究结果显示，缓解疼痛的最佳剂量为 200 μg 皮下注射，3 次/天，可使 65% 的患者疼痛缓解。但仍需进一步研究以确立这一药物的有效性。

缩胆囊素拮抗药：如奥曲肽一样，缩胆囊素拮抗药通过干扰分泌的反馈控制和减少胰腺"高刺激状态"来减少胰腺的分泌及减轻疼痛。早期的研究提示这一药物可以减少胰腺分泌，但是否同时缓解疼痛尚需进一步研究。

此外，采用胰管括约肌切开、括约肌狭窄扩张、内镜下排除蛋白栓子、支架置入等内镜下治疗，也能起到缓解胰性疼痛的效果。还可应用中西医结合疗法如清胰汤等治疗胰性疼痛，有时也可以取得一定的镇痛效果。

（杨玉宇）

病例一：急性胰腺炎

一、基本信息

姓名：许××　　性别：男　　年龄：48 岁

过敏史：否认食物及药物过敏。

主诉：腹痛、腹胀 10 小时余。

现病史：患者 10 小时前饱餐后出现上腹痛，为持续性胀痛，无向他处放射，初时以上腹部为主，未予重视，未就诊，随后腹痛加剧，呈刀割样痛，全腹胀，伴呕吐数次，呕吐胃内容物，量不详，无畏寒发热，无抽搐昏迷，无咳嗽咳痰，无气促胸痛，无腹泻，来我院急诊就诊，查上腹 CT 提示"急性胰腺炎"，为求进一步治疗收入我科，起病以来，精神欠佳，小便正常，大便未解，近期体重无明显增减。

二、查体

体格检查：T 36.5℃，P 80 次 / 分，R 20 次 / 分，BP 130/78 mmHg。神志清，急性病容，对答切题。全身皮肤巩膜无黄染，各浅表淋巴结未扪及肿大，双肺呼吸音粗，未闻干湿啰音。心律齐，各瓣膜听诊区未闻及病理性杂音。腹韧，腹肌紧张，全腹压痛，无反跳痛，肝脾触诊不满意，肝区无叩痛，Murphy 征阴性，移动性浊音阴性，肠鸣音未闻及。双下肢无水肿，四肢肌力、肌张力正常。生理反射存在，病理反射未引出。

辅助检查：2018–10 腹部 CT（图 6–1）示，①胰腺肿胀，周围脂肪间隙渗出积液，左侧肾前筋膜增厚，考虑为急性胰腺炎。②胆囊、胆囊管多发结石。肝脏多发小囊肿。

三、诊断

初步诊断：①急性胰腺炎；②胆囊、胆囊管结石（多发）。

最终诊断：①急性胰腺炎；②胰腺假性囊肿；③胆囊、胆囊管结石（多发）。

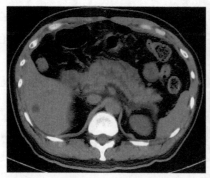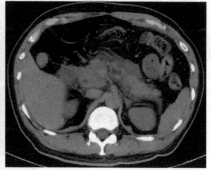

图 6-1　腹部 CT

四、诊疗经过

入院后经查血常规、肝肾功能、凝血四项、血淀粉酶及脂肪酶、腹部增强 CT 及 MRCP 等检查，确诊急性胰腺炎，经予以胃肠减压、抗感染、抑酸及抑制胰腺分泌和胰酶活性等处理后，症状明显好转。

五、出院情况

腹痛消失出院，嘱其定期消化内科及肝胆外科门诊随诊。

六、讨论

患者为中年男性，以急性腹痛为表现，起病前有大量进食肉食史，腹痛以上腹痛为主，无心悸及心前区痛，腹部 CT 未见消化道穿孔征象，心电图未见心梗表现，经予以胃肠减压、抗感染、抑酸及抑制胰腺分泌和胰酶活性等处理，效果明显，患者腹痛消失，均支持急性胰腺炎诊断。

（杨玉宇）

病例二：急性胆源性胰腺炎

一、基本信息

姓名：梁××　　性别：女　　年龄：65 岁

主诉：腹痛、发热 6 小时。

过敏史：否认食物及药物过敏。

现病史：患者自诉 6 小时前进食"紫菜瘦肉汤"后出现持续性剑突下疼痛，伴恶心、发热，无转移性疼痛，无呕吐，无胸痛，自行服用止痛药无缓解，查腹部 CT 提示"急性胰腺炎"，测体温 38.3℃，拟"急性胰腺炎"收入院。

既往史：有"高血压病、2 型糖尿病"病史 10 余年，长期口服"缬沙坦 80 mg qd、琥珀酸美托洛尔 95 mg qd、氨氯地平阿托伐他汀钙片 1#qd、二甲双胍 0.5 g tid、达格列净 10 mg qd、精蛋白锌重组赖脯胰岛素 20 U bid"等药物，2018 年 8 月诊断有"①冠心病，不稳定型心绞痛，三支血管病变，心功能Ⅱ级；②高脂血症"，行"前降支、回旋支 PCI 术"，长期服用"铝镁匹林 1#qd、氨氯地平阿托伐他汀钙片 1#qd"；有"睡眠障碍"1 年余，长期服用"氯硝西泮 1#hs"辅助睡眠；2021 年 4 月在外院诊断"腰椎间盘突出症、右下肢静脉血栓"，予对症抗凝治疗，具体不详；否认输血病史，有手术史，30 年前行"剖宫产术后"，2005 年行"子宫肌瘤术后"，2011 年外院行"阑尾炎术后"；2015 及 2021-03 因"双侧肩关节韧带撕裂"在外院行手术治疗。

二、查体

体格检查：T 38.5℃，P 87 次 / 分，R 20 次 / 分，BP 124/81 mmHg。神志清，急性面容，全身皮肤巩膜无黄染，腹平软，剑突下有压痛，无反跳痛，肝脾肋下未及，肝区无叩痛，Murphy 征阴性，移动性浊音阴性，肠鸣音 1 次 / 分。

辅助检查：2022-04-30 血气分析，pH 7.468，二氧化碳分压 22 mmHg，氧分压 103 mmHg，Na^+ 143 mmol/L，K^+ 4.1 mmol/L，Ca^{2+} 1.18 mmol/L，碱剩余 –3 mmol/L，氧饱和度 98%。TNT 阴性；D– 二聚体 1.24 mg/L；胸部 + 全腹部 CT：①考虑急性胰腺炎。②左肾囊肿。③主动脉、冠状动脉硬化。

三、诊断

初步诊断：①急性胰腺炎；②高血压；③2 型糖尿病；④冠心病；⑤不稳定型心绞痛；⑥三支血管病变；⑦前降支、回旋支支架植入术后；⑧睡眠障碍；⑨子宫肌瘤术后；⑩剖宫产术后；⑪腰椎间盘突出症；⑫阑尾切除术后；⑬左肾囊肿；⑭高脂血症。

鉴别诊断：

（1）胆总管结石并梗阻性黄疸。支持点：进食后腹痛、发热、黄疸。不支持点：腹部 CT 未见胆道结石影像学表现。结论：不能排除，完善 MRCP 检查进一步排除。

（2）消化道穿孔。支持点：老年男性，剑突下疼痛、发热。不支持点：腹部 CT 未见膈下游离气体等穿孔表现。结论：排除。

（3）急性心肌梗死。支持点：老年女性，有冠心病及冠脉支架置入术病史，现剑突下痛。不支持点：无明显胸痛，查 TNT 阴性。结论：排除。

最终诊断：①急性胆源性胰腺炎；②胆总管结石并梗阻胆管炎；③大肠埃希氏杆菌性败血症；④ ERCP 操作后胰腺炎；⑤高血压；⑥2 型糖尿病；⑦冠心病；⑧不稳定型心绞痛；⑨三支血管病变；⑩前降支、回旋支支架植入术后；⑪睡眠障碍；⑫子宫肌瘤术后；⑬剖宫产术后；⑭腰椎间盘突出症；⑮阑尾切除术后；⑯左肾囊肿；⑰高脂血症。

四、诊疗经过

入院后完善相关检查，2022-04-30 脂肪酶测定 + 淀粉酶测定：淀粉酶 2144.10 U/L、脂肪酶 6042.30 U/L；感染八项：HBsAg（-）、HBsAb（+）、HBeAg（-）、HBeAb（+）、HBcAg（-）、HCV（-）、PRP（-）、HIV（-）；生化 37 项：丙氨酸氨基转移酶 623 U/L、天冬氨酸氨基转移酶 1078 U/L、γ-谷氨酰转肽酶 335 U/L、5'核苷酸酶 28 U/L、碱性磷酸酶 139 U/L、肌酸激酶同工酶（活性）29 U/L、乳酸脱氢酶 809 U/L、白蛋白 39.60 g/L、总胆红素 43.40 μmol/L、直接胆红素 32.20 μmol/L、总胆汁酸 102.90 μmol/L、肌酐 85 μmol/L、尿酸 372 μmol/L、总二氧化碳 18.60 mmol/L、载脂蛋白 B 0.59 g/L、葡萄糖 6.78 mmol/L、无机磷酸盐 0.87 mmol/L；血常规五分类：白细胞计数 13.11×10⁹/L、嗜中性粒细胞百分数 83.90%、血红蛋白 135 g/L，血小板 159×10⁹/L；降钙素原 3.30 ng/mL；凝血四项、C-反应蛋白、肿瘤标志物无异常。2022-05-01 尿液分析 + 沉渣：胆红素 2+、尿酮 3+、尿蛋白 1+、尿糖 4+、小圆细胞 3.40/μL、黏液丝 0.27/μL；患者急性胰腺炎，入院后予禁食、补液、制酸护胃、解痉、抑制胰酶分泌、头孢曲松 2 g qd 联合甲硝唑氯化钠注射液 0.5 g，iv.d bid 抗感染治疗。2022-05-03 血培养及鉴定：检出 G⁻ 杆菌，药敏示大肠埃希菌，普遍敏感。2022-05-05 MRCP+ 上腹部 MR 增强：①分叶状胰头。原急性胰腺炎治疗后复查，对比 2022-04-30 我院 CT 片：胰周水肿明显吸收消散，提示治疗后明显好转，胰头分叶起始部仍轻度肿胀，提示仍有少许炎症。②胆总管上段及胰管轻度扩张；胆囊后壁小结节，考虑息肉与胆囊小结石相鉴别；肾周筋膜局部增厚、水肿；腹腔少量积液。③扫及左肾 2 个囊肿。2022-05-09 降钙素原 0.10 ng/mL；肝胆十六项 + 离子六项：丙氨酸氨基转移酶 64 U/L、γ-谷氨酰转肽酶 202 U/L、总胆红素 9.7 μmol/L、镁 0.66 mmol/L、无机磷酸盐 0.85 mmol/L、总蛋白 60.80 g/L、白蛋白 37.20 g/L；凝血四项：凝血酶原时间 13.60 秒、凝血酶原时间比值 1.21；血常规：白细胞计数 5.08×10⁹/L、嗜中性粒细胞百分数 49.20%、单核细胞百分数 13.40%；2022-05-10 常规心脏超声 + 室壁运动分析 + 组织多普勒显像：三尖瓣关闭不全（轻度），左心室收缩功能正常，舒张功能欠佳。患者经治疗后复查肝功能较入院时明显好转，胆红素降至正常，PCT 下降明显，但患者入院肝功能损害及轻度黄疸，MR 提示胆管及胰管轻度扩张，考虑胆源性胰腺炎可能性大，征得患者及家属同意进一步行 ERCP 检查及治疗。

2022-05-12 静脉麻下行内镜逆行胰胆管造影术 ERCP+ 十二指肠乳头切开术，经内窥镜 + 胆道结石去除术（EST），经内窥镜 + 鼻胆管引流术（EBD），经内窥镜。术中造影提示胆总管中下段多个充盈缺损影，取石网蓝于胆总管取出多粒黑色小结石，术后患者出现全腹痛、压痛反跳痛，2022-05-13 淀粉酶测定 + 脂肪酶测定：淀粉酶 2705.30 U/L、脂肪酶 4284.20 U/L；肝胆十六项：乳酸脱氢酶 249 U/L、总蛋白 61.90 g/L、白蛋白 35.50 g/L；血常规：白细胞计数 10×10⁹/L、嗜中性粒细胞百分数 85.50%；2022-05-13 复查腹部 CT，对比 2022-04-30 CT 片：①显示部分肝内胆管少许积气；肝周少许积液。②胆囊增大、胆汁分层。③原急性胰腺炎，较前改善。④左肾囊肿同前。明确无胆管穿孔等并发症。予禁食、止痛、抑制胰酶分泌、护胃等治疗后腹痛逐步好转，逐步开放饮食，2022-05-16鼻胆管造影：①肝内、外胆管未见明显残留结石。②胆总管通畅。2022-05-16血常规：血清淀粉样蛋白A 70.62 mg/L、单核细胞百分数12.90%；淀粉酶测定＋脂肪酶测定：脂肪酶113.40 U/L、淀粉酶88 U/L。现患者进食后无腹部不适，大便正常，胰酶恢复大致正常，鼻胆管造影示无残余结石，予拔除鼻胆管后患者无不适，今予办理出院。

五、出院情况

患者进食后无腹痛、腹胀，无呕吐，无发热，无胸痛、呼吸困难。精神、胃纳可，大小便正常。查体：生命体征平稳，神清，皮肤巩膜无黄染，腹平软，全腹压痛、反跳痛，肝脾肋下未及，肝区无叩痛，Murphy's征阴性，肠鸣音正常。

六、讨论

（一）急性胰腺炎（AP）病因

1. 常见病因

胆道疾病，尤其是胆石症（包括胆道微结石）仍是我国急性胰腺炎的主要病因，其次是酒精性胰腺炎，高甘油三酯血症性胰腺炎的发病率呈上升趋势，当甘油三酯 ≥ 11.30 mmol/L，临床极易发生急性胰腺炎。

2. 其他病因

包括奥狄括约肌功能障碍（SOD）、胰腺肿瘤、药物和毒物、胰腺外伤、高钙血症、血管炎性、遗传性、病毒或细菌感染、自身免疫性、α_1-抗胰蛋白酶缺乏症等。内镜下逆行胰胆管造影术（ERCP）、小肠镜操作术、外科手术等医源性因素也可诱发AP。其中ERCP术后胰腺炎发生率为4%～8%，部分患者会进展为重症胰腺炎，ERCP前应予以重视。

此病例术前急性胰腺炎诊断明确，治疗后腹部症状明显缓解，行ERCP术后，腹痛再发，出现局部腹膜炎表现，术后复查淀粉酶及脂肪酶明显升高，但复查CT未见原胰腺炎有加重的影像学表现，经对症治疗后腹部症状逐步缓解，因此临床中对ERCP术后胰腺炎高危人群（如女性、年轻人、SOD、既往有AP发作史者）可适用NSAID肛栓或术前大剂量生长抑素静脉滴注减少其发生。

（二）急性胰腺炎的治疗

1. 发病初期的处理和监护

目的是纠正水、电解质紊乱，支持治疗，防止局部及全身并发症。内容包括：常规禁食、胃肠减压、心电监护、血压监测；记录24 h尿量和出入量变化；行各项常规检查；动态观察腹部体征和肠鸣音改变。

2. 补液扩容

补液量包括基础需要量和流入组织间隙的液体量。应注意输注胶体物质和补充微量元素、维生素。

3. 镇痛

疼痛剧烈时考虑镇痛治疗。在严密观察病情下，可注射盐酸哌替啶（杜冷丁）。慎用吗啡或胆碱能受体拮抗剂。

4. 抑制胰腺外分泌和胰酶抑制剂应用

生长抑素及其类似物（奥曲肽）可以通过直接抑制胰腺外分泌而发挥作用，多在重症急性胰腺炎治疗中应用。H_2 受体拮抗剂和质子泵抑制剂（PPI）可通过抑制胃酸分泌而间接抑制胰腺分泌，除此之外，还可以预防应激性溃疡的发生。胰酶抑制剂如加贝酯、乌司他汀等应早期、足量应用。

5. 抗生素应用

对于胆源性轻症急性胰腺炎，或重症急性胰腺炎应常规使用抗生素。抗生素的应用应遵循：抗菌谱为革兰阴性菌和厌氧菌为主、脂溶性强、有效通过血胰屏障等三大原则。

6. 营养支持

轻症急性胰腺炎患者，只需短期禁食，故不需肠内或肠外营养。重症急性胰腺炎患者常先施行肠外营养，待病情稳定后则考虑肠内营养。

7. 预防和治疗肠道衰竭

可使用生大黄、硫酸镁、乳果糖、中药大承气汤加减等；给予微生态制剂调节肠道细菌菌群：应用谷氨酰胺制剂保护肠道黏膜屏障。病情许可情况下，尽早恢复饮食或肠内营养对预防肠道衰竭具有重要意义。

8. 急性胰腺炎（胆源性）的内镜治疗

对于怀疑或已经证实的为胆源性胰腺炎者，可考虑 ERCP 治疗及行鼻胆管引流。

9. 手术治疗

坏死胰腺组织继发感染者在严密观察下考虑外科手术介入。对于重症病例，若在重症监护和强化保守治疗的基础上，患者的病情仍未稳定或进一步恶化，是进行手术治疗或腹腔冲洗的指征。

（丁　信）

XH 第七章 消化系统疾病的内镜治疗

第一节 静脉曲张性上消化道出血治疗术

食管胃底静脉曲张破裂出血是门脉高压症的并发症，各种原因导致的门脉高压皆可造成食管胃底静脉曲张，其中95%因各种原因的肝硬化所致，其他可见于肝癌、门静脉闭塞、脾静脉血栓及肿瘤压迫、各部位的动-门静脉瘘、Budd-Chiar综合征、缩窄性心包炎等。

静脉曲张破裂出血病情凶险，急性大量出血病死率高，短期内可再发出血，造成肝功能迅速衰竭，对手术耐受性小，所以急性出血很少考虑外科手术止血，传统的内科药物治疗和三腔二囊压迫止血仅能暂时控制出血，早期再出血率高，目前内镜治疗是最合适的选择。

一、静脉曲张分类

1. 食管静脉曲张（elsophageal varices，EV）

EV位于贲门齿状线以上的食管黏膜下的静脉曲张。

2. 胃底静脉曲张（fundal vareces）

反转内镜所观察到的贲门周围、胃底部黏膜下的静脉曲张。

3. 接合部静脉曲张（unctional or cardia varices）

接合部静脉曲张位于贲门齿状线以下即胃-食管黏膜移行接合部黏膜下的静脉曲张。

二、静脉曲张分度

（1）根据静脉曲张的严重程度，Soehendra将曲张静脉分为三度，此分类法较简单明了，便于掌握。

（2）国内将EV采用较简单并实用的分度方法为轻、中、重三度；轻度指曲张静脉直径＜3 mm，局限于食管下段，呈蛇行扩张；中度为曲张静脉直径3～6 mm，范围不超过食管中段，呈扭曲的结节状隆起；重度是曲张静脉直径＞6 mm，范围延伸至食管上段，呈明显的结节状隆起以致阻塞部分食管腔。

（3）胃静脉曲张（gastric varices，GV）大多伴有食管静脉曲张，少数不伴有食管静脉曲张，称为孤立性胃静脉曲张（IGV），内镜下 GV 的分类方法尚无一致意见。

三、结扎治疗术

1986 年，Stiegmann 等首次报道了对食管静脉曲张患者成功地实施了经内镜结扎治疗（endoscopic variceal ligation，EVL），这一方法日益受到各国学者的注意。

（一）适应证

原则上各种原因所致肝硬化门静脉高压症引起的 EV 出血和可能发生出血的病例均为内镜结扎术的对象。

（1）食管静脉曲张急性出血时的紧急止血，即内镜结扎距离出血发作时间在 8 ~ 72 h，在积极复苏、输血、输液、应用加压素等治疗的同时，尽早予以 EVL 术。

（2）食管静脉曲张急性出血时的延迟止血，即非手术方法使出血得以暂时停止，病情初步稳定，此后逐渐恢复稳态水平，约需 3 个月，这段时间往往为时甚短而复发出血，因而在这个相对稳定的时间内施行延迟性 EVL 术很有必要。

（3）应用 EVL 术行 EV 根治性治疗后，为预防静脉曲张复发，可重复行 EVL 术。因为在结扎根治性治疗的终结时，总有部分静脉太小，以致不能被结扎器所抽吸，因而有小的静脉曲张复发出血率 5.6%，强调根治后定期强制性复查内镜，若发现静脉曲张复发即同时再予以结扎，这样始终维持患者为根治状态。

（4）外科手术再出血，因首次出血的病死率是 30% ~ 50%，EVL 术由于并发症发生率低，疗效肯定，在对预防 EV 首次出血中的作用和地位受到越来越多的学者的重视。尤其对出血高危患者预防首次出血时，可采用 EVL 术。对肝硬化食管静脉曲张首次出血的高危人群，一般先给予药物治疗，如普萘洛尔、硝酸异山梨醇。但在下列情况下应及时进行 EVL 术：①对 β - 受体阻滞剂有反指征或有明显不良反应者；②对药物治疗不能耐受者；③对药物疗法反应不佳，用药品 HVPG ≥ 12 mmHg 者。目前，EVL 术主要应用于未经内镜硬化治疗的食管静脉曲张曾有出血史或正在出血的患者。

（二）禁忌证

（1）以往曾经进行过栓塞、硬化治疗的急性再发出血和再发曲张静脉形成，由于食管壁纤维化使结扎难以完成。

（2）食管狭窄扭曲，食管憩室者。

（3）二度以上胃底静脉曲张（出血或无出血）。

（4）凝血功能严重障碍，结扎 4 天橡皮圈脱落后，有早期再发大出血的可能者。

（5）循环不稳定的患者。

（6）对乳胶过敏的患者。

（三）结扎器的使用方法

结扎器分单环发和多环发两大类。由于单环发在使用过程中需提前在食管内插入直径为 2 cm 外套管，患者不易耐受，故临床已很少应用。目前多使用连发结扎器，连发结扎器套柱上备有结扎橡胶圈 4 ~ 8 个，由于橡胶圈太多，外套柱加长，给操作带来不便，常用五连发或六连发结扎器。

1. 连发结扎器由 3 部分组成

①透明外套柱：使用时插入胃镜前端，其上备有多个橡胶圈；②牵拉线：有丝线和金属线两种；③操作手柄：安放在胃镜活检插孔内。旋转手柄，通过牵拉线作用于外套柱上的橡胶圈使其释放。

2. 操作方法

将安装好结扎器的胃镜送入食管齿状线附近，确定结扎部位，将内镜对准曲张静脉持续负压吸引，将曲张静脉吸入外套柱内，待视野一片红时旋转手柄释放圈套。套圈脱落后牢牢地将曲张静脉结扎为饱满球形，旋转退镜，重复上述操作，完成对所有曲张静脉结扎治疗。

3. EVL 治疗注意事项

（1）结扎区域以齿状线上 1 ~ 5 cm 区域为宜。

（2）结扎力求完全、彻底，结扎时一定要持续吸引待视野完全红时释放套圈。套扎不完全会导致橡胶圈早脱，影响疗效，甚至会导致出血。

（3）每条曲张静脉结扎 1 ~ 2 点即可。

（4）如遇到红色征或黏膜表面有糜烂，尽量避开，在其远端结扎，否则易导致术后出血。

（5）如遇到吸引不利，视野不能变红往往是由于外套柱贴黏膜壁过紧，此时适当退镜或调整内镜前端方向可见视野突然变红，便于理想结扎。

（6）密集结扎术：即在每条曲张静脉套扎 3 ~ 4 点以获得较高的曲张静脉消失率。溃疡发生率增多，但曲张静脉消失率有所提高。

（7）低蛋白血症及血糖持续居高不下者，应择期治疗，否则术后近期出血率高。

（8）伴有重度胃底曲张静脉破裂出血者，不宜单纯进行食管静脉曲张结扎治疗，应采用联合治疗。

（9）硬化治疗术后患者及残存细小静脉曲张者，不宜首选结扎治疗。

（四）疗效判断

1. 活动性出血控制的判断

内镜结扎术后，吸尽食管腔内的血液，见无持续出血，术后 72 h 内无新的上消化道出血证据，表示活动性出血已控制。

2. 食管静脉曲张根治的判断

食管末端5 cm内及胃近端1 ~ 2 cm内无曲张静脉残留者，可判断为根治。

3. 远期疗效

采用内镜结扎治疗食管静脉曲张出血进行较长期的追踪，对再出血的频率、静脉曲张的复发和存活率进行研究已受到重视。EVL术后静脉曲张复发率较高，达35% ~ 47%，故往往需要2 ~ 3次结扎治疗方才可达到曲张静脉消失的目的。有少数患者即使连续3 ~ 5次治疗，亦很难达到曲张静脉消失之目的。

曲张静脉回缩情况以术后第3周最佳，侧支循环于术后4周开始建立，12周时程度最重。所有EVL术后静脉消失不理想或术后复发率高的患者，大多是由于食管壁内深层静脉扩张或交通支的缘故。

术后单纯用胃镜复查食管静脉曲张之变化，判断治疗效果及预后有一定的局限性。看不到食管壁内深层静脉曲张的情况。对伴有食管壁深层静脉扩张或伴有交通支形成的患者单纯结扎治疗效果不理想。应改用食管静脉曲张硬化疗法或硬化与结扎并用联合治疗可收到良好的效果。微探头超声胃镜在食管静脉曲张治疗的临床应用，对选择食管静脉曲张的治疗方案及判断预后有一定的指导意义。

（五）并发症

动物实验及临床研究表明，由于结扎术后食管肌层是完整的，因而该治疗是安全的，并发症发生率较低。

1. 会咽 - 食管保护管置放相关并发症

此并发症主要包括食管撕裂伤及出血，挤压伤、食管静脉破裂出血及食管穿孔。导致食管静脉破裂出血的原因有两种：①保护管置入过程中直接损伤；②咽道管插入食管上段后，压迫曲张静脉使食管中段曲张静脉回流受阻，压力升高，导致破裂出血。使用扩张器置放保护管，较经内镜置放可以降低上述并发症的发生率，使用多连发结扎器则无此类并发症。一旦发生食管黏膜下损伤和食管穿孔，应终止进行内镜结扎治疗，必要时进行对比剂的食管造影，进一步证实有无黏膜下损伤，有无对比剂渗入纵隔现象，及有无纵隔气肿和颈部皮下组织积气。否则，应立即禁食、输液、抗生素治疗，并严密观察，必要时请胸科会诊，以便及时手术处理。

2. 结扎治疗相关并发症

此并发症主要包括：①胸痛，发生于术后2 ~ 3天，持续2 ~ 3天后自行缓解，一般不需特殊处理；②急性食管梗阻或出血，因结扎的曲张静脉阻塞食管腔而致狭窄，过早进非流质食物使结扎球过早脱落致出血；③食管瘢痕狭窄，因反复结扎脱落形成溃疡，愈合后瘢痕形成，导致食管狭窄。

（六）术后处理

（1）术后严密检测患者血压、脉搏及一般情况。术后不用鼻胃导管。

（2）术后禁食 72 h，以防结扎圈因进食过早脱落致大出血，禁食期间予以补液静脉营养支持。72 h 后可进流食，逐渐过渡到软食。

（3）结扎术后患者可出现短时间的胸骨后疼痛和吞咽不适，持续 2～3 天可自行缓解，一般不需特殊处理。

（4）并发曲张静脉破裂出血，应改行硬化止血或栓塞止血。

（5）食管撕裂及出血可试用金属夹子钳夹止血。

（6）食管狭窄采用"内镜扩张术"或"Savary-Gilliard 扩张器扩张"。

（7）食管穿孔可采用手术或保守治疗。

（8）结扎团块 4～10 天开始坏死，随后坏死组织腐脱、橡皮圈脱落，遗留基底部白色深 1～2 mm 直径 10～12 mm 的圆或椭圆的浅溃疡，2～3 周后覆盖上皮组织修复。故结扎后应休息 12～14 天再行下一次结扎，直至曲张静脉根治，如经过 4 次结扎治疗仍见到二度曲张静脉，则应改换或联合使用硬化术。曲张静脉根治 1～2 年内应每 3 个月复查一次内镜，若有静脉曲张复发，即予以再结扎直至根治，随后 6～12 个月内镜随访一次，3 年后终生内镜随访，每年一次，只要发现食管曲张静脉就进入根治性结扎治疗，使之终生内镜随访。

四、硬化治疗

内镜下静脉曲张硬化疗法（endoscopic variceal sclerosis，EVS）的原理是使用注射局部黏膜和曲张的静脉发生化学性炎症，曲张的静脉内血栓形成，2 周后肉芽组织逐渐取代血栓，3 个月后肉芽组织逐渐机化，静脉周围黏膜凝固坏死形成纤维化，增强静脉的覆盖层，从而防止曲张静脉破裂出血，同时可以消除已经出现的曲张静脉。

（一）适应证

（1）急性食管及结合部曲张静脉出血，须立即止血。

（2）食管静脉曲张出血的间歇期。

（3）既往曾接受分流术或脾切除术后再出血。

（4）重度食管静脉曲张，有出血史者，全身情况不能耐受外科手术。

（5）结扎治疗术中并发大出血，可以快速盲目的再结扎，但成功率低，如再结扎失败，应立即改为硬化治疗。

（6）既往无曲张静脉出血史的患者，预防性内镜硬化治疗是相对适应证。

（二）禁忌证

（1）二度以上胃底静脉曲张。

（2）长期用三腔二囊管压迫可能造成较广泛的溃疡及坏死，EVS 疗效常不满意。

（三）手术方法

1. 硬化剂

有关硬化剂的选择和用量目前尚无统一规范，理想的硬化剂应是组织反应轻，黏度小并能迅速形成血栓，能收缩血管，引起无菌性组织坏死。常用的有：①1%乙氧硬化醇，本品较为理想，其特点是硬化剂效果可靠，局部及系统不良反应小，本品每点注射1 ~ 2 mL，一次总量为每点4 ~ 6 mL，一次总量不超过20 mL；②5%鱼肝油酸钠，使用也较为普遍，注射量为每点4 ~ 6 mL，一次总量不超过20 mL；③5%油酸氨基乙醇，本品刺激性较小，目前也较广泛采用，注射量每点2 ~ 3 mL，一次总量不超过25 mL；④0.5% ~ 1.5%硫酸（sodium teradecyl sulfate，STD），每点注射5 mL左右，本品注射5 mL左右，本品组织损伤较大，已较少使用。

2. 注射方法

注射方法有三种，曲张静脉内注射、曲张静脉旁注射和联合注射。对小的曲张静脉作血管内注射，对大的曲张静脉采取联合注射法，即先注射在曲张静脉旁，以压迫曲张静脉使其管腔缩小，随后再行静脉腔内直接注射使之闭塞，因为纯静脉内较大量注入硬化剂可能导致系统不良反应，而只产生有限的局部作用。具体操作方法根据曲张静脉程度选择。

（1）曲张静脉硬化法：①常规内镜检查上消化道，排除其他病灶出血，记录食管静脉曲张的程度及范围，内镜对准食管 – 胃接合部以上2 cm的食管下段曲张静脉；②插入内镜注射针（针头处于套管内）并伸出镜端约1.0 cm，使其前端对准待硬化的曲张静脉；③伸出注射针头，直接穿刺静脉，采用"运动注射法"，即在注射过程中不断做注射针的小幅度出入运动，目的是使硬化剂能够渗入静脉周围，高压快速推入2 ~ 3 mL。

（2）二 ~ 三度曲张静脉硬化法：①前两步同一度曲张静脉硬化法；②使食管腔足够充气，直视下伸出针头并迅速穿刺入曲张静脉旁的黏膜下；③采用"进针注射法"，即针头浅刺黏膜后即同时注射硬化剂，一边穿刺进针，一边缓慢推注硬化剂，注射量以使局部在镜下出现灰白色黏膜隆起为准，一般每点注射1 ~ 2 mL，同样手法注射曲张静脉的另一侧；④在已被硬化的曲张静脉两旁注射针眼之间，直接穿刺曲张的静脉，在静脉腔内注入1%乙氧硬化醇。

（3）食管壁硬化法：每次曲张静脉硬化治疗后，对可见的食管下段静脉柱之间的黏膜采用"进针注射法"硬化食管壁。使镜下见灰色隆起。此法对提高治疗的长期效果、预防新生曲张静脉的形成和出血是十分必要的。

（4）镜下柱状出血硬化止血法：首先从出血点的远侧（胃腔侧）开始，环绕出血点静脉内、静脉旁注射止血是十分必要的。

（5）择期重复内镜硬化治疗：重复EVS治疗操作简单，损伤较小，且不影响肝功能，虽不一定能改善远期生存，但确能根除食管曲张静脉。是出血间歇期预防再出血的唯一有效途径。曲张静脉是通过连续多次的注射才能完全消失。重复治疗应在1 ~ 2周后施行，直至曲张之静脉完全消失或只留白色硬索状血为止，这一点至关重要，实验及临床报告，多次注射者，病理性炎症及血栓明显，但不宜过频（＜1周），间期过短止血效果不佳，不良反应发生的频度和严重不良反应的发生都要多。多数病例施行 3 ~ 5 次治疗可以使可见曲张静脉根除，第一次复查胃镜应在根除后 4 周，此后 1 ~ 2 年内每 3 个月内镜随访一次，随后 6 ~ 12 个月内镜随访一次，3 年后终生内镜随访每年一次，每次随访内镜只要有可见的曲张静脉消失，长期系统内镜随访是硬化治疗的基本环节，其目的在于通过反复注射完全消除可见的曲张静脉，使食管黏膜下层组织纤维化，从而降低晚期再发出血率。

（四）疗效判断

近 10 年来的前瞻性对照观察，EVS 急诊止血疗效为 75% ~ 94%。经过重复治疗的病例，再出血率明显减少，硬化组再出血率为 8% ~ 43%，对照组为 27% ~ 75%。大约 10% 的患者曲张静脉未根除之前持续出血，对于这些 EVS 无效的患者应及时采取其他的治疗反复，通常推荐外科分流或断流手术。

影响疗效的因素：①硬化剂注射次数，多数认为注射 4 次以上疗效好；②硬化治疗的时机，食管静脉曲张出血尤其是大出血的患者择期 EVS 术较紧急 EVS 术效果好，且较安全；③肝病的严重程度，Sauerbruch 报道 96 例 EVS 术前瞻性研究证明预后与肝病严重程度密切相关，硬化剂治疗后 1 年生存率 ChildA 级患者 100%，B 级 82%，而 C 级 38%。

EVS 术存在的主要问题是门脉高压症持续存在，曲张静脉终将复发或再出血，患者需终生随访、重复内镜检查或硬化治疗。

（五）并发症

发生率为 10% ~ 33%。其中 1/3 为严重并发症，病死率为 0 ~ 2.3%。

1. 出血

对穿刺点渗血，可用镜身或肾上腺素棉球压迫，一般就可止血，注射后几日再出血，主要是穿刺痂皮脱落，黏膜糜烂溃疡所致，溃疡引起出血大部分为渗血，用热凝、电凝等方法有时难以控制，常用止血夹子来控制出血。持续较大的出血来源于破裂的曲张静脉，最好的办法是使用组织黏合剂栓塞静脉，或再次行 EVS 术以控制出血。气囊压迫止血可使穿孔危险增大，应尽量减少使用。

2. 溃疡

溃疡发生率为 22% ~ 78%，有浅溃疡和深溃疡两类，一般多无症状，可在 3 ~ 4 周内自愈。发生原因与硬化剂的刺激性、注射次数、硬化剂黏膜下泄漏程度有关，大而深的溃疡可能并发出血，可予抗溃疡及止血药物治疗。

3. 穿孔

穿孔发生率通常很低，约 ＜ 1%，可因注射针头过粗或过长、过深注射使硬化剂引起食管肌层广泛坏死而穿孔。一旦发生，应立即胃肠引流，必要时胸腔引流，全胃肠外营养和抗生素联合保守治疗，小穿孔可以愈合，大穿孔病死率高达 75% ~ 100%，操作中应高度重视。

4. 狭窄

狭窄发生率为 3%，主要见于长期重复注射治疗的患者，血管旁注射法更易发生，系食管壁坏死过深的结果。早期在坏死愈合后，狭窄形成前，采用每周两次的单纯内镜扩张术，可以防止狭窄发生，后期对于已形成的狭窄可使用 Savary–Gilliard 扩张器进行扩张治疗，但最大扩张不宜超过 12.8 mm，无须外科治疗。

5. 其他

如胸骨后疼痛、吞咽哽噎感、发热等较为常见，一般在术后 2 ~ 3 天内自行消失，无须处理。此外尚可发生菌血症、吸入性肺炎、胸腔积液、脓胸、颈部气肿、纵隔炎、食管旁脓肿等。尽量用短的注射针（< 5 mm）、尽量采用血管内注射法、及时应用抗生素可预防此类并发症的发生。

（六）术后处理

（1）密切检测患者的血压、脉搏及一般情况。

（2）禁食、补液 1 天，此后温流质饮食 2 天，一周内半流食，逐渐在 8 ~ 10 天内过渡到软食。

（3）术后卧床休息 1 ~ 2 天，然后可起床进行轻微的活动，原则上还是多卧床少活动，更忌做下蹲、屈身弯腰等较大的活动。

（4）酌情使用抗生素。特别是对一般状况差，有重要全身疾病和（或）有吸入可能者。

（5）口服黏膜保护剂。

五、栓塞治疗术

1981 年，Gotlib 首先使用了组织黏合剂（Histoacryl）行内镜下栓塞治疗术。组织黏合剂即 N–J 基 – α – 腈基丙烯酸酯（N–buutyl–2，cyanoacrylate）是一种快速固化的水溶性制剂，静脉注射后与血液接触能在几秒钟内发生聚合反应、硬化，迅速堵住出血的食管曲张静脉或胃曲张静脉。目前有学者认为栓塞疗法为食管静脉曲张活动性出血首选方法，也是胃静脉曲张出血内镜治疗唯一可选择的有效措施。

（一）适应证

组织黏合剂注射法的原理与硬化疗法是相似的，因而其适应证也基本相同，且可用于胃底静脉曲张的治疗，故较硬化治疗适应证更为广泛。

（1）急性活动性食管和胃底曲张静脉出血期，有人主张作为首选。

（2）三度红色征（+）的食管静脉曲张。

（3）二度以上的胃底静脉曲张。

（4）结扎治疗和硬化治疗术中并发大出血者。

（二）禁忌证

同一般内镜检查的禁忌证。

（三）术前器械准备

1. 内镜

选择同硬化治疗，为了预防黏合剂与内镜前端黏合造成内镜损害，使用硅油涂抹内镜前端蛇骨管部位及镜面，形成硅油保护层。工作通道也应吸入硅油，使工作通道腔面内面形成硅油保护膜。

2. 注射针

不同于硬化治疗，适用于栓塞治疗的注射针头工作长度为 7 mm，直径 0.7 mm，注射针内芯塑料管长度 180 cm，直径为 4F，过长的内芯导管将明显增加栓塞剂注射过程的难度。胃底曲张静脉栓塞时，针头可略长出 1 ~ 2 mm。注射前先用蒸馏水检查注射针是否通畅，同时计量注射针内芯容量，通常长 180 cm，外径为 4F 的塑料导管内芯容量为 0.7 mL。检查注射针确实通畅后向内注入少许脂溶性碘剂（Lipiodol），然后将其排出，目的是使 Liplodol 在针芯内层管壁形成一层膜，以防止组织黏合剂过快凝固。

3. 栓塞剂

目前广泛使用的栓塞剂为组织黏合剂——组织丙烯酸酯是氰基丙烯酸类高分子化合物的一种，由于其具有长烷基链的特点，因而组织毒性低，少量使用不会造成人体中毒反应。其为水溶性液体，空气中生理盐水环境下，20 s 完全固化，遇血则立即发生固化，因此限量情况下，将其直接注射到局部曲张静脉栓塞，不至于产生系统静脉栓塞的不良反应。为防止 Histoacryl 在注射针内芯导管内很快固化，而黏堵住管腔，无法注射到曲张的静脉腔内，临床应用时主要采用两种方法。①稀释法：将 Histoacryl 与 Lipiodol 以 0.5 mL ∶ 0.8 mL 比例的注射器内混合备用，总量为 1.3 mL，其聚合时间可延长至 20 s；②"三明治夹心法"：即生理盐水 1 mL，Histoacry 10.5 mL，生理盐水 0.5 mL，稀释的目的在于可以减缓组织黏合剂过快凝固，混合脂溶性碘剂可便于进行 X 线透视及拍片。与 Histoacryl 不同的是 D–TH 液采用"原液法"（即不作任何稀释注射），操作方便。目前临床上多采用稀释法。

4. 其他准备

装有混合液的注射器和备好的注射针分别放置于工作台备用，另备数个 2 mL 注射器，抽满蒸馏水，用于冲刷掉注射针管内残余的黏合剂及冲洗注射针。由于组织黏合剂的黏合性很强，每个操作者都应戴上保护眼镜，以防高压推注时不慎溅入眼睛。

（四）术前患者准备

患者的眼睛应采取保护措施，余同结扎治疗术。

（五）操作方法

（1）常规内镜检查确定排除其他原因出血，寻找合适的注射部位，出血间歇期选曲张静脉最隆起点为注射部位，出血活动期注射部位因曲张静脉的部位不同而不同，食管曲张静尽可能于出血点或其近侧（近贲门侧）注射，结合部曲张静脉接近贲门出血点注射，当出血点直接注射困难时，可在出血点旁最容易注射处进针，胃底曲张静脉尽可能接近出血点注射，如不可能，可在出血点旁穿刺破裂出血的血管。

（2）插入备好内镜注射针（此时针头退入外管内）用注射针外管前端触探静脉，以判定确实为曲张静脉，并最后确定针头穿刺部位。

（3）将备好黏合剂混合液的注射器与注射针尾相连。

（4）注射针外管前端恰好接触注射部位，伸出针头并使之穿刺入血管腔内，应尽可能避免静脉旁过深注射至食管肌层，因为静脉旁组织黏合剂注射将会导致严重的局部黏膜深溃疡。

（5）快速、强力推入黏合剂混合液。三度食管曲张静脉从贲门到食管中段，每点注射0.5 mL，最大量不超过1.0 mL，一度胃底曲张静脉每点注射0.5 mL，二～三度胃底曲张静脉每点注射1.0 mL，每根曲张静脉注射2～3点。于选择的被穿刺部位准确地进行静脉腔内注射组织黏合剂是栓塞技术的关键，如静脉旁黏膜下注射则出现蓝灰色黏膜隆起，而准确注入静脉腔内则无此现象，应尽可能绝对避免静脉旁注射，以免导致严重的局部黏膜深溃疡。

（6）快速更换注射器，注入0.7～1.0 mL蒸馏水（内镜注射针内芯容量），以确保所有黏合剂完全注入曲张静脉内，随即可见活动性出血立即停止。

（7）然后迅速将注射针头退入注射针外管内，并使整个注射针前端于食管腔中央向前插入，使针端远离镜面，以确保内镜镜面不被粘住。一次注射后至少20 s内避免吸引，以防从充血点注射部位漏出的未凝固的黏合剂被吸入内镜工作通道造成管腔阻塞。已经凝固的黏膜如被吸入工作通道，需要立即退出内镜，使用内镜刷清除。

（8）20 s之后再以相同的方法进行其他部位的栓塞治疗。

（9）制定栓塞治疗计划：①食管曲张静脉出血急性期栓塞止血后，对其他可见的曲张静脉同时进行硬化治疗或结扎治疗，并进入根除治疗计划。三度红色征时，局部栓塞后，小的曲张静脉同时进入根除治疗计划；②接合部曲张静脉出血急性期栓塞治疗止血后，第4天随访，如有曲张静脉，可进行再次栓塞或配合硬化治疗；③胃底曲张静脉出血急性期栓塞止血后，对其他的曲张静脉也同时进行栓塞，术后第4天进行第一次内镜随访，确保是否有未被栓塞硬化的曲张静脉，如有则再次栓塞治疗，此后每周复查内镜一次，并视情况决定是否栓塞治疗，直到所有曲张静脉被完全栓塞。

（六）并发症

1. 大出血、食管狭窄、溃疡及穿孔

主要原因是栓塞技术错误和用量过大，技术的关键是掌握快速准确的静脉腔内阻塞，静脉旁、黏膜下或过深食管肌层注射及过量注射，是造成上述并发症的根本原因。一旦发生，同硬化剂并发症的治疗。

2. 异位栓塞

如单次注射组织黏合剂混合液的量不超过 1.0 mL，则无造成系统栓塞的危险。

（七）术后处理

（1）术后常规处理同硬化剂治疗。

（2）栓塞治疗期间应停止使用所有制酸剂，因为胃内低酸环境易诱发感染。

（3）注入的组织黏合剂本是一种异物，但在食管或胃壁内存在一至数日而不会造成任何出血或其他不良反应，以后逐渐被排入食管、胃腔内，必要时可以通过内镜异物取出方法加以取除。

（李晓冬）

第二节　上消化道狭窄治疗术

消化管狭窄是消化道病变后期的常见并发症，严重影响患者的生活质量，并可导致营养不良等并发症，加速原有疾病的发展，内镜下的扩张，对解除梗阻、提高生活质量是一简便有效的治疗方法。而临床上以食管、贲门病变引起狭窄为主。

食管、贲门狭窄常见病因包括食管、贲门肿瘤、食管动力障碍、食管胃吻合术后狭窄、食管炎瘢痕狭窄等。临床表现为不同程度的吞咽困难，1977 年 Stooler 按症状轻重将吞咽困难分为 5 级，0 级：无症状，能进各种食物；1 级：能吞咽大部分固体食物；2 级：能吞咽半固体食；3 级：仅能进流质食物；4 级：不能吞咽液体食物。食管狭窄的治疗包括药物治疗、内镜下治疗和外科手术治疗等。内镜下治疗对解除梗阻、提高生活质量是一种简便有效的方法，主要方法有扩张术（探条扩张术、气囊或水囊扩张术）、切开术（圈套器切开术、电刀切开术）、支架置放术、凝固疗法（微波凝固疗法、电凝固疗法、激光凝固疗法）、注射疗法、光动力学治疗、冷冻疗法等。本章将就最常见的探条和球囊扩张术、金属支架置入术加以阐述。

一、探条扩张术

目前国内常用探条控制器是 Savary 扩张器，一般由聚乙烯或聚乙烯化合物、可曲性硅胶等制成，有多种不同的外径可供选择，分别为 5 mm、7 mm、9 mm、11 mm、13 mm、15 mm 和 16 mm 等。该控制器前端呈锥形，可通导丝，有不透 X 线标志，可以在内镜和（或）X 线透视下进行。

（一）适应证与禁忌证

1. 适应证

（1）食管炎性狭窄。

（2）食管术后吻合口狭窄。

（3）先天性食管狭窄：如食管环、食管蹼。

（4）功能性食管狭窄：贲门失弛缓症等。

（5）晚期食管癌或贲门癌梗阻。

（6）瘢痕性食管狭窄。

2. 禁忌证

（1）上消化道内镜检查禁忌者。

（2）食管化学性灼伤后两周内。

（3）食管病变疑为穿孔者。

（二）术前准备

1. 患者准备

（1）了解食管狭窄的病因、部位、特点及手术方式。

（2）常规行食管钡餐（或碘油）、内镜检查及病理学检查。

（3）其他术前准备同常规上消化道内镜检查。术前 15 分钟肌内注射地西泮（安定）5 ~ 10 mg，溴化东莨菪碱 20 mg，必要时肌内注射哌替啶 50 mg。

2. 器械准备

（1）前视式上消化道内镜。

（2）Savary 探条扩张器。

（3）专用或其他导丝。

（三）操作方法

（1）内镜直视及 X 线监视下将导丝通过食管狭窄段。

（2）保留导丝退出胃镜。

（3）根据食管狭窄程度确定选用适宜的探条扩张器。使患者头稍后仰，使咽与食管稍成直线位，助手拉紧导丝，术者左手用涂有润滑剂的纱布擦扩张器，右手按执笔式或在 X 线监视下徐徐推进探条，通过狭窄区，将探条停留 30 s 左右，退出探条时，助手不断推进导丝，以免导丝脱出。

（4）逐级更换探条，尽可能将狭窄段扩至最大程度，然后将探条与导丝一并退出。

（5）再次通过胃镜，观察扩张后情况。

（四）注意事项

（1）操作应在导丝引导下及 X 线监视下进行，以确保安全。

（2）探条扩张原则：探条号码由小到大，动作轻柔，切勿粗暴，当阻力较大时，不可强行用暴力通过。

（3）术后检查有无颈、前胸皮下气肿，并禁食 2 ~ 4 h，无特殊不适可进流食。

（4）扩张术后，常规胸腹部 X 线透视检查或吞碘油造影以除外穿孔并发症。

（5）贲门切除患者，扩张后常引起胃反流，平卧及睡眠时应抬高床头 15° ～ 30°，并给予制酸剂。

（6）部分患者术后常胸骨后疼痛，可对症处理。

（五）并发症及处理

1. 穿孔

患者可感剧烈胸痛，出冷汗及发热，继发纵隔及胸腔感染，口服液体对比剂 X 线透视，可见漏出食管外及纵隔气影。一旦证实应立即禁食、输液、胃肠减压、应用抗生素，保守治疗无效者应行手术治疗。

2. 出血

可再行内镜检查，明确原因，镜下止血。

3. 感染

感染发生机会较少，但不可忽视扩张创面引起局部感染及反流误吸导致的呼吸道感染，一旦发生应积极处理。

4. 反流性食管炎

反流性食管炎发生率较高，治疗后常规抗反流治疗。避免暴饮暴食，少进油腻食物，常规服用制酸剂及黏膜保护剂。

5. 狭窄复发及再狭窄

食管狭窄探条扩张后部分患者会近期复发，可再次扩张，恶性狭窄可在扩张后置入金属支架，难治性食管良性狭窄可在反复扩张无效后尝试置入可取出全覆膜金属支架。

二、气囊扩张术

（一）适应证与禁忌证

同探条扩张术法。

（二）术前准备

1. 患者准备

同探条扩张术法。

2. 器械准备

（1）气囊扩张器：对食管狭窄可经内镜活检钳道通过气囊（through the scopy，TTS），或先经内镜通过导丝，退出内镜后再沿导丝通过气囊（over the wire，OTW），气囊直径因使用目的不同而异，食管气囊为 6 ～ 20 mm，贲门失弛缓扩张气囊为 30 mm、35 mm 和 40 mm。

（2）前视内镜。

（3）专用或其他导丝。

（三）操作方法

1. 经内镜气囊技术（TTS）

（1）按常规插入胃镜，胃镜头端置于食管狭窄处上方。将涂布润滑剂的气囊导管从活检孔道中插入，在内镜监视下气囊通过狭窄部位。

（2）气囊充气，通过外接压力泵控制气囊压力（5～15 psi），根据患者耐受情况持续扩张 30～60 s，放气后休息几分钟，再重复操作，直至注气时阻力明显减少为止。

2. 经导丝气囊扩张术（OTW）

（1）插入内镜至狭窄部近端，在 X 线监视下，将导丝通过狭窄部，退出内镜，保留导丝。

（2）沿导丝将气囊通过狭窄部。

（3）在 X 线监视下，将气囊正确定位，注气，使压力至 6～8 psi（psi 压力单位，1 psi = 6.894 8 kPa），持续 1～3 分钟。

（4）放气后休息，重新充气，可反复操作 1～2 次，可见狭窄的"凹腰征"逐渐消失。

（5）抽尽气囊中的气体或液体，退出导丝和气囊导管。

（四）并发症及预防

基本上类同探条扩张术，但气囊扩张是助手注气，术者并无手感，因而并发穿孔的概率远较探条扩张者多，尤其是 OTW 气囊扩张法，通常发生的是深度撕裂而不是一种贯穿的裂伤，内科保守治疗多治愈，对膈下有游离气体的穿孔患者必须立即施行外科手术。

三、食管金属支架置留术

（一）适应证与禁忌证

本术主要适用于食管、贲门部肿瘤所致狭窄或癌肿复发所致之狭窄，一般认为良性病变不用此法，但近年来有报道全覆膜可取出支架治疗食管难治性良性狭窄，取得较好效果。

（二）支架类型

金属支架由推送器及支架 2 部分组成，推送器是金属支架重要组成部分，其主要功能是将套在端部的支架安放到狭窄部位。各公司生产的金属支架推送器其外径、塑料的成分均不完全相同。支架的类型大致可分成以下 3 类。

1. Wallstent 支架

由不锈钢合金丝构成，网眼管状结构。完全扩张时直径 14～20 mm，可用长度为 53～106 mm。压缩时内径减小、长度增加；扩张时内径增大、长度减小。改进型有哑铃状、体部涂硅胶的带膜支架。这是最早用于食管的金属支架。

2. Ultraflex 或 Strecker 支架

由 0.15 mm 镍钛合金编成管状，最大直径 18 mm；近端增大至直径 20 mm。可用长度 7 ~ 15 cm。镍钛合金具有记忆特性，随温度增加可以使其成形。是较有前途的食管支架。

3. Gianturco 支架

由 0.3 ~ 0.5 mm 不锈钢钢丝编成多角 Z 型圆柱状，单个支架完全膨胀时直径为 14 ~ 20 mm，长度 2.0 cm。多个支架体相连可使支架长度增至 8 ~ 14 cm。中间或次节支架装有"倒钩"以防滑脱。现有多种改进型，其中以涂硅胶的带膜支架较多见。此支架临床应用较多。

（三）术前准备

1. 患者准备

术前患者应做内镜及胃肠钡餐检查，以了解狭窄病变的部位、长度、狭窄程度、有无食管支气管瘘。常规检查出凝血时间、血小板计数、凝血酶原时间，术前肌内注射地西泮（安定）5 ~ 10 mg，溴化东莨菪碱 20 mg 及哌替啶 50 mg。

2. 器械准备

（1）前视式内镜、导丝、扩张探条或气囊扩张器等。

（2）支架选择：食管支架品种较多，带膜支架适用于癌性狭窄，或并有食管支气管瘘患者；病变累及贲门者，应尽量选用防反流支架，该型支架末端装有防反流膜瓣，可减轻胃食管反流的发生。选用支架的长度应超过狭窄段上下端各 1 ~ 2 cm。

（四）操作方法

（1）内镜下将导丝通过狭窄部。

（2）用 Savary 探条或气囊扩张器（TTS）对狭窄部进行扩张至所需的最大直径。撤出探条或气囊保留导丝。

（3）定位：用内镜观察狭窄部位黏膜情况，结合 X 线，确定狭窄部位，以确定放置支架的位置与长度，一般支架应超过病变两端各 1 ~ 2 cm，对于吻合口支架和贲门支架，其远端不应留置过长，一般不超过 1 cm 为宜。

（4）退出内镜，沿导线插入支架推送器，务必使支架两端标记与定位相一致。

（5）拔除支架外套管，使支架扩张。

（6）再次插入内镜观察支架安放情况。

（五）注意事项及术后处理

（1）食管支架安放关键是要定位正确，应提倡在内镜及 X 线下正确定位，在插入推送器及拔除支架外套管时，应保持正确位置。

（2）术后至少观察 4 ~ 6 h。48 h 吞咽液体食物，随后逐渐增加半固体、固体食物。

（3）术后常有胸痛及胃食管反流症状，可应用止痛药、抑酸药及抬高床头等处理。

（4）常规应用抗生素，防止食管黏膜破损所致的感染。

（5）对使用镍钛合金支架患者，应避免吞咽过冷食物或饮料，以防支架变形滑入胃内。

（6）术后 24 h、1 周、2 个月、6 个月进行随访钡餐检查或内镜检查；以后一般 6 个月或一年复查一次。

（六）并发症及处理

1. 出血

早期主要为扩张及支架损伤所致，应做相应处理。

2. 穿孔或食管支气管瘘

较少见，可再置入一带膜支架。

3. 呼吸系统感染

呼吸系统感染主要是反流误吸引起。

4. 反流性食管炎

反流性食管炎较常见，主要发生于贲门切除患者或贲门部置放支架患者，易引起反流，而致严重的反流性食管炎及并发出血。置入防反流支架可减轻反流性食管炎的发生。大多数患者使用药物即可控制，有些患者需服用稍长时间抗酸药物。

5. 支架移位及脱落

其原因是狭窄部位扩张过大及狭窄段太短。脱落后应在内镜下取出，移位严重者应取出原支架，重新置入。

6. 再狭窄

支架上下端因受刺激，组织过度增生而致狭窄，也可经支架网孔向腔内生长致狭窄。虽带膜支架可以减少食管腔内再狭窄发生率，但对肿瘤组织还不能起到很好阻碍作用。发生狭窄后可用探条或气囊扩张治疗，也可在内镜下用氩气刀、微波或激光烧灼治疗，无效者，可再行置入一支架。

7. 食物嵌顿

食物嵌顿多为患者吞咽大块食物或未咀嚼、咀嚼不全的食物所致。少数为支架入口没有增宽或位置不正所致。金属支架置入后，对固体和半固体食物应充分咀嚼后方可吞咽。嵌顿食物用内镜取出或探条推入即可恢复正常吞咽。

（李晓冬）

第三节　上消化道息肉切除术

消化道息肉是临床常见的疾病，早在 1952 年，就有人把息肉归入癌前状态，并以此为依据，对息肉患者行胃大部切除术、结肠切除术等。自内镜问世以来，对息肉有了全新的认识，使其得以早期发现、早期诊断、早期治疗，不仅可以对息肉进行全瘤活检，治疗其出血等症状，而且可以阻断癌的发生。消化道息肉摘除已成为内镜下最基本、开展最为普遍的微创治疗。与手术相比，痛苦少，费用低，已越来越多地为消化科医师所掌握，患者所接受。随着内镜技术的发展和新技术的不断开发，内镜下息肉切除适应证和禁忌证也在变化，原来属于禁忌范围现已变为适应证，临床上应根据患者具体情况来分析决定。

一、息肉切除适应证和禁忌证

（一）适应证

（1）各种大小的有蒂息肉和腺瘤。

（2）直径小于 2 cm 的无蒂息肉和腺瘤。

（3）多发性腺瘤和息肉，分布散在，数目较少。

（二）禁忌证

（1）有内镜检查禁忌证者，如严重的心肺疾病。

（2）直径大于 2 cm 无蒂息肉和腺瘤。

（3）多发性腺瘤和息肉，局限于某部位密集分布，数目较多者。

（4）家族性腺瘤病。

（5）内镜下形态已有明显恶变者。

（6）有心脏起搏器者，因高频电可能对起搏器产生干扰，故对于放置有心脏起搏器者，不宜行高频电息肉摘除。

二、息肉切除方法

（一）高频电息肉切除术

1. 器械准备

（1）高频电发生器：高频电发生器是利于高频电流通过人体时产生的热效应，使组织凝固、坏死来到达息肉切除、止血等治疗目的。其电流频率是大于 300 kHz，无神经效应，对心肌无影响，对人体绝对安全。目前临床上应用于内镜治疗的高频电发生器有日本欧林巴斯公司生产的 UES-10 型，PSD-10 型，ERBE-ICC200 型、ICC-300E 等。各种类型的高频电发生器均可产生电凝、电切和电凝电切混合电流。切开波是连续等高的正弦波，通电单位面积电流密度大，在短时间内局部组织达到很高温度，使组织水分蒸发、坏死而达切开效果，凝固波是间歇减幅正弦波，通电时局部组织温度低，不引起组织气化，仅使蛋白变性凝固，达到止血目的。电切波组织损伤小，但凝血作用弱，易引起出血。电凝波有止血作用，但组织损伤大，易引起穿孔。混合波是根据需要可选择一定比例同时发生电凝、电切波。息肉切除时选择何种波形电流并无严格规定，要根据操作者习惯和息肉具体情况而定。ERBE 专为内镜手术设计的 ENDO-CUT 功能将切割过程分为自动电切和电凝两部分交替进行，切割速度受到仪器自动控制，这样可避免因切割速度太快导致出血及切割速度过慢凝固过度而导致组织穿孔的危险。

（2）圈套器：按圈套钢丝张开的形状分为六角形、新月形和椭圆形3种。适用于有蒂息肉和直径大于0.5 cm的无蒂息肉。

（3）热活检钳：与普通活检钳相似，能咬取组织并通电灼除息肉。钳取中央组织不会灼伤，可做病理学检查。

（4）电凝器：前端呈球形，与热活检钳相似，通电后可灼除息肉，适用于直径小于0.5 cm的息肉。与热活检钳不同的是不能取活检。

2. 术前准备

术前应了解患者的全身脏器功能，检测凝血机制，如有凝血机制障碍，应纠正后才施行。停用抗凝药物1周以上。内镜下息肉切除一般可门诊施行，但对无蒂较大息肉或多发性者，估计出血、穿孔危险发生可能性较大者，以住院治疗更为稳妥。小儿尤其是学龄前儿童一般需要在麻醉下施行。向患者交代病情，签署知情同意书。

患者需禁食4~6 h以上，咽部局部麻醉，解痉剂和镇静、麻醉药可酌情应用。电极板敷以湿纱布，捆绑于患右侧大腿或小腿部位。取掉患者所有金属物品，以免导电造成损伤。仔细检查高频电发生器与患者、内镜及电源连接情况，确保连接无误。取左侧卧位，并可依息肉生长部位调整体位，以易于观察，易于圈套电切为原则。

3. 操作方法

首先在内镜下做完整的检查，一旦发现息肉，观察其部位大小、形态和数目。套持息肉时要利用调节镜端的弯角、旋转镜身、改变患者体位方向等，使息肉置于视野中央，充分暴露，息肉与镜端的距离一般保持2 cm为宜，若体积巨大，可适当远些。插入圈套器，令助手打开圈套拌，最好套拌面与息肉相垂直，套持息肉。依息肉形状不同选择套特点，有蒂息肉套在蒂的息肉侧，无蒂息肉套在基底稍上方，选择好位置后助手缓慢地关闭和收紧圈套拌，动作要轻柔，切忌用暴力，套住息肉后即可通电。一般采用先电凝，后电切，反复间断多次通电，也可以用混合电流，每次通电时间为数秒钟，逐渐割断。在通电时要注意有无胃肠蠕动，一旦有蠕动出现即要停止通电，避免灼伤邻近黏膜出血。切下后，可采用抓持器或网篮将息肉抓持，随镜身退出，送病理学检查。

各种形态息肉的切除方法如下。

（1）直径小于0.5 cm无蒂息肉：该型息肉一般采用电凝灼除或热活检灼除法。热活检灼除法适用于相对体积较大无蒂息肉，用热活检钳咬持息肉头部，然后向上轻轻提拉息肉，使基底形成天幕状假蒂，通凝固电流后基底黏膜发白，即行拔取。电凝器灼除术适用于更小息肉，插入电凝器，轻轻接触息肉即通电，息肉发白，即可灼除。因该法不能取活组织，可先用活检钳咬取部分息肉后再电凝以免漏掉早期癌。

（2）直径小于2 cm的无蒂息肉：圈套钢丝打开后，用塑料管头端顶住息肉的基底部，回收圈套器，在收紧圈套器之前，稍上抬圈套器，在息肉基后较稍上方将息肉套住，这是圈套最佳部位，不可过深或将邻近正常黏膜套入。轻轻关闭拌套，稍收紧轻轻提拉，将息肉提起，基底呈天幕状时通电切割。先电凝后电切或采用混合电流，逐渐切下。注意电流选择要合适，避免造成出血或穿孔。

（3）有蒂息肉：长蒂息肉圈套位置选择蒂的中央，尽可能保留残蒂1 cm左右，并提起悬在腔中，与周围没有接触，再通电。不要怕残蒂留得过长，因为息肉蒂柄是正常的黏膜，由于息肉重力和蠕动将黏膜牵拉而形成，并非是肿瘤性组织。一旦息肉摘除后重力作用消失，残蒂3～5个月自然消失，恢复平坦。而残留较长蒂柄可保证电凝安全，避免穿孔，如摘除后发生即刻出血时，可立即于残蒂再圈套凝固止血。短蒂息肉的圈套位置尽可能选择在蒂的息肉侧，当圈拌套入息肉后先不紧收钢丝，提高圈套器放置在蒂与息肉交界颈部再收紧钢丝，将息肉悬在肠腔中，与周围组织无接触再通电。细蒂息肉要注意关闭套拌钢丝时一定轻而慢，稍有阻力即停止收勒，如关闭圈套器用力稍过猛可造成机械性切割而出血然后通电，一般可只用凝固电流。

粗蒂息肉供血的血管较粗，位于蒂中央，电切时电凝不充分易造成中央血管出血，因此需要反复交替使用电凝电切电流，逐渐割向中央，特别是快要切断的时候，一定要先凝固再切断。为预防粗蒂息肉出血可采用尼龙绳结扎加电切法，本方法为首先用尼龙绳套在蒂的基底部，收紧尼龙绳，观察息肉的颜色变为暗紫色，说明尼龙绳阻断了息肉的血流，然后用圈套器在结扎上方的蒂部作息肉高频电切除，这样可有效地预防出血的发生。1995年，日本Hasachi开创了内镜下金属止血夹的应用，也可预防和治疗粗蒂大息肉电凝切除所引起出血的并发症。本方法是在内镜下先用金属夹夹住蒂的基底部，一般夹3个左右，以夹住后息肉表面颜色变暗红或紫色为标准。然后在金属夹上方作息肉电凝切除术。操作成功的关键是夹子尽量靠近息肉的基底部，为随后电凝圈套切除术留出足够的蒂长度。金属夹方向应与管腔平行，便于圈套器的操作。圈套器套持的切割点尽量与金属夹保持一定距离，避免接触产生异常电流灼伤肠壁，或造成金属夹当即脱落引起出血。当然金属夹最适用于息肉切除后，在电凝不足以造成即刻出血时，立即插入金属夹在残端夹持止血治疗。

头部大的有蒂息肉圈套后要悬于肠腔中与周围黏膜不接触有一定困难，可采用密接法切除，抽吸管腔内气体，使息肉与周围黏膜接触面积足够大，使单位面积中通电量减少，则接触面的温度降低不至于灼伤接触部管壁造成穿孔。较大的息肉一次不能圈套入，可采用分块切除，先切除部分息肉头部，使头部体积变小，再套入摘除。息肉圈套选择位置太近肠壁，如将邻近正常黏膜一起套入，或息肉未悬在肠腔中，而与周围或对侧肠壁有接触会引起异常电流，或圈套钢丝未收紧，钢丝接触周围黏膜，均属不正确圈套法，容易引起穿孔。

（4）直径大于2 cm的无蒂息肉：该形态息肉属相对禁忌范围，因为在内镜下摘除易引起出血和穿孔。故术前准备应按剖腹手术肠道准备方案施行，一旦出现并发症可立即行手术处理。如基底较窄仍可按上述方法圈套摘除。宽基底者需采用黏膜切除法（EMR）。先用注射针，在息肉底部注射高渗盐水或1∶10 000肾上腺素盐水1～2点，每点1 mL，然后用上述方法做圈套摘除。胃镜头端可加装透明帽，如果有双活检管道治疗镜，可先伸入抓持钳，咬持并提起息肉头部使基底形成假蒂，再圈套电凝摘除。如为更大的息肉可用分块分期切除法。需注意的是，该方法每次摘除息肉宁少勿多，每次切除后表面残留溃疡，再间隔 2 ～ 3 周待溃疡面愈合后做第二次切除。

4. 并发症的防治

并发症的种类以出血多见，穿孔次之。大部分出血者经保守治疗而痊愈。而穿孔相反，穿孔比出血所引起的后果严重。并发症发生后不及时诊断和处理会引起死亡。内镜下息肉电凝摘除术引起的并发症，肯定要较内镜诊断为多，故对息肉摘除的操作要求较高，因此主张必须取得了一定诊断操作经验者，才能开展息肉摘除。为了减少和避免并发症的发生，全面了解息肉切除的基本原理，了解并发症发生的原因，掌握并发症的防治方法，给予开始工作者全面的培训，掌握扎实的基本功，都是必不可少的。

（二）高频电息肉切除术并发症

1. 出血

根据发现的时间和不同原因可分为即刻或早期出血和迟发性出血。即刻出血即是在术中或息肉刚摘除后在内镜下见残端出血，早期出血是息肉摘除后 24 h 内出血，它们的发生原因相同。迟发性出血是指息肉摘除结束的 24 h 后发生，常见是 3 ～ 7 天，最长的有 10 余天才发生。

（1）即刻或早期出血：①未通电即勒断造成机械性切割，主要是手术者和助手配合不默契，助手套圈收紧过快用力过度，手术者尚未踏电凝发生器的开关即切下息肉，或刚圈套住息肉，即发生较强的蠕动波，致使息肉移位，尤其发生在细蒂息肉。②电流功率选择过小，凝固不足，实际是通过机械性切割刀切下息肉，或功率选择过大，未起到凝固作用很快切下息肉，均会造成早期出血。③电流类型选择不当，电切电流因凝固作用极小，故在切割息肉时用单纯电切电流会引起即刻出血，故应采用电凝电流或混合电流。④粗蒂和无蒂息肉，一般中心有较粗血管，如切割时未交替使用先电凝后电切反复通电逐渐切割的方法，会造成中心血管未凝固而即刻或早期出血。⑤圈套位置不佳时就收紧，重新松开圈套器再选，结果黏膜部分机械性切割或钢丝粘着息肉撕裂而出血。

（2）迟发性出血：由于息肉电凝摘除后残端有灼伤的焦痂形成，焦痂在日后脱落时形成溃疡，此时凝血不全会引起出血。①电流功率选择过弱，电凝时间过长造成电凝过度，使残端创面溃疡过大、过深。②高血压、动脉硬化或有凝血机制障碍者，在焦痂脱落时血管内血栓形成不全，引起迟发性出血。③术后活动过度，饮食不当导致焦痂脱落过早，引起创面损伤而出血。

（3）防治：①预防，术前认真校试器械，圈套收紧关闭要缓慢，用力要适当，整个操作过程中，视野要清晰，术者与助手配合默契。高频电发生器的电流强度类型选择要合适，严格按照先电凝后电切逐渐切割的原则，粗蒂或无蒂息肉需交替使用电凝、电切电流，术后要注意休息及饮食，避免重体力活动 1 ~ 2 周。②治疗，对于摘除后有少量的渗血，可不作处理，随访观察。如果出血量多，则应立即进行止血。即刻出血可立即施行内镜下止血的各种措施，包括药物喷洒、黏膜下药物注射、止血夹、电凝、氩气刀、激光、微波等。对于有蒂息肉如残留有较大残蒂时可立即圈套电凝止血。Shinya 主张在圈套收紧钢丝后无须电凝持续保持 15 分钟，使残蒂肿胀压迫血管止血，可避免因再圈套电凝位置太靠近肠壁造成穿孔的危险。动脉喷射性出血止血夹夹闭血管止血疗效最确切，黏膜下注射配合止血夹治疗。

对于早期或迟发性出血，一般先行积极保守治疗，如补充血容量，应用止血药物和神经垂体后叶素、奥典肽等，大多数可以治愈，尤其是迟发性出血。如果保守治疗失败即做内镜下止血，如再失败则应剖腹手术止血。

2. 穿孔

穿孔可发生于摘除术时的即刻，也可发生在术后数天。迟发性穿孔的原因是焦痂深达浆膜，当时因焦痂遮盖无穿孔症状，一旦焦痂在术后脱落时出现穿孔的症状。

（1）原因：①圈套切割部位距管壁太近。②通电时未将息肉向上提拉，形成天幕状假蒂。③邻近正常黏膜一起被套入误切，或圈套钢丝与周围管壁接触，这大部分是在操作时视野不清，未看清完整的息肉及圈套钢丝，勉强施行引起。④电流强度选择过弱，通电时间长，使残端灼伤过深至管壁多层，往往引起数天内穿孔。⑤圈套钢丝未收紧通电，致使通电时间过长，灼伤过深。⑥通电时胃肠蠕动，使圈套钢丝损伤管壁造成穿孔。

（2）诊断：发生穿孔会因为不同的部位引起不同的症状。食管穿孔，引起颈部及胸部皮下气肿、胸痛、吞咽困难及梗阻感伴发热等纵隔炎的症状。明确诊断可依靠胸片有纵隔气肿征象，吞水溶性对比剂做食管 X 线检查可明确穿孔部位。胃及十二指肠穿孔均引起腹膜炎症状。在穿孔瞬间剧烈腹痛，以后主要腹胀，数小时后出现严重腹痛、反跳痛、腹部板样强直、肝浊音消失等弥漫性腹膜炎的症状和体征。为了能早期诊断和及时治疗，对疑有穿孔者应做腹部 X 线透视，如膈下有游离气体则可确诊。

（3）防治：术前认真调试器械，圈套时切割点选择要稍远离肠壁，有蒂息肉在蒂的息肉侧，无蒂者在基底上方。套取后钢丝收紧要得到确认，然后自腔内提拉，形成天幕状，避免将周围黏膜套入。电流功率要选择适当、避免通电时间过长。术中通电时要避免肠蠕动，一旦有蠕动要立即停止通电。术后尽可能吸净肠腔内气体。以上要点多加注意，穿孔一般是可以避免的。一旦发生穿孔，在食管或腹腔内，应该尽早手术治疗，否则会因感染、败血症、休克导致死亡或造成术后其他后遗症。手术方式，可根据具体情况，选择修补、局部切除或造瘘等方式，腹腔外穿孔可采取保守治疗，禁食，补液，胃肠减压，一般不需要手术治疗均能治愈。

3. 灼伤、浆膜炎

这种并发症程度往往较轻，一部分患者无临床症状，只是内镜下见到邻近黏膜灼伤，呈白色浅灼伤溃疡，一般无须处理。如灼伤过深或息肉摘除时残端创面过大、过深可引起浆膜炎，但未穿孔，临床表现为术后数天内出现腹痛，腹部检查有局部反跳痛，少部分可有肌紧张。但腹部 X 线透视无膈下游离气体可与穿孔鉴别。

（1）原因：①摘除时由于通电时间过长，电流过大等致灼伤过深。②摘除时息肉与周围黏膜有接触，而且未按密接法摘除息肉，接触面积小引起异常电流，造成接触处管壁灼伤、浆膜炎，严重者甚至会穿孔。

（2）防治：其预防与穿孔相同，因两者发生的原因，机制基本相同，只是程度稍有不同而已。治疗上经对症处理，随访观察几天后即自愈。部分浆膜炎者也可有腹痛、肌紧张、局部压痛、发热等症状。灼伤、浆膜炎与穿孔相鉴别较为重要，主要依靠反复 X 线透视或平片检查有无膈下游离气体。

（三）其他切除息肉的方法

1. 氩离子凝固术

氩离子凝固术（APC）也是一种热能凝固术，但它不是通过治疗器具与组织接触而起作用，是通过气体将热能转化致组织凝固而起作用，因此其具有特殊性。氩离子凝固术是 20 世纪 90 年代初期由德国学者 Grund 首先应用于内镜治疗，在我国则是上海瑞金医院吴云林教授在内镜治疗中首先引进该项技术。10 余年来，国内外学者在该项技术的应用中取得了较好的成绩，同时也积累了一定的经验，并且展示了该项技术在内镜治疗中的特殊作用及发展前景。氩离子凝固术的设备包括一台高频电发生器、一个氩气源，一条可以通过内镜活检管道的氩气喷射管、电极板和脚踏开关。氩气通过喷射管喷出，经过喷射管远端电极与组织产生的电场时，氩气被离子化形成氩离子束，氩离子束将钨丝电极产生的高频电能量传到组织而起到凝固作用。氩离子束可以形成纵向与侧向的电流，所以喷射管不需与组织垂直。通常氩离子对组织凝固的深度在 4 mm 以内，在控制好高频电输出的功率及每次作用的时间下，凝固深度则会更浅。这是氩离子凝固术特色之一：作用表浅，对周围组织损伤小。

氩离子凝固术可用于直径 < 1.0 cm 无蒂息肉的治疗，在内镜观察清楚病灶并确定使用氩离子凝固治疗术时，将喷射管沿着内镜的活检管道插入，插入时要注意勿将喷射管弯折，将喷射管前端伸出内镜先端部约 1.0 cm，距病灶 0.2 ～ 0.5 cm，通常伸出喷射管后先接触病灶，再退回喷射管，主要靠移动内镜来调整喷射管先端和病灶的距离。在确定调整好位置后，抓住时机及时踩踏脚闸开关，应用氩离子凝固治疗，一般 1 ～ 3 s/ 次，病灶组织表面变为白色，有时呈焦黑色。每个病灶治疗的次数，要视病灶的大小、性质而定。

APC 主要并发症有穿孔，胃肠胀气也较常见。预防措施主要有：操作时避免氩离子束导管前端与病灶组织垂直；功率要根据治疗部位而定，避免过大及作用时间过长；凝固止血次数应视出血病灶及息肉大小而定；治疗后应多吸气。

2. 微波治疗

微波治疗的本质系加温治疗。将微波通过同轴电缆（天线）经内镜器械管道孔插入，在内镜直视下，对息肉进行治疗，使息肉凝固坏死，以达到治疗目的。适用于广基或难以圈套电凝电切者，亦可治疗多发性息肉。

（1）器械准备：①内镜，可采用各种内镜，包括电子内镜。②内镜微波治疗仪，基本技术参数为微波频率 2450 MHz，波长 12 cm，微波输出功率 0 ~ 200 W（可调），同轴电缆（微波天线）要有隔热塑料包裹，以防损伤内镜，其直径及长短要适合所采用的内镜。亦可用针状电极，其针尖长度为 2 ~ 4 mm，以便插入靶组织，再行微波辐射。还应具备时控装置，将连续发射的微波变成脉冲发射，脉冲时间在 2 ~ 60 s 内可调。微波产生出脚踏开关控制，最好有自动关闭系统及报警器。

（2）操作方法：①常规插入内镜，调节内镜至适当位置。②从器械孔道插入微波同轴电缆或针状电极。如采用同轴电缆，则可按息肉大小、类型使其接触到息肉的表面或蒂部 2 ~ 5 mm 处，如采用针状天线则将其刺入息肉。③微波的辐射功率多选用 40 ~ 50 W，脉冲时间选择 3 ~ 20 s，具体需根据操作者的经验而定。脉冲次数根据息肉大小而定，一般为 1 ~ 7 次，通常 2 ~ 4 次即可烧灼完毕。微波辐射后，可见胃肠蠕动立即明显减弱，组织表面呈现红色凝固斑或呈棕黑色。小息肉可立即消失，有蒂者可立即脱落。较大的息肉产生变形、变性、萎缩。对于大息肉可多次治疗，直至达到治疗目的。多枚息肉，亦可逐个治疗。术中应注意吸引，清除烟雾。④对于有蒂息肉，应力争回收。⑤术后处理同息肉电凝电切术。罕见出血或穿孔。出血可因组织凝固后与同轴电缆粘连，造成撕裂出血，应注意预防。因微波对深层组织无明显损伤，故不易发生穿孔。术后的溃疡按急性溃疡处理，多于 1 个月左右完全愈合。

3. 其他方法

息肉其他治疗方法还有采用药物注射（如纯乙醇）、冷冻法、激光烧灼法等治疗，但这些方法治疗效果并不满意，后者器械昂贵，目前极少采用。

三、息肉的回收和术后处理

息肉摘除术后，要做全瘤病理学检查，对决定进一步随访和处理有很大价值。小于 0.5 cm 的息肉，一般用热活检钳灼除，故不存在息肉回收问题。如果息肉较小，可通过将其吸引至滤过装置来进行回收。较大息肉可用息肉抓持钳或网篮取出，亦可用圈套器代替。术后处理原则是预防并发症的发生。因摘除息肉的大小、形态不同，所残留溃疡面大小也不一样，溃疡愈合长短时间不同，故不可生搬硬套，千篇一律，应在一般原则的基础上，具体情况具体对待。

各部位息肉切除的共同处理原则有以下几方面。

（1）术后 1 周避免剧烈运动，小息肉时间适当缩短，大息肉时间适当延长。

（2）术后禁食、卧床休息 6 h。

（3）术后需按溃疡病处理，用药 2 ~ 4 周。

（4）术后 1 ~ 3 个月复查胃镜。

息肉切除术后随访原则：单发性息肉摘除后 1 年随诊检查 1 次，阴性者术后 3 年再随诊 1 次，再阴性者 5 年随诊 1 次即可。多发性息肉开始 6 个月随访检查 1 次，以后 2 年、3 年、5 年随访 1 次。凡随访检查时有息肉新生，则再次内镜下摘除，随访计划按上述方案重新开始。

四、各部位息肉切除特点

（一）食管

食管息肉的发病率较低，要注意与黏膜下间质瘤的鉴别，以避免造成穿孔。从解剖特点来看，食管无浆膜层，管壁较薄，如操作不当极易引起穿孔，且穿孔后可引起纵隔炎，后果严重。所以对食管息肉选择行内镜下摘除的适应证掌握要严格。有蒂型息肉各种大小均可，对于亚蒂型或有蒂型体积大于 2 cm 应相对禁忌。

术后禁食时间相对比胃息肉摘除要长，一般 24 h，然后流质饮食 2 ~ 3 日，然后进半流质饮食 1 周左右。摘除后开始数天常有胸骨后疼痛或烧灼感，可服用氢氧化铝凝胶等药物。

（二）贲门部息肉

贲门息肉亦较少见，良性的贲门隆起大部分为炎性息肉，如发生在贲门切除术后的吻合口处，或见于反流性食管炎。对炎性息肉的处理不必过于积极，通常在治疗后会自行消失。在治疗时，由于贲门部血管丰富，较易出血，因而电凝要充分。对老龄患者，由于贲门部距心脏较近，要注意心脏并发症，有条件术中要有心电监护。

（三）胃息肉

在上消化道息肉中，以胃息肉最多。治疗前要做到必须明确息肉的部位、数量与形态分型，并行病理检查明确病变的性质。治疗时要注意：①对 Ⅰ 型与 Ⅲ ~ Ⅳ 型息肉，尽量用圈套器械，以彻底摘除息肉；②对 Ⅰ ~ Ⅱ 型息肉则以电灼为主，息肉应尽量回收，送大体病理活检；③多发性息肉一次切除不宜太多，一般不超过 5 个息肉，以免黏膜创伤面积过大。

（四）十二指肠息肉

十二指肠的息肉相对少见，在诊断上，避免将十二指肠腺体增生误诊为息肉。更不应该将乳头或副乳头误诊为息肉，以免造成严重后果。由于十二指肠肠壁较薄，因而电切时使用的功率不应太大。

（李晓冬）

第四节　内镜下黏膜切除术

1984年日本多田正弘、竹本忠良等首先报道了所谓黏膜剥脱活检术，它是一种对常规活检难以确诊的病变或对胃癌浸润深度难以估计的病例进行较大块活检的方法，后来又将此法应用于早期黏膜层胃癌的切除，又称内镜下黏膜切除术（endoscopic mucosal resection，EMR）。

一、适应证

胃黏膜切除术的适应证如下。

（1）常规内镜活检不足以做出诊断的某些病变，如早期胃癌到达深度、反应性淋巴组织增生症、黏膜下肿瘤等。

（2）癌前病变的切除，如重度异型增生病灶、扁平隆起型腺瘤等。

（3）治疗早期黏膜层胃癌：对小于2 cm的高分化腺型癌或小于1 cm的低分化型腺癌，多可一次性完全切除；如果病变范围较大，患者因高龄或全身情况较差不能耐受手术或拒绝手术，亦可行内镜下多次分割局部切除治疗。

（4）内镜下黏膜切除术法不仅适合于隆起型病变，也适合于平坦型及凹陷型病变。

二、禁忌证

如果病变表面有明显溃疡或溃疡瘢痕，提示癌肿已累及黏膜下层，内镜无法安全切除，属禁忌证。

三、操作方法

操作方法可依据病变的形态及胃内部位的不同而不同，若病变呈有蒂或亚蒂状息肉样隆起，单纯用息肉切除法切除即可，但对于扁平隆起型、平坦型、Ⅱc样凹陷型者，则需用黏膜切除法进行，它是一种内镜黏膜下注射法与息肉切除法结合起来的方法。

（一）抓提圈套切除法

经超声内镜或染色确定病灶的范围，为了防止遗漏，保证完整切除，切除前可进行病灶周围标记，常用方法为病灶的四周黏膜下注射亚甲蓝或墨汁。治疗时首先将内镜注射针经胃镜活检孔插入病变边缘的黏膜下层，可一点或多点注入0.05%肾上腺素生理盐水2～4 mL，使病变组织连同周围黏膜呈黏膜下肿瘤样隆起，然后用夹持钳穿过圈套器将该病变提起，同时用圈套器套住隆起之病变并缩紧，然后放开夹持钳再接通高频电凝波或凝切混合波，先弱后强切下局部病变组织，并取出体外。

操作时可用双腔治疗型胃镜或两根细径胃镜替代双腔内镜。一般2.8 mm的通道插入鼠齿钳，3.7 mm的通道插入圈套器，对不同部位的病变可选用不同型号的胃镜：如病变在胃体、胃角或胃后侧壁，选用侧视型胃镜进行观察、注射和前视型内镜圈套器切除；病变在胃窦，则可用双钳道前视型治疗内镜或两根前视型内镜。

病变黏膜下注入生理盐水后，使局部病变黏膜下层厚度增加，电阻增大，电流的凝固作用仅局限在黏膜下层，对肌层很少损伤，可有效地降低穿孔等并发症的发生。同时，注射液中的肾上腺素可预防切面凝固不全时的出血。

（二）结扎 - 圈套器切除法

其原理同曲张静脉结扎术，经超声内镜及黏膜染色确定病灶范围后，使用结扎器对准病灶，负压吸引后结扎，使扁平病灶人为造成"假隆起病灶"，而后采用隆起息肉切除法切除病灶。在制造"假隆起病灶"时，应适当吸引仅套住黏膜层即可，应绝对避免对病灶强力吸引以致连同肌层一起套起，否则，切除时易造，成穿孔，特别是薄壁部位。

采用此法时，普通单发圈套器结扎后视野有限，常需退出内镜，卸去结扎器，不利操作，Wilson-Cook 公司生产的 6 连发圈套器最后一枚橡皮筋释放后将有宽敞的视野，可同时进行病灶切除。

（三）吸引 - 圈套器切除法

于内镜前端安装一透明套帽，在圈套器张开置于病灶周围时，对准病灶局部持续负压吸引，制造假隆起。当假隆起在内镜下较明显时，助手收紧圈套器，套住病灶，停止吸引，保持圈套状态稍后退内镜，进行通电切除病灶。

此法类似于"结扎 - 圈套切除法"，收紧圈套器前应绝对避免强力吸引病灶局部，以防同时套住肌层组织。

（四）双圈套器切除术

本法需使用双孔道内镜，将圈套器张开置于病灶上，圈套器张开范围可大些，用活检钳钳住病灶，将其提起呈哑铃状，然后在其根部收紧圈套器，通电切除。亦可将圈套器先套在活检钳上，待活检钳将病灶提起呈哑铃状后，圈套器套紧病灶根部进行电切。

（五）注射高渗盐水 - 肾上腺素的内镜切除术

内镜直视下找到病灶，在病变部位黏膜下注射高渗盐水 - 肾上腺素液（50％葡萄糖 40 mL + 1‰肾上腺素 1 mL + 3.7％盐水液 40 mL），一般约 30 mL，使病变局部隆起，用针状电极沿病变周边划痕标记切开，使病变更为隆起，易于圈套，然后用圈套器切除病变，并可预防出血。此方法特别适合于平坦型、凹陷型及黏膜下肿瘤切除。划痕时针状电极的烧切深度不应超过黏膜下层。

（六）标本处理

术后取出标本要注明部位，如为多次分块套切者，应将不同部位分别标出，注明套切的基底层，因为切下病灶的不同部位可能即有正常组织，介于正常和癌灶之间的增生活跃过渡区，也有癌灶区域，标本送病理科后，应将病灶每 2 mm 切片一张，注明该片的部位，以便确定病灶浸润的深度、广度。

四、黏膜切除术切除早期胃癌的标准

内镜下切除标本一般在 8 ~ 30 mm，应常规送病理组织学检查，并每隔 2 mm 连续切片，以确定切除是否完全及病变浸润深度。日本学者提出确定内镜切除的黏膜标本边缘无癌细胞存在应符合下列标准。

（1）每个切片边缘均未见癌细胞。

（2）任一切片的长度应大于相邻切片中癌的长度。

（3）癌灶边缘距切除标本断端，高分化型管状腺癌应为 1.4 mm，中分化型管状腺癌为 2 mm。若癌灶边缘与切除断端的最短距离大于或等于 2 mm（相当于正常腺管 10 个以上）为完全切除，小于 2 mm 为不完全切除，切除断端仍有癌细胞残留为残留切除。第一次完全切除后内镜随访又发现肿瘤组织则为局部复发。对切除标本边缘组织模糊不清者，有人认为是电灼之故，对此类患者做了内镜随访活检，未发现肿瘤残存。对不完全切除的高分化型腺癌，若未累及黏膜下层，可再次做内镜切除治疗，而低分化型腺癌，应行外科手术治疗。当病灶检查提示有黏膜下层浸润或血管侵及、不完全切除尽量行外科手术。

为达到内镜下完全性切除，术前准确估计病变的大小及浸润深度和仔细寻找多发癌灶十分重要，必要时喷洒亚甲蓝溶液染色确定隆起部分，而沉积于胃小窝之间的隆起部分，而沉积于胃小窝的凹陷内，使染色区与不染色区之间对照鲜明，可衬托出病变基底部颗粒及结节，周边轻度堤状隆起和周围黏膜皱襞等。对胃小区之间的高度破坏或地图状凹陷等病变，帮助判断癌的浸润深度及癌表面的浸润范围。但对黏膜发红、褪色改变的观察，常规内镜优于色素内镜，主张在常规内镜仔细观察的基础上再行色素内镜。

五、术后随访

早期胃癌内镜下黏膜切除术后，应定期随访内镜观察局部愈合情况及有无复发迹象。术后 1 个月、3 个月、6 个月、12 个月及以后 5 年内每年 1 次内镜随访加活检检查，以免遗漏局部复发和残存灶。若早期胃癌黏膜切除术后 2 年内胃镜随访观察未见局部癌复发，则认为治愈。

六、并发症

内镜下早期胃癌黏膜切除术是一项新的内镜技术。只要有娴熟的息肉切除技术，注射止血技术及静脉曲张套扎技术，进行这种手术的安全性是非常高的。总的并发症约 2.24%，其中 78.9% 为出血，穿孔占 11.3%，病死率为 0.007%。

（一）出血

出血发生率在 1% ~ 5%，多发生于溃疡型或平坦型病变套切的过程或术后。出血原因多为套切过深或过大，由于术前注射了肾上腺素，出血方式一般为渗血，可再局部注射

1：10 000 肾上腺素液或喷洒其他止血药。

（二）穿孔

由于黏膜下注药使之与黏膜下层分离开，套切时很少发生穿孔，一旦发生应及早外科手术切除病灶或穿孔修补手术。

七、注意事项

（1）圈套切除的部位深度是否得当是手术成败的关键，应使套切的针状既不遗留病灶，又不过大过深造成穿孔。

（2）病灶切除后，应仔细观察创面数分钟，确无活动性出血后退镜，否则立即镜下止血治疗，术后 24 h 应严密观察有无再出血。

（3）患者应卧床休息，手术当天禁食，次日进流质饮食，以后逐渐恢复软食。术后 24 h 观察血压、脉搏，有无黑便、呕血。

八、超声内镜在 EMR 中的应用

应用超声内镜（endoscopic ultrasonography，EUS）评价胃癌的浸润深度，对提高 EMR 术后病灶完全切除率很有价值。正常胃壁的 EUS 表现为五层：第一、三、五层为高回声带，第二、四层为低回声带，回声的高低直接描绘出胃壁各层，第一、二层是黏膜，第三层是黏膜下层，第四层是肌层，第五层是浆膜下层及浆膜。黏膜内的早期胃癌可局限于胃壁第一层及第二层的低回声图像，如低回声图像达第三层则是黏膜下早期胃癌。总之，EUS 成为胃癌临床诊断及分期的最准确方法，若 EUS 示肿瘤侵及黏膜下层，则为 EMR 禁忌；若局限于黏膜层或黏膜肌层，可行 EMR 根治，使患者免于标准根治术。

（李晓冬）

第五节　内镜下食管内支架治疗术

内镜下食管内支架治疗术是在内镜下将金属食管内支架植入食管病变部位，从而解决患者的进食问题，提高患者的生存质量，或配合治疗食管 – 气管瘘者。

临床上食管内支架治疗主要应用于：①晚期食管癌伴食管狭窄者；②难以耐受手术的食管癌患者；③拟接受放射治疗的食管癌患者；④食管癌术后吻合口瘢痕；⑤食管癌术后复发伴狭窄者；⑥良性食管狭窄多次扩张后效果不佳者；⑦配合食管 – 气管瘘的治疗，尤其是癌性食管 – 气管瘘者。

术前注意了解患者对手术的耐受情况及凝血状态，对于体质较弱者应加强支持疗法，改善患者体质以提高其对手术的耐受性。充分禁食以使胃内充分排空。术前钡餐或吞服泛影葡胺透视了解病变范围、长度及狭窄的程度，有利于治疗措施的选择。

根据患者情况，可适当使用清醒镇静，如按 0.05 mg/kg 的剂量静脉推注咪达唑仑，可以使患者能更好地耐受治疗。术时先以硅胶探条对狭窄部位进行扩张，至狭窄部位能放置支架然后保留导丝，估算应植入的支架的长度及下端应达到的深度，沿导丝将装载有食管支架的支架推送器插至预期的位置，植入内镜，在内镜监视下缓慢回拉支架外套管使支架逐渐释放而张开，完全释放支架后退出支架推送器，内镜观察满意后退镜，完成治疗。如在 X 线透视下释放支架，则于退出支架推送器后宜再用内镜观察支架放置情况，必要时尚可稍作调整。

术时依具体病例而选择不同类型及大小的支架。一般对于癌性狭窄，支架置入后应超过病变上下端各 2 cm，即支架的长度应比病变的长度长 4 cm 以上。目前可供选择的支架种类很多，术前应详细了解所要置放的支架的特点、性能及可能有所不同的操作方法，以确保操作顺利、安全地完成。对于癌性狭窄或食管 – 气管瘘的患者，宜选择带膜的食管支架。对于病变已累及贲门的患者，宜选用支架下端装有抗反流瓣膜的支架，以减少胃内容物术后向食管反流的机会。过长或过大的支架可能会增加术后患者的不适感觉。

尽管目前市面上有所谓植入后仍可取出的支架，但当病变为食管癌并经扩张后植入支架时，要想将其取出一般还是有相当难度的。因而术前在支架的类型、大小、长度方面，以及置入支架的准确性方面都应充分考虑。

术后宜暂禁食，建议禁食 12 ~ 24 h，待支架完全膨胀开再予流质饮食，以后再逐步过渡到正常饮食。切勿过早进食，也不宜进食高纤维食物，以防堵塞支架及在支架植入的早期引起支架下滑移位。对于记忆合金支架，其遇冷时会回缩而易于移位或滑脱，患者应避免进食冰冷饮食，以防支架移位，甚至滑脱。

对于良性狭窄，应尽量采用扩张等手段而使狭窄问题得到处理，确实无法达到治疗目的时方慎重考虑食管支架的植入。

对于晚期食管癌患者，勉强的手术并不能延长患者的生存时间，手术可能反而增加患者的痛苦及经济负担，降低患者临终阶段的生存质量。对于这些患者伴有梗阻者，及时地施以食管支架植入将使患者能更好地享受相对正常的生活，避免了进食的痛苦及依靠静脉营养所带来的不良反应及经济、心理负担。部分患者植入食管支架后辅以适当的放射治疗或能部分缓解病变的进展程度。对于失去手术时机、未有明显梗阻而将要接受放射治疗的患者，适时、积极地植入食管内支架将有助于防止放射治疗后因病变部位的肿胀、食管腔进一步变窄而出现进食困难的情况。

（李晓冬）

第六节　消化道早期癌和巨大平坦病变的内镜黏膜下剥离术

发现与切除消化道早期癌与癌前病变，一直是内镜医师关注的焦点。在内镜治疗胃癌开展之前，消化道早期癌和无远处转移的进展期癌一般通过外科手术治疗达到根治的目的，对于不能行手术者仅予全身化疗以延长生命。随着消化内镜治疗的广泛开展，部分早期癌患者因高龄及心、肺功能不全不能耐受手术，经过内镜治疗也可达到根治目的，而不能手术的进展期癌可在内镜下进行姑息性治疗，以减少全身化疗带来的不良反应。

从 20 世纪 80 年代起，内镜技术快速发展，尤其是在胃癌高发地日本，出现了治疗早期胃癌的内镜技术，即内镜下黏膜切除术（EMR）。一方面，这一方法相对于传统外科的胃切除手术，在提高患者生活质量上具有绝对优势，因此得到了广泛的应用，但另一方面，很多医师感到使用传统的 EMR 方法很难整块切除大于 15 mm 的病变，这些病变往往需要分 2～3 次才能完整切除。而多次切除的结果会由于边缘的灼伤和多块病变，很难对原病变范围进行确切的病理评估。日本临床研究表明，同分次切除相比，一次性切除病变的复发率较低。另外，确切的病理评估（评估是黏膜内癌还是已分化的腺癌，有无淋巴脉管的侵入，水平和垂直方向是否呈阴性等）才能决定患者是否需要进行进一步的手术治疗。

为了能更加有效地治疗早期癌，1994 年日本学者 Takekoshi 等发明了顶端带有绝缘陶瓷圆球的电刀（insulated-tip knife，IT 刀），首创使用 IT 刀对大于 2 cm 的直肠病变进行黏膜下剥离，1999 年日本专家 Gotoda 等对大于 2 cm 的消化道早期癌进行黏膜下剥离一次性切除成功。随着内镜器械的不断发展，这一新技术不断地被完善，并获得了一个新的名词，即内镜下黏膜下剥离术（ESD）。尽管最初掌握这门技术有一定的困难，但近几年 ESD 还是吸引了国内外学者相当多的注意。由于 ESD 的技术难度，在操作过程中出血和穿孔的概率要高于传统的内镜下治疗方法，所以原则上在开始实施 ESD 治疗之前，需要在专门的 ESD 培训中心接受良好的培训。

一、ESD 适应证和禁忌证

（一）适应证

与传统手术方法相比，内镜切除术具有侵袭性小的优点，充分体现了微创治疗的优越性；与单纯的电灼等其他内镜治疗方法相比，内镜切除术具有获得完整病理标本的优点，有利于明确肿瘤浸润深度、分化程度、血管和淋巴浸润情况，评估患者预后，并决定是否需要追加外科手术。内镜下切除病变的基本要求是完整切除、没有病变残留。理论上，没有淋巴结转移，浸润程度较浅，采用内镜方法可以安全、完整切除的消化道局部病变都是内镜治疗适应证。

病变性质和浸润深度的判断是决定内镜治疗适应证的关键。内镜超声（EUS）可以明确黏膜下肿瘤的起源层次和大小，但对平坦病变的浸润深度（尤其是黏膜下层）的判断，其准确性各家报道差异较大，有其局限性。有学者认为采用窄带成像技术（narrow-band imaging，NBI）和内镜染色明确病变范围和性质后，结合放大内镜观察整个病变的毛细血管形态、腺管结构和腺管开口对判断病变的浸润深度极有价值。指导病变是否适合内镜切除治疗的另一简单而准确的判断方法是抬举征（lifting sign）（图 7-1），即侵犯到黏膜下层的病变注射生理盐水后不会明显抬起。

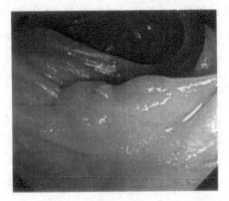
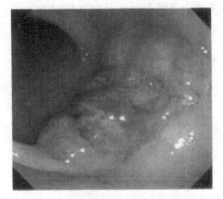

抬举征（＋）　　　　　　　　　　　　　抬举征（－）

图 7-1　抬举征

目前对 ESD 治疗的指征仍有争议，认为只要无固有肌层浸润、无淋巴和血行转移，不论病变位置及大小，理论上都可以进行 ESD。现在 ESD 主要应用于以下消化道病变的治疗。①消化道巨大平坦息肉：小于 2 cm 息肉一般采用 EMR 切除；大于 2 cm 息肉推荐 ESD 治疗，1 次完整切除病变。②早期癌：根据术者经验，结合染色内镜、放大内镜、超声内镜检查，确定早期癌的浸润范围和浸润深度，局限于黏膜层和没有淋巴结转移的黏膜下层早期癌，ESD 治疗可以达到与外科手术同样的根治效果。

对于 EMR 术后残留或复发，由于肿瘤的位置、形态、大小，以及术后的纤维组织增生等原因，采用传统的 EMR 或经圈套切除的方法来整块切除病变有困难时，可采用 ESD 进行切除。ESD 的特点是可从病灶下方的黏膜下层开始剥离病灶，从而做到完整、大块地切除肿瘤，包括术后瘢痕、术后残留肿瘤组织和溃疡等病灶，避免分块 EMR 造成的病变残留和复发。

（二）禁忌证

虽然 ESD 的肿瘤一次性切除率远高于 EMR，但切割和剥离过程难度很高，手术耗时相对较长，清醒状态下患者难以耐受，特别是手术过程中上消化道分泌物，以及胃腔内血性液体、染色剂等易造成患者呛咳、误吸、窒息等，一般手术在全身麻醉、气管插管的状态下进行较为安全。对于不具备开展无痛内镜检查条件的医疗单位、一般情况较差的患者，不主张开展 ESD 治疗。严重的心、肺疾病，血液病，凝血功能障碍，以及服用抗凝剂的患者，在凝血功能未纠正前严禁行 ESD。病变基底部（黏膜下层）黏膜下注射局部无明显隆起、抬举较差的病变，提示病变基底部的黏膜下层与肌层间有粘连，肿瘤可能浸润至肌层组织，操作本身难度较大，应列为 ESD 禁忌证。

与 EMR 相比，消化道病变 ESD 治疗手术难度更高，手术时间更长，手术并发症发生率更高，对操作者的技术要求较高。开展 ESD 内镜中心（室）人员配备必须充足；操作者必须能熟练进行内镜诊断操作，使用双管道治疗内镜完成 EMR 600 例以上，掌握 EMR 和内镜下止血及缝合技术，同时接受过 ESD 全面培训教育；医院内、外科配合良好，能协同处理术后并发症；临床医师与病理医师密切配合，对 ESD 剥离病变进行详细、完整的病理检查也属必要。

二、ESD 相关器械与黏膜下注射液

（一）高频切开刀

1. IT 刀

IT 刀代表"带绝缘头的高频切开刀"（图 7-2），为最早、最常使用的切开刀，针状刀先端为陶瓷绝缘部。有效长度为 1650 mm，刀丝长度 4 mm。

IT 刀最大的优点在于：①纵向切开较为方便；②由于刀体切开部分可以进行全方位、较长距离的切开或剥离，技术熟练的医师可进行快速切开，从而可大大节约 ESD 操作的时间；③即使无法看到切入点，绝缘头也可以防止穿孔；④一旦习惯使用 IT 刀后，可以采用 1 把 IT 刀进行黏膜切开和黏膜下剥离；⑤虽然有时穿孔不可避免，但由于前端装有绝缘陶瓷，沿垂直方向切开时不会因太深而造成穿孔，故与其他切开刀相比要安全得多。

IT 刀也存在一定缺点：①横向切开有一定难度，并需要熟练的内镜配合；②有时不能在直视下进行剥离，存在盲区。

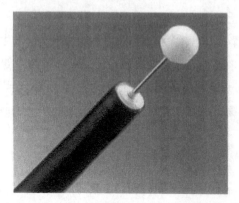 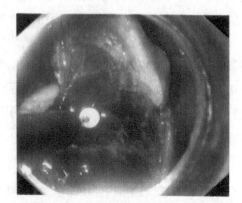

A. IT 刀　　　　　　　B. 前后拉动 IT 刀沿黏膜下层进行切开

图 7-2　IT 刀

最新推出的 IT Knife2（KD-611L）（图 7-3）是在 IT Knife 的基础上作适当改进设计而成的，绝缘陶瓷底部设计有三个电极，可轻松实施横向切开。在大幅度提高切开和剥离性能的同时，绝缘刀头可避免进入黏膜过深，减轻对深层组织不必要的切开，降低穿孔危险性。

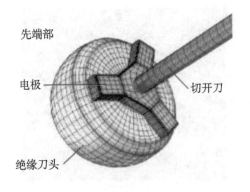
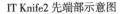

先端部

电极

切开刀

绝缘刀头

IT Knife2 先端部示意图

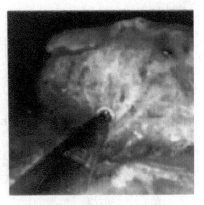

IT Knife2 轻松实施横向切开

图 7-3　IT Knife2 示意

2. Hook 刀

Hook 刀前端为"L"形先端，有效长度为 1650 mm，刀丝长度为 4.5 mm，钩形刀头长度为 1.3 mm（图 7-4）。

Hook 刀的优点在于：①旋转功能易于对切开部位进行准确定位，并进行横向或纵向切开、剥离；②切开前将黏膜提起（图 7-5），能将穿孔危险降到最低，比针形切开刀要安全得多；③刀背部分可以直接进行电凝标记切除范围，从而降低了穿孔的发生率；④直视下剥离时可以对可见黏膜下层小血管进行电凝（图 7-6），因而可以保证视野的清晰，降低出血量；⑤熟练者可以应用 Hook 刀进行病变四周的黏膜切开（图 7-7）；⑥将黏膜下肿瘤从黏膜下完整挖除（图 7-8）。

Hook 刀也存在一些缺点：①将弯曲刀头旋转到理想方向，对助手技术要求高；② Hook 刀远端长度仅为 1.3 mm，因为要钩住黏膜下层纤维并一点一点切开，所以虽然安全但耗时；③剥离过程中弯曲刀头不能指向肌层，操作过程中如麻醉不稳定、患者咳嗽等，刀头可能刺向肌层引起穿孔，尤其是在食管和胃底部位。

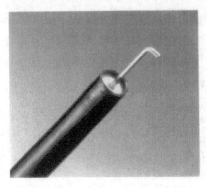

Hook 刀

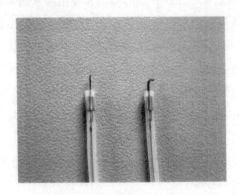

将针形切开刀改造成 Hook 刀

图 7-4　Hook 刀及其改造形式

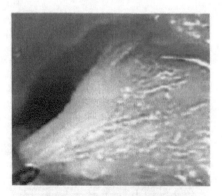

图 7-5　切开前将黏膜提起

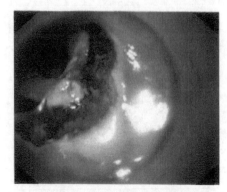

图 7-6　电凝黏膜下层小血管

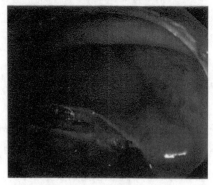

图 7-7　进行黏膜切开

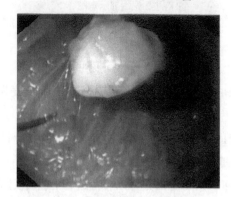

图 7-8　将黏膜下肿瘤完整挖除

　　Hook 刀刀头方向的旋转（图 7-9）：①推进滑动把手，将刀头伸出；②缓慢拉回滑动把手，将刀头收回一点，刀头完全伸出时将被锁定，所以只有收回滑动把手，才能旋转刀头；③握住手柄附近的外鞘末端，缓慢旋转整个手柄，当刀头到达理想方位时，向前推动滑动把手以固定刀头位置；④需要旋转时，重复②、③步骤。

　　3. Flex 刀

　　Flex 刀（图 7-10）的刀丝和外鞘均采用柔软材质，头端为环状，操作安全而简单，它可以从任意角度切开黏膜，并可控制刀头伸出长度，可用于多种操作，从标记、切开四周黏膜到黏膜下剥离均可。它的环状先端与针状刀相比，由于与黏膜接触面积更大，因此切割能力更好。外鞘先端的"折叠设计"可有效防止刀头意外伸出，进入黏膜过深而导致穿孔。有效长度为 1650 mm，刀丝长度可调节，刀丝宽度为 0.8 mm。

　　Flex 刀的优点：①容易操控；②通过摆动刀身和外鞘，可以从各个方位（水平、垂直或斜向）切割黏膜和黏膜下剥离（图 7-11）；③可以相对较快地切割；④可调节刀丝伸出长度及外鞘先端的"折叠设计"，从而保证切开的安全性。

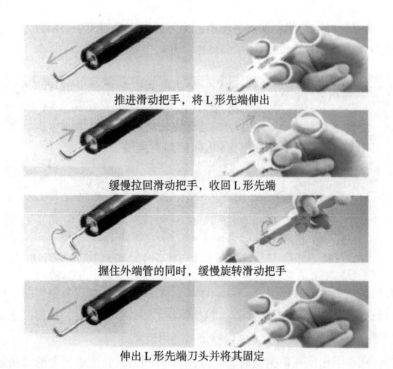

推进滑动把手，将 L 形先端伸出

缓慢拉回滑动把手，收回 L 形先端

握住外端管的同时，缓慢旋转滑动把手

伸出 L 形先端刀头并将其固定

图 7-9　Hook 刀刀头方向的旋转

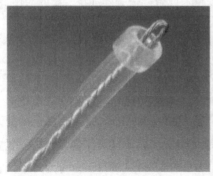

图 7-10　Flex 刀

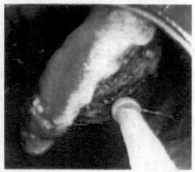

图 7-11　应用 Flex 刀进行黏膜下剥离

　　Flex 刀的缺点：①对初学者而言，精确地调节刀头长度可能比较困难；②需要靠近病变，才能将力度顺软质外鞘传输至刀头；③当病变已切开一大部分而悬垂于体腔内时，很难将余下的连接部分完全切开；④需要随时把控好刀头的伸出长度，以防止穿孔。

　　在操作过程中 Flex 刀的外鞘应该只伸出内镜一点点，在内镜视野下调整刀头的伸出长度。较短的伸出长度用于在病变周围作标记。较长的伸出长度用于病变的全周切开和黏膜下层的剥离。

　　4. TT 刀

　　TT 刀（triangle tip knife）（图 7-12）是一种头端为三角形金属的切割刀，其有效长度为 1650 mm，刀丝长度为 4.5 mm，三角头的宽度约为 1.8 mm，厚度约为 0.4 mm，与被切割的黏膜平行。其主要特点是能在切割过程中，无须旋转切开刀改变切割方向，也可从理想方向切割黏膜（图7-13）。它可用于多种操作，从标记到剥离等。

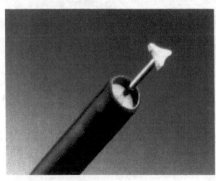 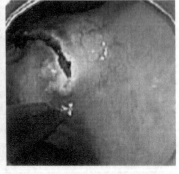

图 7-12　TT 刀　　　　　图 7-13　应用 TT 刀进行黏膜切开

TT 刀的优点：①无须旋转附件；②像 Hook 刀那样在切开前将黏膜拉起，将穿孔的危险性降到最低；③适应于 ESD 任一步骤，包括标记、预切开、切开、剥离、止血等过程；④在内镜先端部安装透明黏膜吸套，能保持清晰的内镜视野。

TT 刀的缺点：①相比其他类型的切开刀，TT 刀的刀头会造成更大的灼伤效果；②同 Hook 刀使用一样，因为是一点一点地切开，所以花费时间较长；③将其作为 IT 刀使用时应更加注意，防止穿孔和意外灼伤；④如果黏膜下层有严重的纤维化，最好使用 Hook 刀，因为 Hook 刀的头端比 TT 刀要薄。

5. Hybrid 刀

Hybrid 刀（海博刀）为德国爱尔博（ERBE）公司新近研发出的一种专用于 ESD 的刀，它隶属于海博刀系统。VID 消化内镜海博刀系统为模块化设计，拥有内镜外科模块、氩气刀模块、精细水束分离模块、内镜冲洗模块等，将精细水束分离技术整合至海博刀系统，应用选择性组织隆起技术（STEP）行黏膜下层无针隆起，不同解剖部位压力设置各异，如结肠或直肠部位 20 ～ 30 Bar、食管 30 ～ 40 Bar、胃部 30 ～ 50 Bar。海博刀手柄将精细水束分离技术与电外科技术有机融合，集染色、标记、黏膜下注射、黏膜切开、黏膜环切、黏膜下层剥离、冲洗、止血八大功能于一身，专用于 ESD 术。

海博刀可分为 I 形海博刀和 T 形海博刀。

I 形海博刀（图 7-14），直径 2.3 mm，先端部为 I 形设计，针刀直径为 1 mm，电极长度可在 0 ～ 5 mm 自由调控，可行 STEP 和水束分离；常用于胃与食管手术。

T 形海博刀（图 7-15），直径为 2.3 mm，先端部为 T 形设计，T 形端头直径为 1.6 mm，电极长度可在 0 ～ 5 mm 自由调控，可行 STEP 和水束分离，常用于直肠与结肠手术。

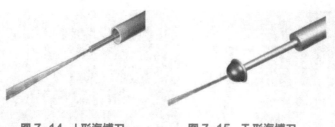

図 7-14　I 形海博刀　　　　　図 7-15　T 形海博刀

海博刀将水束分离技术和内镜下电切电凝技术有机整合，上海中山医院进行的动物实验表明，集八大功能于一身的海博刀在 ESD 手术操作中无须频繁更换配件，术中可随时行黏膜下层隆起，大大缩减手术用时，提高手术安全性（图 7-16）。目前海博刀系统已上市，在欧洲已临床应用并取得相当经验，国内尚未在临床上使用。

（二）ESD 其他附件

1. 先端帽

ESD 治疗过程中内镜头端常常附加透明先端帽（图 7-17）。目前市面上有专用 ESD 透明帽（图 7-18），有学者开展 ESD 初期将原应用于食管和胃 EMR 治疗的透明帽裁去前端 2/3，因为 EMR 治疗透明帽（图 7-19）前端太长，内镜剥离器械和辅助器械常常不能伸出内镜活检孔道。内镜头端透明先端帽在 ESD 中所起的作用：①充分显露黏膜下层，提供剥离空间；②保持 ESD 过程中良好的剥离视野；③对于食管胃结合部、横跨胃角或结直肠皱襞的病变，ESD 剥离较为困难，先端帽可以展平病变；④食管黏膜下层较为疏松，ESD 治疗过程中可以应用先端帽推开黏膜下层，从而部分代替剥离操作。

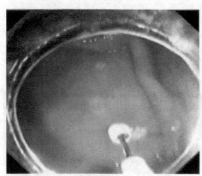

图 7-16　海博刀在 ESD 中的应用

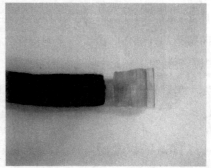

图 7-17　内镜头端附加透明先端帽

2. 一次性高频治疗钳

（1）Coagrasper（图 7-20）：一款带有旋转功能的止血钳，钳杯具有防滑功能，能够精确地抓住出血点，实施快速、高效的止血。钳杯中央的凹槽设计使电流集中在钳杯外延部，可实施有效止血。

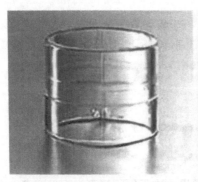

图7-18 专用ESD透明帽

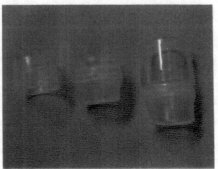

图7-19 内镜治疗常用透明帽

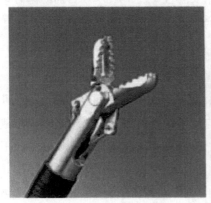

Coagrasper 外形

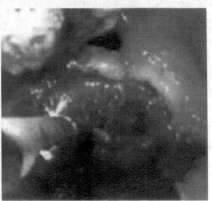

Coagrasper 钳夹出血点

图7-20 Coagrasper

（2）Hotclaw（图7-21）：先端的爪形钳能够稳固地抓住黏膜组织，先端可以旋转，可向各个方向实施切开操作。由于在实施操作之前，黏膜表层组织被拉起，故而大大减少了对深层组织不必要的切开。

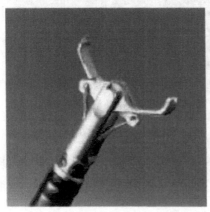

Hotclaw 外形

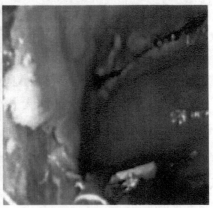

Hotclaw 切开病变边缘黏膜

图7-21 Hotclaw

（3）Hotbite（图 7-22）：操作方式类似活检钳，适合实施预切开，可使 IT 刀的先端顺利进入黏膜进行全周切开。与针形切开刀相比，可以有效避免穿孔的发生。

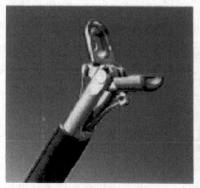
Hotbite 外形

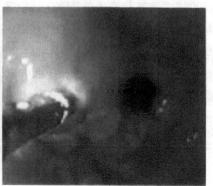
Hotbite 切开病变边缘黏膜

图 7-22　Hotbite

（三）黏膜下注射液

黏膜下注射液对于 ESD 的顺利实施是非常重要的。消化道黏膜层发生于内胚层，而固有肌层发生于中胚层，中间以疏松结缔组织相连构成黏膜下层，在病灶的下方（黏膜下层）及周围注射液体，可以将病灶抬起并与肌层分离，有利于 ESD 完整地切除病灶，而不损伤固有肌层，并可减少穿孔和出血等并发症的发生。行黏膜下注射还可观察病灶的抬举征，无抬举征或抬举不良的病灶不适合行 ESD 治疗。

根据美国消化内镜学会（ASGEE）的建议，理想的黏膜下注射液应包括以下特点：①提供厚的黏膜下液体垫（submucosal fluid cushion，SFC）；②在黏膜下可维持足够长的时间以保证 ESD 的顺利完成；③保证切除标本的完整性，从而完成正确的病理检测；④价格便宜，容易获得，便于保存；⑤对组织无毒性，无损伤；⑥容易注射。

现在临床上使用的任何一种黏膜下注射液都各有优缺点，很难达到上述理想的标准。如何合理地选用黏膜下注射液，要依据各个医院的实际情况而定。下面介绍几种常用的黏膜下注射液。

1. 生理盐水

生理盐水价格便宜，非常容易得到，保存条件很简单，可以广泛使用，作者所在医院开展了 3600 余例 ESD 治疗，采用的黏膜下注射液就是用生理盐水配制的溶液。生理盐水中加用少量肾上腺素和靛胭脂，肾上腺素浓度约为 0.000 5%，能使局部血管收缩以止血及减少出血，而加用靛胭脂可以使术者更容易分辨剥离范围、时刻监测剥离的深度，减少穿孔并发症的发生。

生理盐水是等渗的，进行黏膜下注射时，很难维持理想的高度，而且生理盐水很快就会被周围组织吸收，生理盐水维持的时间大概只有几分钟，需要反复地注射，而且注射的剂量比较大。有学者认为，只要 ESD 过程中医护紧密配合，缩短手术时间，生理盐水还是能满足日常 ESD 治疗需要的。

2. 高渗盐水或高渗葡萄糖

高渗盐水或高渗葡萄糖价格便宜，比较容易得到，也易于保存。由于高渗溶液渗透压高，进行黏膜下注射时，能够维持较为理想的高度，维持的时间也远远优于生理盐水，注射次数及注射量也少于生理盐水，是一种较为理想的黏膜下注射液。但也有学者报道，高渗溶液会对猪的黏膜及组织造成明显的损伤，高渗盐水或高渗葡萄糖的安全性还有待观察，但是到目前为止，还没有任何病理学家有关继发于高渗溶液黏膜下注射损伤的报道。

3. 甘油果糖

甘油果糖也是一种高渗性的溶液，临床上静脉滴注用于治疗脑水肿等疾病。甘油果糖使用安全，对组织没有损伤性，价格相对便宜，容易得到，保存条件简单，可以广泛使用。和高渗盐水或高渗葡萄糖一样，进行黏膜下注射时，黏膜下液体垫能够维持理想的高度，维持时间也较长，注射次数及注射量也少于生理盐水，是一种较为理想的黏膜下注射液。但是，甘油果糖是否也会像其他高渗溶液一样损伤黏膜及周围组织，从而影响切除标本的病理判断，甚至造成 ESD 术后较为严重的并发症，至今还没有相关的文献报道。

4. 透明质酸钠

透明质酸钠（sodium hyaluronic）在日本使用较为广泛。最初在结缔组织中发现，是一种稠厚的高黏性物质，对人类没有免疫原性，也没有毒性，而且它和细胞外液体是等渗的，对组织没有损伤性。临床上关节内注射后无毒、无抗原反应，安全性较高。透明质酸钠具有高黏性和保水性，局部注射后使黏膜下层厚度大于 10 mm，能长时间维持黏膜下层隆起，隆起的持续时间明显高于高渗溶液；与肾上腺素混合液注射后，局部滞留时间延长，有利于控制 ESD 过程中的黏膜下剥离和剥离时出血。临床实践表明，透明质酸钠可以较好地保证病变的完整切除。但是它也有缺点：①价格昂贵；②需要特殊的保存条件，不能广泛使用；③部分动物实验提示，透明质酸钠有可能促进残留肿瘤细胞的生长。这些不利条件限制了透明质酸钠在临床上的广泛使用。

5. 纤维蛋白

纤维蛋白原是发现最早的一种凝血因子，呈伸长的椭球体，是由三对多肽链（一对 α 链、一对 β 链、一对 γ 链）以二硫键连接而成的二聚物，其分子量约为 34 万 Da。在肝脏中合成后进入血浆，以溶解形式存在。每 100 mL 人血浆中含量约为 0.3 g。血管损伤后，纤维蛋白原迅速转化为纤维蛋白，它是血凝块中最主要的成分，可以起到止血的作用。用于 ESD 治疗的纤维蛋白混合液的特点是黏性高，维持时间长，黏膜切除后，注射液也不会从黏膜下渗出，这一点和透明质酸钠很相似，对微血管有止血作用，视野更为清晰，切除边界更为清楚，视野的清晰保证了 ESD 手术顺利完成。ESD 手术注重肿瘤切除的完整性及安全性，纤维蛋白混合液的使用保证了 ESD 安全、完整切除病变。和透明质酸钠相比，纤维蛋白混合液的价格更为便宜，更适合在临床上使用，但是它是否会对周围组织产生损伤，目前还没有相关的报道，还需要进一步的研究资料证实。

三、ESD 基本操作要点

（一）标记

ESD 操作的基本要求是实现病变的整块、完整切除，切除病变的第一步是确定切除范围。对于边界较为清晰的扁平病变（尤其是结直肠病变）和黏膜下肿瘤，可以应用 APC、Hook 刀、Flex 刀、TT 刀或针形切开刀直接进行电凝标记（图 7-23）；对于边界欠清病变，先使用靛胭脂对病变进行染色（图 7-24），或在 NBI 观察下确定病变的范围后，于病灶外缘 2 ~ 5 mm 处进行电凝标记，每个标记点间隔约 2 mm（图 7-25）。由于食管和结直肠黏膜较薄，电凝功率宜小，如果功率过高可发生出血或穿孔。

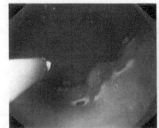 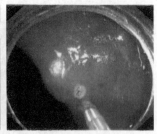

胃窦大弯病变　　　　　　　结肠肝曲病变　　　　　　　直肠黏膜下肿瘤

图 7-23　直接电凝标记病变

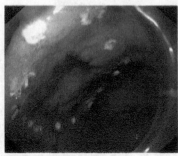 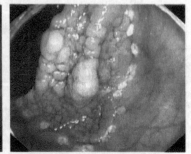

胃窦小弯溃疡性病变　　　　　　结肠肝曲巨大扁平息肉（LST）

图 7-24　染色后电凝标记病变

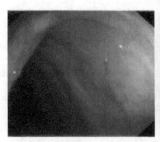 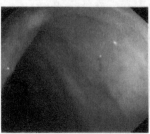 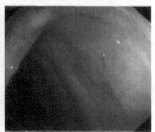

降结肠扁平息肉，边界不清　　　NBI 观察下进行标记　　　　　标记后

图 7-25　NBI 观察下电凝标记病变

（二）黏膜下注射

应用注射针将黏膜下注射液于病灶边缘标记点外侧进行多点黏膜下注射（图 7-26），每次注入的液体量为 2 ~ 5 mL，将病灶抬起，与肌层分离，有利于 ESD 完整地切除病灶，而不容易损伤固有肌层，减少穿孔和出血等并发症的发生。注射顺序：上消化道自肛侧向口侧，下消化道自口侧向肛侧。有时病变横跨消化道皱襞，视野受限，内镜治疗较为困难，应用内镜前端的透明帽展平皱襞后可以顺利进行 ESD。

注射过程中注射针位置在黏膜下层，有时针可刺入肌层造成注射困难和病变抬举不良，此时边注射边轻轻拔出注射针，可以发现注射阻力会减小，黏膜下层明显隆起。行黏膜下注射无抬举征的病灶不适合行 ESD 治疗（图 7-27）。

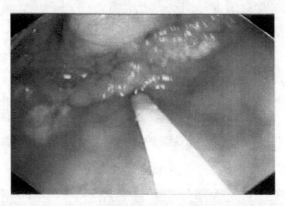

图 7-26　黏膜下注射

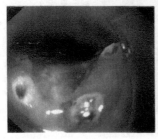 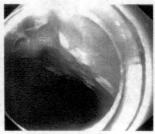 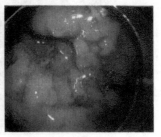

食管中段糜烂，抬举征（+）　　食管中段浅溃疡，抬举征（+）　　胃角溃疡，抬举征（+）

图 7-27　黏膜病变抬举征（+）

德国爱尔博（ERBE）公司最近推出了新的无针注射技术（needleless injection）（图 7-28），注射导管紧贴黏膜，不刺入黏膜下层，利用其高压注射水柱进行黏膜下注射，可以避免注射针眼引起的出血，而且注射效率很高。有学者认为使用起来颇感方便。

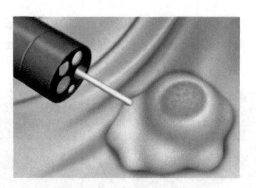

图 7-28　无针注射技术

不同的医院采用的黏膜下注射液并不相同，有学者所在医院推荐如下配方：3 ~ 5 mL
靛胭脂、1 mL 肾上腺素和 100 mL 生理盐水混合配成溶液。生理盐水的优点在于价格便宜，
获得容易，保存条件简单，对于周围组织无损伤，比较符合人的生理条件。但是它有明显
的缺点，即黏膜下注射后，很难维持理想的高度，而且生理盐水很快就会被周围组织吸收，
生理盐水维持的时间大概只有几分钟（胃黏膜滞留时间较长），需要反复地注射，而且注
射的剂量比较大。在日本应用较多的注射液是透明质酸钠，它的优点是能维持较长时间的
黏膜隆起，可以提高病变完整切除的成功率，缺点是价格昂贵，不容易获得。还有一些其
他的黏膜下注射液，包括高渗葡萄糖、甘油果糖，以及纤维蛋白等。有学者主张注射液中
均需加用少量肾上腺素和靛胭脂，肾上腺素浓度约为 0.000 5%，能使局部血管收缩以止血
及减少出血，而加用靛胭脂可以使术者更容易地分辨剥离范围、时刻监测剥离的深度，减
少穿孔并发症的发生。

（三）边缘切开

顺利预切开病变周围黏膜是 ESD 治疗成功的关键步骤（图 7-29）。黏膜下注射、病变
充分抬举后，沿标记点或标记点外侧缘应用针形切开刀切开病变周围部分黏膜，再用 IT 刀
深入切开处黏膜下层并切开周围全部黏膜。首先切开的部位一般为病变的远侧端，如切除
困难可使用翻转内镜的方法。也可直接采用 Hook 刀、Flex 刀、TT 刀、针形切开刀直接切
开病变周围正常黏膜。

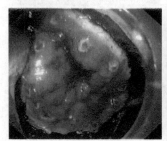
胃角溃疡

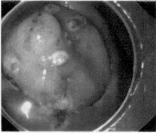
胃窦类癌

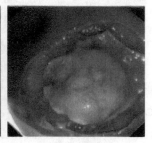
乙状结肠 LST

图 7-29　病变边缘切开

切开过程中一旦发生出血，冲洗创面明确出血点后应用 IT 刀或针形切开刀直接电凝出血点，或应用热活检钳钳夹出血点电凝止血。穿孔的发生多与黏膜下注射不充分和切开刀放置过深有关（图 7-30）。

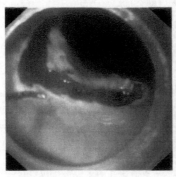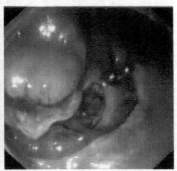

食管糜烂黏膜切开后出血　　　乙状结肠息肉黏膜切开中出现肌层裂口

图 7-30　病变黏膜切开后出血

（四）剥离

ESD 的最主要过程在剥离。当肿瘤四周被充分切开后，如果肿瘤小，有时可使用圈套器剥离切除病灶（图 7-31）；但如果肿瘤较大、肿瘤部位伴有溃疡形成、肿瘤形态不规则或胃角等部位难以圈套切除时，则必须应用切开刀于病灶下方对黏膜下层进行剥离（图7-32）。黏膜下剥离的难易程度主要与病变大小、部位、是否合并溃疡、瘢痕形成等有关，例如当肿瘤位于胃底部、中上部胃体大弯侧、幽门或下部胃体小弯侧时可能较难以操作；而当病灶位于胃窦、胃体中部小弯、胃体下部后壁时操作则相对较为容易。

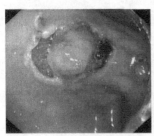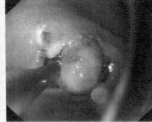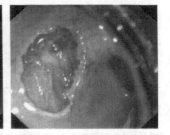

胃窦息肉预切开病变周围黏膜　　圈套电切病变　　切除后创面

图 7-31　ESD 主要过程——剥离 1

在进行下一步剥离之前，要判断病灶的抬举情况。随着时间的延长，黏膜下注射的液体会逐渐被吸收，必要时要反复进行黏膜下注射。术程中反复黏膜下注射可以维持病灶的充分抬举，按照病灶具体情况选择合适的治疗内镜及附件。如果在剥离的过程中，肿瘤的暴露始终很困难，视野不清，可以利用透明帽推开黏膜下层结缔组织，以便更好地显露剥离视野（图 7-33）。

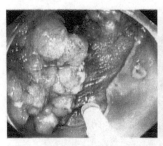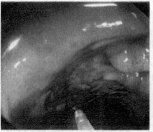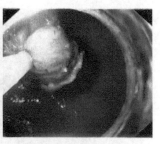

结肠肝曲巨大 LST Hook 刀剥离　　升结肠扁平息肉 Hook 刀剥离　　胃底平滑肌瘤 Hook 刀剥离

图 7-32　ESD 主要过程——剥离 2

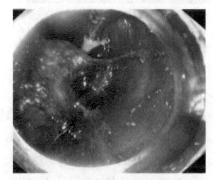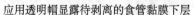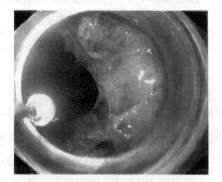

应用透明帽显露待剥离的食管黏膜下层　　　应用透明帽显露待剥离的胃体黏膜下层

图 7-33　应用透明帽显露剥离视野

　　根据病变不同部位和术者操作习惯，选择应用 IT 刀、Flex 刀或 Hook 刀等剥离器械沿黏膜下层剥离病变，有时联合使用几种剥离器械可以提高剥离效率；剥离中反复进行黏膜下注射，始终保持剥离层次在黏膜下层；剥离中通过拉镜或旋镜沿病变基底切线方向进行剥离。对于胃底病变，往往需要倒镜、拉镜进行剥离。

　　术中出血可使用各种切开刀、热活检钳或止血夹等治疗，切割过程中应及时发现裸露血管并对之进行预防性止血，预防出血比止血更关键。对于较小黏膜下层血管，应用针形切开刀或 APC 直接电凝；而对于较粗的血管，用热活检钳钳夹后电凝血管。黏膜剥离过程中一旦发生出血，应用冰生理盐水（含去甲肾上腺素）冲洗创面，明确出血点后应用 APC 或热活检钳钳夹出血点电凝止血，但 APC 对动脉性出血往往无效。上述止血方法如不能成功止血，可以采用金属止血夹夹闭出血点，但往往影响后续的黏膜下剥离操作。笔者最近进行的 1 例低位直肠巨大息肉 ESD 过程中，创面发生动脉活动性出血，由于动脉回缩金属夹夹闭出血点后出血未能停止，注射硬化剂也未奏效，最后应用尼龙绳于金属夹根部结扎后出血才得以停止。

　　术中一旦发生穿孔，应用金属止血夹自穿孔两侧向中央缝合裂口后继续剥离病变，也可先行病变剥离再缝合裂口（图 7-34）。由于 ESD 操作时间较长，消化道内积聚大量气体，气压较高，有时较小的肌层裂伤也会造成穿孔，因此 ESD 过程中必须时刻注意抽吸消化道腔内气体。

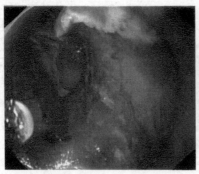
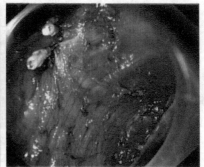

IT 刀切开肌层，可见网膜组织　　　　　　　　金属止血夹夹闭裂口

图 7-34　术中穿孔及修补

（五）创面处理

当肿瘤完整切除后，应对 ESD 人工溃疡创面上所有可见血管进行预防性止血处理，对可能发生渗血部位采用止血钳、氩离子血浆凝固（argon plasma coagulation，APC）等治疗（图 7-35），较大裸露血管应以止血夹夹闭，最后喷洒黏膜保护溶剂如硫糖铝胶（舒可捷），可保护胃 ESD 创面、预防出血（图 7-36），肛塞复方角菜酸酯栓（太宁栓剂）2 枚保护直肠 ESD 创面。对于局部剥离较深、肌层有裂隙者，金属止血夹缝合裂隙当属必要（图 7-37）。

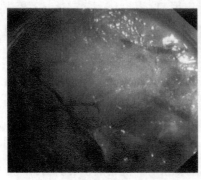
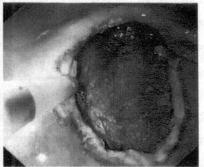

创面小血管　　　　　　　　　　　APC 电灼创面小血管

图 7-35　APC 处理创面小管

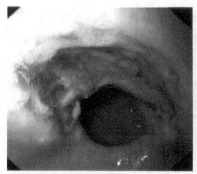
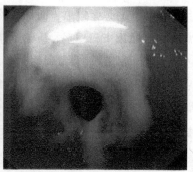

胃 ESD 创面　　　　　　喷洒硫糖铝胶保护胃 ESD 创面

图 7-36　胃 ESD 创面喷洒硫糖铝胶

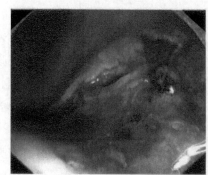
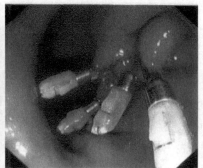

创面可见肌层缺失区　　　　　　多枚金属止血夹夹闭

图 7-37　金属止血夹夹闭创面肌层缺失区

（李晓冬）

病例一：胃间质瘤内镜黏膜下剥离术（ESD）

一、基本信息

姓名：甘 ××　　　性别：女　　　年龄：69 岁

过敏史：否认食物及药物过敏。

主诉：发现胃底隆起 1 月余。

现病史：患者于 1 周（04-26）前在我院行胃镜示，胃底穹隆部见一大小约 6 mm×6 mm 广基平息肉，表面光，前壁侧见一大小约 15 mm×18 mm 黏膜下隆起，表面光滑。镜检诊断：胃底隆起；胃底息肉；慢性萎缩性胃炎伴糜烂（C-2）。胃镜后开始解黑色不成形便多次，伴头晕心慌，于我院门诊就诊，予以"普拉唑肠溶片 5 mg bid（空腹）口服、铝碳酸镁咀嚼片 0.5 g tid（餐后）口服"后症状缓解，目前已排黄色糊状便。病程中无恶心呕吐，无胸闷、胸痛，无发热、盗汗、关节痛、口腔溃疡，无呕血。现为进一步诊治收治我院。患者自起病以来，睡眠、胃纳、精神可，小便无明显异常，近4月大便次数增多2～3次/天，为黄色不成型或水样便，多于餐后出现，每次量不多，体重无明显改变。

既往史：曾行左侧髋关节置换术、子宫切除术，术中曾有输血史。否认"高血压、冠心病、糖尿病、肾病"等慢性病史，否认"肝炎、结核"等传染病史，否认重大外伤，否认食物及药物过敏史，预防接种史不详。

二、查体

体格检查：T 36.6℃，P 80次/分，R 18次/分，BP 139/74 mmHg。发育正常，营养良好，体型正常，自动体位，正常面容与表情，面色红润，意识清醒，姿势步态正常，检查合作，对答切题。

专科检查：口唇红润，无贫血貌，全身皮肤无黄染，无出血点，未见肝掌，未见蜘蛛痣，心律齐，未闻及病理性杂音，双肺呼吸音清，未闻及干湿啰音，腹平，未见腹壁静脉曲张，未见 Cullen 征及 Grey-Turner 征，腹软，可见陈旧性手术瘢痕，腹部无压痛，无反跳痛，Murphy 征阴性，肝脏肋下未及，脾脏肋下未及，移动性浊音阴性，肠鸣音4次/分，双下肢无水肿。

辅助检查：胃镜（2022-04-26我院），胃底隆起；胃底息肉；慢性萎缩性胃炎伴糜烂（C2）。肠镜：内痔。病理：（胃窦）轻度慢性萎缩性胃炎，表浅糜烂，腺体中度肠上皮化生。（胃体）黏膜轻度慢性浅表性炎症，腺体轻度肠上皮化生。

三、诊断

初步诊断：①胃底隆起；②胃底息肉；③慢性萎缩性胃炎伴糜烂（C-2）；④功能性胃肠病；⑤内痔。

鉴别诊断：

（1）胃间质瘤。支持点：患者老年女性，隐匿起病。因"发现胃底隆起1周余"入院；不支持点：暂无；结论：完善腹部CT、超声胃镜、病理结果可明确。

（2）胃平滑肌瘤。支持点：患者老年女性，隐匿起病。因"发现胃底隆起1周余"入院；不支持点：暂无。结论：完善腹部CT、超声胃镜、病理结果可明确。

（3）胃癌。支持点：患者老年女性，隐匿起病。因"发现胃底隆起1周余"入院；不支持点：患者胃镜无消瘦等慢性消耗症状。结论：完善腹部CT、超声胃镜、病理结果可明确。

最终诊断：①胃间质瘤；②胃底息肉；③慢性萎缩性胃炎伴糜烂（C2）；④功能性胃肠病；⑤内痔。

四、诊疗经过

（一）术前检查

辅助检查：血常规，红细胞计数 RBC 3.27×10^{12}/L ↓，血红蛋白浓度 99 g/L ↓，红细胞比容 HCT 0.299 L/L ↓。血型鉴定：ABO A 型，Rh（D）阳性，甲状腺功能五项 + 抗体二项：抗甲状腺球蛋白抗体 179.63 IU/mL ↑，感染标志物八项：乙型肝炎病毒表面抗体 18.5 mIU/mL ↑，乙型肝炎病毒核心抗体 1.3 PEI U/mL ↑，血脂组合：甘油三酯 2.77 mmol/L ↑，高密度脂蛋白胆固醇 HDL-C 0.72 mmol/L ↓。电解质、凝血、C- 反应蛋白、肝功能、血沉、血糖、肾功能、尿常规未见明显异常。常规心电图：①窦性心律；②左心室高电压；③T 波改变。胸片：①上纵隔区脊柱旁细针样致密影，考虑异物，请结合临床病史。②心影增大，胸主动脉硬化。

超声内镜（图 7-38）：胃壁层次结构清晰完整，胃底隆起处病灶局限于管壁固有肌层，呈均质低回声光团，凸向腔外，后方边界不清，切面大小约 17.8 mm × 11.4 mm，管壁未见明显肿瘤破坏征象，胃壁外未见明显肿大淋巴结图像。超声诊断：固有肌层肿块。全腹部 CT：胃底部息肉样病变，请结合胃镜及病理。

（二）术前讨论

患者胃体肿物，直径约 17.8 mm × 11.4 mm，一般以良性多见，但不排除恶变可能，治疗方案包括保守治疗、内镜下手术、外科手术等；内镜下手术具有创伤小、恢复快、费用低等优势，此患者为老年男性，一般状况良好，根据病灶部位、大小及相关影像学检查有 ESD 手术适应证，术中及术后注意并发症出现，ESD 并发症有出血、穿孔、感染等并发症，老年人术中及术后注意心脑血管意外的发生及麻醉相关并发症的出现，ESD 穿孔率为 1.2% ~ 9.7%；ESD 术后出血率为 0.6% ~ 15.6%。穿孔、出血可通过内镜下金属钛夹、尼龙绳、吻合器等对症处理，夹闭创面 ESD 手术操作基本步骤：①内镜下判断病灶位置；②黏膜下注射；③切开病灶边缘，暴露瘤体；④逐步分离病灶，完整切除；⑤处理创面，病变取出送病理。术后密切观察患者生命体征，有无腹痛、呕血及黑便情况，给予补液及对症治疗，密切观察病情变化。

（三）术中操作记录

在丙泊酚静脉麻醉下，患者取左侧卧位，胃底前壁见一隆起型肿物，直径约 18 mm，予黏膜下注射亚甲蓝 + 肾上腺素 + 甘油果糖 + 玻璃酸钠后病变抬起，予 Dual 刀距病变外 5 mm 外切开，后用 IT 刀逐步剥离，术中给予钛夹及牙线牵引，予完整切除病变，继续予电凝钳烧灼裸露血管，观察未见活动性出血，给予钛夹及尼龙绳荷包缝合，过程顺利，无不良反应，术后置胃肠减压管，术中图片见图 7-39。

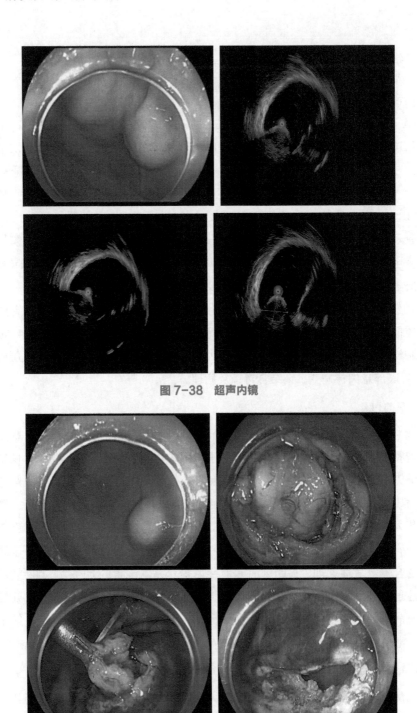

图 7-38　超声内镜

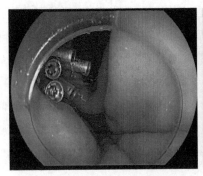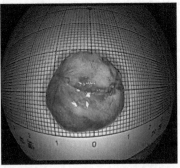

图 7-39　术中所见

五、出院情况

患者出院时无腹痛腹胀、无恶心及呕吐，无黑便血便、无寒战发热、胸闷胸痛及其他不适。查体，生命体征平稳，心肺听诊无异常，腹部软，无压痛及反跳痛，无肌紧张。

六、讨论

胃肠间质瘤（gastrointestinanl stromal tumor GIST）是胃肠道最常见的间叶组织源性肿瘤，被认为起源于 Cajal 细胞或其前体细胞。GIST 可发生于消化道的任何部位，其临床症状无特异性，与发生的部位、大小及生长方式相关。GIST 均有恶性倾向，且 10% ~ 30% 为恶性肿瘤。因此，GIST 的早期诊断、治疗和规律随访尤为重要。GIST 的治疗方式包括手术治疗、药物治疗及内镜治疗。内镜开始作为一部分 GIST 的常规治疗手段。

内镜治疗 GIST 适应证如下。

（1）直径 ≤ 2 cm 的 GIST，瘤体短时间内增大及患者治疗意愿强烈。

（2）直径 > 2 ~ 5 cm 的低风险 GIST，术前应全面评估以除外淋巴结或远处转移，且应确保肿瘤可完整切除。内镜黏膜下剥离术（ESD）由于其能够完整地剥离病灶，且复发率较内镜黏膜切除术（EMR）有明显降低，在治疗胃肠道肿瘤中的应用已经相当广泛，随着内镜技术的不断发展，内镜黏膜下剥离术（endoscopic submucosal dissection，ESD）的出现克服了内镜黏膜切除术的局限性，ESD 可一次性完整地切除病灶，具有较低复发率，在 ESD 过程中，为降低出血、穿孔等并发症风险，诸如牙线、圈套器、双孔道、重物、磁锚定等牵引辅助技术应运而生，其中尤以不受场地限制、无须特殊设备、简单易行的牙线牵引最常应用。此患者胃底前壁见一大小约 17.8 mm×11.4 mm 固有肌层肿块，根据患者情况及相关影像学检查患者选择内镜下 ESD 手术方式，此病例在术中重点应用牙线外牵引。因为此病例胃底肿瘤凸向壁外，且位于固有肌层，位置较深，病灶紧邻浆膜层，切除过程中会主动穿孔，以保证完整切除瘤体。但因瘤体较小，操作不慎可能会导致瘤体掉入腹腔，故用钛夹及牙线于术中行外牵引并且可充分获得良好的操作视野，有效缩短操作时间，钛夹通过内镜活检钳孔道伸出，将牙线夹住并拉入活检钳孔道内，牙线随胃镜一同进入胃腔内，对准病灶合适位点释放钛夹及牙线，夹住瘤体，进行牵引，充分暴露视野，然后再牵引下进行切除病灶，避免瘤体掉入腹腔，术后给予钛夹及尼龙绳封闭创面，给予胃肠减压管置入胃腔，密切观察胃肠减压器引流量、患者生命体征及病情变化等情况。病理免疫组化结果，符合胃肠道间质瘤（危险度分级：极低，肿瘤大小 10 mm×9 mm×9 mm，核分裂 ≤ 5/50 hPF），建议密切观察随诊或随访，如进行靶向治疗建议加做胃肠道间质瘤相关分子检测（c-kitPDGFRA 基因突变）。胃体大弯肿瘤免疫组化结果显示：SMA（−），De（−），CD117（+），Dog-1（+），SDHB（+），S-100（−），CD34（+），ki67 增殖指数约 5%。

所有 Gist 患者内镜下治疗后 1 年内，应于术后第 3、6 及 12 个月行内镜检查，评估伤口愈合及肿瘤复发情况。对于高危患者，术后 3 年内，腹盆腔增强 CT 扫描应每 3 ~ 6 个月进行 1 次，此后每年 2 次；对于低危患者，术后 5 年内，CT 扫描可每 6 ~ 12 个月进行 1 次。对于中高危 GIST 内镜治疗后患者，建议追加治疗，可行分子靶向药物治疗或外科评估。对于辅助治疗的应用，一项前瞻性对照研究显示 GIST 外科手术切除后，伊马替尼分子靶向药物治疗可显著提高中高危患者术后 1、2 及 3 年的无复发生存率。对于高危患者，延长伊马替尼使用时间可有效降低复发率和延长生存时间。

七、参考文献

［1］许罡，汪栋，韩开宝，等. 电视胸腔镜手术诊治双侧肺部结节性病灶 2 例［J］. 临床肿瘤学杂志，2013，18（11）：1055.

［2］谢甲贝，李晓芳，蒋振华. 改良金属夹丝线联合牵引与牙线牵引辅助技术在上消化道肿瘤内镜黏膜下剥离术中的效果比较［J］. 感染、炎症、修复，2021，22（4）：230-232.

［3］蔡世伦，钟芸诗，周平红，等. 牙线牵引辅助在内镜黏膜下剥离术治疗直肠肿瘤中的应用体会［J］. 中华胃肠外科杂志，2014（6）：612-613.

［4］单丽宇，张楠，吕毅. 磁锚定牵引消化道黏膜剥离术临床研究进展［J］. 西安交通大学学报（医学版），2021（2）：175-180.

［5］李贞亭，杜莹. 体外圈套器改良牵引辅助技术在内镜黏膜下剥离术（ESD）治疗上消化道早癌和黏膜下肿瘤中的应用效果［J］. 中国医疗器械信息，2021，27（6）：50-51.

［6］王春蓉，吴孟杰，李静，等. 体外圈套器牵引辅助内镜黏膜下剥离术对消化道早癌患者的治疗效果［J］. 贵州医科大学学报，2021（2）：238-242.

［7］刘嵩，杨林，郭洁，等. 两种圈套器改良牵引法辅助内镜黏膜下剥离术治疗上消化道早癌和黏膜下肿瘤的临床对比研究［J］. 中国内镜杂志，2020（10）：54-61.

［8］陈相波，许婷婷，吴秋丽，等. 橡皮圈牵引与牙线牵引辅助内镜黏膜下剥离术治疗消化道肿瘤的临床对比研究［J］. 上海交通大学学报（医学版），2017，37（7）：

1010–1014.

［9］杨小云，钟芸诗，时强，等. 改良金属夹丝线联合牵引技术在内镜治疗结直肠神经内分泌肿瘤中的应用（含视频）［J］. 中华消化内镜杂志，2018（8）：595–596.

［10］邝胜利，白冰，李修岭，等. 圈套器联合橡皮圈辅助内镜黏膜下剥离术在治疗上消化道早癌中的应用［J］. 中华消化内镜杂志，2018（3）：210–212.

［11］中华医学会消化内镜学分会外科学组，中国医师协会内镜医师分会消化内镜专业委员会，中华医学会外科学分会胃肠外科学组. 中国消化道黏膜下肿瘤内镜诊治专家共识（2018 版）［J］. 中华消化内镜杂志，2018（8）：536–546.

［12］Miguel A Tanimoto，M Lourdes Guerrero，Yoshinori Morita，et al. Impact of formal training in endoscopic submucosal dissection for early gastrointestinal cancer：A systematic review and a meta–analysis［J］. 世界胃肠内镜杂志（电子版）（英文版），2015，（4）：417–428.

［13］Mengting Xia，Yunfeng Zhou，Jiajie Yu，et al. Short–term outcomes of traction–assisted versus conventional endoscopic submucosal dissection for superficial gastrointestinal neoplasms：a systematic review and meta–analysis of randomized controlled studies［J］. World Journal of Surgical Oncology，2019，17（1）.

（李晓冬）

病例二：阑尾开口肿物（子宫内膜异位症）

一、基本信息

姓名：姜×× 　　性别：女 　　年龄：49 岁

过敏史：否认食物及药物过敏。

主诉：上腹痛 1 月。

现病史：患者 1 月前无明显诱因出现上腹隐痛，餐后加重，持续性，无向他处放射，偶有腹胀，伴偶解水样便，约 2～4 次/天，无反酸、嗳气、腹胀，无恶心、呕吐、黑便、便血，无咳嗽、咳痰，无胸闷、气促不适，未予特殊处理，现为进一步诊治遂来我院就诊，门诊拟"腹痛查因"收住我科，自发病以来，患者精神、睡眠、胃纳可，大便如上所述，小便正常，体重无明显变化。

既往史：10 年因"右侧卵巢囊肿"于当地医院行手术治疗切除卵巢，术后规律复查，否认"高血压、冠心病、糖尿病"等慢性病史，否认"结核、肝炎"等传染病史，否认重大外伤及其他手术史，否认食物及药物过敏史，否认输血史，预防接种史不详。

二、查体

体格检查：T 36.5℃，P 98 次 / 分，R 20 次 / 分，BP 123/83 mmHg。发育正常，营养良好，体型正常，自动体位，正常面容与表情，面色红润，意识清醒，姿势步态：正常，检查合作，对答切题。

专科检查：口唇红润，无贫血貌，全身皮肤无黄染，无出血点，未见肝掌，未见蜘蛛痣，心律齐，未闻及病理性杂音，双肺呼吸音清，未闻及干湿啰音，腹平，未见腹壁静脉曲张，未见 Cullen 征及 Grey-Turner 征，腹软，腹部无压痛，无反跳痛，Murphy 征阴性，肝脏肋下未及，脾脏肋下未及，移动性浊音阴性，肠鸣音 4 次 / 分，双下肢无水肿。

三、诊断

初步诊断：腹痛查因。

鉴别诊断：

（1）急性胃炎。支持点：中年女性患者，以"腹痛 1 月余"为主诉入院；不支持点：急性上腹痛、呕吐，无腹泻，查体有上腹部压痛，无反跳痛，需排除其他病因引起的上腹痛，检查见血白细胞、中性粒细胞百分比升高。血淀粉酶、脂肪酶升高不超过正常值三倍；结论：完善胃肠镜、血淀粉酶等相关检查后可明确。

（2）急性阑尾炎。支持点：中年女性患者，以"上腹痛 1 月余"为主诉入院；不支持点：以转移性右下腹为主要表现，常伴有发热，查体麦氏点有压痛，可有反跳痛，查血常规示白细胞升高，以中性粒细胞为主，阑尾区 B 超可见阑尾增大，甚至液性包块；结论：患者无转移性右下腹痛症状，暂不考虑。

（3）消化性溃疡并穿孔。支持点：中年女性患者，以"上腹痛 1 月余"为主诉入院；不支持点：有较典型的溃疡病史，腹痛突然加剧，腹肌紧张，肝浊音界消失，X 线透视下见膈下游离气体；结论：完善胃肠镜、血淀粉酶、腹部彩超等相关检查后可明确。

最终诊断：①阑尾开口肿物（子宫内膜异位症）；②慢性浅表性胃炎伴糜烂；③幽门螺杆菌感染；④肝囊肿；⑤肝脏钙化灶；⑥子宫多发肌壁间肌瘤及浆膜下肌瘤；⑦宫颈管钙化灶；⑧右侧卵巢囊肿。

四、诊疗经过

血清胃功能三项：胃泌素 17 G-17 5.8 pmol/L ↑，幽门螺杆菌抗体分型：幽门螺杆菌 CagA-116 kD 抗体 Hp CAGA-116 kD 阳性↑，幽门螺杆菌 VacA-95 kD 抗体 Hp VACA-95kD 阳性↑，幽门螺杆菌 VacA-91 kD 抗体 Hp VACA-91 kD 阳性↑，幽门螺杆菌 UreB-66 kD 抗体 Hp UREB-66 kD 阳性↑，幽门螺杆菌 UreA-30 kD 抗体 Hp UREA-30 kD 阳性↑，血糖测定（空腹血糖）：葡萄糖 GLU 3.8 mmol/L ↓，血脂组合：总胆固醇 CHO 5.40 mmol/L ↑，低密度脂蛋白胆固醇 LDL-C 3.24 mmol/L ↑，载脂蛋白 A1 APO-A1 1.76 g/L ↑，离子组合：

铁 IRON 40.2 μmol/L ↑，二氧化碳结合力 CO_2 21.3 mmol/L ↓，肾功能组合二：尿素 UREA 2.4 mmol/L ↓，感染标志物八项：乙型肝炎病毒表面抗体 117.6 mIU/mL ↑，消化道肿瘤推荐组合、肝功能组合二、甲状腺三项、糖化血红蛋白、凝血四项、血常规、粪便形态学分析＋隐血、尿液分析全套未见明显异常；胸部正侧位，两肺及心、膈未见明显异常。胃镜，慢性浅表性胃炎伴糜烂。结肠镜，阑尾开口肿物、内痔。下腹及盆腔增强 CT，①所示肝脏右叶多发小囊肿，请随诊。②肝脏左叶钙化灶。③子宫多发病灶，考虑子宫肌瘤可能，请结合超声检查。

术前检查：结肠镜所见（图 7-40）：回盲部阑尾开口见一直径约 2.0 cm 肿物，表面光滑，升结肠、结肠肝曲、横结肠、结肠脾曲、降结肠、乙状结肠、直肠黏膜未见异常。

超声内镜（图 7-41）：超声下见，将探头置于隆起处探查，管壁层次结构清晰完整，病灶位于管壁黏膜下层，边界清晰，呈均质低回声光团，内可见高回声团块声像，切面大小约 18.9 mm×7.9 mm，其下固有肌层结构完整，管壁未见肿瘤破坏征象，管壁外未见明显肿大淋巴结图像。下腹及盆腔增强 CT：①所示肝脏右叶多发小囊肿，请随诊。②肝脏左叶钙化灶。③子宫多发病灶，考虑子宫肌瘤可能，请结合超声。

内镜下行阑尾肿物切除术：术中操作记录，进境至阑尾开口，阑尾口见一直径约 2.0 cm 管状隆起，表面光滑，用圈套器套扎隆起根部，给予电凝电切治疗，术后处理创面，无出血，标本送病理，术中所见如图 7-42。

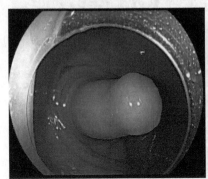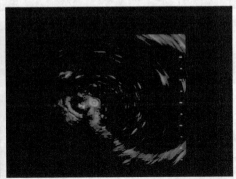

图 7-40 结肠镜所见

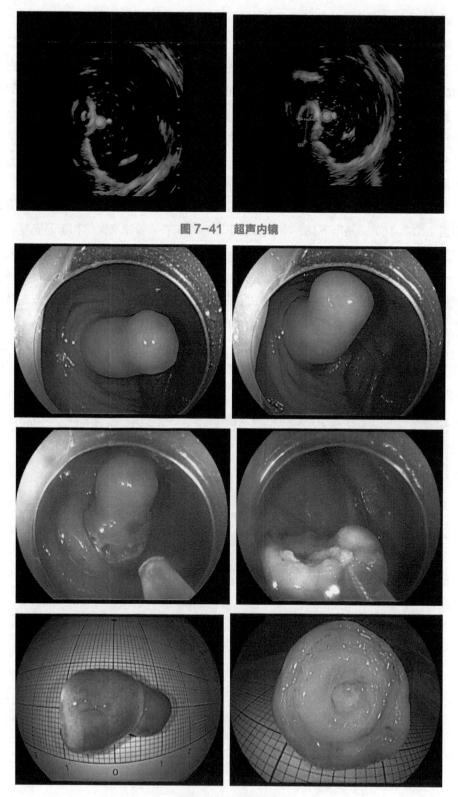

图 7-41 超声内镜

图 7-42 术中所见

五、出院情况

患者胃镜示慢性浅表胃炎伴糜烂，用药对症治疗后已无腹痛，无恶心及呕吐，无呕血、黑便、无其他等不适，睡眠、精神、胃纳可，大小便正常。查体：双肺呼吸音清，未闻及干湿啰音；心律齐，未闻及病理性杂音；腹软，全腹无压痛、反跳痛，肺肝浊音界正常存在，Murphy 征阴性，肠鸣音正常。

六、讨论

子宫内膜异位症（内异症）是指子宫内膜组织（腺体和间质）在子宫腔被覆内膜及子宫以外的部位出现、生长、浸润，反复出血，继而引发疼痛、不孕及结节或包块等。内异症是生育年龄妇女的多发病、常见病。内异症病变广泛、形态多样、极具侵袭性和复发性，具有性激素依赖的特点。内异症的真正患病率尚无确切的数据。综合文献报道，全球约有1.76 亿妇女为内异症患者；20%～50%的不孕症妇女合并内异症，71%～87%的慢性盆腔疼痛妇女患有内异症。子宫内膜异位症（内异症）是雌激素依赖的育龄期人群中的常见病和慢性病，发病率近年来呈明显增高趋势，每年内异症患者的医疗费用达 5.1 万亿元。生育期女性发病率为 4%～17%，而子宫内膜异位到胃肠道的发生率为 3%～10%，胃肠道子宫内膜异位的发生率在右半结肠、盲肠、小肠和阑尾依次递减[1]，发生于阑尾的子宫内膜异位症罕见，常引起多变的临床表现（如阑尾穿孔、肠套叠、潴留性黏液囊肿）[2]，这些表现常导致术前诊断的不确定，确诊依赖术后病理检查，通常情况下阑尾子宫内膜异位可表现与月经密切相关的腹痛，阑尾子宫内膜异位引起阑尾炎可能为异位子宫内膜刺激阑尾腔反复出血导致阑尾腔纤维化，进而使阑尾腔狭窄，挛缩，甚至堵塞。本病术前诊断较为困难，无特异性指标，月经前后型阑尾炎超声和 CT 可见阑尾肿块变化及 CA199 联合CA125 可提高准确率。阑尾子宫内膜异位金标准是术后病理，大部分患者无典型的妇科疾病症状，常以消化道症状为主。包括腹痛腹胀、便秘、腹泻，有里急后重感，可有便血，临床症状与炎性肠病、肠易激综合征、肠道肿瘤等难以鉴别。部分患者上述症状与月经周期相关，此患者 10 年前因 "右侧卵巢囊肿" 于当地医院行手术治疗切除一侧卵巢，平时无明显右下腹痛也没有与月经相关规律性出血，只是偶有腹泻，所以该患者症状非常不典型，此次以 "上腹痛 1 月" 为主诉入院，上腹痛主要考虑是糜烂性胃炎所致，与阑尾子宫内膜异位症不相关，患者是在做肠镜体检中意外发现阑尾肿物，内镜下行阑尾肿物部分切除术，术后病理诊断阑尾子宫内膜异位症，所以此患者发病比较隐匿，没有明显临床表现，临床中很难发现，并且发生在阑尾子宫内膜异位症比较罕见，随着近年来内异症临床研究和基础研究的不断深入，对内异症的认识也在不断地更新。新的诊治观念包括提高对内异症的认识，早诊断早治疗，以延缓疾病的进展；根据不同的临床问题、不同的年龄阶段进行分层处理，综合评估，选择适宜的治疗方法，掌握手术指征，规范手术操作是很重要的。

七、参考文献

［1］许罡，汪栋，韩开宝，等 . 电视胸腔镜手术诊治双侧肺部结节性病灶 2 例［J］. 临床肿瘤学杂志，2013，18（11）：1055.

［2］中国医师协会妇产科医师分会，中华医学会妇产科学分会子宫内膜异位症协作组 . 子宫内膜异位症诊治指南（第三版）［J］. 中华妇产科杂志，2021，56（12）：812-824.

［3］冷金花，戴毅，李晓燕 . 子宫内膜异位症诊治新理念［J］. 中华妇产科杂志，2021，56（12）：831-835.

［4］孙屏，陈许蕾 . 阑尾子宫内膜异位症伴急慢性阑尾炎 2 例报道［J/OL］. 诊断病理学杂志，2018，25（1）：55-57.

［5］胡林，李红浪，赖斌 . 回肠子宫内膜异位致肠梗阻合并阑尾黏液肿瘤一例［J］. 中华普通外科杂志，2016，31（2）：166.

［6］许颖，刘丽霞，成继民，等 . 阑尾子宫内膜异位 1 例［J］. 诊断病理学杂志，2013，20（9）：570，583.

（李晓冬）

病例三：乙状结肠肿物黏膜下剥离术（ESD）

一、基本信息

姓名：林 ××　　性别：男　　年龄：32 岁

过敏史：否认食物及药物过敏。

主诉：便血 1 周，发现结肠肿物 2 天。

现病史：患者 1 周前无明显诱因出血间断便血，为鲜红色，量少，无明显腹痛、腹胀、腹泻、反酸、胃灼热、恶心、呕吐、呕血、黑便、便血不适，无发热、咳嗽、咳痰、胸闷、胸痛、头晕、头痛等不适，2 天前在我院门诊行肠镜检查，结果显示：乙状结肠肿物，横结肠息肉，内痔。现患者为进一步行结肠肿物切除，到我院就诊，拟"结肠肿物"收入我科。病程中患者无自发病以来，睡眠、精神、胃纳可，大便如前所述，小便正常，体重近期无明显增减。

既往史：否认"高血压、冠心病、糖尿病"等慢性病史，否认"结核、肝炎"等传染病史，否认重大外伤及手术史，否认输血史，预防接种史不详。

二、查体

体格检查：T 36.1℃，P 110 次 / 分，R 18 次 / 分，BP 110/65 mmHg。发育正常，营养良好，体型正常，自动体位，正常面容与表情，面色红润，意识清醒，姿势步态：正常，检查合作，对答切题。

专科检查：口唇红润，无贫血貌，全身皮肤无黄染，无出血点，未见肝掌，未见蜘蛛痣，心律齐，未闻及病理性杂音，双肺呼吸音清，未闻及干湿啰音，腹平，未见腹壁静脉曲张，未见 Cullen 征及 Grey-Turner 征，腹软，腹部无压痛，无反跳痛，Murphy 征阴性，肝脏肋下未及，脾脏肋下未及，移动性浊音阴性，肠鸣音 4 次 / 分，双下肢无水肿。

辅助检查：2022-06-17 电子结肠镜检查，横结肠息肉乙状结肠肿物（性质待定）。

三、诊断

诊断：乙状结肠肿物。

鉴别诊断：

（1）绒毛状腺瘤。支持点：青年男性，慢性病程，肠镜发现结肠肿物；不支持点：该病多见于左半结肠，右半结肠极少见。质地较脆，常伴糜烂出血，一般直径大于 2 cm，较管状腺瘤大，并随年龄增加而逐渐增大；表面不光滑，有无数细绒毛状突起，往往附有大量黏液；大部分为无蒂和亚蒂，有蒂仅占 17%，形态不规则，无蒂者呈花坛状或菜花样，亚蒂呈绒球，有蒂者类似于成串葡萄；结论：病理检查可明确。

（2）混合性腺瘤。支持点：青年男性，慢性病程，肠镜发现结肠肿物；不支持点：该病以有蒂、亚蒂多见，可见表面不光滑，可有纵深裂沟，呈分叶状，伴许多绒毛状突起；结论：病理检查可明确。

（3）大肠癌。支持点：青年男性，慢性病程，肠镜发现结肠肿物；不支持点：无大便习惯、性质改变，无发热、贫血、消瘦等症状、体征；结论：可除外。

（4）黑斑息肉病。支持点：青年男性，慢性病程，肠镜发现结肠肿物；不支持点：该病为遗传相关性疾病，息肉累及全胃肠道，在口周、唇、颊黏膜、手足等部位可有褐色、蓝色或黑色色素沉着斑，部分病例可有腹痛、腹泻、出血等表现，有时可引起肠梗阻。

四、诊疗经过

术前检查：尿液分析全套（尿常规 + 尿液分析 + 尿沉渣分析）：葡萄糖 GLU ++mmol/L ↑，尿胆原 UBG + μ mol/L ↑，黏液丝 MUCUS 阳性 / μ L ↑，2022-06-20 粪便形态学分析（常规 + 寄生虫 + 真菌）+ 隐血：大便潜血（OB）DBQX 阳性 ↑，肾功能：尿酸 UA 443 μ mol/L ↑，血脂组合：低密度脂蛋白胆固醇 LDL-C 3.24 mmol/L ↑，消化道肿瘤推荐组合、幽门螺杆菌抗体分型、血糖测定、离子、肝功能、血型、糖化血红蛋白、感染标志物八项、甲状腺三项、凝血四项、血常规未见明显异常腹部 CT 未见异常。

术中所见如图 7-43：在丙泊酚静脉麻醉下，患者取左侧卧位，乙状结肠见一隆起型肿物，直径约 2.4 cm，予黏膜下注射亚甲蓝 + 肾上腺素 + 甘油果糖 + 玻璃酸钠后病变抬起，予 Dual 刀距病变外 5 mm 外切开，后逐步剥离，术中用微创牵拉器牵引后予完整切除病变，继续予电凝钳烧灼裸露血管，观察未见活动性出血，给予钛夹封闭创面，过程顺利，无不良反应。病理：（乙状结肠）管状绒毛状腺瘤，局灶腺体中度不典型增生，蒂部切缘阴性。

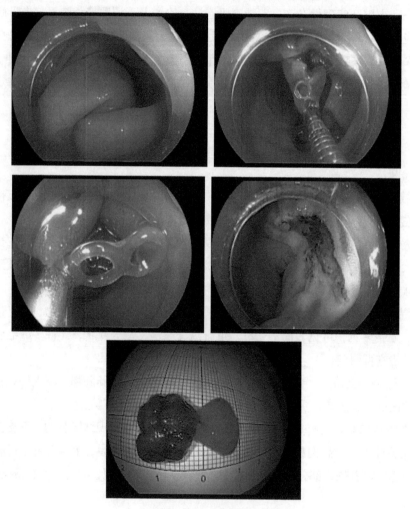

图 7-43 术中所见

五、出院情况

患者未诉特殊不适，无腹痛、腹胀、恶心、呕血、黑便、便血等不适，睡眠、精神、胃纳可，大小便正常。查体：生命体征平稳，双肺呼吸音清，未闻及干湿啰音；心律齐，未闻及病理性杂音；腹软，全腹无压痛、反跳痛，Murphy 征阴性，肠鸣音正常。

六、讨论

不同病理类型腺瘤的好发部位，均以直肠和乙状结肠为主。高级别上皮内瘤变发生、生长部位可能与绒毛状腺瘤长径有关，长径越大，高级别内瘤变的发生比例越高；长径 < 20 mm 的高级别上皮内瘤变在乙状结肠的发生比例最高；长径 ≥ 20 mm 组的高级别上皮内瘤变更多见于直肠，且随长径增加，在直肠的分布比例逐渐上升，绒毛状腺瘤的生长部位、腺瘤长径与年龄有关。年龄 ≥ 58 岁时，长径 ≥ 20 mm 的绒毛状腺瘤发生比例增多；年龄 ≥ 60 岁时，绒毛状腺瘤在直肠发生比例上升，在乙状结肠发生比例下降，故伴有和未伴有高级别上皮内瘤变肠道绒毛状腺瘤均多见于直肠及乙状结肠，绒毛状腺瘤及高级别上皮内瘤变的生物学特征可能与腺瘤的长径和年龄有一定相关性，内镜下隆起型（Ⅰ型）所占比例最高 61.9%，平坦型所占比例最少 14.3%；整块切除率为 100.0%，治愈性切除率为 85.7%；迟发性出血率为 4.7%，术后感染率为 4.7%。术后病理分型管状腺瘤伴高级别上皮内瘤变所占比例最高 33.3%，绒毛状腺瘤伴高级别上皮内瘤变所占比例最低 4.7%。结肠癌为威胁我国人民健康的十大恶性肿瘤之一，且呈上升趋势，而直肠、乙状结肠部癌的发生率最高，早期发现、切除结肠腺瘤等癌前病变，有助于降低结肠、直肠癌的发病率和死亡率[1]，ESD 治疗早期结直肠癌及其癌前病变安全、有效、微创，具有广阔的临床应用前景。内镜黏膜下剥离术（ESD）是一种安全有效的内镜下微创治疗新技术。ESD 技术具有可大块、完整切除病灶，切除平坦型病灶、提供完整病理材料及预防复发等优点，为早期结直肠癌及结直肠癌前病变的诊疗开辟了新的方法，ESD 可完整剥离黏膜病变，对黏膜内癌的治疗效果与外科手术相当，且创伤小、恢复快、费用低，目前已成为结肠癌前病变、黏膜内癌的重要治疗方法[1~2]，与 EMR 相比，ESD 切除病变范围更大，切除标本更有助于精确的病理评估，但 ESD 技术操作难度增加，并发症风险增加。肠道管壁较食管、胃更薄，且肠道走行不固定，尤其乙状结肠是游离状态，做 ESD 难度加大，因此通过辅助牵引技术的应用，以改善 ESD 操作视野，降低难度，取得了较好的效果[2~7]，该患者乙状结肠肿物，于内镜下用南京微创牵拉器进行牵引，充分暴露视野后快速将肿物切除，节省时间，创面小，恢复快。

七、参考文献

［1］郭海，张一帆. 伴有和未伴有高级别上皮内瘤变肠道绒毛状腺瘤的特点分析［J］. 罕少疾病杂志，2022，29（6）：85-88.

［2］王芳军，高映，赵可，等. 异物钳牵引辅助技术在远端肠道病变内镜黏膜下剥离术中的应用价值（含视频）［J］. 中华消化内镜杂志，2018，35（10）：750-752.

［3］陈静，于红刚. 内镜黏膜下剥离术治疗早期结直肠癌及其癌前病变的临床分析［J］. 中华消化内镜杂志，2016，33（3）：151-154.

［4］肖君，韩树堂，李惠，等. 圈套器牵引法辅助内镜黏膜下剥离术治疗消化道平坦

型病变的价值探讨［J］．中华消化内镜杂志，2016，33（4）：248-250.

［5］王小云，唐学军，谈春晓，等．止血夹牙线牵引辅助技术在内镜黏膜下剥离胃角早期癌中的应用价值研究［J］．中华消化内镜杂志．2015，（12）：821-824.

［6］蔡世伦，钟芸诗，周平红，等．牙线牵引辅助在内镜黏膜下剥离术治疗直肠肿瘤中的应用体会［J］．中华胃肠外科杂志，2014（6）：612-613.

［7］中华医学会消化病学分会．中国大肠肿瘤筛查、早诊早治和综合预防共识意见（摘要）［J］．中华消化内镜杂志，2012（2）．61-64.

［8］Aihara，H，Kumar，et al．Facilitating endoscopic submucosal dissection：The suture-pulley method significantly improves procedure time and minimizes technical difficulty compared with conventional technique：An ex vivo study（with video）［J］．Gastrointestinal Endoscopy．2014，80（3）．495-502.

［9］Ritsuno，Hideaki，Sakamoto，et al．Prospective clinical trial of traction device-assisted endoscopic submucosal dissection of large superficial colorectal tumors using the S-O clip［J］．Surgical Endoscopy．2014，28（11）．3143-3149.

［10］Konuma，H，Nagahara，et al．Development and clinical usability of a new traction device "medical ring" for endoscopic submucosal dissection of early gastric cancer［J］．Surgical Endoscopy．2013，27（9）．3444-3451.

［11］中国早期结直肠癌及癌前病变筛查与诊治共识（2014年，重庆）［J］．中华消化内镜杂志．2015，（2）．69-85.

［12］梁敏，周新科，刘季芳，等．广东地区997例大肠癌临床特征［J］．广东医学，2014（17）：2747-2749.

［13］中华医学会消化内镜学分会病理学协作组．中国消化内镜活组织检查与病理学检查规范专家共识（草案）［J］．中华消化内镜杂志，2014（9）：481-485.

［14］刘铁梅，周彩芳，时强，等．内镜黏膜下剥离术治疗巨大早期低位直肠癌及其癌前病变的价值［J］．中华消化内镜杂志，2013（3）：138-141.

［15］武子涛，韩英，盛剑秋，等．华北地区大肠癌发病特点［J］．胃肠病学和肝病学杂志，2013（9）：921-923.

［16］徐美东，王小云，周平红，等．内镜黏膜下剥离术治疗不同亚型结直肠侧向发育型肿瘤的临床与病理研究［J］．中华消化内镜杂志，2012（8）：422-428.

［17］内镜黏膜下剥离术专家协作组．消化道黏膜病变内镜黏膜下剥离术治疗专家共识［J］．中华胃肠外科杂志，2012（10）：1083-1086.

［18］龚伟，刘思德，智发朝，等．内镜黏膜下剥离术治疗大肠侧向发育型肿瘤的探讨［J］．中华消化内镜杂志，2012（5）：255-258.

［19］付兰英，王雷，杨小军，等．内镜黏膜剥离术治疗41例大肠侧向发育型肿瘤的疗效分析［J］．第三军医大学学报，2012（21）：2200-2203.

［20］Ferlay，Jacques，Soerjomataram，et al.　Cancer incidence and mortality worldwide：Sources，methods and major patterns in GLOBOCAN 2012［J］.　International Journal of Cancer：Journal International du Cancer.　2015，136（5）.

［21］王春蓉，吴孟杰，李静，等.　体外圈套器牵引辅助内镜黏膜下剥离术对消化道早癌患者的治疗效果［J］.　贵州医科大学学报，2021（2）：238-242.

［22］刘冠伊，戎龙，郭新月，等.　橡皮圈组织夹内牵引辅助在内镜黏膜下剥离术治疗结直肠病变中的应用（含视频）［J］.　中华消化内镜杂志，2021（7）：545-550.

［23］李静，徐有青.　内镜黏膜下剥离术与内镜下黏膜切除术治疗早期胃癌的效果及术后出血的影响因素分析［J］.　中国肿瘤外科杂志，2021（4）：380-383.

［24］李知航，张学彦.　内镜黏膜下剥离术辅助牵引技术的发展历程和新进展［J］.　现代消化及介入诊疗，2020（10）：1672-2159.

［25］包和义，潘春蕾，王敬琪，等.　腹腔镜手术与内镜黏膜下剥离术在早期结肠癌治疗中的临床效果比较［J］.　中国保健营养.　2020，（20）.　82.

［26］张露洁，陈玉宇，惠丽，等.　标准化护理配合在内镜下黏膜剥离术患者中的应用［J］.　齐鲁护理杂志，2020（24）：118-119.

［27］曹友红，凌亭生，张志刚，等.　体外牵引辅助在基层医院困难 ESD 中的应用价值［J］.　现代消化及介入诊疗，2020，（7）：865-870.

［28］庄永卫，钟定福，张剑美，等.　腹腔镜手术与内镜黏膜下剥离术在早期结肠癌治疗中的疗效对比［J］.　中国现代医师，2019（34）：93-96.

（李晓冬）

病例四：食管早癌黏膜下剥离术（ESD）

一、基本信息

姓名：陈××　　性别：男　　年龄：32 岁

主诉：发现食管平坦病变 3 周。

现病史：患者 3 周前因剑突下不适到我院行胃镜检查提示食管病变性质待定：早期 Ca 可能，病理提示（食管，活检）鳞状上皮乳头状瘤样增生伴轻 - 中度不典型增生。现患者为进一步行内镜下食管病变切除治疗到我院就诊，拟"食管肿瘤"收入我科。病程中患者间断反酸、胃灼热、胸闷，无吞咽困难、腹痛、腹泻、恶心、呕吐、呕血、黑便、便血不适，无发热、咳嗽、咳痰、头晕、头痛、尿频、尿急等不适，自发病以来，睡眠、精神、胃纳可，大小便正常，体重近期无明显增减。

既往史：否认"高血压、冠心病、糖尿病、肾病"等慢性病史，否认"病毒性肝炎、结核"等传染病史，否认重大外伤及手术史，否认食物及药物过敏史。预防接种史不详。

二、查体

体格检查：T 36.7℃，P 78 次 / 分，R 20 次 / 分，BP 130/80 mmHg。发育正常，营养良好，体型正常，自动体位，正常面容与表情，面色红润，意识清醒，姿势步态：正常，检查合作，对答切题。

专科检查：口唇红润，无贫血貌，全身皮肤无黄染，无出血点，未见肝掌，未见蜘蛛痣，心律齐，未闻及病理性杂音，双肺呼吸音清，未闻及干湿啰音，腹平，未见腹壁静脉曲张，未见 Cullen 征及 Grey-Turner 征，腹软，腹部无压痛，无反跳痛，Murphy 征阴性，肝脏肋下未及，脾脏肋下未及，移动性浊音阴性，肠鸣音 4 次 / 分，双下肢无水肿。

辅助检查：2021-07-05 我院胃镜：食管病变性质待定：早期 Ca 可能；慢性浅表性胃炎伴糜烂。病理提示（食管，活检）鳞状上皮乳头状瘤样增生伴轻 - 中度不典型增生。

三、诊断

初步诊断：①食管早癌；②糜烂性胃炎。

鉴别诊断：

（1）心绞痛。支持点：中年男性，有反酸、胸闷症状；不支持点：该病多发生于老年人，有高血压、糖尿病等基础疾病，以发作性胸闷或胸痛为主要症状，多于运动或劳累时出现，休息或服用硝酸甘油内药物可缓解，发作时心电图可见缺血改变；结论：可能性小，完善心电图、运动试验等检查明确。

（2）食管癌。支持点：中年男性，有胃灼热、反酸、嗳气症状，（食管活检）鳞状上皮乳头状瘤样增生伴轻 - 中度不典型增生；不支持点：该病病程较长，以进行性吞咽困难为主要症状，可伴有恶心、呕吐、呕血、黑便、消瘦等症状，胃镜见食管占位性病变；结论：不能排除，完善肿瘤标志物、术后病理检查等检查明确。

最终诊断：①食管早癌；②糜烂性胃炎；③脂肪肝；④幽门螺杆菌感染。

四、诊疗经过

术前检查：幽门螺杆菌抗体分型：幽门螺杆菌 CagA-116 kD 抗体 Hp CAGA-116 kD 阳性↑，幽门螺杆菌 VacA-95 kD 抗体 Hp VACA-95 kD 阳性↑，幽门螺杆菌 VacA-91 kD 抗体 Hp VACA-91 kD 阳性↑，幽门螺杆菌 UreB-66 kD 抗体 Hp UREB-66 kD 阳性↑，幽门螺杆菌 UreA-30 kD 抗体 Hp UREA-30 kD 阳性↑。粪便常规 +OB、胃功能三项正常。超声胃镜检查：食管黏膜层肿块。胃镜：食管病变性质待定：早期 Ca 可能；慢性浅表性胃炎伴糜烂。胸部平扫 + 增强 + 三维成像：①右肺中叶、左肺上叶少许纤维索条灶。②食管 CT 平扫 + 增强未见明显异常，请结合临床，必要时结合镜检。

术中所见如图 7-44：在丙泊酚静脉麻醉下，患者取左侧卧位，距门齿约 35 ~ 37 cm

食道前壁见一约 12 mm×18 mm 0 ～ Ⅱ b 型黏膜病变，表面粗糙，边界清楚，沿病灶边缘 5 mm 灼烧标记，予黏膜下注射亚甲蓝＋肾上腺素＋甘油果糖＋玻璃酸钠后病变抬起，予 Dual 刀距病变外沿标记切开，后逐步剥离，术中用钛夹及牙线牵引，予 Dual 切除病变，继续予电凝钳烧灼裸露血管，观察未见活动性出血，术毕。过程顺利，无不良反应。病理：（食道黏膜 ESD）轻度黏膜慢性炎，鳞状上皮增生，局灶伴高级别上皮内瘤变，黏膜各切缘及基底切缘未查见瘤组织。

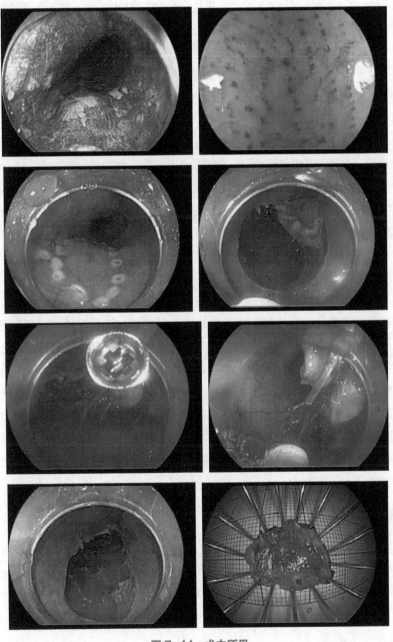

图 7-44　术中所见

五、出院情况

患者诉偶有上腹疼痛，无发热、呕血、吞咽困难、黑便、便血等不适，睡眠、精神、胃纳可，大便黄色，小便正常。查体：生命体征平稳，双肺呼吸音清，未闻及干湿啰音；心律齐，未闻及病理性杂音；腹软，上腹轻压痛，全腹无反跳痛，肠鸣音正常。

六、讨论

在国民生活水平不断提升的当下，消化道疾病的发病率逐年走高，消化道癌中的食道癌以及胃癌在患病早期并未有极为明显的发病症状，一旦出现临床症状来到医院进行检查时，消化道癌已经进入中晚期阶段，并且我国是食管鳞癌发病率和死亡率相当高的国家之一，食管鳞状上皮在癌变前存在癌前状态和癌前病变阶段，早期诊断并合理干预癌前状态和癌前病变有助于提高食管癌早诊率、降低发病率，是有非常重要的意义。食管癌是起源于食管黏膜上皮的恶性肿瘤，为临床常见病，早期切除者术后 5 年生存率可达 90% 以上，因而早诊断早治疗对于提高食管癌患者的生存率及生活质量至关重要。近年来，随着内镜技术的不断进步，早期食管癌的检出率得到了明显提高，相关内镜下微创治疗技术也在广泛开展之中，诸如多环套扎黏膜切除术（multi-band mucosectomy，MBM）、ESD 等。内镜黏膜下剥离术（ESD）由于侵袭小、术后疼痛轻微、康复快，复发率也较以往的内镜黏膜切除术（EMR）低，因此其在治疗食道、胃肠道肿瘤中的应用已相当广泛。由于消化道黏膜病变切除难度受病变的位置、大小、周围组织质地等影响，在对有些难度较大的黏膜病变进行 ESD 治疗时，由于黏膜下层暴露不充分，增加了术中出血穿孔的风险，延长了手术时间，加重了患者负担。以往解决方法常在镜头前加用透明帽，并将镜头抵住黏膜下层操作，这样能部分降低并发症发生的可能性，但对病灶整体缺乏一个完整的视野暴露，有些面积特别大的病灶有时也得不到满意的效果，所以通过牙线牵引辅助装置能给 ESD 操作者提供良好的手术视野，在缩短手术时间的同时，降低并发症发生的风险，而且该装置组合简便，能作为 ESD 治疗黏膜病变过程中的一个有效辅助装置。此患者病灶位于食道前壁，在术中剥离过程中由于食道管腔相对狭小，视野不清，术中用牙线、钛夹辅助牵引病灶，充分暴露视野，层次清晰，很快将病灶完整切除，所以牙线术中牵引辅助应用于 ESD 术安全、方便、有效，能够缩短手术操作时间，提高一次性完整切除率，缩短住院时间，降低并发症的发生率。

七、参考文献

［1］国家消化系统疾病临床医学研究中心，中华医学会消化内镜学分会，中国医师协会内镜医师分会消化内镜专业委员会，等. 中国食管鳞癌癌前状态及癌前病变诊治策略专家共识［J］. 中华消化内镜杂志，2020，37（12）：853-867.

［2］宋冬妹. 消化道癌的社区筛查及早期诊断的研究进展［J］. 健康大视野，2020（12）：294.

　　[3]黄少慧，黄榕，黄颖，等. 牙线牵引辅助在内镜黏膜下剥离术治疗食管早癌及癌前病变中的应用[J]. 中国内镜杂志，2018，24（9）：44-47.

　　[4]苏虹，陈进忠，刘明，等. 内镜黏膜下剥离术治疗早期食管癌的疗效分析[J]. 中华消化内镜杂志，2017，34（1）：56-58.

　　[5]蔡世伦，钟芸诗，周平红，等. 牙线牵引辅助在上消化道黏膜病变切除中的应用[J]. 中华消化内镜杂志，2015，32（2）：99-102.

　　[6]苏虹，陈进忠，刘明，等. 内镜黏膜下剥离术治疗早期食管癌的疗效分析[J]. 中华消化内镜杂志，2017（1）：56-58.

　　[7]中华医学会消化内镜学分会，中国抗癌协会肿瘤内镜专业委员会. 中国早期食管癌筛查及内镜诊治专家共识意见（2014年）[J]. 中华消化内镜杂志，2015，（4）：205-224.

　　[8]施新岗，李兆申，徐丹凤，等. 内镜黏膜下剥离术治疗早期胃癌[J]. 中华消化内镜杂志，2008，（11）：574-577.

　　[9]王瑞刚，王贵齐. 内镜黏膜下剥离术治疗早期食管癌的应用及进展[J]. 中国肿瘤，2018，（1）：46-53.

　　[10]房殿春. 早期食管癌：内镜治疗或是外科治疗[J]. 第三军医大学学报，2014，（3）：199-202.

　　[11]Aihara，H，Kumar，et al. Facilitating endoscopic submucosal dissection：The suture-pulley method significantly improves procedure time and minimizes technical difficulty compared with conventional technique：An ex vivo study（with video）[J]. Gastrointestinal Endoscopy，2014，80（3）. 495-502.

　　[12]Chan Hyuk，Park，Sang Kil，et al. Preventing and controlling bleeding in gastric endoscopic submucosal dissection. [J]. Clinical endoscopy. 2013，46（5）. 456-462.

（李晓冬）

病例五：胃窦肿物黏膜下剥离术（ESD）

一、基本信息

姓名：陈××　　性别：男　　年龄：52岁

主诉：黑便2天，发现胃肿物1天。

患者2天前无明显诱因出现解黑便，起初为黑色成形便，后为解黑色糊状便，共4次，每次量约100～200 g，伴腹痛，腹痛可自行好转，伴气促、心慌，无胸闷、胸痛，无头晕、乏力，无发热、恶心、呕吐、腹胀、黏液脓血便，无黑蒙、晕厥、肢体瘫痪，无皮肤黏膜瘀点、瘀斑，未予特殊治疗，后症状无明显好转，为进一步诊治遂来我院门诊就诊，查血常规无明显异常，查心电图提示窦性心心动过速、左心室高电压，行电子胃镜示：胃底黏膜下肿物（间质瘤？），慢性浅表性胃炎。门诊遂拟"胃肿物"收住我科，病程中患者无咳嗽、咳痰、尿频、尿急、尿痛不适，自发病以来，患者睡眠、精神、胃纳可，大便同上述，小便正常，体重近期无明显增减。

既往史：否认"高血压、冠心病、糖尿病"等慢性病史，否认"结核、肝炎"等传染病史，否认重大外伤及手术史，否认食物及药物过敏史，否认输血史，预防接种史不详。

二、查体

体格检查：T 36.3℃，P 116次/分，R 20次/分，BP 104/74 mmHg。发育正常，营养良好，体型正常，自动体位，正常面容与表情，面色红润，意识清醒，姿势步态正常，检查合作，对答切题。

专科检查：口唇红润，无贫血貌，全身皮肤无黄染，无出血点，未见肝掌，未见蜘蛛痣，心律齐，未闻及病理性杂音，双肺呼吸音清，未闻及干湿啰音，腹平，未见腹壁静脉曲张，未见 Cullen 征及 Grey-Turner 征，腹软，腹部无压痛，无反跳痛，Murphy 征阴性，肝脏肋下未及，脾脏肋下未及，移动性浊音阴性，肠鸣音4次/分，双下肢无水肿。

辅助检查：门诊查血常规无明显异常，查心电图提示窦性心心动过速、左心室高电压，行电子胃镜示：胃底黏膜下肿物（间质瘤？），慢性浅表性胃炎。

三、诊断

诊断：①胃底黏膜下肿物（间质瘤？）；②慢性浅表性胃炎。

四、诊疗经过

术前检查：肝功能组合二，总蛋白 TP 64.9 g/L↓，丙氨酸氨基转移酶 ALT 158 U/L↑，天冬氨酸氨基转移酶 AST 87 U/L↑，血常规、大便常规、小便常规、电解质、肾功能、血脂、感染标志物八项、凝血四项、糖化血红蛋白、肿瘤标志物未见明显异常。^{13}C 呼气试验：阳性。CT 全腹部+胸部平扫+增强+三维成像：①双肺上叶两侧胸膜增厚、突起。②胃底后壁实性乏血供软组织结节，不除外肿瘤性病变，请结合病理结果。③脂肪肝；肝脏右后叶下段小囊肿。④双肾多发囊肿；⑤脾脏、胆囊、胰腺未见明显异常；⑥膀胱、前列腺未见明显异常改变。：泌尿系统（双肾、输尿管、膀胱、前列腺）彩超：右肾中部囊性回声，左肾囊肿，膀胱、前列腺未见明显异常回声。双侧输尿管不扩张。肝、胆、脾、胰及门静脉系统彩超：可见肝脏、胆囊、脾脏、胰腺未见明显异常声像，门静脉系统未见明显异常声像。超声内镜（图7-45）：胃壁固有肌层可见一均质偏低回声肿块，切面大小约50 mm×48 mm，后方浆膜层可见，边界尚清晰，诊断：胃底后壁固有肌层肿块。腹部 CT 平扫（图7-46）：胃底后壁实性乏血供软组织结节、息肉可能，不除外肿瘤性病变。

术中所见如图 7-47：在丙泊酚静脉麻醉下，患者取左侧卧位，胃底大弯见一直径约 5.0 cm 隆起，表面光滑，予黏膜下注射亚甲蓝 + 肾上腺素 + 甘油果糖 + 玻璃酸钠后病变抬起，予 Dual 刀距病变外 5 mm 外切开，用 IT 刀后逐步剥离，术中用活检钳联合圈套器行外牵引，予完整切除病变，继续予电凝钳烧灼裸露血管，观察未见活动性出血，给予尼龙绳及钛夹荷包缝合，术后用异物钳及网篮将瘤体取出，给予胃肠减压，过程顺利，无不良反应。结合免疫化结果，符合胃肠道间质瘤（危险度分级：低级）。结合免疫组化检查结果显示：CD117（+），DOG1（+），CD34（+），SDHB（+），SMA 少数（+），Desmin（+），S100（−）。

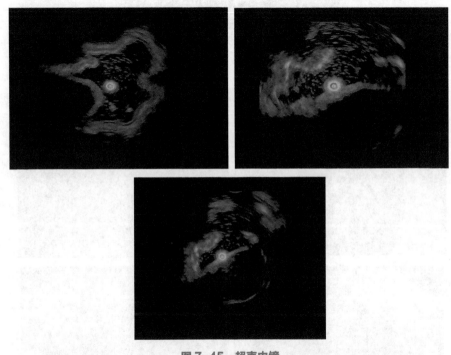

图 7-45　超声内镜

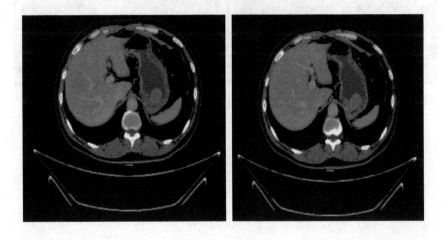

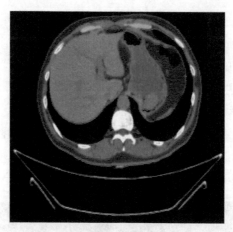

图 7-46　腹部 CT

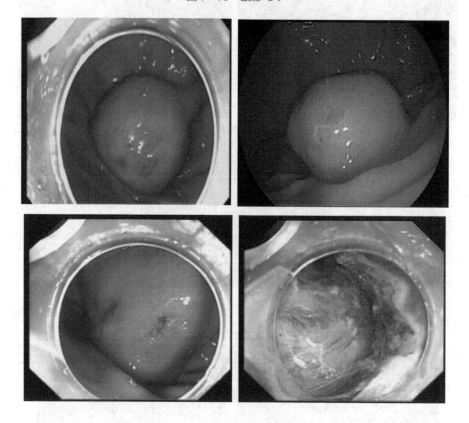

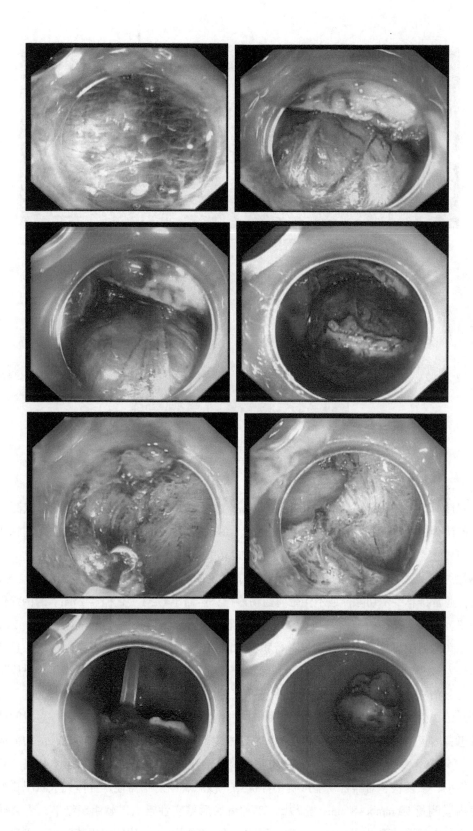

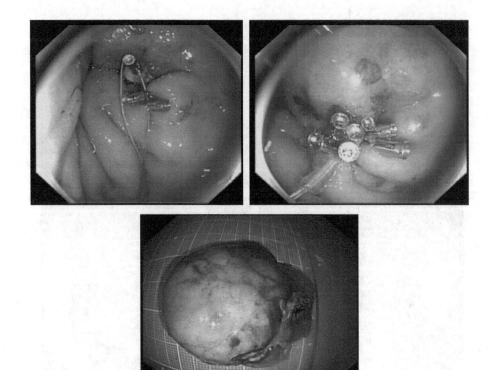

图 7-47　术中所见

五、讨论

　　胃肠间质瘤（gastrointestinal stromal tumor，GIST）是胃肠道最常见的间叶组织源性肿瘤，被认为起源于 Cajal 细胞或其前体细胞。GIST 可发生于消化道的任何部位，其临床症状无特异性，与发生的部位、大小及生长方式相关。GIST 均有恶性倾向，且 10% ~ 30% 为恶性肿瘤。因此，GIST 的早期诊断、治疗和规律随访尤为重要，对于直径 > 2 cm 的 GIST，通常推荐手术切除伴或不伴靶向药物治疗；然而小 GIST（直径 ≤ 2 cm）的治疗仍存在争议。根据 NCCN 指南，若小 GIST 在内镜超声检查（endoscopic ultrasonography，EUS）下缺乏高危恶变风险的表现，则推荐行积极的随访；而欧洲和日本的专家则建议一旦组织学确诊为 GIST，不论其直径，均应行切除治疗，近年来，内镜下治疗已逐渐用于黏膜下肿瘤的切除治疗，其治疗起源于消化道固有肌层肿瘤的完全切除率达 92.4% ~ 100%。内镜已经开始作为一部分 GIST 的常规治疗手段，内镜下 GIST 治疗适应证：①瘤体短时间内增大及患者内镜治疗意愿强烈的 GIST 可考虑行内镜下治疗；②直径介于 2 ~ 5 cm 的低风险 GIST 可考虑行内镜下治疗，多项研究表明内镜下治疗 GIST 的疗效与外科手术相当，且具有创伤小、恢复快、对器官功能影响小等优点。该患者中老年男性，身体一般状况良好，超声内镜测量 50 mm×48 mm，全腹部 CT 示胃底后壁实性乏血供软组织结节，未突破壁外，符合内镜下 ESD 手术指征，术中因瘤体较大，视野不好，瘤体侵犯浆膜层，剥离过程中有穿孔，为避免瘤体掉入腹腔以及保证视野清晰，术中用活检钳联合圈套器辅助行外牵引牵拉瘤体，充分暴露视野，顺利将肿物切除，近年来，多种新技术新概念用来辅助 ESD 的操作，其中之一就是牵引技术。牵引技术用在术中制造张力，从而帮助在内镜下有效识别黏膜下层，进而准确确定切除范围以及黏膜下血管，使得 ESD 技术几乎不受病变所处部位的影响，所以热活检钳联合圈套器牵引技术在临床内镜手术中已广泛应用，具有操作方便、组织损伤少、牵引效果好等优点，能够有效保证 ESD 手术视野的清晰性，缩短手术时间，降低术中出血、穿孔、病变残留、瘤体误入胸腹腔等并发症的发生率。

六、参考文献

［1］中华医学会消化内镜学分会消化内镜隧道技术协作组，中国医师协会内镜医师分会，北京医学会消化内镜学分会. 中国胃肠间质瘤内镜下诊治专家共识（2020）［J］. 中华消化内镜杂志，2021，38（7）：505-514.

［2］徐林生. 热活检钳联合圈套器辅助牵引在内镜黏膜下剥离术治疗胃肿瘤中的应用［J］. 蚌埠医学院学报，2020，45（6）：795-798.

［3］胡娜，朱晓佳. 体外牵引技术在内镜切除术中的应用进展［J］. 临床消化病杂志，2017，29（1）：55-57.

［4］刘靖正，胡健卫，任重，等. 体外牙线牵引辅助在内镜全层切除术治疗胃黏膜下肿瘤中的应用［J］. 中国内镜杂志. 2017，（9）：94-98.

［5］刘靖正，钟芸诗，周平红，等. 体外牵引技术辅助内镜黏膜下剥离术治疗胃角及胃窦早癌二例［J］. 中华消化内镜杂志. 2014，（5）：288-289.

［6］蔡世伦，钟芸诗，周平红，等. 牙线牵引辅助在内镜黏膜下剥离术治疗直肠肿瘤中的应用体会［J］. 中华胃肠外科杂志，2014，（6）：612-613.

［7］高淑静. 内窥镜下黏膜切除术牵引技术的进展［J］. 中国城乡企业卫生. 2017，（2）：27-30.

［8］Yoshida，Masao，Takizawa，et al. Efficacy of endoscopic submucosal dissection with dental floss clip traction for gastric epithelial neoplasia：a pilot study（with video）［J］. Surgical Endoscopy. 2016，30（7）3100-6.

（李晓冬）

病例六：内镜逆行性阑尾炎治疗术（ERAT）

一、基本信息

姓名：罗×　　性别：男　　年龄：32岁

主诉：转移性右下腹痛17小时。

现病史：患者于17小时前无明显诱因出现脐周持续性隐痛，后腹痛逐渐加重，转移至右下腹，为持续性胀痛，无其他部位放射痛，伴肛门停止排气，有自主排便，无发热、咳嗽、咳痰，无胸闷、气促，无恶心、呕吐，无呕血、黑便，至我科门诊就诊，查血常规示：白细胞计数 WBC 13.54×10^9/L↑，中性粒细胞比值 NEUT% 87.7%↑；阑尾区彩超示：右下腹实质不均质包块，性质待查，考虑急性阑尾炎可能。为求进一步诊治，门诊以"腹痛"为诊断收入我科。

二、查体

体格检查：T 36.3℃，P 86次/分，R 20次/分，BP 120/69 mmHg。发育正常，营养良好，体型正常，自动体位，正常面容与表情，面色红润，意识清醒，姿势步态正常，检查合作，对答切题。

专科检查：口唇红润，无贫血貌，全身皮肤无黄染，无出血点，未见肝掌，未见蜘蛛痣，心律齐，未闻及病理性杂音，双肺呼吸音清，未闻及干湿啰音，腹平，未见腹壁静脉曲张，未见 Cullen 征及 Grey-Turner 征，腹肌紧张，右下腹有压痛、反跳痛，Murphy 征阴性，肝脏肋下未及，脾脏肋下未及，移动性浊音阴性，肠鸣音4次/分，双下肢无水肿。

辅助检查：血常规（2021-04-16 我科门诊），白细胞计数 WBC 13.54×10^9/L↑，中性粒细胞比值 NEUT% 87.7%↑；阑尾区彩超示：右下腹实质不均质包块，性质待查，考虑急性阑尾炎可。

三、诊断

初步诊断：急性阑尾炎。

鉴别诊断：

（1）急性胰腺炎。支持点：青年男性患者，急性起病，因"转移性右下腹痛17小时"入院。血常规 WBC 升高，中性为主；不支持点：常有饮酒、暴饮暴食等诱因，以持续性中上腹痛为主要表现，可伴腹胀、恶心、呕吐，可有腹肌紧张、压痛、反跳痛，血淀粉酶、脂肪酶升高超过正常上限3倍以上，腹部超声可见胰腺肿大；结论：无饮酒、暴饮暴食等诱因，阑尾区彩超提示急性阑尾炎，暂可排除。

（2）急性胃肠炎。支持点：青年男性患者，急性起病，因"转移性右下腹痛17小时"入院。血常规 WBC 升高，中性为主；不支持点：急性腹痛、呕吐、腹泻，无黏液脓血便、里急后重感，查体有腹部压痛，无反跳痛，肠鸣音活跃，大便培养可阳性，需排除其他感染性腹泻；结论：无呕吐、腹泻、里急后重感等，阑尾区彩超提示急性阑尾炎，暂可排除

（3）急性细菌性痢疾。支持点：青年男性患者，急性起病，因"转移性右下腹痛 17 小时"入院。血常规 WBC 升高，中性为主；不支持点：多表现为腹痛、腹泻、发热为症状，大便多为黏液脓血，有里急后重，中毒症状重查体多有腹部压痛及反跳痛，肠鸣音活跃，血常规 WBC 可明显升高，中性为主，大便可培养出致病杆菌；结论：无腹泻、发热等症状，阑尾区彩超提示急性阑尾炎，暂可排除。

（4）急性胆囊炎、胆石症。支持点：青年男性患者，急性起病，因"转移性右下腹痛 17 小时"入院。血常规 WBC 升高，中性为主；不支持点：腹痛多位于右上腹，并向右肩部放射，常有反复发作史，多伴有畏寒、发热、寒战及黄疸；血淀粉酶多正常，亦可轻度升高，不超过正常上限 2 倍，查体有右上腹压痛，墨菲征阳性。上腹部超声或 CT 可见胆囊增大、胆囊壁增厚、毛糙，可并有胆道结石。

结论：无右上腹痛，及肩部放射痛，阑尾区彩超提示急性阑尾炎，暂可排除。

最终诊断：急性阑尾炎。

四、诊疗经过

内镜下逆行性阑尾炎治疗术（ERAT）。

术前检查：血常规，白细胞计数 WBC 13.54×10^9/L ↑，中性粒细胞比值 NEUT% 87.7% ↑；尿常规、凝血功能、肿瘤标志物等未见异常，阑尾区彩超示：右下腹实质不均质包块，性质待查，考虑急性阑尾炎可能。全腹部 CT（图 7-48）：阑尾增粗、延长，横径约 17 mm，长度约 68 mm，阑尾外壁模糊、毛糙，周围脂肪间隙可见少许渗出性密度增高影术前讨论：①提示急性阑尾炎，请结合临床，随访复查。②肝脏、胆囊、胰腺、脾脏、双肾、膀胱及前列腺 CT 平扫未见明确异常。

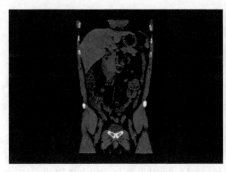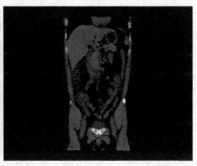

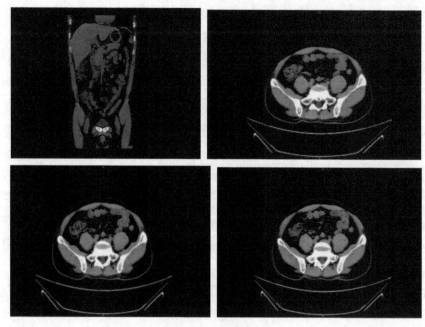

图 7-48　全腹部 CT

术中操作记录：进镜至盲肠，可见阑尾开口充血水肿，以透明帽推开阑尾开口处皱襞，充分暴露开口，采用导丝导管技术插入鼻胆管，注入造影剂观察，阑尾逆行性显影，可见粪块流出，并见血性脓性分泌物流出，造影显示阑尾始段管腔狭窄，中段管腔局部充盈缺损，寻导丝将造影导管插入阑尾远端，拔出导丝，用生理盐水及甲硝唑反复冲洗后可见脓性分泌物流出及粪便流出，再次打造影剂观察充盈缺损消失，术毕。

五、出院情况

患者出院时无腹痛腹胀、无恶心及呕吐，无黑便血便、无寒战发热、胸闷胸痛及其他不适。查体，生命体征平稳，心肺听诊无异常，腹部软，无压痛及反跳痛，无肌紧张。

六、讨论

急性阑尾炎是急腹症的常见病因之一，目前临床上主要的治疗方案仍然是阑尾切除术。随着免疫学研究的进展，人们逐渐认识到肠道黏膜免疫屏障和肠道益生菌在保卫人体健康过程中发挥巨大作用。在深入研究后，免疫学家们提出阑尾并不是废用器官，它和扁桃体一样，在人体免疫过程中，发挥重要作用，因此，我们不能随意切除。2012 年刘冰融专家团队提出内镜逆行治疗阑尾炎（ERAT）概念并成功治疗急性阑尾炎，目前已能够治疗各种类型的急性阑尾炎，包括阑尾周围脓肿，ERAT 具体操作过程简述如下：①头端附带透明帽内镜插入至盲肠，发现并观察阑尾开口黏膜形态，是否有脓液流出；②使用透明帽拨开阑尾开口的 Gerlach 瓣，使用导丝 – 导管技术进行阑尾插管；③在 X 线监视下，插管成功后（通常情况下，插管成功后即可观察脓液自阑尾开口处流出），使用 10 mL 或

20 mL 注射器，通过导管抽吸阑尾腔内脓液；④在 X 线监视下，使用可溶性造影剂对阑尾管腔造影，观察阑尾管腔形态、内径，管壁是否光滑、有无充盈缺损、有无造影剂外漏，阑尾管腔位置和蠕动是否正常，从而明确阑尾炎诊断，并可排除非阑尾炎患者；⑤明确阑尾炎诊断后，使用生理盐水或抗生素和生理盐水混合液反复冲洗管腔；⑥对于管腔内存在粪石梗阻的患者，可同时给予内镜下取石治疗；⑦给予 8.5～10 Fr 塑料支架置入以保证充分引流；⑧ 14 d 后，复查结肠镜，取出支架。ERAT 的优势在于其首先可作为一个明确诊断的手段。在明确诊断的基础上，高效、安全、微创的治疗急性阑尾炎，并保证阑尾开口黏膜完全愈合，避免或减少阑尾炎复发。ERAT 技术的优势：①内镜下阑尾插管行阑尾腔减压后，患者疼痛症状迅速缓解，患者可以立即恢复日常的活动，避免外科手术后的切口疼痛；② ERAT 技术创伤小、无疤痕，操作快捷、方便，患者无出血、穿孔及阑尾周围脓肿形成等并发症。急性阑尾炎多发于年轻患者，而他们的阑尾存在重要功能。ERAT 实现了无创伤治疗阑尾炎，能够保留阑尾功能，并且治愈疾病，提高了患者的生活质量，缩短了住院时间，节约了医疗资源，提高了社会工作效率。

七、参考文献

［1］宋硕，李军宏，王建春，等．ERAT 技术临床研究进展［J］．胃肠病学和肝病学杂志，2021，30（11）：1310-1312.

［2］张重辉．急性非复杂性阑尾炎（UCAA）内镜下逆行阑尾炎手术（ERAT）的效果和安全性研究［J］．健康之友，2021（2）：177.

［3］刘冰熔，马骁．急性阑尾炎治疗的过去、现在和未来［J］．中华结直肠疾病电子杂志，2017，6（1）：6-9.

［4］贾培丽，杨合英，孔令建，等．内镜逆行阑尾炎治疗术治疗儿童白血病伴发急性阑尾炎一例［J］．中华小儿外科杂志．2022，43（2）.

［5］周玮红，余飞跃，伍小琼，等．内镜逆行性阑尾炎治疗术治疗急性非复杂性阑尾炎 35 例报告［J］．湖南师范大学学报（医学版）．2021，18（3）：113-116.

［6］翟義胲．内镜逆行性阑尾治疗术研究进展［J］．医学研究生学报．2021，（9）.

［7］朱婷，张文兴．中医护理对结肠镜下阑尾腔冲洗引流术围手术期患者的影响［J］．湖南中医杂志，2020，36（12）：85-87.

［8］陶丽莹，王宏光，郭享，等．SpyGlass DS 辅助内镜下逆行阑尾炎治疗术的诊治价值（附视频）［J］．中华结直肠疾病电子杂志．2020，（6）．625-629.

［9］徐露佳．内镜下逆行阑尾炎治疗术对急性非复杂性阑尾炎的疗效评估［D］．郑州：河南大学，2020.

［10］陈倩，陈莉．34 例行内镜下逆行治疗阑尾炎患者的护理体会［J］．当代护士（中旬刊），2020，（1）：50-52.

［11］于洋．化脓性阑尾炎保守治疗后不同时机行腹腔镜阑尾切除术的效果对比［D］.

青岛：青岛大学，2019.

［12］李茜，杜翔，高鹏. 内镜下逆行阑尾炎治疗术治疗急性非复杂性阑尾炎疗效的 Meta 分析［J］. 中国内镜杂志. 2019，（9）：59–64.

［13］周永生. 急性非复杂性阑尾炎（UCAA）内镜下逆行阑尾炎手术（ERAT）的效果和安全性研究［J］. 东方药膳. 2019，（21）.

（李晓冬）

参考文献

［1］苗秋实. 现代消化内科临床精要［M］. 北京：中国纺织出版社，2021.

［2］张华. 消化内科常见病诊疗新进展［M］. 上海：上海交通大学出版社，2019.

［3］苏振华. 现代临床消化内科学［M］. 上海：上海交通大学出版社，2018.

［4］冯忠华. 新编消化与血液内科疾病诊疗学［M］. 西安：陕西科学技术出版社，2020.

［5］邢国辉. 临床消化系统疾病学［M］. 上海：上海交通大学出版社，2018.

［6］马军萍. 消化系统疾病内科诊疗学［M］. 昆明：云南科技出版社，2019.

［7］张超. 消化系统疾病诊治［M］. 北京：科学技术文献出版社，2020.

［8］刘丹丹. 消化系统疾病临床与实践［M］. 昆明：云南科技出版社，2019.

［9］潘圣学. 实用消化内科诊疗［J］. 北京：科学技术文献出版社，2019.

［10］代东伶. 实用消化疾病诊治策略［M］. 北京：科学技术文献出版社，2017.

［11］赵磊. 现代临床消化系统疾病治疗学［M］. 上海：上海交通大学出版社，2019.

［12］杜晓健. 消化系统疾病临床诊断与治疗［M］. 昆明：云南科技出版社，2020.

［13］张慧. 消化系统疾病诊断与治疗策略［M］. 成都：四川科学技术出版社，2021.

［14］李应杰. 现代临床消化内科学［M］. 武汉：湖北科学技术出版社，2018.

［15］王鑫. 常见消化内科疾病治疗精要［M］. 汕头：汕头大学出版社，2019.

［16］吴云峰. 临床消化病诊疗学［M］. 昆明：云南科技出版社，2018.

［17］谭松. 消化系统疾病临床诊断与治疗［M］. 昆明：云南科技出版社，2020.

［18］张健. 消化内科疾病临床诊治［M］. 上海：上海交通大学出版社，2018.

［19］林晔. 现代消化内科疾病诊疗学［M］. 昆明：云南科技出版社，2020.

［20］赵芳超. 现代消化科临床精要［M］. 武汉：湖北科学技术出版社，2018.